高龄老人照护手册

（第二版）

王永斌　王根在　主编

上海科学普及出版社

图书在版编目(CIP)数据

高龄老人照护手册 / 王永斌，王根在主编．-- 2 版．
-- 上海：上海科学普及出版社，2020
ISBN 978-7-5427-7843-7

Ⅰ．①高… Ⅱ．①王… ②王… Ⅲ．①老年人—护理
—手册 Ⅳ．① R473-62

中国版本图书馆 CIP 数据核字 (2020) 第 171407 号

责任编辑　张吉容

高龄老人照护手册
（第二版）
王永斌　王根在　主编
上海科学普及出版社出版发行
（上海中山北路 832 号　邮政编码　200070）
http://www.pspsh.com

各地新华书店经销　苏州越洋印刷有限公司印刷
开本 850 × 1168　1/32　印张 20　字数 580000
2020 年 10 月第 1 版　2020 年 10 月第 1 次印刷

ISBN 978-7-5427-7843-7　定价：68.00 元

《高龄老人照护手册》编委会

主　审： 朱汉民　唐建华

主　编： 王永斌　王根在

副主编： 薛　刚　张　荣

编　委：（按姓氏笔画为序）

王　枫　王永斌　王伟蓉　王兆平　王根在

方雨龙　朱　敏　朱汉民　严建军　李　玢

李　钢　何永红　宋熙文　张　荣　张　韵

张瑞霞　陆为之　陈霞飞　周　承　周　媛

郑庆忠　赵绍华　胡春林　施永兴　洪　景

夏建兵　夏淑华　顾勤莲　徐淑萍　唐建华

唐新妹　董照辉　谢宗贤　熊洪斌　薛　刚

顾　问： 彭天明　张东伟　顾连兵　苑永涛

编　者：（按姓氏笔画为序）

王　枫　王　健　王　雅　王永斌　王伟蓉

王进华　王根在　王艳梅　王翠芬　毛霞萍

方雨龙　方曙平　邓　斌　邓建新　叶　锋

冯　英　朱　敏　朱汉民　朱红兵　刘　明

刘　艳　刘　霞　刘晓红　刘雪琦　江敦清

汤恒勇　孙大川　孙长永　杜家付　杨　茜
杨建新　李　玢　李　钢　李伟峰　何永红
沈　哲　宋熙文　张　军　张　爽　张梅杰
张瑞霞　陆为之　陆佩红　陈　华　陈　聪
陈祖兴　陈霞飞　邵爱华　林　茵　罗东平
周　英　周　承　周　媛　周德涛　庞媛媛
郑庆忠　项　瑛　胡春林　赵绍华　洪　景
姚国英　顾勤莲　夏建兵　夏淑华　夏雷风
徐　红　徐丽萍　徐淑萍　唐　晨　唐建华
唐新妹　黄春燕　彭　程　董照辉　谢宗贤
谢雪梅　解梦影　熊洪斌　薛　刚

编　务：宋　斌　奚鹤一　彭晓燕　唐秋丰

内 容 提 要

本书从居家、社区和机构养老的角度，对高龄老人特有的临床、护理、康复及生活等照护问题，以典型表现、治疗措施、照护方法、照护问答为主线的形式进行编纂，内容包括高龄老人现状，高龄老人生活照护和照护的特殊性，高龄失智失能老人的照护，以及各系统常见疾病照护、用药照护、康复照护、心理照护、营养与饮食、临终关怀等，较系统全面地介绍了高龄老人的安全照护以及照护者在照护高龄老人时的自我压力管理等。全书涵盖了高龄老人照护的方方面面，内容充实丰富，理论与实用性兼备，具有针对性和可操作性。本书可供从事照护高龄老人的照护工作者、居家照护高龄老人的家属和广大高龄老人自我照护时参考使用，也适合从事养老服务的工作者、志愿者以及老年健康保健、疾病诊疗、护理康复、临终关怀及营养支持等专业的临床工作者参考。

序　一

人口老龄化带来的卫生保健问题是当前重要的公共卫生问题。在社会发展过程中，经济增长、环境改善、社会进步推动了人口的老龄化，反过来人口老龄化又折返向社会发展提出严峻的挑战。自1950年以来，许多总体死亡率水平较低的国家，80岁及其以上的高龄老人死亡率下降速度大大高于其他年龄组。20世纪50~60年代初期高出生率的婴儿潮人口，如今陆续进入老年人期，80岁及其以上高龄老人成为老年人群中增长最快的年龄组。目前，我国60岁以上的老年人为1.37亿人（占总人口的13.7%），1990年80岁以上的高龄老人为800万人，至2000年为1200万人，2010年我国第六次人口调查时增加至2100万人，预测在2050年将达1.14亿人。

高龄老人健康问题集中了老年卫生保健中的重点和难点，80岁以下的老年人大多能生活自理，而80岁及其以上老年人常需要照料，发挥和构建家庭及社区保健职能、辅以一定的机构养护设施是解决高龄老人卫生问题的最重要途径。老有所养是高龄老人的核心问题，在我国数千年的文明史上，家庭养老一直被视为优良的传统而予以宣传和强化，家庭主要承担的日常生活的照料实际也包含了各种医护内容，包括情感交流。对老年人要提供全方位服务，这一传统特征决定了在我国养老体系和保健体系中家庭不可替代的地位。

由于我国社会经济结构的转型，产业结构和劳动力就业结构已发生重大变化，城市化进程加快，大批农村剩余劳动力转移到第

二、第三产业，其聚居地也由农村迁至城市，已在很大程度上撼动传统家庭养老的基础。因此，根据社会发展的必然趋势，对难以坚持过分依赖家庭养护方式要引起重视。构建和管理我国以居家养老为基础，以社会化(社区为重点)养老服务网络为依托，家庭养老和社会养老相结合模式将成为我国未来照护高龄老人的一条主要途径。机构养老如老年护理院，在社会化养老服务网络中起着专业养护指导、转送、缓解养护困难和矛盾的重要功能，尤其是专业养老机构管理能力是专业发挥的重要条件，王永斌主任医师历任多年综合性医院院长，长期从事和关注老年保健，对老年护理院的管理更有丰富的实践经验，为了满足当前老人保健的发展需求，再次组织专家和医务实践工作者，对编著的初版《高龄老人照护手册》一书，做了充实和修改，为广大从事高龄老人的保健、照护人员以及居家照料和护理的家庭人员提供有价值的参考读物。

复旦大学附属华东医院，上海市老年医学研究所主任医师、教授
世界卫生组织(WHO)上海社区老年保健合作中心原主任
朱汉民

序　二

《高龄老人照护手册》一书，第一版于 2017 年 10 月面世，赢得了社会的认可和广大高龄老人以及照护者的好评。

当今，我国已经进入老龄化社会，随着人口老龄化加剧，失能、失智、独居、高龄老人日益增多，让老年人老有所养、生活幸福、健康长寿是全社会的共同愿望。上海“十二五”期间以居家为基础、社区为依托、机构为支撑的“9073”养老服务格局进一步完善。高龄老人作为一个特殊的群体，因年龄的不断增加，不仅躯体组织、器官功能逐渐衰退，并深受基础疾病的困扰，而且心理方面的问题也日益突出。他们在日常生活起居、饮食、安全、看病、吃药以及疾病照护等方面都较一般老年人有更多的特殊性以及个性化的需求。因此，他们需要得到更多、更专业的照护，才能保障他们有质量地生活，延年益寿。

作为长期从事老年医学研究的王永斌主任在第一版《高龄老人照护手册》的基础上，结合近几年老年临床医学、康复治疗学、护理学以及心理学等的进展和临床实践经验总结，带领他的团队对全书进行了全面的修订。第二版的《高龄老人照护手册》不仅丰富了全书内容，增加了机构养老、社区养老、居家养老以及高龄老人一些常见症状和新发现的疾病，照护问答中亦增加了一些高龄老人照护者所迫切希望了解的照护知识和操作技能，同时也关注到了照护者在照护高龄老人时所承受的巨大心理压力，提出了化解心理压力的方法，使得再版的《高龄老人照护手册》一书更具有针对性、实用性和可操作性。

相信第二版《高龄老人照护手册》的出版,能成为广大高龄老人照护者身边必备的“良师益友”,开卷有益。

上海健康医学院教授

唐建华

前　言

众所周知，随着社会进步和综合国力的增强，国人的人均寿命不断延长，高龄老人群体队伍越来越庞大。高龄老人是慢性病高发人群，其健康问题也是老年卫生保健中的重点和难点之一。一般来说，80岁以下的老年人大多数能生活自理，而80岁及其以上老人大多需要照料，带病生存和卧床不起的概率在老年群体中也最高，需要居家和社区长期照护或进机构养老照护的高龄老人数量也在迅速增长。

第二版的《高龄老人照护手册》仍分为：概论、生活照护、疾病照护、用药照护、康复照护、心理照护、营养与饮食、临终关怀以及附录等九个部分。该书较为全面、系统地介绍高龄老人生活、疾病、康复、心理和特有问题的照护等。该书编排上以典型表现、治疗措施、照护方法和照护问答这条主线展开，力求文字简明、深入浅出、通俗易懂，各章节既有针对性，又有所侧重，更注重实用性和可操作性。本书不仅适用于广大从事照护高龄老人的照护工作者使用，也适用于居家照护高龄老人的家属以及高龄老人自我照护时阅读使用，亦可供从事老年疾病诊疗、护理、康复、临终关怀和营养支持等专业的临床工作者参考。

本书作者由一批长期从事老年保健、医疗、护理、康复、营养支持和临终关怀等专业的知名专家学者、临床工作者、潜心研究的实践者，以及长期在高等医学院校从事老年医学事业的教学工作者等组成。本书在出版、再版过程中，得到了复旦大学附属华东医院、上海市老年医学研究所主任医师、教授，世界卫生组织（WHO）

上海社区老年保健合作中心原主任朱汉民和上海健康医学院教授唐建华两位老师的悉心指导，并担任主审，承担概论、常见疾病系统特点和部分章节的编著，还应邀为本书作序，他们为本书的再版又倾注了大量的心血。

本书出版以来，收到许多读者、学者的宝贵意见和建议，本书编委会对第一版进行全面修订，并增加和删减了部分章节，在编排上也做了部分微调。第二版增加了机体衰老的特性、衰老的表现和抗衰老药物，机构养老、社区养老和居家养老模式；对高龄老人常见的临床症状和疾病增加了发热、胸痛、腹痛、腹胀、便秘、水肿和睡眠障碍，以及手足皲裂、外周动脉疾病，慢性阻塞性肺疾病等；同时，增加了常见疾病康复照护，如慢性阻塞性肺疾病康复、冠心病康复、糖尿病康复、骨关节疾病康复、脑卒中康复、老年性痴呆康复、帕金森病康复、肿瘤康复；另外，还增添了高脂血症饮食、缺铁性贫血饮食、胆囊炎饮食、骨质疏松症饮食和进食困难者的营养照护等，删除了在高龄老年人较少见的颈椎病等。

另外，本书能如期再版，还得到了上海科学普及出版社的大力支持和指导，在此一并表示谢意。限于我们的业务水平和实践经验，虽然进行了全面修订，书中存在的错误和不足仍在所难免，恳请同道与广大读者、学者继续批评指正，以便在今后再行补充和修正。

王永斌

目　录

概　论

第一节　高龄老人现状

1. 老年人群年龄界定　评估地区和国家之间人口结构需要对年龄分段进行界定,在历史上,以年代年龄50岁、60岁、65岁都曾经做过老年的起点,第二次世界大战前后,许多国家以60岁作为老年人口的起点;1956年联合国在《人口老化及其社会经济意义》一书中以65岁作为老年起点;1982年维也纳老龄问题世界大会又以60岁作为老年起点;许多欧美国家规定65岁以上为老年人,我国则采用以年满60岁者为老年人。至于高龄老人目前尚无公认的量化指标,但不论从人口学和老年学研究还是老年保健需求,对高龄老人的分类很有必要,因为在人口日益老龄化的形势下,高龄老人人群的变化对卫生保健以及社会经济发展都构成极大的挑战。根据人口学的Gompertz曲线定律,可将80岁以上老年人称为高龄老人(longevity或oldest-old elderly),90岁以上称超高龄老人(super longevity elderly),95岁称次百岁老人(nonagenarian),100岁以上称百岁老人(centenarians),110岁以上称超百岁老人(supercentenarians)。因为在80岁后人群的生存曲线随增龄已呈现典型的几何级数衰减,80岁及其以上高龄老人因体弱多病需要经常性特别照料的比例等于65~79岁老人的5倍左右。

2. 人口老龄化、高龄化和长寿化 老龄化(aging of population或population aging),是指老年人在总人口所占的比例不断增长的过程,实际上就是各年龄组人口的比例关系。

人口高龄化是指高龄人群在总人口中所占的比例不断增长过程,常用的高龄化评估方法有80岁及其以上老年人年增长的数量和年增长率,或80岁及其以上老年人在65岁及其以上老年人中占多大比例。

人口长寿化是指老年人口高龄化过程中有关对长寿地区的评估。按照国际共识,称得上长寿地区的一个重要标准就是:每10万人口中,百岁老人达到7人。

3. 我国高龄老年人口概况 经济增长、环境改善、社会进步推动了人口老龄化,而人口老龄化又折返向社会发展提出严峻的挑战。自20世纪50年代以来,许多总体死亡率水平较低的国家,80岁及其以上高龄老人死亡率下降速度与幅度大大高于其他年龄组。在我国,80岁及其以上高龄老人也成为21世纪老年人群中增长最快的年龄组。

(1)高龄老年人口增长快:根据2010年第六次全国人口普查,80岁及其以上高龄老人总人口数为11954212人,占全国总人口的0.90%,其中男性为4816021人,女性为7138200人,80岁以上的女性老人为男性的1.48倍。与10年前的2000年第五次全国人口普查相比较,当年80岁及其以上高龄老人总人口数为11991083人,占全国总人口0.97%,其中男性为4546575人,女性为744508人,80岁以上的女性老人为男性的1.64倍。在此10年间,80岁及其以上老人占全国总人口比例下降0.07%,其中男性老人占比有明显提高。而在1990年,80岁及其以上的高龄老人总人口数仅为800万人,预测在2050年将达1.14亿人。

我国80岁及其以上高龄老人增长速度快于西方国家,1990—

2050年，每年平均增长速度为4.12%，分别等于英国、美国、法国、德国与日本的2.17、1.19、2.16、2.15与1.18倍。80岁及其以上高龄老人占65岁及其以上总体老年人口的比例从1990年的12.12%增加到2010年的17.66%，预计2020年可达19.10%，2050年可达34.16%，2050年高龄人口占总体老年人口的比例大约等于1990年的3倍。我国21世纪高龄老人数量增加如此迅猛的主要原因是我国20世纪50—60年代生育高峰期出生的庞大人群在2030—2040年前后将陆续进入高龄年龄段。另外，随着人类寿命的延长，老人，尤其是高龄老人死亡率下降速度将加快。一般而言，受生存曲线规律的支配，80岁后绝对人口数可增加，但占总体老年人口的比例很难有显著提升，除非在特殊地区或特殊人群中则会有明显增加。

（2）明显的地域差异：人口老龄化和高龄化与社会发展水平紧紧相联系，就全球而言，首先出现在工业化的欧美地区，在我国则先于东南沿海地区出现，随后向西北地区扩散，由中心城市向农村推进，如上海是我国最先进入老龄化的地区（1979年），既是老龄化程度最高（31.6%）和预期寿命最长（83.18岁，2016年）的地区，也是目前老龄化程度最高的地区。按上海市民政局、上海市统计局和上海市老龄工作委员会在2016年联合发布的资料，80岁及其以上高龄老人为79.66万人，占上海总人口数5.5%，占65岁及其以上总体老年人口的比例为26.64%，远高于2010年全国的17.66%。结合前述的长寿地区标准评估，上海不仅是老龄化，同时也是高龄化发展速度快的地区，百岁老人迅速增加，2016年已达13.5人/10万，而且是老年人口群体中增长速度最快的群体，上海是显著的长寿地区。

（3）高龄老人保健的重点和难点：衰老的终极以各种器官结构和功能下降直至衰竭为表现，并以各自不同速度发展，高龄老人是生命自然过程的最后阶段，不良生存环境和生活方式又加速了这种自然衰老的进程。老年期存在的心脑血管、肺肾功能减退的慢性病可视为生理衰老和病理衰老的综合临床表现,带病生存和卧床不起的概率最高。80 岁以上老年人社会和生活自理能力显著减退,学习和适应能力下降,需要照料,原无工作或退休早的比例高,经济水平低,医疗保障机制差,因此高龄老人集中了老年卫生保健的重点和难点。

第二节 高龄老年人照护的特殊性

1. **建立适应高龄老人期的预防保健原则** 传统的预防保健分为三个层次:即一级预防,又称病因预防,通过健康教育、预防接种、劳动保护达到无病防病的目的;二级预防,主要通过临床手段,早期诊断,早期治疗,控制疾病的发展;三级预防,建立诊断并通过适当治疗减少对机体的伤残。高龄期的老年人卫生保健已完全突破原有三级预防的原则和界线,起源于中青年时期的老年期主要疾病如心脑血管病已失去一级预防(病因预防)机会,二级(早期诊断,早期治疗,控制疾病的发展)和三级预防(防止伤残)变得非常模糊。

高龄老年人预防保健可分为四个层次:

(1)一级预防层次:以防止老年期初发的感染性疾病、不合理用药所致的不良反应以及高龄老年人期的特殊精神、心理障碍的预防为主。

(2)二级预防层次:重点关注在原有多种慢病基础上发生的新发病、并发症,从及时发现无症状、隐匿性疾病为重点;监测主要脏器结构和功能状态,又需注意慢病急变的预兆,因器官衰竭容易随时发生,生命终止概率高。

(3)三级预防层次:采取适当的治疗和康复手段,尽可能减缓各种疾病引起的残疾程度，保护好残存功能并促使其最大限度发挥作用。

（4）四级（终极）预防层次：重视症状治疗，尽可能减轻衰老和疾病的伤害感，实施适宜个人的安养方案，善终其最后人生岁月。

2. **全科医学、综合性方式服务** 高龄老人是一组慢性病患病率高、通常多种慢性病集一身，伴随必然增龄性的器官衰退，大多存在不同程度功能残疾，活动能力明显减退、生命质量下降速率快、生活难于完全自理的人群。以器官系统疾病分类的专科医疗难以适应这类老年人的多科性需求，高龄老人需求的是一种整合生命科学、临床医学及社会医学的宽广的全科医学方式的保健。实际操作中养护是主要手段和内容，医护人员注意慢性病的急变的先兆，观察日常的生活行为的习惯方式，许多急性感染性疾病、慢性病的急变会以隐匿性形式出现，如出现食欲减退，精神或情绪变化，即使新发疾病如急性呼吸道感染，持续时间及卧床天数明显迁延，所需恢复期较长。由于越是高龄预期寿命越短，生命终末期快速死亡概率高，大多数干预需要医疗专业以外的社会支持，因而家属和医务人员均要制订预案。

3. **重视症状治疗** 慢性病大多形成于中年后期和老年早期，是一组难愈性、迁延性、多器官损害性的疾病。就高龄老人来说，慢性病基本上是原有疾病的延续，其患病率与整个老年人群的患病率无明显差异，与10年前比较几乎稳定在一个水平上，在老年人年龄段之间也可能仅在器官损害的程度和慢性病突变的频度上有所差别。进入高龄期则渐入衰竭状态，积极对症治疗和护理如大小便失禁、防跌倒（辅助工具、环境设施）和活动障碍的主动和被动锻炼；肌肉萎缩、关节的退行性病变、药物不良反应、神经功能失调、慢性营养不良等以及神经或情绪紊乱（睡眠紊乱、易激惹、抑郁等）都是常见促发因素，照护其因器官衰竭所致的失能状态，重视对症治疗可维护其能继续有尊严生存，是高龄照护的主要内容。

4. 重视个体化、个性化的连续性、可承担服务 高龄老人是一组脆弱的人群,经历的社会环境和发展阶段,与其他中、低年龄段老年人明显不同,总体经济水平低,经济保障低水平的比例高,一旦严重失能,专职养护费用全额承担困难多。2008 年上海地区的高龄老人调研显示,在城区:本人从未工作、无个人收入、不享有退休金和基本靠国家补助占 27.7%,自我储蓄比例也非常低。在农村:不少高龄老人无个人收入仅靠国家补助,或有退休金也无法养活自己,几乎没有积蓄,以解决温饱作为健康保健最基本的措施,生活不足部分均靠子女或亲友有限支持。目前对没有养老金老人探索和试行的居民基本养老保险办法,允许补缴养老保险费用后,可领取养老金。这样,不但减轻了老人的负担,也减轻了儿女的负担。老有所养是老有所活、医、为、用和乐的基础,高龄老人的照护需求应综合规划,理性处理。

5. 建立老年护理院及专业照护指导中心的社区、家庭社会网络 家庭人员是中国传统最基本的老人保健护理员,由于家庭日益小型化、核心化的发展,家庭的保健功能明显地削弱,而配偶是家庭人员中最重要的高龄保健照护者,2008 年上海地区的调研显示,在城区:单独居住占 30.8%,包括有配偶但分居者占 1.4%,与家庭人员分居的占 69.1%,包括有配偶并同住一屋者占 38.8%,丧偶者占 59.1%(男 38.0%,女 77.7%)。在农村:独居的占 26.1%,直系亲属同住的占 41.6%,其中与配偶同住的占 18.6%,与其他亲属同住的占 13.7%,丧偶者占 69.58%(男 45.13%,女 79.52%)。

日常的照护有很多技巧需要指导,且目前照护的辅助器械有很大发展,家庭照护环境的调整和改造,老人自我残留功能的发挥,社区卫生服务中心的医护沟通,老年护理院可发展为专业照护指导中心,开展养护人员的培训和即时指导(如通过视频方式),提供短期的居家托老式医护帮助,解决高龄老人暂时丧失生活自理能力的社会需求,也有助于其家属短期外出时有人照料。所谓“长期照料”也可成社区或养护机构的一种新型工作方式。

6. 构建以患者为中心的社会联系、商议、咨询网络 高龄老人任何并发新发感染、意外创伤、疾病突变等均易促发快速进入脏器衰竭状态。临终医疗救治方案的选择，经济的承担，伦理相关问题处置，都需要有一组可决策、商议、咨询的家属、亲族、领导和组织的联系人员，或可视情况订立预案、预遗或嘱遗。公安、街道联系方式亦应有留置电话。

第三节 高龄失能老人的照护

1. 做好高龄老人的失能评估 失能评估也是生存能力评估，涉及自我照料能力和社会能力。高龄老人失能类型和程度个体差异大，进行科学失能评估是制定对老年人照护科学化、规范化管理的依据；也是制定老年社会保障计划和相关政策的依据，对实际操作有利于精确化、个体化、人格化养护服务，是制定老年人等级照护的依据。评估内容既要简单化又要细分化。

2. 自我照料能力评估 主要对是日常生活自理能力的评估，是生存能力或生存质量的基础，常用的日常生活自理能力有 2 种量表可参考：巴塞尔（Barthel）和凯茨（Katz）量表（表 1、表 2）。

评估时还需在此表的基础上简化又要细化，把失能的主要帮助要点列出，如穿衣仅无能力系扣子，可多采用尼龙贴扣，结裤带困难可选用弹力腰带裤等，吞咽、排便功能，平衡（跌倒风险）能力评估都是其中重点。延长老年人自理生活能力的年限，是提高生命质量，实现健康老龄化社会最基本目标。根据失能需求，改善一些环境条件和辅助实施，尽可能让老人自己完成自理生活。

表 1　巴塞尔(Barthel)量表

功能	积分	自理能力情况
排便	0	排便障碍：失禁(或需要灌肠)
	1	偶尔发生排便障碍(每周 1 次)
排尿	0	尿失禁或需要导尿而自己不能自理
	1	偶尔发生(24 小时不超过 1 次)
	2	排尿能控制(持续超过 7 天)
整洁	0	需要帮助：洗脸、梳头、刷牙、剃须
	1	能独立完成(提供用具)
上厕所	0	依赖帮助
	1	需要某些帮助,但能单独做某些事
	2	独立完成(独自来去,揩擦和穿脱衣裤)
饮食	0	不能
进餐	1	需要帮助(如切面包、涂黄油)
		独立完成
改变体位	0	不能平稳端坐
	1	需要 1~2 人帮助才能端坐
	2	需要有所帮助(语言或体力)
	3	独立完成
活动	0	不能活动
	1	能独立使用轮椅(不需要帮助能通过门栏和转弯)
	2	需有一人帮助才能散步(语言或体力)
	3	独立完成

表 2　凯茨(Katz)量表

功能	积分	自理能力情况
穿衣	0	不能穿脱衣服
	1	需要帮助但半数动作能自己完成
	2	独立完成
上楼	0	不能执行
	1	需要帮助(语言、体力或扶持)

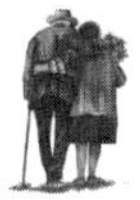

续表

功能	积分	自理能力情况
		独立上下楼梯
洗澡	0	不能执行
	1	独立执行（在无监护情况下能独自进出澡盆自己洗澡和淋浴）
大小便功能	独立完成能力	大小便自己能控制
	无独立能力	部分或完全性大小便失禁，部分或完全通过灌肠和导尿来控制，或必须定时的使用尿壶和床上便盆
进餐	独立能力	能从盘中拿取食物并送入口中
	无独立能力	需通过帮助才能进食，不能进食或依赖胃肠道外补充营养

3. **社会能力评估** 老年人能独立自理应专项评估其社会功能，尤其目前独居老年人家庭日渐增多，要求保持、学习必须具备的社会功能，表3列出了主要评估内容，处理财务、人际交流、可利用公共交通能力等，但应列出更细化、更具体的细则，如电话应用能力，应列出使用手机的能力，能否打电话、发短信、微信交流，能否利用手机急救呼叫等；网上购物和财务处理能力也要列入评估。

表3 日常生活独立自理能力量表

功能	积分	自理能力情况
使用电话能力	1	凡是能独立完成每项活动，无须别人帮助者为满分（1分）。凡有任何一个细小环节需帮助才能完成者不得分（0分）
上街采购物品能力	1	
准备食品能力	1	
家务处理能力	1	
洗涤能力	1	
活动方式能力	1	
自身医疗保健能力	1	
经济处理能力	1	

4. 认知能力评估 这是高龄老人照护个体化的基本要求条件之一,临床上有许多量表可使用评估认知功能,主要有:①老年人认知功能筛查量表(英文缩写为 CASI)。②简易智能精神状态检查量表(英文缩写为 MMSE)。③蒙特利尔认知评估(英文缩写为 MoCA)等。其中 CASI、MMSE(mini-mentalstateexamination),简单易行,国内外广泛应用,是痴呆筛查的首选量表。

老年人认知功能筛查量表(英文缩写为 CASI)也很简易,共 30 个问题,每答对一题得 1 分,满分 30 分,≤ 20 分提示痴呆或智力减退(表 4)。

表 4 老年人认知功能筛查量表(CASI)

功能	积分	得分
1. 今天是星期几?	1	
2. 今天是几月?	1	
3. 今天是几号?	1	
4. 今天是哪一年?	1	
5. 这是什么地方?	1	
6. 请说出 872 这三个数字;	1	
7. 请倒过来说这三个数字;	1	
8. 请说出 6371 这四个数字;	1	
9. 请听清 694 这三个数字,然后数 1~10,再重新说出 694;	1	
10. 请听清 8143 这四个数字,然后数 1~10,再重新说出 8143;	1	
11. 从星期日倒数到星期一;	1	
12. 9 加 3 等于几?	1	
13. 再加 6 等于几?(在原来 9+3 的基础上)	1	
14.18 减 5 等于几? 请记住这几个词,等一会儿再问你,帽子、汽车、树、26;	1	
15. 快的反义词是慢,上的反义词是什么?	1	
16. 大的反义词是什么? 硬的反义词是什么?	1	
17. 橘子和香蕉是水果类,红和蓝是什么?	1	
18. 这是多少钱?(元、角)	1	

续表

功能	积分	得分
19. 刚才让你记住的第一个词是什么?(帽子)	1	
20. 第二个词是什么?(汽车)	1	
21. 第三个词是什么?(树)	1	
22. 第四个词是什么?(26)	1	
23.110 减 7 是多少?(103)	1	
24. 再减 7 是多少?(96)	1	
25. 再减 7 是多少?(89)	1	
26. 再减 7 是多少?(82)	1	
27. 再减 7 是多少?(75)	1	
28. 再减 7 是多少?(68)	1	
29. 再减 7 是多少?(61)	1	
30. 再减 7 是多少?(54)	1	

简易智能精神状态检查量表(MMSE):该量表包括以下 7 个方面:时间定向力,地点定向力,即刻记忆,注意力及计算力,延迟记忆,语言,视空间。共 30 项题目,每项回答正确得 1 分,回答错误或答不知道评 0 分,量表总分范围为 0~30 分。测验成绩与文化水平密切相关,正常界值划分标准为:文盲＞17 分,小学＞20 分,初中及以上＞24 分。

定向力(5 分):分数最高;回答(星期几,几号,几月,什么季节,哪一年)(5 分);我们在哪里:回答(省市,区或县,街道或乡,什么地方,第几层楼)(5 分)。

记忆力(3 分):我要说三样东西的名称,在我讲完之后,请您重复说一遍。请您记住这三样东西,因为几分钟后要再问您的(请仔细说清楚,每一样东西一秒)。“皮球”“国旗”“树木”,请您把这三样东西说一遍(以第一次答案记分)。

注意力和计算力(5 分):请您算一算 100 减去 7,然后从所得的数目再减去 7,如此一直计算下去,请您将每减一个 7 后的答案告诉我,直到我说“停”为止(若错了,但下一个答案是对的,那么只记一次错误),93……,86……,79……,72……,65……

回忆力(3分):请您说出刚才我让您记住的那三样东西:“皮球”“国旗”“树木”。

语言能力:(出示手表)这个东西叫什么(1分);(出示铅笔)这个东西叫什么(1分);我要说一句话,请您跟着我清楚地重复一遍。“四十四只石狮子”(1分);我给您一张纸,请您按我说的去做,开始:“用右手拿着这张纸,用两只手将它对折起来,放在您的大腿上”(不要重复说明,也不要示范)(3分)。请您念一念这句话,并且按上面的意思去做,闭上您的眼睛(1分);您给我写一个完整的句子,句子必须有主语、动词、有意义(1分);记下所叙述句子的全文。这是一张图,请您在同一张纸上照样把它画下来。对:两个五边形的图案,交叉处又有个小四边形(1分)。

评分参考:分数在27~30分,正常。分数< 27分,认知功能障碍。其中21~26分,轻度;10~20分,中度;0~9分,重度。

认知评估量表很多,但选择简易的测定很重要,尤其对高龄老人照护有个重点失能的了解,如一些照护对象表面如常人,但对地点经常失忆,找不到自己家门或病房房间、床号,或近记忆能力差,是否已服过药搞不清,因而首次接触照护对象,应向家属或原照料者了解清楚,同时接受简易智力测定。

5. 要近旁守护,不要过度照护 可自立完成的事情一定要让老人自己做,应列为照料原则之一,这是保护好残存功能及其发挥的最有效方法。根据残疾和功能丢失的程度,在近旁守护下,帮助老人生活自理,尽管老人自己做完要花费较长时间,也不轻易包办代替。要鼓励老人尽量自己完成,包括自主进餐、更衣、起床、扶杖行走、使用步行器行走、洗澡时发挥自己能执行的动作和部位、尿器的使用等。包办代替看似对老人爱护有加,实则可能加速老人失去自立的能力,也会影响自尊心的保持和建立。

6. 高度重视照护人员和护工的管理 要建立晨会或周会报告制度,照护者必须具备基本的照护理念,对失能、半失能和衰弱老人的日常起居生活能达到基本的照护要求，定期对被照护的老人是否被合理照顾，进行评估；定期安排照护技巧的教学和交流。照护不同于医疗护理，但需要有特殊要求和技巧，如床上照护就有起坐的各种方法；又如大小便的照护有尿片的更换、尿裤的使用、床上清洗的方法和要领、各种便器的应用；各种不同失能的照料都有很多技术细节，定期进行以实际承担的照护老人为实例，进行技巧的教学和交流是提高照护质量的重要途径。重视照护人员和护工的谈心、交流，因为他们面对的是一群衰弱或临终群体，易滋生抑郁或不良情绪等精神状态。

第一章 生活照护

第一节 机体衰老

衰老的发生

衰老是生命过程中的晚期阶段。衰老过程即反映着人体内部组织结构和器官功能的逐渐衰变,是一种自然现象,这个进程并非一蹴而就,是有一个发展变化的过程。但是,这个进程的速度可以放慢,人们通过主观努力,可以推迟衰老的到来,达到延年益寿的目的。随着年龄的增长,人体在组织细胞、生理功能上不断发生着改变,在思维反应、活动能力上也会逐步下降,在生命的进程中不断地表现出来。一般来说,衰老的程度与时光流逝密切相关,与年龄成正比,年龄越大衰老程度越重,高龄老人尤为突出,衰老是不可逆转的,人们应当正视它。

近年来,由于细胞生物学、生物化学、分子生物学、遗传学等学科的发展,有关衰老机制的研究取得了重大的进展。科学家根据实验数据提出了许多学说,归纳起来有两类:即遗传性和非遗传性学说。前者认为衰老与遗传有关,衰老受遗传因素所影响;后

者认为衰老与遗传无关,衰老是随机的、非程序性、非计划性的。关于衰老的原因学说:

1. **遗传性学说** 认为衰老与遗传因素有关,衰老受遗传基因程序性的影响和控制。衰老的进程按遗传基因的程序进行,遗传库里贮藏许多基因的程序,基因信息随年龄增长而不断发放,如生命后期由于成年基因关闭,衰老基因开放,使成年人的生理功能逐渐减退,到了老年阶段其各项生理功能逐渐衰退,出现各种衰老的征象。而最后是死亡基因开放,生命也将终结。

2. **非遗传性学说** 认为衰老与遗传因素无关,衰老不受遗传基因的程序性所影响和控制。衰老的进程是没有程序的、随机的、无计划地发生的,仅与外界环境,机体的营养、损耗等有关。

3. **躯体突变学说** 衰老是由于人体细胞遗传基因发生突变,使细胞的正常功能受到损害和破坏,蛋白质合成发生障碍,导致衰老和死亡。随着年龄的增长,人体细胞染色体发生突变的频率会有所增加,人体的寿命会随之缩短。

4. **自由基学说** 自由基是带有1个以上不对称电子的分子或原子的总称。人体在新陈代谢中会不断地产生自由基,它是一种有害于人体的毒性化合物,在人体内导致氧化反应,对人体产生毒害作用,并广泛参与人体内病理生理过程,使多种生物膜(如细胞膜、线粒体膜、微粒体膜)受到损害并影响遗传信息的传递,合成蛋白质的能力下降或合成失误,导致细胞变性和断裂、出现肌肉萎缩、记忆力下降、智力减退,加速人体的衰老过程。

5. **内分泌学说** 一般认为,人体内分泌功能的减退与衰老密切相关。内分泌功能的减退,对人体的各种物质代谢和人体形态、结构、功能都会产生影响,甚至可以导致某些疾病的发生。衰老的奥秘在于人体的各种腺体,垂体是与生命密切相关的内分泌腺。垂体不仅调控着甲状腺、胰腺、肾上腺、卵巢、睾丸的功能,而且也调节着人体的代谢和生长发育。当垂体和腺体功能发生障碍时,人体的内环境就发生改变并出现紊乱。当人体内分泌平衡失调,各种功能随之降低,最终导致衰老和死亡。

6. **自身免疫学说** 自身免疫及相关的自身免疫抗体是人体衰老过程中决定细胞改变和死亡的关键因素。人、猴等在性成熟后,随着年龄的增加,胸腺发生明显的退化和萎缩,胸腺素的分泌减少,T 细胞和 B 细胞的比例失调,对胸腺有依赖性的免疫功能出现异常,使老年人的自身免疫现象增多,出现免疫缺陷,从而使人体的抵抗力降低,极易遭受各种感染(如真菌、细菌、结核)的侵袭,容易发生各种老年性疾病,加速衰老的进程。

有关衰老的起因和机制还有损耗与撕裂学说、生活速率学说、缺氧学说和中毒学说等。但迄今为止,尚未发现一种学说能够全面阐明衰老的机制,也未发现一种学说能够令人信服和得到公认。各种学说在许多方面是可以相互渗透、相互补充的。因此,衰老这一现象,绝不是单一因素所引起的,衰老的进程可按遗传基因的程序进行,但也与人体免疫、代谢和内分泌功能的减退密切相关,同时也受环境、营养和精神等的影响。衰老真正的原因还有待于科学的发展,有待于时间的推移来解析。

● 照护问答

1. 衰老的特征与特性有哪些?

答:衰老并不以人们的主观意志为转移,它有许多独立的特征与特性,绝大多数高龄老人衰老的程度较重。

(1)衰老具有内在特性:是人体内在的变化,是组织形态、细胞代谢和器官功能的改变,并不是由疾病、损伤造成的,但与营养、环境、刺激、情绪等密切相关。

(2)衰老具备普遍性:是人体整体的改变,在人体的组织、细胞、器官、腺体、代谢和反应上普遍发生。

(3)衰老具有时间性:衰老的程度与时光流逝密切相关,与年龄成正比,年龄越大衰老程度越重。

(4)衰老具有危害性:衰老起始于人体的成熟期,随着年龄的增长,人体的应激功能逐年下降,对各种刺激后的恢复能力逐渐下降,代偿能力也逐渐消失,使人体容易患病。

2. 老年人精神衰老有哪些信号?

答：老年人的精神衰老是有迹象的,有许多早期的信号如记不住最近的事；如有急事在身,总感到心情焦急；事事总以自己为主,以关心自己为重,好计较个人的得失,很关心自己的感觉和情绪；总好谈过去的事情,好讲过去的本领和功劳,对眼前发生的任何事情都很不介意；对过去的事情和生活总感到后悔；孤僻,对喧哗很烦,不愿接触生人,不愿麻烦别人,愿意自己过日子；对社会的变化疑虑重重,很难接受新事物；好固执己见,易偏见：好收集或收藏无聊、无趣的东西,且易沾沾自喜。

衰老的表现

衰老的表现是多种多样的,不但个体差异很大,而且同一体内各个器官的表现也不尽相同。衰老的主要表现在组织形态、器官功能、皮肤外观、神经精神、心理和性格等六个方面:

1. 组织形态的改变　皮肤松弛、发皱、发暗、出现老年斑；骨质疏松、骨质增生、牙齿脱落、齿骨萎缩；毛发变白、脱落、稀少；肌肉萎缩,动脉血管硬化,肺、支气管组织弹性降低；肌肉组织和体液减少,脂肪组织相应增加,50 岁后尤为明显。

2. 器官功能的减退　视力、听力降低,劳动力降低；心、脑、肺、肾功能不全,心搏出量低,肺活量低,肾血流量低,肾滤过率降低；免疫功能低下,抵抗力降低；新陈代谢缓慢、代谢失调,各种酶、激素活性降低；性腺分泌减少、性欲下降；消化功能降低,易出现消化不良,腹泻、便秘等消化道症状。

3. 皮肤外观的改变　皮肤会随人体衰老开始变薄、出现皱纹。其实真正开始变薄的是真皮,与其同步的还有皮肤的胶原蛋白弹性逐渐降低,含水量降低,皮肤出现皱纹并变得松弛,使得面部轮廓改变,出现双下巴和眼袋。衰老的皮肤变得干燥、粗糙,皮脂腺分泌减少，难以产生更多的油脂，皮肤开始干裂；色素代谢也会发生改变，出现色斑、雀斑、老年斑等。

4. 神经系统的衰退 记忆力、思维力、适应力衰退，反应迟缓、迟钝，精神萎靡、抑郁、脆弱，承受力减弱，失眠或嗜睡。

5. 心理改变 人类的平均寿命亦随着对环境的有效控制而相应延长，这样人群中因老化进程中出现的进行性神经细胞变性所致的缺损现象必然增多。此外，年老、退休、丧偶、子女成家而分居等因素，均可能破坏了老年人原有的生活程序，代之以孤独寂寞的赋闲养老生活：年老力衰、体弱多病又限制了他们与外界接触的机会，更促使老年人的某些心理活动出现衰退。Duke 通过 Rorschach 测验、主题统觉测验（TAT）、Wechsler 成人智力量表（WAIS）和反应时间测定，观察到了上述变化。这些变化可概括为：

（1）智力方面改变：一般认为 10~20 岁时智力活动效率最高，以后逐渐减退，至 35~40 岁时已较明显；60 岁以后迅速减退，但也有 64 岁智力不减退者。有些学者则认为，老年人接受新事物与适应新情况的能力，即所谓液态能力随增龄而退化；但是根据其以往所积累的经验处理问题的能力，即所谓晶化能力则不受影响，甚至还有所提高。当前普遍认为，老年人在首创性想象力、应变能力、瞬时记忆力和机械记忆力、注意集中能力以及学习能力等方面均有一定减退。

智力减退的始发年龄及其速度因遗传与体质因素、原有的才能、教育水平、某些生活经历（包括职业）、运用智力的程度、成年后智力保护状况、环境赋予的刺激强度以及健康状况等而所有不同。据有关资料报道，体力劳动者比脑力劳动者智力减退的要早一些，尤其是不断进行脑力活动者较少发生显著的智力衰退。国外一项对从事社会科学、数学和植物学的 70~80 岁老年人做测验，仍见其智力高度保持。另一研究表明，健康状况良好、工作时需多用智力、工作有成就以及生活愉快者，常可推迟智力减退。Loew 通过为期 6 个月的选择性激励计划，加强对老年人的感官刺激，结果使一组96岁老年人的智力状况有所改善。

(2)心理活动能力方面改变:心理活动速度减慢,是老年化的主要特点之一,也是老年人生物过程普遍减慢的一部分。临床上可通过刺激—反应时间进行测量。即在给予某种特定刺激时开始计时,直至其出现特定应答为止。所得时间称之为刺激—反应时间(SRT)。老年人的SRT延长,尚与信息的刺激时间久暂、信息间内在联系的强弱以及老年人本身理解力、瞬间记忆力与综合能力的减退有关。

6. **性格改变** 老年人对往日的青春活力渐逝,主动性日减,精力逐渐感到不足,有些变得怀古健谈,爱对往事唠叨不休。由于近事记忆力差、难以接受新事物与建立新习惯,表现为思想僵化和思维黏滞,常周而复始地叙述相同的议题;或按其昔日经验办事,固执己见;或紧抱旧时教条不放,不与时俱进。有些因自我感觉不良而变得过分注重自身健康状况,如疑病而杞忧不已,为此遍求良医,常奔波于各大医院间。但也有些老年人却反而变得更加和善、友好、仁慈与诙谐。概括老人性格改变的共同点为:①男性女性化或女性男性化。②情感兴奋性减退。③情感弹性减退。④抑制倾向增加。⑤实用性、经验主义的倾向增加。

上述衰老的表现最终导致的结果是老年疾病的发生。其中,常见的是心脑血管疾病;消化道症状如消化不良、便秘;代谢性疾病如单纯性肥胖等。近年来,威胁老年人生活质量的老年性痴呆、抑郁症、失眠症、精神疾病呈上升趋势。因此,老年人一定要注意生活质量,增加营养,加强锻炼,提高心理承受能力,延缓衰老、健康长寿。此外,鼓励老年人适当地参加一些社会工作,做一些力所能及的公益活动,借以增强其社会责任感与社会接触,对其心理健康有百利而无一弊。

● 照护问答

哪些因素与衰老有关?

答:从细胞和分子水平分析,引起衰老的内在物质基础是核酸。而引起衰老的基本原因则是在生活过程中由于各种内、外环境因素而引起的代谢失调,以及与代谢失调所关联的生理功能紊乱和免疫功能减退。衰老主要与下述因素有关:

(1)自由基:在人体的新陈代谢过程中,自由基在人体内不断地产生,也不断被清除。当自由基在体内积累过多时,会引起体内尤其是生物膜的不饱和脂肪酸的过氧化,使细胞膜的结构发生变化,导致膜功能严重受损,机体逐渐衰老。

(2)脂褐质(老年色素):脂褐质是细胞脂质(不饱和脂肪酸)过氧化的产物,自由基使不饱和脂肪酸过氧化,生物大分子间发生交联,聚合生成异常的大分子,并在溶酶体中堆积,形成一种细胞难以消除的惰性废物即脂褐质。后者毒害细胞和阻碍细胞内物质和信息的传递。

(3)单胺类神经递质的不足:衰老与神经内的单胺类神经递质的不足有关。动物试验证明,老年大鼠脑中的儿茶酚胺(单胺类神经递质)比年幼大鼠明显降低。另外,现已知帕金森病主要是脑内的多巴胺含量减少所致,常见于老年人。因此,理论上认为脑中的儿茶酚胺不足可引起衰老。

(4)微量元素的缺乏:人体内所含各种微量元素对人体的生命活动有着极为重要的作用。微量元素大部分是具有重要生理功能的酶系统和蛋白质系统的关键成分,对核酸、激素、细胞膜起着稳定和激活的作用。随着人体的衰老,微量元素在体内的含量逐渐减少,对上述核酸、激素、细胞膜的稳定和激活作用也会发生影响。

抗衰老药物

延缓衰老过程的药物称为抗衰老药物。就目前对抗衰老药物认知程度,人们应当对抗衰老药物有一个正确的认识。就目前上市的抗衰老药物而言,有些尚未进行系统的科学试验,衰老和对抗衰老的机制还有待于探索，抗衰老药物疗效的可靠性还有待于时间的检验。本书介绍的抗衰老药物仅作为参考，抗衰老药物主要在下列六个方面发挥作用：

1. **对抗自由基作用** 对抗自由基，减少不饱和脂肪酸的过氧化，抑制自由基在人体内的产生，帮助不断地清除自由基达到延缓衰老。如维生素 E、超氧化物歧化酶。

2. **对抗脂褐质（老年色素）作用** 可以适当服用一些抗衰老的中药，如银耳、山楂等长期服用，对抑制和清除老年斑都有一定效果。维生素 E 能阻止脂褐质生成，并有清除自由基与延长寿命的功效。

3. **补充单胺类神经递质的不足** 如普鲁卡因具有抑制单胺氧化酶的作用，使单胺类神经递质（儿茶酚胺）的含量增加，以延缓衰老。

4. **纠正必需微量元素的缺乏** 如钴、铜、氟、碘、铁、锌、铬、硒、锰、钼等元素是生命所必需的。就其对试验动物的影响而言，镍、锡、砷元素也应认为是必需的。大多数矿物质（锌除外）都广泛分布于各种食品中，可以由平衡和多样化膳食中得到充分补充。但对长期依靠静脉营养的老年人或由于地区的土质及水质造成的地区性缺乏患者来说，就必须另外适当补充。

5. **调节免疫功能** 一些滋补性的中药如人参、淫羊藿、灵芝、黄芪、党参等可促进人体 T 细胞数量的增加；人参、刺五加、灵芝、黄芪、党参等能增强单核巨细胞的吞噬功能；何首乌、灵芝、黄芪可促进抗体生成细胞的增生；冬虫夏草可保护 T 细胞等。

6. **增强胆碱能神经系统功能** 中枢神经系统内的神经生长因子由海马和额叶皮质等胆碱能神经的靶区脑组织产生，与胆碱能神经轴突终末的神经生长因子受体结合后被摄取，经轴浆运输至其体所在基底神经节，对胆碱能神经元起营养作用。

● 照护问答

金施尔康、维生素 E、辅酶 Q_{10} 有何药理作用和功效？

（1）多种维生素片，又名金施尔康：药理作用：从生物学与医学的角度考虑人体营养的需要,为机体补充正常代谢所必需的多种维生素及微量元素,高龄老人经常服用有增强体质、消除疲劳等功效。

(2)维生素E,又名生育酚:维生素E具有多种药理作用:

① 抗自由基。

② 维生素E与抗衰老:总的来看,维生素E对群体衰老的最长寿命影响不大、但对平均寿命具有延长作用,因此维生素E的抗衰老作用只是一种保健作用。

③ 维生素E与免疫:维生素E的缺乏对人类或动物的免疫功能均有影响、高龄老人适当补充维生素E能提高机体的免疫功能。

④ 维生素E与心血管病:大量摄取维生素E可降低动脉粥样硬化的发生率,这可能与维生素E能阻碍动脉内皮细胞"泡沫化"及平衡内皮细胞胆固醇代谢有关。

⑤ 维生素E对多种急性肝损伤具有保护作用,对慢性肝纤维化有延缓作用。

⑥ 维生素E本身是一种很好的抗氧化剂,它可以进入皮肤细胞,具有抗自由基链式反应。

⑦ 维生素E缺乏与贫血相关联:对于某些患者的贫血用常规药物治疗不能奏效时,使用大剂量维生素E治疗可能有效。

(3)泛癸利酮,又名辅酶Q_{10}:药理作用:辅酶Q_{10}是生物体内广泛存在的脂溶性醌类化合物,不同来源的辅酶Q_{10}其侧链异戊烯单位的数目不同,人类和哺乳类动物是10个异戊烯单位,称为Q_{10}。辅酶Q_{10}是组成线粒体呼吸键的成分之一,为传电子、质子的氢递体,因而本品是一种代谢激活剂,能激活细胞呼吸,加速产生三磷酸腺苷(ATP)。不仅如此,它还可作为重要的抗氧化剂和非特异性免疫增强剂,具有促进氧化磷酸化反应,保护生物膜结构完整性,改善心肌代谢,降低血压和对抗水钠潴留。

抗衰老药物市面上有许多,但是药都有一定的不良反应,民间传说的"是药三分毒"的说法不无道理。人人想延年益寿,也向往长生不老,这只是人们的美好愿望而已,衰老是一条没有回程票的自然发展规律。抗衰老药物有可能延缓衰老的过程,但是,对抗衰老不只是靠几种抗衰老药物就能达到的。延年益寿的保养从年轻时起程,养成良好的生活习惯,粗茶淡饭加适当的锻炼。步入老年后更要顺应自然、心态平和、融入社会,饮食有节、营养均衡,起居有常、讲究卫生,适度“力所能及”“活到老学到老”,持续注意开发体力、智力,这才是一剂最好的抗衰老药物。

第二节 养老模式

机构养老

根据上海老龄事业发展“十三五”规划显示:上海“十二五”期间以居家为基础、社区为依托、机构为支撑的“9073”养老服务格局进一步完善。目前上海养老主要依托居家养老占90%,社区养老占7%,进机构养老仅占3%,且进机构养老绝大多数为高龄老人。

机构养老是指老年人到国家、企业、个人等依法设立的养老服务机构中接受免费的或有偿的专业性养老服务的一种养老方式。养老机构是指为老年人,特别是高龄老人提供饮食起居、清洁卫生、生活护理、健康管理和文体娱乐活动等综合性服务的机构。机构养老的优点在于老年人可以集中居住,便于管理和服务。同时在机构养老可以享受较为先进的设备器材、专业的护理条件、自由的活动范围,以及居住灵活、配套齐全的生活设施。这个机构既可以是独立的法人机构,也可以是附属于医疗机构、企事业单位、社会团体或组织、综合性社会福利机构的一个部门或者分支机构。机构性质既可以是公办的,也可以是民办的。

目前,国内养老机构主要有:经国家民政部门批准设置的敬老院、养老院、老年公寓、托老所、老年人服务中心、老年社会福利院、护老院、护养院、长者照护中心等;或经国家卫生行政部门批准设置的专科老年护理院、康复医院、社区护理站,以及社区医院设置的护理病房、康复室、临终关怀室和其他养老机构内设医务室等。现有的养老机构有以下模式:

1. **社会福利院** 它是民政部门在城镇设立的社会福利事业单位,其任务是收养城镇丧失劳动能力、无依无靠、无生活来源的孤老等。被收养人员的一切生活费用由政府承担。

2. **养老院** 它收住的是居家养老有困难的老人,而且一切费用自理。养老院属于自负盈亏的养老服务机构,大多是民办的养老机构,但也有公办民营、民办公助的养老院。

3. **敬老院** 它是农村集中供养"五保老人"的场所,"五保老人"供养是国家举办的农村福利事业的组成部分。收养的"五保老人"依靠集体供养为主,辅之以国家和社会必要的援助,他们的吃、穿、住、医、葬的费用,由农村集体经济组织支付或由国家最低生活保障承担。

改革开放以来,很多社会福利院和敬老院已逐步向社会开放,它们在保证收养孤寡老人的同时也收养一部分自费老人入住,从而使这些福利救济型的养老机构增添了商业性的养老服务功能。

4. **老年公寓** 它是由政府和社会力量按照市场化原则兴建的专供老年人居住的单元楼,单元楼中的单元房的面积有大有小,入住者可买可租。老年公寓楼内设有医务室、活动室、健身房和小食堂,配置各项服务人员。

5. **护理院** 老年护理服务的概念最早可追溯到20世纪60年代末的英国。当初的老年护理服务是相对医院而言的,人们把护理机构称为护理院,也有称为安息院或临终关怀院。护理院是按照国家卫生行政部门要求配备一定的医护人员，在一定范围内为长期卧床患者、残疾人、绝症晚期姑息治疗患者、临终患者、慢性病患者、生活不能自理的老年人以及其他需要长期医疗护理服务的患者提供：基础护理、专科护理、安宁护理；根据医嘱进行支持治疗、姑息治疗、康复促进、临终关怀等，以及为他们提供消毒隔离技术指导、社区老年保健、营养指导、心理咨询、卫生宣教等服务的医疗机构。护理院是由卫生行政部门批准，集疾病预防、治疗护理和临终关怀为一体的，主要针对身患疾病而又缺人照顾的老年人而设。护理院不同于一般的社会养老机构，又与普通医院有所区别，它既可以为老年人提供日常的养生保健、康复治疗、生活照顾、健身娱乐等养老服务，还可随时提供医疗救助和临终关怀。护理院是医疗与养老的结合，是卫生与民政的结合，是医院的延续和补充。

● 照护问答

1. 何谓医养结合？

答：早期国内医疗机构和养老机构互相独立、自成系统，养老院的老人不方便就医，医院里又不能养老人。老年人一旦患病就不得不经常往返家庭、医院和养老机构之间，既耽误治疗，也增加了家属负担。医疗和养老的分离，致使许多患病老人把医院当成养老院，成了“常住户”。老人押床加剧了医疗资源的紧张，使真正需要住院的患者住不进来。

2016 年国家卫生计生委联合民政部发布了《关于确定第一批国家级医养结合试点单位的通知》，明确了试点单位应尽快建立相关机制，全面落实医养结合工作重点任务，确保试点取得积极进展。2018 年国务院常务会议部署进一步发展养老产业、推进医养结合，提高老有所养质量。要求简化医养结合机构设立流程，强化支持政策落实，促进现有医疗卫生和养老机构合作，发挥互补优势，将符合条件的养老机构内设医疗机构纳入医保定点范围，促进农村和社区医养结合，建立村医参与健康养老服务的激励机制。

鼓励医护人员到医养结合机构执业,并在职称评定等方面享受同等待遇。

因此,医养结合型智慧社区养老模式,建立"医疗、养老、保险"一体化智慧社区养老服务模式,老年人日间照料中心和社区卫生服务中心通过协议方式建立衔接机制,以及建立起医养融合养老模式等在国内各社区陆续开展与运营。到目前为止,专业提供"医养结合、以养为主"为核心的健康养老服务机构越来越多,不少专业养老机构对发展"医养结合"为核心的服务模式也越来越重视。

2. 医养结合有几种模式?

答:目前医养结合主要有三种模式:一是整合照料模式:由单一机构同时提供养老和医疗双重服务,比如护理院,包括医疗机构内设养老机构和养老机构内设医疗机构及专门设置的大型养生养老社区;二是联合运营模式:一个或多个养老机构与医疗机构签订合作协议,建立双向转诊机制,医疗机构提供医疗服务,养老机构负责后期康复以及稳定期的照护服务;三是支撑辐射模式,也称输出模式:社区养老服务中心与就近的医疗机构合作,为社区内居家养老的老年人同时提供养老和上门医疗服务。

社区养老

社区养老是指老年人在家庭居住且与社会化上门服务相结合的一种新型养老模式。这种模式可以确保老人、子女、养老服务人员、政府各取所需,促使资源得到充分利用。社区居家养老弥补了家庭养老的不足,是政府大力倡导的一种新型养老模式。然而,现阶段更多的社区中各养老机构、各级医院和社区卫生服务中心等机构间缺乏衔接机制,而现代的物联网、大数据、云计算等新兴技术为养老产业的发展提供了契机。部分发达地区在"互联网+"背景下,利用互联网思维,发展移动医疗,建立智慧养老模式已基本解决了上述问题。上述多元化的社区养老服务体系其共同特点为：让老人住在自己家里继续得到家人照顾，或者家人无法照顾的老人由社区的有关服务机构和志愿者为老人提供上门服务或托老服务。

1. 居家式社区养老 很多老人养老并不想离开家，居家式社区养老特别适合子女工作太忙照顾不到，又不想离开家的空巢或半空巢老人。居家式社区养老和传统的家庭养老不同点在于服务是由居家养老服务机构所提供的，而不是由家庭成员所提供的。居家式社区养老通常是指在社区建立一个支持家庭养老的社会化服务体系，居家式社区养老服务符合政府养老产业政策，更符合大部分老人"养老不离家"的思想。居家式社区养老以家庭为核心，以社区为依托，以上门服务和社区日托为主要形式，以老年人日间照料、生活护理、家政服务和精神慰藉为主要内容：如在养老、敬老、托老福利机构，设立老人购物和服务中心，开设老人食堂，建立老年医疗保健机构、老年活动中心，设立老年婚介所，开办老年学校，设立老年人才市场，开展老人法律援助、庇护服务等，以及由居家养老服务机构提供所谓"三助""两托""两咨询"服务等。

（1）三助：助餐（向长者提供餐饮服务）；助急（为长者提供代购、代缴水电煤气费等，部分提供打扫卫生等家政服务）；助医（为长者送医送药上门，或将长者送往医院诊疗）的"三助"服务。

（2）两托：为老人提供白天在社区居家养老服务中心生活，晚上回家休息的长者日托服务，或全天生活在居家养老服务中心的长者全托的"两托"服务。

（3）两咨询：由志愿者提供法律咨询和心理咨询等精神慰藉"两咨询"服务。

2. 居家社会服务养老 通过政府购买服务，企业负责运营，是一种居家养老服务提升模式。老人住在家中，由社会来提供养老服务。通过信息平台整合社会资源，根据老年人居住、需求等情况，打造综合服务型、护理康复型、嵌入照护型等各类功能型照料中心,为老年人提供流动健康服务车、紧急救援、家政服务指派、体检康复、送餐到家、上门家政等功能服务,能够充分整合利用家庭、社区资源,使养老成本大大降低。不过这种居家养老社会服务模式在医护的及时性上可能会存在延时,比如老人在家摔倒请求救护时就会出现延时性,如果家中有介护或者半介护的老人,不建议采用这种养老方式。

3. **养生养老社区养老** 随着养老需求不断释放,最近国内一些新型养生养老社区也已出现,这种养生养老社区的新型养老模式越来越被更多的老人接受。该项目通过会员制养老公寓结合产权型亲子养老产品,养老公寓成为产品由老人或/和子女共同签约长期购买租用,中途可退租、可转租、也可长期购买继承租用,实现父母同子女两代居住的生活理念,甚至打造三代人全龄共生的社区等。养生养老社区依托于全配套设施,为老人提供全方位的生活护理照料、心理护理照料、躯体护理照料等。在社区内老人购物中心和服务中心、老人餐厅和老人食堂(订餐送配餐)、老年医疗保健和老年护理康复中心、老年活动中心和老年学校、老年婚介所和老人法律援助、庇护等服务应有尽有。

● 照护问答

1. 何为 CCRC 社区?

答:即大型养老社区,又称持续照料退休社区,国外称 CCRC(Continuing Care Retirement Community)社区。CCRC 社区充分融合了普通社区和一般养老机构的规划设计优点,在选址上关注生态环境和自然气候,环境优美、安全便捷,使老人在城市中享受到田园生活,十分适合老年人居住和生活。CCRC 社区最大的亮点是为老年人提供自理、介助、介护一体化的居住和服务设施。该社区无障碍与安全设计,轮椅坡道、宽敞房门、医用电梯、连廊、无处不在的扶手、安全监控和报警装置等设计让老人体验到普通住宅所不能提供的便利性和安全性。配套设施齐全,老年医院、餐饮中心、娱乐活动室、老年用品商店,为老年人的餐饮、购物、休闲、健身、娱乐等日常生活带来极大的方便。

2. CCRC社区如何为老年人提供自理、介助、介护一体化的居住设施和服务?

答:CCRC社区通过为老年人提供自理、介助、介护一体化的居住设施和服务,使老年人在健康状况和自理能力变化时,依然可以在熟悉的环境中继续居住,并获得与身体状况相对应的照料服务。

(1)自理型:自理型老人居住者在社区中有独立的住所并且生活能够自理。社区为这一部分老年人提供便捷的社区服务,如餐饮、清洁和洗衣、医疗保健及紧急救护等。同时,为满足老年人精神生活的需求,社区会组织各种形式的活动,如老年大学、兴趣协会等,丰富自助型老年人的日常生活。

(2)介助型:介助型老人居住者的日常生活需要他人帮助照料时,他们将从自理转入介助型护理。介助型的居住个体是分开的,但设施在同一个区域。介助老人得到的服务内容除社区服务之外,还包括日常生活照护,如饮食、穿衣、洗浴、洗漱及医疗护理等,社区还会为介助型老人提供与他们的身体状况相适应的各类活动,丰富其日常生活。

(3)介护型:通常介护型的居住者是80岁以上的高龄老人,且在特殊的单元里居住。介助型老人居住者当生活完全不能自理,需要他人的照料时,将转入介护型护理。介护型的老人会得到社区提供的24小时有专业护士或照护者照料等监护服务。

居家养老

根据第六次全国人口普查数据显示,中国老年人口(≥60岁)占人口总数的13.26%,预计2050年这一比例将达到32.73%。2013年8月16日国务院召开的常务会议提出,到2020年全面建成以居家养老为基础、社区养老为依托、机构养老为支撑的覆盖城乡的多样化养老服务体系。该体系的建立将有助于实现“老有所养、老有所医、老有所学、老有所乐”。

我国老龄化的特点及国情,使我国的养老形势愈加严峻,解决养老问题迫在眉睫。我国传统的养老模式也经历了由“家庭养老”到20世纪90年代蓬勃发展的“机构养老”,再到21世纪兴起的“居家养老”的变迁。据统计,目前我国90%的老年人选择家庭养老,约7%老年人在社区享受日间照料和托老服务,剩余的约3%老年人选择机构养老。这种传统的家庭式养老模式可以让老年人无须远离原住地,可与亲人居住在一起,其乐融融,并得到子女及亲属更多的关爱和照顾,为老年人主要提供养老服务的人群是其子女和亲属。然而,我国目前独生子女家庭为“四二一”(即四个老人,一对夫妻,一个孩子)的结构模式,子女的赡养家庭养老功能大大降低,已不能满足高龄老人养老的需求。居家养老作为新兴的养老模式,巧妙实现了家庭养老与机构养老的有机结合,被赋予完善养老体系,创新养老机制,提高老年人生命和生活质量,是适应我国国情和老龄化社会的新型养老模式。

居家养老模式强调的是立足家庭、依托社区,以家庭养老为主,社区服务为辅,向老年人提供日常照料、生活护理、特需服务等为主要内容的一种养老模式。其中。居家护理是一项很重要的服务内容。居家护理是指对有后续照护需求的个体及其家庭,在他们的居家环境中,定期提供专业的健康护理,以达到健康促进、健康维护、疾病预防的目的。空巢老年人对居家护理需求度高达94.4%;老年人退休金越多、文化程度越低、年龄越大,对居家护理需求越高;女性老年人的总体需求略高于男性老年人;老年人患慢性病种数越多,越需要居家护理;老年人自理程度高,居家护理需求低;医疗资源、儿女等支持与护理需求影响呈负相关。我国老年人对居家护理的认识不足,有研究显示仅有13.33%的老年人对居家护理有一定了解,听说过但不了解居家护理的老年人占31.43%,而完全不了解居家护理的老年人竟高达55.24%。但是,老年人,尤其是高龄老人往往患有一种或多种慢性疾病,如心脑血管疾病、糖尿病等已经成为威胁他们健康的主要问题。开展居家护理是缓解老龄化社会矛盾的有效措施之一,能满足老年人口日益增长的健康与护理需求。居家护理作为综合性健康服务系统的一部分,是针对患者及家庭在其住所提供的一种健康服务,目的在于维护和促进健康、促进康复,减少因疾病所致的后遗症或残障。

居家护理服务已经在老年人健康服务中发挥了一定作用,我国内地老年患者延续性居家护理仍处于初级发展阶段。现在开展的居家护理服务主要有两种方式,一是通过社区卫生服务中心为患者提供一般常见病的护理,但无法为患者提供高质量的专科护理服务;二是通过医院延续性护理服务,以家访及电话随访或开设“专科护士门诊”的形式,进行饮食、运动、药物及专科护理指导。通过实施高龄老人居家护理,不仅减少了慢性病患者反复住院及急诊就诊率,而且可以减少公共卫生的费用支出;也符合老年人的心理需求,减少焦虑、抑郁的发生。为了有效解决失能老年人在医院长期护理中占用很大部分医疗资源的问题,政府结合我国的国情,为居家护理的发展搭建运作的政策平台,建立长期护理保险制度。

家庭“少子化”使家庭赡养老年人的功能弱化,老年患者的长期护理面临巨大挑战。实施老年患者居家护理,为其提供安全而熟悉的环境,更有助于老年患者的身心健康,减轻其经济负担和家庭压力。

● 照护问答

何谓“互联网 +”居家养老?

答:“互联网 +”居家养老的模式是指将“互联网 +”应用到居家养老产业中,可以进行网络信息平台的构建,使人们的思想观念发生变化,让人们更加深刻地意识到养老服务的重要性。同时在“互联网 +”的影响下,构建网络交流平台能够让更多的老年人参与到居家养老服务系统当中来,为老年人扩大社会交际圈,帮助他们排遣孤独、寂寞,减少老年人心理问题的产生。尤其是物联网以及虚拟养老院等网络渠道，更是有利于居家养老产业资源的高效整合，促进其向多元化发展，实现居家养老产业的创新进程，提高其服务水平是缓解人口老龄化压力，解决高龄老人居家养老后顾之忧的有效途径之一。

第三节 居住环境

机构养老环境

据2019年上海某民营养老护理机构入住近400位老人资料统计显示：住院老人平均年龄为83.23 ± 7.55岁，大于80岁的高龄老人占70%左右，其中失智失能约占50%，全瘫约占40%，半瘫约占30%，老年痴呆约占40%，生活基本自理仅占10%。因此，高龄老人在机构养老的居住环境显得十分重要。高龄老人肢体、感官或智力方面随着年龄的增长，都会出现不同程度的“日落西山”的境地，会渐渐出现各种疾病以及由于生理机能的老化造成身体某些器官的功能障碍。因此，机构养老环境必须按高龄老人居住环境的基本要求设计。

1. 按照机构养老性质安排居住环境　机构式养老，按照机构性质和形式分为：老年长期护理机构、老年公寓、老年福利院、敬老院、托老所和老年服务中心等。国家行业标准《老年人社会福利机构基本规范》根据老年人日常生活能力和需要，将机构中的老年照护分为：自理老人（一般照顾护理）、介助老人（半照顾护理）和介护老人（全照顾护理）；老年护理机构分为：日常生活照料、医疗护理和特别照顾护理服务三大类。上述机构养老性质不一,居住环境安排和布局也就各异。

2. 养老机构老人居室基本要求 居室朝向最好处在朝阳位置,室内应备有取暖和降温设备。温度应该保持相对恒定,一般夏季以 26~28℃为宜,冬季以 18~22℃为宜;室内湿度也应该保持相对恒定;家具外露部分应尽量无棱角,床旁、卫生间、过道应安置扶手等安全设施;淋浴室配置浴凳,地面要防滑。室内照明对高龄老人来说是一个不可忽视的重要环节。高龄老人大多存在视力衰退,对光线不敏感,所以他们对室内的光环境要求比年轻人高。同时老人喜静,老人的居住房间应尽量安排远离客厅和餐厅等。

3. 养老机构老人居室内部环境布局

(1)为了更好地照护老人,老人居室以区域划分,每个区域以 50 张床位为宜。

(2)房间可设置单人间、二人间、三人及四人间,房间内应配置电视机、电话和呼叫装置。

(3)每床净使用面积不少于 $5m^2$,床与床之间距不少于 1m。

(4)每室内应有衣物储藏的空间和橱柜及桌椅等基本生活设施。

(5)室内、走廊、电梯等部位应设有无障碍、防滑地面,卫生、洗漱及淋浴间等设备。

(6)每居室最好设有阳台和衣物晾晒架等。

4. 护理机构老人居住区域设置 护理机构老人居住室除符合养老机构老人居室基本要求和居室内部环境布局外,还应备有:

(1)应有呼叫对讲和中心供氧系统等。

(2)护理床应配置多功能双摇床,床上备有输液架和小餐桌,床周有床帘及床上用品。

(3)室内应备有空气消毒设备。

(4)护理病区内必须设置和配备护理站、治疗室、换药室和医生办公室等,以及更衣室、开水房和配餐室等其他辅助设施。各站、室设置、设施配备均应符合老年护理病区的布局和满足医疗护理临床工作需要和规范。

5. 养老护理机构辅助设施与室外环境布局 养老护理机构辅助设施设备应有：

（1）养老机构内部应备有医务室和药房，配备一定数量的医生和护士等医务人员，可随时监测住养老人的生命体征，诊断和治疗常见轻微疾病。

（2）根据国家《护理院基本标准（2011版）》标准，护理院必须设置和配备：临床科室应设有内科、中医科、康复医学科、临终关怀科等。医技科室应设有检验科、放射科、功能科（心电图、B超）、药剂科、营养和供应室等。职能科室设有医疗质量管理科、护理部、医院感染管理科、病案（统计）室、财务信息科、总务保卫科、膳食科、综合办公室等。其他还应配有康复室、图书室、阅览室、活动室及健身设备等各种娱乐设施。

（3）院区内有条件应花草树木成荫、亭台楼阁林立、广场音乐遍布、环境优雅宜人。

● 照护问答

老年护理机构为何必须设置临终关怀科室？

答：临终关怀病房又称安宁舒缓疗护病房，是将临终患者集中管理的病房。配备经专业培训合格的安宁护士和临床执业医师，运用国际临终关怀理念，维护临终患者的权益和尊严。

（1）主要工作目的是：

① 通过安宁护理，使临终患者和家属接受临终事实。

② 在安宁关怀下，使临终患者尊严地、无痛苦和无遗憾地走完人生最后一程。

③ 减轻或消除临终患者的疼痛、不适症状和心理压力。

④ 尊重临终患者的权益，满足临终患者在物质或精神方面的渴望。

⑤ 消除临终患者与家属之间的怨态，享受人生最后亲情。

⑥ 使家属敢于面对亲人死亡。

（2）主要工作目标是：

① 关心临终患者生活质量。

② 减轻因临终末期病症所引起的痛苦和不适。

③ 帮助临终患者与家属在患者临终阶段增加人世亲情，去除宿怨，相互道别，使生死两相安。

④ 满足临终患者在生命最后一段日子中的需要。

⑤ 为临终患者服务及其逝世后，继续为其家属提供慰藉。

居家养老环境

高龄老人无论是肢体还是感官或智力方面都会出现不同程度的衰退，逐渐出现的各种疾病以及由生理机能的老化造成身体某些器官的功能障碍，如行走不便、动作迟缓、视力下降、听力减退和记忆力差等都需要我们在安排高龄老人的居住时加以重视。鉴于目前大部分高龄老人主要为居家养老，且他们的大部分时间是在居室中度过的。因此，家庭是高龄老人生活的主要场所。良好的居家养老环境有利于减少不良因素对机体造成的刺激，防止疾病的传播，既可以增强身体的抵抗力，又能使高龄老人精神焕发，心情愉悦。总的来说，高龄老人的居家生活环境要求安全、简单、舒适和整洁。

1. **卧室朝阳**　高龄老人睡觉的房间最好安排在朝阳的位置，一般老年人都是喜欢阳光的，而且按照中国人的风水学来说，老人也是适合居住在阳光照射好的房间，这样老年人能够更好地享受到阳光，心情也会开朗。同时老人喜静，老人的房间应尽量安排远离客厅和餐厅。

2. **室内温度**　高龄老人由于机体体温调节功能的衰退，他们对室温的要求比较高，既怕热更怕冷。因此，室内温度应该保持相对恒定，一般夏季以 26~28℃为宜，冬季以 18~22℃为宜。

3. **室内湿度**　室内湿度也应该保持相对恒定，一般以 50%~60%

比较适合,湿度过高,高龄老人,尤其是患有心血管和老慢支的高龄老人会感觉胸闷,呼吸不畅,应该经常开窗换气;湿度过低,高龄老人容易出现口干舌燥,有痰的难以排出,家庭可用加湿器,或者在室内放置1~2盆清水以增加居室内湿度。

4. 室内安全 高龄老人行动不便,家具应从实用出发,外露部分应尽量减少棱角,要简单、实用、牢固,并靠墙摆放。老人用的双人床应便于两侧上下床,并留有足够的空间方便护理,有条件的应有手扶之处,便于上下床。室内地面尤其是厕所的地面要防滑。高龄老人的卧室尽可能靠近卫生间,过道要安置扶手。卫生间的洁具要选用能升降的马桶盖,浴缸不宜过高,较高的应加垫以方便老人坐立。马桶、洗手台旁最好也要安置扶手。卫生用品要放在高龄老人易取之处。此外,高龄老人的淋浴室必须安置扶手,并配置浴凳。

5. 室内清洁 为保持居家环境空气清新,应该经常开窗通风,根据天气情况,每天至少通风3次,每次20~30分钟。每天应该用湿布擦家具及地面,整理高龄老人的卧床。高龄老人的床单和枕套等应该经常换洗,并保持床铺的清洁、干燥、平整、柔软和舒适。

6. 室内照明 室内装潢中照明通常不为人们重视,然而,对高龄老人的居家来说,照明是一个不可忽视的重要环节。因为高龄老人大多存在视力衰退,对光线不敏感,所以他们对室内的光环境要求比年轻人高。一般情况下,年轻人需要的房间照度约为30~150lx,阅读时则为300~750lx,但是高龄老人感觉舒适的房间照度约为年轻人的1.5倍,阅读时需要的照度为年轻人的2倍。此外,灯具位置设置不合理会形成不恰当的阴影区,影响高龄老人的正常生活,甚至存在安全隐患。比如楼梯的照明应该注意在梯段两侧均设置灯具,避免人的影子投射在梯段上,影响行走。卫生间的照明既可以选择间接照明也可以选择直接照明,因为选用间接照明时,卫生间的光线不会特别亮,高龄老人夜间起来上厕所时不会刺眼;而选用直接照明,则方便高龄老人直接观察排泄物的状况,有助于监测自己的健康,及时发现问题。必须指出的是,开关的位置高低要充分考虑到坐轮椅的高龄老人的使用，一般开关的位置距离地面90~120cm比较合适。

● 照护问答

高龄老人居室装饰的色彩有何要求?

答：高龄老人居室的装饰色彩原则上要充分考虑到他们的心理与健康。高龄老人大部分喜爱典雅、洁净、安宁、稳重的颜色，加之体弱、心律减缓、视力减弱，一般宜采用浅色，如浅米黄、浅灰、浅蓝等；忌用红、橙、黄，因为红色会引起心律加速，血压升高，不利于健康；浅蓝则给人以安宁感，有助于减缓心律，消除紧张；浅米黄给人以温馨感觉，有利于休息，消除疲劳。

第四节 基本生活照护

头发照护

头发护理是高龄老人日常生活中清洁卫生的一项重要内容，保持头发的清洁、整齐可以使高龄老人增加自信、维持自尊和良好的外观。头发护理有床上梳发和床上洗头两种方法。

一、床上梳发

● 照护目的

1. 梳发可按摩头发，促进头皮血液循环。
2. 除去污秽和脱落的头发，使高龄老人保持清洁、舒适、美观。
3. 维护高龄老人自尊、自信，建立良好的护患关系。

● 照护用物

治疗巾或毛巾、梳子、纸1张（包脱落的头发用），必要时准备发夹、橡皮圈或线绳、30%~50% 酒精。

● 照护方法

1. 照护前做好解释工作,并评估环境、老人身体状况及合作程度,告知配合事项。

2. 协助老人抬头,治疗巾或毛巾铺于枕头上,将头转向一侧。

3. 用梳子将头发从中间分为两股,一股用发夹夹住,另一股用左手握住,由发根梳至发梢,长发或遇有发结时,可将头发绕在食指上,以免拉得太紧,使老人感到疼痛,如头发已纠结成团,可用 30%~50% 酒精湿润后再慢慢梳顺。

4. 一侧梳好再梳对侧。长发可编成发辫,用橡皮圈结扎。

5. 取下毛巾,将脱落的头发缠紧,包于纸中,整理用物,归还原位。

二、床上洗头

● 照护目的

1. 按摩头皮,促进头皮血循环以及促进头发的生长和代谢。

2. 除去污秽和脱落的头屑,保持头发清洁,提升高龄老人舒适感。

3. 预防和灭除虱虮,防止疾病传播。

4. 维护高龄老人的自尊、自信,建立良好的护患关系。

● 照护用物

1. **治疗盘内备** 一次性中单、浴巾、毛巾、别针、眼罩或纱布、耳塞或棉球(不吸水棉球为宜)、量杯、洗发液、梳子。

2. **治疗盘外备** 橡胶马蹄形卷或自制马蹄形垫、水壶(内盛 40~45℃热水或者按高龄老人习惯调制)、脸盆或者污水桶、手消毒液,需要时可备电吹风。治疗车下层备生活垃圾桶。

3. **洗头车** 如用洗头车洗头时,应安装好各部件备用。

● 照护方法

1. 照护前做好解释工作,并评估环境、老人身体状况及合作程度,告知配合事项。

2. 备齐用物携至床旁,调节室温在 22℃以上,水温调节在

40~45℃。根据季节关门窗，必要时使用单、浴巾铺于枕头上，让老人仰卧，松开领口，移枕头于肩下，将浴巾反折，围在老人颈部屏风（围帘）。按需要给予便盆，放平床头，移开床旁桌、椅。

3. 将一次性中单、大毛巾铺于枕头上，让高龄老人仰卧，松开领口，移枕头于肩下，将大毛巾反折，围在老人颈部，并用别针固定。

4. 放置马蹄形槽、脸盆与水杯或洗头车。

5. 梳理头发，用棉球塞双耳，用眼罩遮盖老人双眼或嘱老人闭上双眼。

6. 洗发过程中要将头发充分湿透，用指腹揉搓头发，按摩头皮，直至洗净为止，同时防止污水溅入老人的眼、耳内。

7. 洗毕，将肩下枕头移至头部，用浴巾轻揉头发、擦干，并用热毛巾擦干面部，取下眼罩及耳内棉球。

8. 用梳子梳顺头发、散开，必要时可用电吹风吹干头发。

9. 整理用物及床单，安置老人，取舒适卧位，必要时为老人更换上衣。

● 照护回答

为高龄老人进行头发护理时有哪些注意事项？

答：（1）洗发过程中，应随时注意观察老人的全身情况，如发现面色、脉搏、呼吸异常时应立即停止照护。

（2）身体极度虚弱的老人不宜在床上洗发。

（3）注意调节水温与室温，注意保暖，及时擦干头发，以免着凉。

（4）洗发过程中应注意防止污水溅入眼、耳内。

（5）洗发时间不宜过长，以免引起头部充血、疲劳，造成老人不适。

（6）保持与老人的沟通，及时了解其感受，并酌情处理。

口腔照护

口腔是病原微生物侵入人体的主要途径之一。高龄老人因药物、疾病、机能减退以及中心静脉营养造成口腔摄取食物机会减少，口腔唾液分泌量降低，细菌容易繁殖。所以，做好口腔护理对高龄老人尤为重要。

● 照护目的

1. 保持口腔清洁、湿润、舒适，预防口腔感染等并发症。

2. 防止口臭、口垢，增进食欲，保持口腔正常功能。

3. 观察口腔黏膜、舌苔的变化及有无特殊口腔气味，协助诊断。

● 照护用物

1. 轻症高龄老人口腔护理用物　脸盆、毛巾、漱口杯盛清水或漱口溶液、牙刷和牙膏。

2. 重症高龄老人口腔护理用物　治疗盘内盛换药碗、漱口溶液浸湿的棉球，弯头血管钳与镊子各1把、压舌板2根、治疗巾（毛巾）1块、水杯（内盛温开水和吸水管）、弯盘1只、手电筒、毛巾、棉签、石蜡油、漱口溶液和珠黄散或冰硼散等，必要时备好张口器。

● 照护方法

1. 轻症高龄老人的口腔护理

（1）照护前做好解释工作，并评估环境、老人口腔及身体状况、合作程度，告知配合事项。

（2）抬高床头支架，使老人取斜坡卧位，也可侧卧或头偏向一侧，取干毛巾围于老人的颈下，脸盆放于旁边接取漱口污水，备好牙刷、牙膏、漱口水，让老人自己刷牙。

（3）病情需要时可由照护者协助，刷牙后擦干面部，整理用物。

2. 重病高龄老人的口腔护理

（1）照护前做好解释工作，并评估环境、老人口腔及身体状况、合作程度，告知配合事项。

（2）备齐用物携至床旁，协助老人侧卧或头侧向右侧，颈下铺治疗巾（毛巾），弯盘置于颊旁，协助老人用温开水漱口。

（3）取下假牙，然后左手持压舌板分开面颊部，右手持手电筒观察口腔黏膜和舌苔情况（观察顺序：唇、齿、颊、腭、舌、咽）。

（4）用弯钳夹持棉球，再用压舌板分开一侧颊部，依次清洁口腔：嘱老人咬合上下牙齿，先擦洗左侧外面，沿牙缝纵向由上至下，由臼齿擦至门牙，同法洗右侧。

（5）嘱老人张开口腔，擦洗左侧上下牙齿内侧（咬合面）。同法擦洗右侧上下内侧，上腭及舌面（勿触及咽部，以免引起恶心），并弧形擦洗两侧颊部黏膜。舌苔厚或口腔分泌物过多时，用压舌板包裹纱布擦净分泌物。

（6）协助漱口，必要时可用吸水管吸漱口液或用注洗器沿口角将温开水缓缓注入，嘱老人漱口，然后再由下侧口角吸出，撤去弯盘，用治疗巾（毛巾）擦净口周。

（7）再次观察口腔是否清洗干净，口腔黏膜如有溃疡，可用珠黄散或冰硼散、锡类散、西瓜霜等撒布溃疡处，口唇干裂可涂石蜡油。取下治疗巾（毛巾），整理用物，清洁消毒后备用。

● 照护回答

1. 高龄老人口腔护理时有哪些注意事项？

答：（1）擦洗时动作要轻，以免损伤口腔黏膜。

（2）昏迷老人禁忌漱口及注洗，擦洗时棉球不宜过湿，每擦洗一个部位，更换1个棉球，要夹紧防止遗留在口腔。发现老人喉部痰多时，要及时吸出。

（3）对长期应用抗生素者应观察口腔黏膜有无霉菌感染。

（4）患传染病老人的用物须按消毒隔离原则处理。

2. 高龄老人的假牙如何护理？

答：（1）假牙也会积聚食物碎屑，必须定时清洗。

（2）使用假牙者应白天持续佩戴，对增进咀嚼的功能、说话与保持面部形象均有利；晚间应卸下，以减少对软组织与骨质的压迫。

（3）卸下的假牙用牙刷刷洗其各面，用冷水冲洗干净，浸泡在冷水中。

（4）暂时不用的假牙，可泡于冷水杯中加盖，每日更换一次清水，以防遗失或损坏。

(5)不可将假牙泡在热水或酒精内,以免假牙变色、变形和老化。

皮肤照护

人的皮肤是抵御外界有害物质入侵的第一道屏障。高龄老人因疾病、生活自理能力及皮肤机能下降,造成汗液中的盐分、皮脂、皮屑、灰尘、细菌等相混合,黏附于皮肤表面,刺激皮肤,使皮肤抵抗力降低,容易导致各种皮肤的感染。因此,对高龄老人进行皮肤护理十分重要。

● 照护目的

1. 保持皮肤清洁、干燥、舒适。

2. 促进皮肤的血液循环,增强皮肤排泄功能,预防感染。

3. 观察皮肤有无异常改变,为临床诊治疾病提供依据。

一、盆浴和淋浴

适用于生活能自理的高龄老人。

● 照护用物

脸盆、肥皂、浴巾、毛巾各1条,拖鞋和清洁衣裤。

● 照护方法

1. 沐浴前做好解释工作,询问需要,并评估环境、老人皮肤及身体状况、有无留置导管、老人合作程度。

2. 向老人告知有关洗浴的注意事项,如调节水温的方法、呼叫铃的应用及告知不宜用湿手接触电源开关。贵重物品如手表、钱包、饰物等应代为存放。

3. 关闭门窗,调节室温至22℃以上,携带用物送老人进浴室。浴室不宜锁门,以便发生意外时及时入内。

4. 关注老人入浴时间,如时间过久应予询问,以防发生意外。若遇老人发生晕厥,应立即抬出,平卧、保暖,并配合医生共同处理。

二、床上擦浴法

适用于病情较重，生活不能自理的高龄老人。

● 照护用物

同盆浴，另备热水桶（水温47~50℃，并根据年龄、季节、生活习惯升降水温），污水桶、清洁被单、小剪刀（指甲钳）。

● 照护方法

1. 沐浴前做好解释工作，询问需要，并评估环境、老人皮肤及身体状况、有无留置导管、老人合作程度，告知配合事项。

2. 备齐用物携至床旁，关门窗，以屏风（围帘）遮挡老人。热水桶、污桶放于床旁，移开桌椅，备好脸盆、水、毛巾、肥皂。如病情许可取平卧位。

3. 浴巾铺于颈前，松开领扣，先为老人清洗脸部、颈部。将毛巾缠于手上，依次擦洗眼、额、鼻翼、面颊部、嘴部、耳后直至下颌及颈部。

4. 协助老人侧卧洗双手。脱下上衣（先近侧后远侧，如有外伤则先健肢后患肢），在擦洗部位下面铺上大毛巾，按顺序先擦洗两上肢。

5. 换热水后擦洗胸腹部，协助老人侧卧，背向照护者，依次擦洗颈、背部。

6. 协助穿上衣，脱下裤子，更换清水及毛巾后，再依次擦洗会阴部、臀部及两下肢至踝部。

7. 将老人两膝屈起，将浴巾铺于床尾，泡洗双脚，洗净擦干，协助穿裤。

8. 需要时修剪指、趾甲，梳头，更换床单，保持床单清洁干燥。

9. 清理用物，归还原处。

三、足浴

● 照护用物

足盆（水温在38~45℃，水量3000~4000ml，并根据年龄、季节、生活习惯调节水温)、大毛巾、肥皂、一次性中单、小剪刀(指甲钳)。

● 照护方法

1. 足浴前做好解释工作,询问需要,并评估环境、老人足部及身体状况、老人合作程度,告知配合事项。

2. 备齐用物携至床旁,关门窗,以屏风(围帘)遮挡老人。

3. 老人取坐位或仰卧屈膝位(卧床老人垫一次性中单)。

4. 双足放在足盆内,双足浸泡片刻后擦洗,酌情用肥皂。

5. 双足用大毛巾擦干。

6. 需要时修剪趾甲。

● 照护问答

给高龄老人沐浴时有哪些注意事项?

答:(1)饭后须过1小时才能进行沐浴,以免影响消化。

(2)水温不宜太热,室温不宜太高,时间不宜过长,以免发生晕厥或烫伤等意外情况。

(3)动作要轻稳、敏捷,防止受凉。

(4)掌握用毛巾擦洗的步骤,先用涂肥皂的湿毛巾擦洗,再用湿毛巾擦净肥皂,最后用浴巾擦干。在擦洗过程中用力要适当,根据情况更换清水(水温要适宜),腋窝及腹股沟等皮肤皱褶处应擦洗干净。

(5)注意观察病情及全身皮肤情况,如老人出现寒战、面色苍白、脉速等,应立即停止照护。

排尿照护

排尿是尿在肾脏生成后经输尿管而暂贮于膀胱中,贮到一定量后,一次通过尿道排出体外的过程。排尿是受中枢神经系统控制的复杂反射活动。高龄老人因膀胱张力降低,常有尿频或尿失禁现象;高龄男性因前列腺增生而压迫尿道,常引起滴尿或尿潴留现象。因此，对高龄老人进行排尿照护十分重要。

一、尿潴留的照护

1. 心理护理：解释、安慰，诱导放松。
2. 隐蔽的排尿环境。
3. 体位和排尿的姿势：卧床者坐起或抬高上身。
4. 诱导排尿：如听流水声、用温水冲洗会阴部。
5. 按摩、热敷下腹部。
6. 必要时行导尿术。

二、尿失禁的照护

1. 心理护理：理解、支持，保持空气新鲜。
2. 皮肤护理：及时更换尿垫、床单、衣裤。
3. 体外引流：用尿壶接尿，每天定时取下，清洗会阴。长期尿失禁者可留置导尿。
4. 重建正常的排尿功能：①摄入适当液体：白天饮水2000~3000ml，以促进排尿反射，并预防泌尿系统感染。②训练膀胱功能：定时使用便器排尿，排尿时轻轻按摩膀胱，使尿液被动排出。③盆底肌锻炼：嘱高龄老人先慢慢收紧盆底肌肉，再缓缓放松，连续10遍，每日5~10次。

三、导尿术

● 照护目的

为尿潴留高龄老人放出尿液；为协助诊断留取无菌尿标本做细菌培养；测量膀胱容量、压力、残余尿；进行尿道或膀胱造影；膀胱腔内化疗。

● 照护用物

初步消毒用物（一次性药碗内盛6只碘伏棉球、一次性镊子2把，上面用一次性药碗遮盖）、无菌导尿包、无菌手套、无菌持物钳、消毒溶液；气囊导尿管(一次性导尿管)、一次性集尿袋、20ml针筒、一次性中单、毛毯、橡皮筋、别针、导管标签、快速手消毒剂。

● 照护方法

1. 女性老人导尿术

(1)导尿前做好解释工作,并评估环境、老人膀胱充盈度、会阴部皮肤情况、合作程度,告知配合事项。

(2)仰卧屈膝位,两腿略外展。

(3)初步消毒外阴：由外向内,自上而下,由对侧到近侧；阴阜、两侧大阴唇、两侧小阴唇、尿道口、尿道口至肛门。

(4)打开导尿包：置两腿间,打开内层包布,倒消毒液于小药杯(内装无菌棉球)。

(5)戴无菌手套、铺洞巾。

(6)用无菌液状石蜡油润滑导尿管的前端,再次消毒外阴、两侧小阴唇、尿道口。

(7)插导尿管：插入尿道4~6cm,见尿液流出再插入1cm,固定。

(8)引流尿液,留置导尿者连接集尿袋。

2. 男性老人导尿术

(1)导尿前做好解释工作,并评估环境、老人膀胱充盈度、会阴部皮肤情况、合作程度,告知配合事项。

(2)消毒尿道口：左手持无菌纱布包住阴茎,后推包皮,暴露尿道口,自尿道口螺旋向外,消毒尿道口、阴茎头、冠状沟。

(3)将阴茎提起与腹壁呈60°角(使耻骨前弯消失),将导尿管插入尿道20~22cm,见尿液流出再插入2cm后固定。

(4)引流尿液,留置导尿者连接集尿袋。

● 照护问答

为高龄老人导尿时应注意什么?

答:(1)严格执行无菌照护。

(2)导尿管粗细适宜,动作轻柔。

(3)导尿管误插入阴道时,应更换导尿管后再插入。

(4)尿潴留老人第一次放尿不宜超过1000ml,以防腹压突然降低引起虚脱,亦可因膀胱突然减压,致黏膜急剧充血而引起血尿。

排便照护

高龄老人由于消化功能的发生改变或者某些感染因子导致机体相关功能发生一定的变化而使其产生排便异常,会给高龄老人日常生活造成一定的影响,因此,对高龄老人进行排便照护十分重要。

一、腹泻的照护

1. 去除病因：停止进食被污染的饮食,肠道感染者给予抗生素治疗。
2. 卧床休息：减少肠蠕动和体力消耗。
3. 饮食指导：多饮水,给予清淡的流质或半流质饮食,腹泻严重者暂禁食。
4. 防止水、电解质紊乱：遵医嘱给予止泻剂,口服补液盐水。
5. 皮肤护理：便后温水清洗,肛周涂油膏。
6. 观察、记录排便次数和大便性质。

二、大便失禁的照护

1. 心理护理：理解、尊重、保持室内空气清新。
2. 皮肤护理：便后用温水清洗,肛周涂油膏。
3. 重建排便反射：定时给予便盆试行排便。
4. 盆底肌锻炼。

三、便秘的照护

1. 心理护理：解释、指导。
2. 隐蔽的排便环境。
3. 排便姿势：尽可能取坐位或蹲位。

4. 腹部按摩：按升结肠、横结肠、降结肠的顺序环形按摩，刺激肠蠕动，增加腹压，促进排便。

5. 遵医嘱使用缓泻剂：如番泻叶、果导片等。

6. 使用简易通便剂：如开塞露、甘油栓等。

7. 健康指导：定时排便；多吃蔬菜、新鲜水果、粗粮等富含膳食纤维的食物，每日饮水 1500ml 左右，适当食用油脂类食物；适当活动；正确使用简易通便剂，但不宜长期使用。

四、灌肠法

照护目的

软化和清除粪便，解除便秘和肠胀气。

照护用物

一次性灌肠袋、一次性中单、石蜡油、卫生纸、便盆。

照护方法

1. 灌肠前做好解释工作，并评估环境、老人肛周皮肤、黏膜情况、合作程度、有无灌肠禁忌证，告知老人配合事项。

2. 协助老人取仰卧位或左侧卧位，注意保暖，保护老人隐私。

3. 按照要求置入肛管，置入合适长度后固定肛管，使灌肠溶液缓慢流入并观察老人反应。

4. 灌肠过程中，老人有便意，指导老人做深呼吸，同时适当调低灌肠袋的高度，减慢流速。老人如有心慌、气促等不适症状，立即平卧，避免发生意外。

5. 灌肠完毕，嘱老人平卧，根据灌肠目的保持适当时间再排便，并观察大便性状。

6. 操作结束后，做好肛周清洁，整理床位。

照护问答

为高龄老人灌肠时插入的深度、液体量及温度以多少为宜?

答：高龄老人灌肠时一般插入深度为 7~10cm；总液体量为 500~1000ml；液体温度为 39~41℃。

睡眠照护

睡眠是人体的基本生理需要。睡眠能保护大脑,解除疲劳,使人体产生新活力,还与提高免疫力、增加抵抗力有密切的关系。对于高龄老人来说,良好的睡眠质量对维持身体正常生理功能尤为重要。

● 照护目的

1. 营造安静舒适的睡眠环境。

2. 尽可能促进高龄老人的正常睡眠。

● 照护用物

合适的棉被、便器。

● 照护方法

1. 睡眠准备与一般照护

(1)调节室温:冬季室温要保持在18~22℃;夏季以26~28℃为宜。湿度要达到40%~60%。

(2)减少噪声。

(3)保持室内空气新鲜。

(4)调节光线。

(5)选好床铺、寝具:老人的床不要太软,也不要太硬,透气性要好,被褥柔软、吸汗、保暖。枕头硬度和高度适宜,一般成年人枕头宽15~20cm,高5~8cm。睡衣宽松、舒适。

(6)排便及排便器准备。

(7)睡前清洁:洗脸、漱口、沐浴。

(8)协助老人采取正确的睡姿:右侧卧位睡姿是比较合适的体位。

(9)稳定老人的情绪:当老人无法入睡时,给老人听一些舒缓、优美的音乐,有助于消除紧张、焦虑,转移注意力,帮助睡眠。

(10)老人睡醒后的护理:睡醒后,在床上躺卧片刻,再慢慢穿衣。也可指导老人做一些伸腰、展臂、伸腿之类的身体舒展活动后再起床。

2. 失眠的照护

（1）根据身体状况，适当调节睡眠时间。

（2）睡前用热水泡脚，促进血液循环，缩短入睡时间。

（3）睡前宜进清淡易消化饮食，勿进食过饱，以免增加胃肠负担，感觉胀满不适。不喝含咖啡因和酒精的饮料，以免引起神经兴奋性增强。

（4）睡前排便，少饮水，避免夜尿增多而影响睡眠。

（5）长期卧床者，照护者要加强巡视，定时为老人翻身，摆放舒适体位。

（6）创造良好的睡眠环境，拉好遮光效果较好的窗帘。

（7）当所有促进睡眠的方法都无效时，在医生的指导下谨慎使用安眠药。

（8）发现老人有睡眠呼吸暂停的情况时应及时叫醒老人。

3. 睡眠呼吸暂停的照护

（1）避免暴饮暴食，晚餐不宜过饱。睡前喝一杯热牛奶，避免饮咖啡、浓茶。

（2）睡眠取右侧卧位。

（3）肥胖者应减肥。

（4）建立比较规律的活动和休息时间，在身体健康状况允许的情况下适当增加白天的活动量，尽量减少白天的睡眠次数和时间，减少睡前的活动量。

（5）保持周围环境安静，室内温度、被子厚度要适宜。

（6）避免服用镇静催眠药物及肌肉松弛药。

（7）发现老人严重憋气时，及时叫醒老人。

● 照护问答

什么是睡眠呼吸暂停综合征？

答：睡眠呼吸暂停综合征是一种常见的、有一定潜在危险性的睡眠呼吸紊乱。临床上以每晚睡眠7小时中发生30次以上呼吸暂停,或每小时睡眠发作5次以上呼吸暂停,或呼吸紊乱指数＞5为诊断标准。

喂水与喂食照护

合理的营养是保持人体健康,减少疾病发生和延长人类寿命的一个重要途径,饮食则是提供营养的最主要途径。现代医学认为合理的膳食、平衡的营养是高龄老人的主要饮食原则。

● 照护目的

1. 协助高龄老人进水、进食,保证进水、进食量。

2. 满足高龄老人基本的生理需要。

● 照护用物

配好的食物或温开水、餐巾、毛巾、漱口杯、小勺、吸管。

● 照护方法

1. 喂水、进食前做好解释工作,并评估环境、老人口腔情况、吞咽功能、合作程度,告知老人配合事项。

2. 协助老人清洗双手,取舒适的进餐姿势,坐位或半卧位为佳。对只能俯卧或平卧者应使其头部转向一侧,以免食物呛入气管。将毛巾垫在老人的颌下及胸前部位。

3. 喂饭宜慢,先将饭勺接触老人唇部,再将饭菜送入其口内。一般先给老人喂一口汤以湿润老人口腔、刺激其食欲,然后再喂其主食。固态和液态食物交替喂食。喂汤时先让老人张大口,且适当抬头,切勿从正中直接倒入,宜从唇边缓缓喂入。鼓励能够自己进食的老人手持水杯或借助吸管饮水,使用汤匙时,水和食物占汤匙的1/2~2/3。

4. 喂水、进食后及时收走餐具,协助老人洗手漱口。整理床位,餐具清洁消毒备用。

● 照护问答

给高龄老人喂水、喂食的注意事项有哪些?

答:(1)喂水、喂食前,根据老人的身体机能状况,确定饮食的种类和饮水量。

(2)喂食前先用手背试温,要求不要太烫或太冷,防止烫伤或引起老人胃肠不适。

(3)喂水、喂食的速度不宜过快,见到老人咽下后再喂下一口,喂水、喂食过程中发生异常情况,应该立即停止。

(4)叮嘱老人饮水时身体坐直或前倾,小口饮用以免呛咳。可用汤匙喂水,不能自理的老人可借助吸管。

(5)喂食过程中,如果老人出现呛咳,应暂停片刻,然后扶起老人轻拍背部。如果老人因噎食出现窒息,立刻停止喂食,尽快清除口腔内食物,不可喂水。

脱衣与穿衣照护

衣物的替换是人类生活中形成的规律,穿自己喜欢的衣服会令人心情舒畅,人也会变得有精神。高龄老人同样如此。

● 照护目的

1. 帮助高龄老人维持良好的精神面貌。

2. 保持高龄老人的机体舒适。

3. 养成良好的生活习惯。

● 照护用物

更换衣物、大浴巾(毛毯)一条。

● 照护方法

照护前做好解释工作,评估环境、老人身体状况、配合程度,告知配合事项。

1. 脱衣方法

(1)指导老人坐位脱圆领T恤的方法(以帮助右半身麻痹的

老人脱圆领T恤为例）：

① 指导老人用健康一侧的手抓住T恤的领口，将T恤拉到颈部的位置。

② 指导老人用健康一侧的手抓紧T恤的后领往前脱，露出头部。

③ 把T恤拉到手臂前方，先从T恤中伸出健康一侧的手臂，然后用健康一侧的手将T恤从麻痹一侧的手中脱下来。

（2）指导老人坐位脱前方开口式衬衫的方法：

① 指导老人用健康一侧的手解开衬衫的纽扣，用健康一侧的手把麻痹一侧的衬衫拉到肩膀处，并且把衬衫往背后拉一下。

② 让老人从衬衫中先拿出健康一侧的手。

③ 指导老人用健康一侧的手抓住衬衫，把衬衫从麻痹一侧脱下来。

（3）脱睡衣方法：

① 让卧床老人采取仰卧位。照护者站到老人身体健康一侧的床边，先从健康一侧脱睡衣。照护者用右手支撑老人健侧手的肘部，脱下睡衣的袖口。

② 帮助老人采取卧位，将脱下来的一部分睡衣轻轻地塞入老人的背部下方。

③ 帮助老人恢复仰卧位，拿起刚才塞入老人背部下方的睡衣部分。

④ 然后从麻痹一侧脱下另一部分的睡衣。脱下睡衣的袖口时，照护者应该用手支撑老人麻痹一侧的肘关节，确保安全。

2. 穿衣方法

（1）帮助卧床老人仰卧位更换圆领衫的方法（以帮助左半身麻痹的卧床老人更换圆领衫为例）：

① 稍微抬起老人的背部，将圆领衫的前面拉到胸部的位置，把圆领衫的后面拉至肩胛骨的上方。

② 让老人弯起右侧的胳膊，照护者把手伸进圆领衫腋下的部位，抽出右侧的胳膊，然后拉着袖口，脱下右边的袖子。接着，脱下麻

痹一侧的袖子。再一边拉着圆领衫的衣领,一边从头部脱下圆领衫。

③ 先把干净的圆领衫的衣领套进老人的头部,然后将左手穿进袖子。接着到床的另一边,将健康一侧的右手穿进另一只袖子。

④ 帮助老人抬起上身,往下拉圆领衫,帮助老人穿好。为了避免出现皱褶,抚平背后的部分。

(2)指导半身麻痹的老人坐位穿前方开口式衬衫的方法:

① 让老人用健康一侧的手抓住衬衫,将衬衫披在背后。让麻痹一侧的手穿入衬衫的袖子。

② 让老人将健康一侧的手伸入披在肩上的衬衫的袖口内。

③ 用健康一侧的手扣上纽扣。

(3)指导老人坐位穿圆领T恤的方法:

① 指导老人用健康一侧的手拿着T恤,将麻痹一侧的手先穿进T恤的袖子里。

② 用健康一侧的手把T恤从头上罩下。头伸出T恤后,再将健康一侧的手伸进T恤穿好袖子。

③ 用健康一侧的手抓住T恤,往下拉T恤,理平穿好。

(4)穿睡衣的方法:

① 让老人采取仰卧位。从麻痹一侧开始为老人穿干净的睡衣,照护者用手支撑老人麻痹一侧的手腕,套入睡衣的袖口。

② 用手扶持老人麻痹一侧的手腕,将干净的睡衣拉到老人麻痹一侧的肩膀上。

③ 帮助老人采取侧卧位,将睡衣的中间线与老人的背部中央线对齐。

④ 把睡衣的其余部分塞入老人背部下面。

⑤ 帮助老人恢复仰卧位。将睡衣的右半边整理好。

⑥ 帮助老人采取侧卧位,健康一侧的手握住床栏杆。

⑦ 取出老人背部下面的那部分睡衣,将袖口套入健康一侧的手腕。

⑧让老人采取仰卧位。帮助老人系上睡衣纽扣,理平老人背

部的睡衣。

3. 脱裤方法

（1）帮助半身麻痹老人脱裤子的方法：

① 让老人坐在凳子上，照护者帮助老人把裤子从臀部拉到膝盖的部位。

② 让老人从凳子起身，把双手放在照护者的肩膀上，照护者帮助老人脱下裤子。

③ 让老人重新坐到凳子上，自己从健康一侧脱掉裤子。

④ 照护者从老人麻痹一侧的脚上拉出裤腿，脱掉裤子。

（2）指导半身麻痹的老人采取坐位自己脱裤子的方法：

① 照护者指导老人先拉开裤子的拉链，把裤子放低到臀部。

② 让老人用健康一侧的手支撑住放在眼前的凳子，然后站起来放下裤子。

③ 让老人重新坐下来，先从健康一侧开始脱掉裤腿。

④ 最后脱掉麻痹一侧的裤腿。

（3）帮助卧床老人脱睡裤的方法：

① 在脱睡裤之前，先在老人的腰部位置盖上毛巾毯，减少身体的暴露部分，然后把睡裤脱到膝盖以下的部位。

② 扶持老人的脚踝，从双脚脱下睡裤。

4. 穿裤方法

（1）帮助半身麻痹高龄老人穿裤子的方法：

① 先把裤子的裤腿套入老人麻痹一侧的脚。

② 帮助老人健康一侧的脚穿进另一条裤腿。

③ 让老人自己动手把裤子拉到膝盖的部位。

④ 让老人用手抓住扶手起身，照护者把裤子从膝盖部位往上拉。

⑤ 让老人弯腰把手放到眼前的凳子上，照护者把裤子拉到臀部。

⑥ 让老人重新坐到凳子上，自己拉好裤子的拉链。

（2）指导半身麻痹的高龄老人采取坐位自己穿裤子的方法：

① 帮助老人把麻痹一侧的腿放到健康一侧的腿的上面，先让

麻痹一侧的脚穿进裤筒里。

② 然后放下麻痹一侧的腿，让健康一侧的脚穿进裤筒。

③ 接着帮助老人站起来自己把裤子提到腰部。

④ 让老人重新坐下，把裤子穿好。

（3）穿睡裤的方法：

① 用手抬起老人的脚跟，将干净的睡裤套入脚踝。

② 把干净的睡裤拉到老人膝盖的部位。

③ 帮助老人采取侧卧位，把干净的睡裤拉到腰部的位置。让睡裤的中央线保持一致。

④ 帮助老人恢复仰卧位，拉直裤子，避免出现褶皱。

● 照护问答

在为高龄老人穿脱衣裤时应遵循哪些原则？

答：（1）在帮助老人穿衣和脱衣时，首先要确保室温，特别是在冬天，应该确保室温在22℃以上；同时注意保护老人隐私。

（2）在帮助老人穿上衣服后应该轻轻地理平背后衣服的褶皱，尊重老人生活习惯。

（3）帮助半身麻痹的老人更衣时，应该遵守“病穿健脱”的原则。

（4）照护者在看护或是帮助半身麻痹的老人穿衣时，应该站在老人身体麻痹的一侧。

（5）在帮助老人脱裤子时，要保持平衡、防止跌倒。

指、趾甲照护

在日常生活中，指、趾甲过长容易藏污纳垢，滋生细菌。人的手指甲以平均每星期0.7cm左右的速度增长，因此每周应给老人修剪一次；脚趾甲生长较慢，可1~2个月修剪一次。

● 照护目的

1. 保持高龄老人指、趾甲的清洁、无垢。

2. 保证高龄老人指、趾甲长度适宜，保障安全。

● 照护用物

指甲剪、治疗巾、手套、弯盘。

● 照护方法

1. 照护前做好解释工作，评估环境，老人指、趾甲及身体状况，配合程度，告知配合事项。

2. 携用物至老人床边，核对床号、姓名。

3. 修剪过程中，与老人沟通，避免损伤甲床及周围皮肤，要保证指、趾甲的棱角在甲沟外。对于特殊老人（如糖尿病患者或有循环障碍的老人）要特别小心；对于指、趾甲过硬，可先在温水中浸泡 10~15 分钟，软化后再进行修剪。

4. 照护完毕，整理床位，清理用物。

● 照护问答

为高龄老人修剪指、趾甲，护理时有哪些关键注意点？

答：（1）在照护时，应符合人体力学原则，保持良好的身体姿势，注意节时省力。

（2）照护过程中，密切观察老人病情变化，有异常及时报告医师并处理。

（3）保持床位整洁。

第五节 卧床移动照护

卧床老人搬运

一、平车运送法

● 照护目的

1. 运送不能起床的高龄老人。

2. 保证高龄老人的转运安全。

● 照护用物

平车、棉被或带套毛毯、枕头。

● 照护方法

照护前做好解释工作,评估环境、老人身体状况、配合程度,告知配合事项。

1. 挪动法 用于病情许可,能在床上配合动作者。

(1)移开床旁桌、椅,松开盖被。

(2)将棉被铺平在平车上,使平车紧靠床上。

(3)照护者在旁抵住平车,再助老人将上身、臀部、下肢顺序向平车挪动(回床时先帮助挪下肢,再挪动上半身),使老人躺好,用棉被包裹老人,先盖住脚部,然后两侧,露出头部。

2. 单人搬运法 用于病情许可,体重较轻者。

(1)将铺上棉被的平车推至床尾,使平车端和床尾呈钝角,松开盖被。

(2)请老人合作,照护者抱住老人的肩部和股部,老人的一臂自照护者的腋下穿出,另一臂自对侧的肩上绕过,两手在颈后握住。

(3)抱住老人轻轻放在车上,盖好棉被。

3. 两人搬运法 用于不能自行活动,体重较重者。

(1)将铺上棉被的平车推至床尾,使平车端和床尾呈钝角,松开盖被,把老人上肢交叉于胸前。

(2)两人搬运时,照护者甲托住老人的颈部与腰部,照护者乙托住高龄老人臀部与腘窝、腿部,然后同时抬起老人,并使老人身体稍向照护者倾斜,移老人至平车上,盖好棉被。

二、轮椅运送法

● 照护目的

1. 运送不能行走的高龄老人。

2. 保证高龄老人的转运安全。

照护用物

轮椅、需要时备外衣、毛毯。

照护方法

1. 照护前做好解释工作，评估环境、老人身体状况、配合程度，告知配合事项。

2. 将轮椅推至床旁，使椅背和床尾平齐，面向床头，固定刹车，翻起脚踏板。扶老人坐起、穿衣、穿鞋下地。老人上轮椅时，照护者站在轮椅背后固定轮椅，不使其向前倾斜，嘱老人扶着轮椅扶手，尽量靠后坐，翻下脚踏板，将老人双脚置于踏板上，并固定腰带。

3. 推轮椅时高龄老人不能向前倾身或自行下车，以免跌倒。下坡时速度要慢，要注意保暖及观察老人的面色等全身情况。

4. 老人下轮椅上床时，方法与上轮椅同，待老人下轮椅后，扶助上床休息。

照护问答

在搬运高龄老人时有哪些关键注意点？

答：（1）注意老人的安全、保暖，搬运动作要轻稳，不可触及患处。

（2）搬运骨折老人，车上要垫木板，并先做好骨折部位的固定。运送输液老人，若车上无输液架时，需有一人高举输液瓶，固定好穿刺部位，防止输液管内进入空气、针头凝血或脱出。

（3）运送途中注意观察老人的面色、神志等情况。

（4）轮椅运送高龄老人要注意下坡时照护者在前，避免路斜滑致老人跌伤。

卧床老人拍背

照护目的

1. 减轻背部皮肤压力，预防压疮发生。

2. 促进痰液排除，预防肺部感染。

● 照护用物

大毛巾1条、枕头2~3个。

● 照护方法

1. 照护前做好解释工作,评估环境、老人排痰能力、身体状况、配合程度,告知配合事项。

2. 松被尾,移枕。

3. 协助老人翻身至侧位(有颈椎损伤者采取轴线翻身),分别将两枕头置于胸前、双膝之间,双膝呈自然弯曲状,检查受压部位皮肤。

4. 照护者手指并拢,手掌握成空杯状,以手腕的力量,从肺底自下而上,由外向内,迅速而有节奏的叩击,震动气道,每次5~15分钟为宜。

5. 叩击完毕将软枕放于老人背部支撑身体,拉床档,整理床位,做好相关安全告知及注意事项。

● 照护问答

为高龄老人翻身拍背时有哪些关键注意点?

答:(1)遵循节力、安全原则。

(2)注意老人安全,避免拖、拉,保护局部皮肤,正确使用床栏。

(3)照护安排在餐后2小时至餐前30分钟完成。

(4)翻身后老人体位符合病情需要,适当使用皮肤减压用具。

(5)照护者在护理过程中,要密切观察老人病情变化。

(6)注意遮挡,保护老人隐私。

卧床老人翻身

● 照护目的

1. 协助不能在床上变换体位的老人翻身,使其舒适。

2. 减轻局部受压,预防压疮。

3. 减少并发症,如坠积性肺炎。

4. 适应治疗及护理需要。

● 照护用物

大毛巾1条、枕头2~3个。

● 照护方法

1. 照护前做好解释工作,评估环境、老人皮肤及身体状况、配合程度,告知配合事项。

2. 将枕头移向一侧或竖起。

3. 将老人的头偏向一侧。

4. 轻托起老人,将其上身、臀部、下肢移向一侧。

5. 将老人双手放于胸前,以免受压。

6. 转身时扶住肩部和臀部慢慢转向左侧或右侧。

7. 双腿稍弯曲,双手放舒适。

8. 根据病情需要放靠背枕。

9. 给老人盖好被子,注意保暖。

● 照护问答

为高龄老人翻身时有哪些注意事项?

答:(1)危重症老人翻身要有护士指导。

(2)翻身过程中老人有不舒服要及时停止。

(3)翻身动作要轻,避免拖、拉、推。

(4)凡插有管道的老人翻身,注意管道不能拉脱、扭曲、受压。

(5)注意老人安全,防止坠床。

卧床老人更换床单

● 照护目的

1. 保持床单清洁、干净,让老人舒适。

2. 观察病情,为治疗提供依据。

● 照护用物

清洁大单、中单、被套、枕套,需要时备衣裤、床扫。

● 照护方法

1. 照护前做好解释工作,评估环境、老人身体状况、有无留置导管、配合程度,告知配合事项。

2. 备齐用物到床旁,将清洁被服按更换顺序放于床旁椅上,移开床旁桌,酌情关好门窗。

3. 询问老人是否需要大小便,需要时协助用便器。放平床头和床尾支架(病情不许可时请示护士)。

4. 松开床尾盖被,协助老人侧卧于床的一边,指导老人一手扶住床沿,以防坠床。背向照护者,一手托起老人的头,一手把枕头移向对侧。

5. 松开近侧各层床单,将中单卷入老人身下,扫干净中单、搭于老人身上,再将大单卷入老人身下,扫净床垫的渣屑。

6. 将清洁的大单横、直、中线和床的中线对齐,按顺序打开一半塞于老人身下,把近侧半幅大单,自床头、床尾中间,先后展平紧折成斜角塞于床垫下。放平中单,铺上,把中单一半塞于老人身下,另一半拉平塞于床垫下。帮助老人转身侧卧于铺好的一边。老人手扶床沿,照护者转至对侧,扫净床上渣屑,同上法铺好各层,帮助老人睡平。

7. 更换被套时,解开脏污被套端(或侧端)带子,将清洁被套铺于盖被上,将棉胎取出折好,然后将棉胎套入清洁被套内,对好上端两角,由上自下理平棉胎,再对好下端两角,扎好带子。将脏污被套放在治疗车下层(污物袋内),把换好的棉被边沿向内折至床沿齐。

8. 一手托起老人头部,另一手取出枕头,在床尾更换枕套,再用上法放回老人头下。

9. 协助老人取舒适体位,还原床旁桌、椅,整理床头柜,开门窗通风,把脏污被服放入污物袋、送洗。

● 照护问答

为卧床高龄老人更换床单时有哪些注意事项?

答:(1)注意扫净老人身下及枕下的渣屑。

(2)注意观察老人的面色、呼吸,询问老人有无不适。

(3)注意检查老人皮肤受压状况。

(4)脏污床单不可以直接落地,以减少污染。

(5)棉胎不接触脏污被套外面,更换时注意给老人保暖。

(6)更换床单时注意老人安全,必要时拉起对侧保护床栏。

卧床老人给便器

● 照护目的

为卧床的老人提供便器,满足其基本需求。

● 照护用物

便盆或尿壶、一次性中单、手纸。

● 照护方法

1. 照护前做好解释工作,评估环境、老人排便情况、外阴及肛周皮肤黏膜、身体状况、配合程度,告知配合事项。

2. 站于老人右侧,将一次性中单铺在老人身下。

3. 将老人的上衣往背上拉,裤子脱下,双脚曲起。

4. 左手抬起老人臀部,右手将便盆放在老人臀下,位置对准,便盆开口向上。

5. 便后清洁老人外阴及肛门,必要时进行擦洗。

● 照护问答

给老人便器时有哪些注意事项?

答:(1)注意保暖,保护老人隐私。

(2)护理过程中与老人沟通,询问老人有无不适。

(3)便后观察骶尾部位的皮肤,如有异常及时处理。

(4)不可硬塞或硬拉便器,必要时在便器边缘垫以软纸或布垫,以免损伤骶尾部皮肤。

卧床老人冷、热敷

一、冷敷(冰袋使用法)

● 照护目的

1. 减轻局部充血或出血。
2. 减轻疼痛。
3. 制止炎症扩散。
4. 降温。

● 照护用物

冰袋、布袋(包布)。

● 照护方法

1. 照护前做好解释工作,评估环境,老人体温、皮肤及身体状况,配合程度,告知配合事项。

2. 将冰袋用布袋(包布)包裹。

3. 将包裹的冰袋置于冷敷部位。如高热者,可敷于额部或体表大血管处(颈、腋下、腹股沟处)。

二、热敷(热水袋使用法)

● 照护目的

1. 促进浅表炎症的消散。
2. 缓解疼痛。
3. 减轻深部组织充血。
4. 保暖。

● 照护用物

热水袋及布套、50℃热水、水温计。

● 照护方法

1. 照护前做好解释工作,评估环境、老人皮肤及身体状况、配合程度，告知配合事项。

2. 测水温，以 50℃左右为宜。

3. 热水倒入热水袋中至 1/2~2/3，排除袋内空气，拧紧塞子，擦干后套上布套，放置所需位置。

● 照护问答

1. 为高龄老人冷敷时有哪些注意事项？

答：(1)高热降温时，将冰袋放置于老人的前额、枕部或体表大血管处（颈部、腋下、腹股沟等处）。也可以用橡胶手套、塑料袋等装入小冰块，用毛巾包好放于前额、枕部或体表大血管处。

(2)注意随时观察冰袋有无漏水，待冰块融化后，应及时更换。

(3)注意观察冷敷部位的血液循环情况，如发现皮肤苍白、青紫或有麻木感，须立即停止冷敷。

(4)冰袋使用 30 分钟后需要测量体温，并做好记录。当体温降至 39℃以下时，即可取下冰袋。

2. 为高龄老人热敷时有哪些注意事项？

答：(1)热水袋不能直接接触老人的皮肤，以免烫伤。

(2)使用热水袋要严格执行交接班制度，并经常巡视有否漏水，留意皮肤状况，发现皮肤烫伤马上取出热水袋并处理伤处。

(3)如需继续使用，要及时更换热水。

(4)急腹症、脏器出血、软组织扭伤初期及面部危险三角区化脓性炎症禁忌热敷。

第六节 常用测量方法

测 体 温

体温是指人体内部的温度，是人体新陈代谢和骨骼肌运动等过程中不断产生热能的结果。正常体温：成人安静状态下口腔(36.3~37.2℃)、直肠(36.5~37.7℃)、腋下(36.0~37.0℃)。体温可随昼夜、年龄、性别、运动、用药等因素而出现生理性波动，但其变化范围很小，一般不超过0.5~1.0℃。

● 照护目的

1. 记录高龄老人体温。

2. 监测体温变化，分析热型及伴随症状。

● 照护用物

体温计、手表、笔、纸。

● 照护方法

1. 照护前做好解释工作，评估老人身体状况、配合程度，告知配合事项。

2. 检查体温计是否完好，将水银柱甩至35℃以下。

3. 根据老人病情、配合程度等因素选择测量方法。

4. 测腋温时应当擦干腋下的汗液，将体温计水银端放于老人腋窝深处并贴紧皮肤，防止脱落。测量5~10分钟后取出。

5. 测口温时应当将水银端斜放于老人舌下，闭口3分钟后取出。

6. 测肛温时应当先在肛表前端涂润滑剂，将肛温计的水银端轻轻插入肛门3~4cm，3分钟后取出，用消毒纱布擦拭体温计。

7. 读取体温数，消毒体温计。

● 照护问答

测量体温过程中有哪些注意事项?

答:(1)根据高龄老人病情、意识及合作程度选择合适的测量工具和方法。

(2)测量体温前30分钟应避免进食冷热饮、冷热敷、洗澡、运动、灌肠。

(3)切忌把体温计放在热水中清洗或放在沸水中煮，以免引起爆破。

(4)对意识不清或不合作老人测温时，照护者不宜离开，且禁忌测量口温。

(5)进食,吸烟,面部做冷、热敷老人应推迟30分钟后测口腔温度;沐浴后需待20分钟后再测腋下温度。

(6)若高龄老人不慎咬破体温计,首先应及时清除口腔内的玻璃碎屑,再口服蛋清或牛奶,以延缓汞的吸收,可食用粗纤维食物以促进汞的排出。

测 脉 搏

在每一个心动周期中,随着心脏的节律性收缩和舒张,动脉内的压力发生周期性变化,造成动脉管壁产生有节律的搏动,简称脉搏。正常成人安静状态下脉搏的正常值为60~100次/分。浅表、靠近骨骼的大动脉均可作为测量脉搏的部位。临床上常以桡动脉为主,其次为颈动脉、肱动脉、足背动脉。

● 照护目的

1. 测量老人的脉搏,判断有无异常情况。

2. 监测脉搏的变化,间接了解心脏情况。

● 照护用物

听诊器、手表、笔、纸。

● 照护方法

1. 照护前做好解释工作,评估老人有无剧烈运动、身体状况、配合程度,告知配合事项。

2. 协助老人采取舒适的体位,手臂轻松置于床上或桌面。选择适宜的测量部位:靠近骨骼、浅表的大动脉均可作为测量脉搏的部位,首选桡动脉。

3. 照护者以食指、中指、无名指的指端放于桡动脉搏动处,按压力度适中,以能感觉到脉搏搏动为宜,若触摸不清可用听诊器测心率。注意脉搏的节律、强弱、动脉壁的弹性、紧张度。脉搏短绌:出现脉搏短绌时,应由两名照护者同时测量,一人听心率,另一人测脉搏。由听心率者发出“开始”与“停止”的口令,并计数。

4. 一般老人可以测量30秒,脉搏异常的老人,测量1分钟。若触摸不清可用听诊器测心率1分钟。

5. 测量结束后安置老人至舒适体位。

6. 洗手并记录结果。

● 照护问答

测量脉搏时有哪些关键注意点?

答:(1)脉率异常应测量1分钟。如发现高龄老人有心律不齐或脉搏短绌,应两人同时分别测量心率和脉率,由听心率者发起“起”或“停”的口令,计数1分钟。

(2)测量前如有剧烈活动或情绪激动,应先休息15~20分钟后再测量。

(3)偏瘫老人应选择健侧肢体测量脉搏。

(4)不可用拇指测量脉搏。

测 血 压

血压是血液在血管内流动时,作用于血管壁的压力,它是推动血液在血管内流动的动力。心室收缩,血液从心室流入动脉,此时血液对动脉的压力最高,简称为收缩压。心室舒张,动脉血管弹性会有所回缩,血液仍慢慢继续向前流动,但血压下降,此时的压力称为舒张压。正常成人安静状态下,收缩压的正常值为90~139mmHg,舒张压的正常值60~89mmHg。临床上高于或低于血压正常值为异常血压。

● 照护目的

1. 记录高龄老人的血压,判断有无异常情况。

2. 监测血压变化,间接了解老人心血管系统的功能状况。

● 照护用物

血压计、听诊器、纸、笔。

● 照护方法

1. 照护前做好解释工作，评估老人有无剧烈运动、身体状况、配合程度，告知配合事项。

2. 检查血压计。

3. 协助老人采取坐位或卧位，保持血压计零点、肱动脉与心脏同一水平。

4. 驱尽袖带内空气，平整地缠于老人上臂中部，松紧以能放入一指为宜，下缘距肘窝 2~3cm。

5. 听诊器置于肱动脉位置。缓慢匀速打气，勿过快、过猛，至肱动脉音消失后再打 20~30mmHg；以每秒 2~4mmHg 速度放气，第一声为收缩压，变音或消失为舒张压。

6. 测量完毕，排尽袖带余气，血压计倾斜 45°，待水银全部流入水银槽内后，关闭血压计。

7. 安置老人至舒适体位。

8. 洗手并记录结果。

● 照护问答

为高龄老人测量血压时有哪些关键注意点？

答：(1) 血压监测应在老人平静时进行，遵循四定的原则：定时间、定部位、定体位、定血压计。

(2) 测量上肢的肱动脉与心脏处于同一水平位置，卧位时平腋中线，坐位时平第四肋。

(3) 偏瘫老人应该选健侧上臂测量。

(4) 测量前需检查血压计是否完好，定期检测、校对血压计。

(5) 如发现血压听不清或异常时，应重测：先驱净袖带内空气，使汞柱降至"0"，稍休息片刻再行测量，必要时做对照复查。

测 血 糖

人体内糖的主要形式是葡萄糖及糖原。葡萄糖是糖在血液中的运输形式,在机体糖代谢中占据主要地位。正常成人在空腹时血糖浓度为3.9~6.0 mmol/L,空腹血糖超过6.0 mmol/L称为高血糖,血糖浓度低于3.9 mmol/L称为低血糖。

● 照护目的

监测高龄老人血糖水平,评价代谢指标,为临床饮食、治疗提供依据。

● 照护用物

注射盘、污物杯、75%酒精棉球、干棉签、血糖仪、血糖试纸、采血针、密码牌、血糖监测记录单,空腹测血糖时另备一次性采血针、试管和锐器盒。

● 照护方法

1. 末梢血糖

(1)测前做好解释工作,评估老人进餐时间、有无糖尿病史、配合程度,告知配合事项。

(2)协助清洁老人双手,取合适体位,选择合适采血部位。

(3)打开血糖仪,插进血糖试纸,等待仪器自检并核对条码。

(4)用75%酒精消毒采血部位皮肤,待干。

(5)捏紧指腹,针刺两侧皮肤。

(6)采集自然流出血液至需要量后按压针刺部位。

(7)血糖仪平放,等待显示数值并读取数据、记录。

2. 空腹血糖

(1)测前做好解释工作,评估老人进餐时间、有无糖尿病史、配合程度,告知配合事项,让老人提前做好准备。

(2)选择合适静脉,穿刺处上部约6cm处系止血带,消毒皮肤。

(3)照护者左手拇指绷紧静脉下端皮肤,右手持注射器,针头斜面向上,与皮肤呈20°角进针,刺入静脉,见回血后抽出适量血液置于标本容器中。

(4)松开止血带,以干棉签置穿刺点处,迅速拔出针头,按压局部片刻。

（5）送检。

照护问答

高龄老人测量血糖前有哪些注意事项?

答:（1）测空腹血糖不能擅自停药或加药。

（2）测血糖的前一日不能过分饮食或节食。

（3）空腹血糖测定一般选在早上老人醒来,没有进行体力活动时为宜。

第二章 疾病照护

第一节 常见呼吸系统疾病照护

呼吸系统特点

呼吸系统由鼻、咽、喉、气管、支气管和肺内的各级支气管分支、肺泡、胸膜、胸廓和膈肌所组成。从鼻到喉（环状软骨）这一段称上呼吸道；喉（环状软骨）以下的气管、支气管及肺内的各级支气管的分支以及肺泡这一段为下呼吸道。其中，鼻是气体出入的门户，又是感受嗅觉的感受器官；咽不仅是气体的通道，还是食物的通道；喉兼有发音的功能。呼吸系统是执行机体和外界进行气体交换的器官。机体在进行新陈代谢过程中，经呼吸系统不断地从外界吸入氧，由循环系统将氧运送至全身的组织和细胞，同时将细胞和组织所产生的二氧化碳再通过循环系统运送到呼吸系统排出体外。因此，呼吸是维持机体新陈代谢和其他功能活动所必需的基本生理过程之一，一旦呼吸停止，生命也将终止。高龄老人由于呼吸系统形态学和功能方面的变化，不仅容易患呼吸系统的感染性疾病，而且肺部的恶性肿瘤发病率也很高。

典型表现

随着年龄的增加,呼吸系统也在老年期经历巨变,高龄老人呼吸系统的生理结构和功能逐渐退化,容易发生呼吸系统功能紊乱,抵抗力降低,疾病的风险大大增加。

1. **呼吸器官的形态结构改变** 从解剖的形态结构上看,由于体内钙代谢的变化以及肋软骨钙化造成胸腔前后径的增大,降低了胸廓的活动度。而骨质疏松和椎体塌陷导致的脊柱后凸更加重了这一变化。

2. **呼吸器官的生理功能改变** 从生理功能上看,由于呼吸肌随着增龄发生退变和萎缩,使肺功能进一步降低,表现为呼吸道清除异物的能力降低,肺弥散能力降低,且吸气肌和呼气肌的肌力下降减少了肺活量。此外,肺组织本身也在发生退化,使得肺弹性回缩能力减弱,肺组织的残气量增多,导致一些高龄老人出现类似肺气肿的症状和体征。此外,由于肺基底部通气不良,导致气体交换面积减少及氧分压降低。

正是由于这些解剖学和生理学的变化,使得高龄老人不仅容易患呼吸系统的感染性疾病、肺源性心脏病和恶性肿瘤,而且一旦得病,病情容易恶化。

照护方法

1. **一般照护** 由于高龄老人全身抵抗力降低和呼吸系统功能的衰退,很容易患呼吸系统的感染性疾病。因此,高龄老人的居室要注意空气流通,保持一定的温度和湿度,要根据季节变化,及时增减衣服,以免着凉、伤风感冒。年老体弱的高龄老人尽量少去人多拥挤的公共场所,特别是流感流行期间更不宜外出。照护者也应注意不要让患感冒等有传染病的患者与高龄老人接触,以免染上疾病。此外,高龄老人要保持生活规律,根据自身健康状况参加一些力所能及的户外活动或锻炼,增强体质,提升生活质量。

2. **饮食照护** 患呼吸系统疾病的高龄老人饮食照护的基本原

则是,给予平衡膳食,足够的能量、蛋白质和富含维生素的食物,以增强患者机体抵抗力,减少反复感染的机会。有咳嗽痰多的高龄老年患者应减少奶制品,以免使痰液更加黏稠,难以排出。大量饮水有利于痰液稀释,保持呼吸道通畅。食用过冷、过热或其他有刺激性的食物,可刺激呼吸道黏膜,引起阵发性咳嗽,应尽量避免。此外,高龄老人宜多吃富含维生素 A 和维生素 C 的食物,可起到增强机体免疫功能,减轻呼吸道感染症状,促进支气管黏膜上皮修复的作用。

3. 疾病照护 照护者要了解高龄老人的身体状况,特别是对患有慢性阻塞性肺疾病的高龄老人一定要劝导戒烟,这是减缓患者肺功能损害最有效的措施。有条件的高龄老人可以接种肺炎链球菌疫苗和流感疫苗,能起到很好的预防这两类病原体所引起的肺炎和流行性感冒。

● 照护问答

为什么要给高龄老人打肺炎链球菌疫苗?

答:因为高龄老人抵抗力低,容易患呼吸道感染,尤其是肺炎,一旦得病会导致严重的后果,甚至是致命的。肺炎链球菌是高龄老人呼吸道感染性疾病的重要病原体,给高龄老人接种肺炎链球菌疫苗,能使他们体内产生大量抗肺炎链球菌的抗体,起到免疫保护作用,预防肺炎链球菌所致的肺炎。因此,高龄老人,特别是伴有心血管疾病和慢性肺疾患的老人要适时接种肺炎链球菌疫苗。需要注意的是,疫苗一定要注入皮下或肌内,注入皮内可致严重的局部反应,当患有任何发热性呼吸道疾病或其他急性感染时,应推迟使用疫苗,除非医生认为不接种疫苗会造成更大的危险。有下列情况的是注射肺炎链球菌疫苗的禁忌证:①对疫苗中的任何成分过敏者。②正在进行免疫抑制治疗的患者。③具有严重心脏病或肺功能障碍的患者。

发 热

体温是指机体内部的温度,一定的体温是机体进行新陈代谢和生命活动的基本条件。正常人的体温处于相对恒定的状态,通过生理调节及行为调节使机体产热和散热保持动态平衡。当机体在致热源作用下或各种原因引起体温调节中枢的功能障碍时,体温升高超出正常范围,称为发热。一般而言,当腋下、口腔或直肠内温度分别超过37℃、37.3℃和37.6℃,一昼夜体温波动在1℃以上,称为发热。按照发热的高低(口腔温度),可区分为低热:37.3~38℃,中等度热:38.1~39℃,高热:39.1~41℃,超高热:41℃以上。发热是高龄老人常见的症状,长期的发热,尤其是高热不仅使高龄老人机体新陈代谢加快,营养物质消耗增加,而且也是疾病危重的一种表现,甚至可危及生命,必须引起高度的重视。

● **典型表现**

1. **体温上升期** 患者表现为畏寒、皮肤苍白、无汗、皮肤温度下降,有些高龄患者可出现寒战。体温上升的方式有骤升和渐升。若体温在数小时内迅速升至高峰称为骤升,多见于严重的肺部感染;体温在数小时内逐渐上升,数日内达到高峰的称为渐升,多见于结核等感染性疾病。

2. **高热持续期** 患者表现为颜面潮红、皮肤灼热、口唇干燥、呼吸和心跳加快、尿量减少。有些高龄老人可伴有头痛、乏力、食欲不振和肌肉酸痛等全身症状,甚至出现意识不清、谵妄等。

3. **退热期** 患者表现为大量出汗和皮肤温度降低。退热的方式有骤退和渐退两种。骤退时由于体温急剧下降,大量出汗,体液丢失过多,对于高龄体弱患者来说容易出现血压下降、脉搏细弱、四肢厥冷,甚至发生休克,危及生命。

4. **伴随体征** 发热伴有咳嗽、气急,肺部闻及干湿性啰音体征等应考虑呼吸系统感染;伴有腹痛、呕吐等应考虑消化系统疾病,但也要注意全身性疾病；伴肝脾肿大应考虑血液病、风湿性疾病和某些感染性疾病；伴尿频、尿急和尿痛等泌尿道刺激症状，应考虑肾盂肾炎、肾周围炎或肾周脓肿等；伴头痛、呕吐和颈项强直或中枢神经系统损害征象，提示为脑炎或脑膜脑炎。

● 治疗措施

一般发热不急于解热，这是由于热型和热程变化，可反映病情变化，并可作为诊断、评价疗效和估计预后的重要参考依据。高龄老人出现下列情况应及时解热：体温过高使患者明显不适、头痛、意识障碍等；恶性肿瘤患者(持续发热加重病体消耗)；心肌梗死或心肌劳损者(发热加重心肌负荷)等。

1. **一般处理**　高热时由于机体代谢增快，消耗增多，营养摄入减少，加上高龄患者体质较弱，应让患者卧床休息，可减少能量的消耗，有利于机体康复。饮食上应及时给予营养丰富且易消化的流质或半流质饮食，同时鼓励患者多吃水果或多饮水。对不能进食的高龄老年患者可给予静脉补液或鼻饲，以补充营养物质、水和电解质。

2. **物理降温**　可根据高龄老人的不同情况首先采用物理降温法。当体温超过39℃时可用冰袋或冰毛巾冷敷头部；也可采用25%~35%的温酒精(30℃)或温水擦拭四肢、胸、背及颈等处；也可以用冰水或凉水浸湿毛巾冷敷，一般敷于患者的前额或颈旁、腹股沟、腋下及腘窝等大动脉通过处，每隔5分钟左右更换一次。

3. **药物解热**　在医生指导下可选用解热镇痛药物达到降温的目的。

● 照护方法

1. **病情观察**　发热患者应定时测量体温，高热的患者应每4小时测量一次，同时密切观察患者的神志、面色、呼吸、脉搏、血压的变化以及降温的效果、伴随症状，发现异常应及时通知医生或送患者去医院进一步处理。

2. **口腔护理**　老年高热患者由于机体抵抗力下降、口腔黏膜干燥、极易发生口腔感染。照护者应该在晨起、餐后和临睡前协助患者漱口或用棉球擦拭，保持口腔清洁。口唇干裂的患者可涂液状石蜡油保护。

3. **皮肤护理**　高热患者在退热时往往大量出汗，应及时擦干汗液，更换内衣，保持皮肤的清洁，防止受凉感冒。对卧床不起的高龄老人，应经常协助患者更换体位，必要时每两小时翻身一次，定时按摩骨隆突受压部位，以免发生压疮。

4. **心理护理**　照护者要密切关注高龄老年发热患者各阶段的心理状态，及时了解他们的感受。对发热过程中出现的体温变化和伴随症状给予合理的解释，满足患者的需要，以缓解其紧张的情绪，有助于患者的康复。

● 照护问答

给高龄老人物理降温时要注意什么？

答：物理降温方法操作简单，降温效果较好，适用于高热而循环良好的患者。对于高龄的高热患者采用物理降温时要注意以下几点：

（1）高热伴有畏寒的患者禁用皮肤擦浴，以免散热后使体温过度降低。

（2）患者皮肤有出血点、破损和皮疹的禁用皮肤擦浴的方法降温。

（3）物理降温时照护者要密切观察患者，一般体温降至38.5℃即可，避免降温过度引起虚脱。

（4）对降温效果不佳的高龄老年患者可配合药物降温等措施。

（5）降温后要注意补充水分，维持水、电解质平衡。

咳嗽与咳痰

咳嗽是人体自身的一种保护性反射动作，通过咳嗽将气管中的分泌物及炎性物质等随咳嗽排出体外，阻止异物进入气管，防止支气管分泌物积聚。痰是呼吸道分泌的黏液,通过咳嗽把痰排出,可以保持呼吸道自洁和通畅。高龄老人由于呼吸道清除异物、痰液的功能下降,若堆积在呼吸道内的痰液不能及时排出,不仅疾病难愈,而且容易堵住呼吸道,造成呼吸不畅,严重者可引起呼吸困难,甚至危及生命。

● 典型表现

1. 咳嗽的性质 咳嗽时无痰或痰量极少,称为干性咳嗽。干咳或刺激性咳嗽常见于急性或慢性咽喉炎、喉癌、急性支气管炎初期、气管受压、支气管异物、支气管肿瘤、胸膜疾病、原发性肺动脉高压以及二尖瓣狭窄等。咳嗽伴有咳痰称为湿性咳嗽,常见于慢性支气管炎、支气管扩张、肺炎、肺脓肿和空洞型肺结核等。

2. 咳嗽的时间与规律 突发性咳嗽常由于吸入刺激性气体或异物,淋巴结或肿瘤压迫气管、支气管分叉处所引起。发作性咳嗽可见于支气管内膜结核以及以咳嗽为主要症状的支气管哮喘(变异性哮喘)等。长期慢性咳嗽,多见于慢性支气管炎、支气管扩张、肺脓肿及肺结核。高龄老年患者夜间咳嗽常见于左心衰竭和肺结核,引起夜间咳嗽的原因,可能与夜间肺淤血加重及迷走神经兴奋性增高有关。

3. 咳嗽的音色 指咳嗽声音的特点。如:①咳嗽声音嘶哑,多为声带的炎症或肿瘤压迫喉返神经所致。②鸡鸣样咳嗽,表现为连续阵发性剧咳伴有高调吸气回声,多见于会厌、喉部疾患或气管受压。③金属音咳嗽,常见于因纵隔肿瘤、主动脉瘤或支气管癌直接压迫气管所致的咳嗽。④咳嗽声音低微或无力,见于严重肺气肿、声带麻痹及极度衰弱者。

● 照护方法

1. 加强护理 对高龄老年患者要加强照护,如勤翻身,多拍背,居室内要保持空气新鲜、流通,室内无刺激性气味。另外,室内要尽量减少可能致敏的物质,不铺地毯,不放花草,不用陈旧被褥和羽绒制品。采用湿式扫除,以免室内尘土飞扬。注意保暖,避免冷空气刺激。

2. 增加营养 咳嗽患者要增加营养，补充维生素，饮食合理，要清淡，易于消化，饮食不宜过饱、过甜、过咸和过于油腻。特别是因胃食管返流而致的咳嗽患者，更应避免晚饭进食过多、过迟，一般应在进食3小时后入睡。也不宜进食具有刺激性的食物如辣椒、大蒜、洋葱等。宜多饮水，不宜饮用具有刺激性的饮料如浓茶、咖啡、酒等。

3. 改变体位 如果入睡时咳嗽不停，可将其头部抬高，咳嗽症状会有所缓解。头部抬高对大部分由感染而引起的咳嗽是有帮助的，因为平躺时，鼻腔内的分泌物很容易流到喉咙下面，引起喉咙搔痒，致使咳嗽在夜间加剧，而抬高头部可减少鼻分泌物向后引流。此外，还要经常调换睡眠姿势，最好是左右侧轮换着睡，有利于呼吸道分泌物的排出。

4. 其他 如果咳嗽出现较严重的伴随症状，如高热、胸痛、咯血、呼吸困难甚至不能平卧等表现时，宜立即送医院就诊。

● 照护问答

是不是一咳嗽就要使用止咳药?

答：人体的呼吸系统受到病原菌的感染时，呼吸道内的病菌和痰液均可通过咳嗽被排出体外。如患气管炎、肺炎等疾病时，呼吸道上下会存有大量痰液，这时就不宜使用镇咳药，否则会因咳嗽停止而将痰留在呼吸道内使炎症扩散，也可引起阻塞性肺炎或肺不张，严重时可致窒息死亡。一般应多饮水或选用祛痰药，如氨溴索、溴己新、复方甘草合剂和祛痰灵等效果会更好。

呼吸困难

呼吸频率正常为16~20次/分，与心脏搏动次数的比例为1:4。呼吸困难是呼吸功能不全的一个重要症状，是患者主观上有空气不足或呼吸费力的感觉，而客观上表现为患者用力呼吸即呼吸肌和辅助呼吸肌均参与呼吸运动,通气增加,呼吸频率、深度和节律都发生改变。高龄老人不仅容易患心血管和呼吸系统疾病,而且常常出现严重的呼吸困难和缺氧症状,务必引起照护者的高度重视。

典型表现

高龄老人的呼吸困难根据发病特点可分为两大类:

1. 急性或突发性的呼吸困难

(1)心脏疾患:高龄老年人更易患冠心病、心肌梗死及高血压性心脏病,当心脏功能失代偿时,可突发心力衰竭,表现为劳累性气喘,不能平卧,患者被迫取床旁坐位(端坐呼吸),以便减少回心血量,减轻症状。

(2)急性肺炎和自发性气胸:高龄老人常伴有不同程度的肺气肿,呼吸代偿能力差,一旦发生肺炎或由于肺大泡破裂发生自发性气胸时,则可引起严重的呼吸困难。

(3)肺栓塞:一些久病卧床的高龄老人,由于肢体缺乏运动,周身血流缓慢,外周静脉易有血栓形成。当突然发生体位变动如翻身、坐起或下地时,可使静脉血栓尤其是下肢的静脉血栓脱落,经血循环达肺部造成梗塞或大面积肺栓塞,病情相当凶险。

(4)气道阻塞:如气管内有较多黏稠痰未及时排出,异物误吸进入气道、气道内新生物、气道受压或大量胸水压迫肺组织等均可引起呼吸困难。

(5)急性过敏反应:如接触某些花粉、刺激性气体或药物,引发支气管哮喘或过敏性肺炎也会出现呼吸困难。

2. 缓慢发生或逐渐加重的呼吸困难

(1)最常见于慢性支气管炎、阻塞性肺气肿和肺心病患者。

(2)各种病因引起的慢性充血性心力衰竭。

(3)重症肺结核和结核性胸腔积液时。

(4)当肺癌患者发生气道阻塞、膈肌瘫痪或大量胸腔积液时。

照护方法

1. **心理护理** 高龄老人一旦出现呼吸困难,极易导致患者表情痛苦、紧张、疲劳感和失眠,严重时会产生恐惧、惊慌、濒死感,加上家庭环境、经济条件等因素,会出现悲观、失望等情绪。照护者需正确评估患者的心理状况、情绪状态,通过心理、社会的支持和一定的指导措施,鼓励高龄老年患者培养起乐观、自信、顽强的心理状态,积极配合治疗,以促进机体的康复。

2. **保持呼吸道通畅** 协助高龄老年患者及时有效地清除呼吸道分泌物,以增加肺泡通气量。指导痰液黏稠而无力咳出患者,做有效的咳嗽动作,给予祛痰药物或雾化吸入等协助排痰,必要时吸痰。

3. **调整体位** 让有呼吸困难的高龄老年患者取坐位或半卧位 可使膈肌下降,肺容量增加,减轻呼吸困难。大量胸腔积液者取患侧卧位,自发性气胸患者取健侧卧位,有利于减轻呼吸困难。

4. **活动与休息** 严重呼吸困难患者应尽量减少活动和不必要的谈话,以减少耗氧量,从而减轻呼吸困难。保持环境安静、整洁、空气流通,提供适合的温度和湿度,有利于患者的放松和休息,充分的休息还可较大程度地减轻心、肺、肾功能的损害。

5. **注意口腔清洁,预防感染** 对出现张口呼吸的患者,照护者应该每天对患者口腔护理 2~3 次,并根据需要补充因呼吸加快所丧失的水分,一般保证每天摄入量在 1.5~2L。

6. **心源性呼吸困难者** 准确记录患者每天的出入量,以了解其体液平衡状况。哮喘引起的呼吸困难,在不加重心脏负担的前提下,鼓励摄入适当的水分,以预防体液失衡。

7. **氧疗** 正确的氧疗可改善缺氧引起的全身各器官系统的功能障碍,缓解呼吸困难症状,提高活动的耐受力。可间断给氧 2L/min 以改善缺氧,缓解呼吸困难。

高龄老人发生呼吸困难,揭示病情严重,尤其是新近发生的不明原因的呼吸困难,照护者应该积极寻找病因,及时送患者到医院就诊。

● 照护问答

发生呼吸困难的高龄患者饮食需注意什么

答:有呼吸困难的高龄患者日常饮食中应注意:

(1)忌食辛辣刺激食物:如辣椒、辣酱、辣油、咖喱粉、胡椒、芥末等辛辣之品对呼吸道黏膜有明显的刺激作用,使支气管痉挛,会加重气喘。

(2)忌食温热性食物:如羊肉、驴肉、狗肉等性温助阳的发物,它可助热生火,灼津成痰,痰浊阻滞,使病情加重。

(3)忌食某些已知会引起过敏的食物:如虾、螃蟹、海鳗、带鱼、黄鱼等海味能诱发哮喘,加重呼吸困难。

(4)忌食过甜、油腻荤腥、油煎、油炸的食物;少吃辛辣、煎炸等刺激性油腻食物;平素要吃得清淡,尤其对于肥胖患者,应限制脂肪摄入量。

(5)多饮水,戒烟、忌饮酒和咖啡。

(6)根据患者平日身体状况,针对性地选择食物,安排好食谱,避免误食易造成身体不适的食物,诱发或加重病情。

咯　　血

咯血,是指喉部以下呼吸道(如气管、支气管及肺实质)或肺血管破裂出血,血液经咳嗽由口腔咯出的一种症状。咯血既是一个独立的症候,又可是多种疾病中的一个症状,主要涉及的疾病:肺部疾病,如肺结核、支气管炎、肺炎、支气管扩张症、肺部肿瘤、肺血吸虫病、肺栓塞等;心血管疾病:如左心衰竭、二尖瓣狭窄等;其他如血液病、钩端螺旋体病、结节性动脉炎等。高龄老人大量咯血死亡率高,而痰中偶带血丝常由于症状轻,易被患者忽视,因而必须引起重视。

● 典型表现

1. **病因** 高龄老人咯血多见于支气管扩张、肺脓肿、空洞性肺结核继发细菌感染等疾病，但是高龄老人如果有长期吸烟史（纸烟20支/日 ×20年）者，一旦出现咯血，应高度注意支气管肺癌的可能性。

2. **咯血量** 一般认为每日咯血量在100ml以内为小量，100~500ml为中等量，500ml以上或一次咯血100~500ml为大量。大量咯血主要见于空洞性肺结核、支气管扩张和慢性肺脓肿。支气管肺癌少有大咯血，主要表现为痰中带血，呈持续或间断性。慢性支气管炎和支原体肺炎也可出现痰中带血或血性痰，但常伴有剧烈咳嗽。

3. **颜色和性状** 因肺结核、支气管扩张、肺脓肿和出血性疾病所致咯血，其颜色为鲜红色；铁锈色血痰可见于典型的肺炎球菌肺炎，也可见于肺吸虫病和肺泡出血；砖红色胶冻样痰见于典型的肺炎克雷伯杆菌肺炎。二尖瓣狭窄所致咯血多为暗红色；左心衰竭所致咯血为浆液性粉红色泡沫痰；肺栓塞引起咯血为黏稠暗红色血痰。

● 照护方法

1. **生活照护** 咯血患者的居室应保持安静、清洁、舒适、空气新鲜、阳光充足。日常生活应注意稳定情绪、规律生活、合理饮食，避免着凉感冒。

2. **心理照护** 高龄老年患者大都对咯血有明显的恐惧心理，照护者应耐心解释，解除顾虑。在咯血的时候，患者往往显得紧张、求救心切，有时因咯血不能说话，常用手势向照护者表示求救。照护者要多对患者进行鼓励，同时也要告诉患者不必过于担忧，只有放松自己，消除紧张，安静休息，对疾病的恢复才会更有利。

3. **观察病情** 咯血大多有先兆表现，如胸闷、气急、咽痒、咳嗽、心窝部灼热、口感甜或咸等症状。照护者要做好交接班制度，根据高龄老年患者咯血发生的规律，密切观察其病情变化，加强夜间巡视，特别注意倾听患者的诉说及情绪变化，在医院内发现异常要及时报告医生，给予有效的处理。

4. **其他** 经初步处理高龄老年患者的咯血稍有缓和，血压、脉搏、呼吸相对平稳时，应尽快护送患者到附近医院，以便进一步救治。

● 照护问答

如何区别呕血还是咯血?

答：呕血是指呕吐物含有鲜血或血性物，一般上消化道，如食道和胃出血时容易引起呕血，先有恶心感，继之发生反射性呕吐。高龄患者有时可能对呕血与咯血分不清，往往把它们都称为吐血。假如患者主诉不清，很可能导致医生误诊。因此区别呕血与咯血，对临床诊断有很大的意义。呕血与咯血可以从以下几点加以区别：

（1）病史：呕血患者多有胃、十二指肠溃疡，或肝硬化等病史；而咯血患者一般有肺结核，支气管扩张或其他心肺疾病等。

（2）出血方式：呕血多随呕吐引起，咯血一般是咳嗽后吐出。

（3）血液颜色：呕血的颜色呈紫红或咖啡色，无泡沫；咯血的则为鲜红，有泡沫。

（4）内容物：呕血多混有食物残渣及胃液；咯血的则混有痰液。

（5）出血前症状：呕血前常先发生上腹疼痛，饱胀不适；咯血前常有喉痒、咳嗽、胸闷。

（6）血液反应：呕血的血液呈酸性；咯血的血液呈弱碱性。

（7）大便检查：呕血患者常拉柏油（黑色）样便，大便隐血试验阳性；咯血患者大便隐血试验常为阴性，除吞下血液外，一般粪便正常。

胸　痛

胸痛主要由胸部疾病引起，少数由其他部位疾病所致。胸痛常见病因为：胸壁，心、血管，肺、纵隔等疾病所致。高龄老人因痛阈的个体差异较大，故胸痛的程度与原发疾病病情的轻重并不完全一致。因此，照护者或家属发现高龄老人出现胸痛必须引起高度重视，应密切观察患者的全身情况，如果有烦躁不安、意识不清、面色改变、气急、心率异常、心律失常、血压异常等，应该立即报告医生或送附近医院进一步检查和治疗。

● **典型表现**

1. **病史** 根据胸痛部位、性质、特点和诱因及伴随症状分析。但老年人胸痛应注意排除多见且危重的心绞痛、心肌梗死、肺栓塞等。

（1）部位：胸壁疾病所致胸痛常固定于病变的部位，且局部多有明显压痛。若为皮肤的炎症性病变，如带状疱疹可见成簇的水泡沿一侧肋间神经分布；肋软骨炎引起的胸痛，常在第1~2肋软骨处见单个或多个隆起，局部有压痛；心绞痛及心肌梗死的疼痛多在胸骨后和心前区或剑突下；胸膜炎引起的疼痛多在胸侧部；食管及纵隔病变引起的胸痛多在胸骨后。

（2）性质：胸痛的程度可呈剧烈、轻微和隐痛。如肋间神经痛呈降发性灼痛或刺痛；肌痛呈酸痛；带状疱疹呈刀割样或灼热样剧痛；心绞痛呈绞榨样痛并有重压窒息感；气胸在发病初期有撕裂疼痛；胸膜炎常呈隐痛、钝痛和刺痛等。

（3）特点和诱因：胸膜炎的疼痛与深呼吸及咳嗽有关；心绞痛发作可在劳动或精神紧张时诱发，休息后或含服硝酸甘油后缓解；食管疾病多在进食时发作或加剧。

（4）伴随症状：胸痛伴呼吸困难常见于自发性气胸、多发性肋骨骨折等；胸痛伴咳嗽、咯痰常见于气管、支气管和肺部疾病等；胸痛伴咯血常见于支气管肺癌等；胸痛伴吞咽困难常见于食道疾病等。

2. **辅助检查**

（1）实验室检查：白细胞检查有助于炎症诊断；肌钙蛋白检

查有助于心肌病变诊断;胸腔积液等检查对明确诊断有重要意义;痰培养对感染病原体的鉴别很有价值。

(2)其他检查:X线透视、胸部CT扫描、磁共振成像、心电图、选择性冠状动脉造影等检查,对胸壁、肺内病变及肿瘤的诊断有价值。

● 照护方法

1. **寻找原因** 高龄老人胸痛首先要积极寻找原因,及时就医,积极治疗原发病并止痛。

2. **心理指导** 老年人发生胸痛时往往有焦虑不安、恐惧的情绪,照护者要主动关爱体贴老人,向老人仔细解释胸痛发生的原因,安慰患者,稳定其情绪,积极配合治疗,缓解疼痛。

3. **调整体位** 采取舒适的体位可以减轻胸痛,如肺或胸膜病变所致的胸痛可采取患侧卧位,以减少胸壁的活动,从而达到减轻疼痛的目的。

● 照护问答

高龄老人发生胸痛怎么办?

答:对高龄老人突然发生剧烈的胸痛,现场人员或照护者首先要让患者平卧,不能来回走动,安抚患者,消除不安、焦虑、恐惧的情绪。同时,拨打"120"急救电话。在等待急救人员到场的时候,如果有条件的可以让患者吸氧,对于既往有冠心病病史的高龄老人可给予速效救心丸或者硝酸甘油口服,并密切观察老人意识、神志、呼吸、脉搏变化。对于已经发生心跳呼吸骤停的患者应该立即进行心肺复苏术,同时等待救援人员到场进行专业急救或送医院抢救。

感　冒

感冒,又称上呼吸道感染,简称上感,亦称普通感冒,是指包括鼻腔、咽或喉部急性炎症的总称。广义的上感不是一个疾病诊断,而是一组疾病，包括普通感冒、病毒性咽炎、喉炎、疱疹性咽峡炎、咽结膜热、细菌性咽—扁桃体炎。狭义的上感又称普通感冒，是最常见的急性呼吸道感染性疾病，多呈自限性，但发生率较高。高龄老人由于抵抗力弱，其发病率较成年人更高，且容易导致并发症的发生。感冒全年皆可发病，以冬春季尤多。

典型表现

1. 普通感冒　俗称“伤风”，又称上呼吸道感染，以鼻咽部卡他症状为主要表现，多为病毒引起。临床表现初期有咽干、咽痒或烧灼感，发病同时或数小时后，可有喷嚏、鼻塞、流清水样鼻涕，可伴咽痛。有时由于耳咽管炎使听力减退，也可出现流泪、味觉迟钝、呼吸不畅、声嘶、少量咳嗽等。一般无发热及全身症状，或仅有低热、不适、轻度畏寒和头痛。检查可见鼻腔黏膜充血、水肿、有分泌物，咽部轻度充血。如无并发症，一般经 5~7 天痊愈。

2. 流行性感冒型　流行性感冒简称流感，该病起病急，有传染性，症状易变，以全身中毒症状为主，呼吸道症状较轻。有畏寒、高热（39~40℃），全身不适，腰背四肢酸痛，乏力，头痛、头昏，喷嚏、鼻塞、流涕、咽痛、干咳、少痰。查体呈重病容，衰弱无力，面潮红，鼻咽部充血水肿，肺下部有少量湿啰音或哮鸣音。白细胞减少，淋巴细胞相对增多。若继发细菌感染可有黄脓痰、铁锈痰、血痰、胸痛，白细胞总数、中性粒细胞增多，病程 3~5 天。

3. 咽炎型　好发于冬春季节，以咽部炎症为主，可有咽部不适、发痒、灼热感，咽痛伴有发热、乏力等。体格检查时有咽部明显充血、水肿，颌下淋巴结肿大并有触痛。血常规检查，白细胞计数可正常或减少，淋巴细胞比例升高。

治疗措施

1. 对症治疗

（1）休息：高龄老年患者应卧床休息，禁烟、多饮水，室内保持空气流通。

（2）解热镇痛：如有发热、头痛、肌肉酸痛等症状者，可选用解热镇痛药,如复方阿司匹林、对乙酰氨基酚、布洛芬等。咽痛可用各种喉片如溶菌酶片、健民咽喉片,或中药六神丸等口服。

(3)减充血剂:鼻塞,鼻黏膜充血水肿时,可使用盐酸伪麻黄碱或1%麻黄碱滴鼻等药物。

(4)抗组胺药:感冒时常有鼻黏膜敏感性增高,频繁打喷嚏、流鼻涕,可选用马来酸氯苯那敏或苯海拉明等抗组胺药。

(5)镇咳剂:对于咳嗽症状较明显且无痰者,可给予右美沙芬、喷托维林等镇咳药。

2. 病因治疗

(1)抗菌药物:单纯病毒感染无须使用抗菌药物,有白细胞计数升高、咳黄脓痰等细菌感染证据时,可酌情使用青霉素、第一代头孢菌素、大环内酯类或喹诺酮类等抗生素。

(2)抗病毒药物:目前尚无特效抗病毒药物,而且滥用抗病毒药物可造成流感病毒耐药现象。因此如无发热,免疫功能正常,发病不超过两天的患者一般无须使用。广谱抗病毒药物利巴韦林和奥司他韦对流感病毒、副流感病毒和呼吸道合胞病毒等有较强的抑制作用,高龄老人使用此类药物可以减轻症状,缩短病程。

3. 中医中药治疗 具有清热解毒和抗病毒作用的中药亦可选用,有助于改善症状,缩短病程。小柴胡冲剂、板蓝根冲剂较广泛用于高龄老年感冒患者。

● 照护方法

1. 避免诱因 季节变化时高龄老人更应注意防护感冒,避免受凉、淋雨、过度疲劳;避免与感冒患者接触;避免脏手接触口、眼、鼻。上呼吸道感染流行时,外出应戴口罩,不去或少去人多的公共场所,以免传染得病。

2. 增强体质 坚持适度有规律的户外运动,提高机体免疫力与耐寒能力是预防本病的主要方法。

3. 免疫调节药物和疫苗 对于经常、反复发生本病以及免疫力低下的高龄老年患者,可酌情应用免疫增强剂或接种流感疫苗。

● 照护问答

1. 感冒以后是否要吃抗生素?

答：感冒,大多数是由病毒引起的,抗生素对病毒性感冒是没有治疗作用的,通过多喝水、多休息,感冒一般5~10天就可以自愈,如果滥用抗生素只会增加不良反应,并可诱发细菌产生耐药性。高龄老人若感冒症状持续长、咳嗽明显加重、又有黄痰,建议去医院看病,根据检查结果,由医生判断是否需要使用抗生素,该吃什么抗生素,千万不要盲目乱用。

2. 高龄老人患流感吃什么更合适?

答：流感,是由流感病毒引起的急性呼吸道传染病,是一种自愈性疾病。在日常生活中做到合理均衡的膳食,更有利于增强身体的抵抗力,减轻症状,缩短病程。

(1)适宜食材：①多食新鲜蔬菜和水果,补充充足维生素。②多食富含优质蛋白质的食物,增强身体抵抗力。③多食清淡易消化的流质饮食。

(2)禁忌食材：①忌辛辣、刺激性食物。②忌油腻、煎炸类食。③忌过咸、生冷饮。④忌吸烟酗酒。

慢性支气管炎

慢性支气管炎,是气管、支气管黏膜及其周围组织的非特异性炎症,以小气道的炎性变化最为突出。慢性支气管炎虽是高龄老人易罹患一种常见病,但若不及时积极治疗,可逐渐发展为肺气肿和肺心病,严重影响高龄老人的身心健康。慢性支气管炎主要是由于感染、理化刺激、吸烟和过敏反应等因素引起。

● 典型表现

1. 病程长 一般缓慢起病,病程较长,因反复急性发作而加重。高龄老人患慢性支气管炎的症状可不典型。

2. 主要症状 有慢性咳嗽、咳痰、喘息。如果吸烟、接触有害气体、过度劳累、气候变化或受凉感冒，则引起急性发作或加重。气候转暖多自行缓解。

3. **咳嗽特点** 咳嗽一般晨间较重，白天较轻。咳痰多为白色黏液或浆液泡沫痰，急性发作伴细菌感染时，则变为黏液脓性。部分患者有支气管痉挛而出现喘息。急性发作期可在背部和肺底部听到散在的干、湿啰音，多咳嗽后可减少或消失。喘息型者可听到哮鸣音及呼气延长。

4. **诊断标准** 根据咳嗽、咳痰或伴喘息，每年发病持续 3 个月，连续 2 年或以上，并排除其他心、肺疾患时，可做出诊断。如每年发病持续不足 3 个月，而有明确的客观检查依据亦可诊断。

5. **X 线检查** 早期可无异常，反复发作可见两肺纹理增粗、紊乱，呈网状或条索状，斑点状阴影，以下肺野明显。

6. **其他** 肺功能测定早期常无异常。如有小气道阻塞时，最大呼气流量明显降低，闭合容量可增加。急性发作期或并发感染时可见血细胞计数及中性粒细胞增多。

● 治疗措施

1. 针对其病因、病期和反复发作的特点，采取防治结合的综合措施。在急性发作期和慢性迁延期应以控制感染和祛痰镇咳为主。

2. 可根据药敏试验选用抗生素，常用青霉素、红霉素、链霉素、氟喹诺酮类、头孢菌素类等。使用青霉素要先做皮试，使用链霉素等氨基糖苷类药物要注意耳毒性。

3. 高龄老人体弱无力咳嗽者或痰量多者，以祛痰为主，协助排痰，避免应用强镇咳剂（可待因等）。伴发喘息时，常用氨茶碱、特布他林或沙丁胺醇等解痉平喘治疗。

4. 对临床缓解期的高龄老年患者宜加强锻炼，增强体质，预防复发。

● 照护方法

1. **祛除诱因** 首先树立战胜疾病的信心，注意休息，消除焦虑紧张和恐惧不安的情绪,合理安排生活,提高机体免疫力。冬季注意保暖,防止受凉感冒,戒除吸烟等不良嗜好,以减少呼吸道不良刺激。同时,要尽力减少或避免已知过敏原对呼吸道的刺激。

2. **饮食调理** 注意饮食调理,宜食清淡、富含营养、容易消化的食物,以及新鲜蔬菜、水果等。忌食辣椒、胡椒粉等刺激性调味品。

3. **运动指导** 运动可显著增加肺部通气量和氧气的吸入量,增强心肺功能和体力。最常用的是步行和慢跑,先慢步行走,逐渐改走、跑交替,再到慢跑。运动的强度和持续时间以高龄老年患者自身能够承受为度。

4. **呼吸训练及呼吸操** 呼吸训练可使患者用较小动作达到较大的通气效果,以改善缺氧。常用方式有腹式呼吸、吹哨式呼吸两种。呼吸体操包括呼吸、扩胸、弯腰、下蹲和四肢活动等体操动作,可改善肺功能,利于本病康复(详见“阻塞性肺气肿”)。

● 照护问答

1. 注射青霉素为什么要做皮试?

答:由于人的体质各不相同,有些人对青霉素过敏,而且后果可以是致命的。因此,凡是在1周内未用过青霉素制剂的患者,使用前都需要做皮试,即青霉素过敏试验。皮试是将少量青霉素药液注入皮内,20分钟后观察结果。若注射部位有硬结、红晕超过1cm,红晕周围有放射样线条或者瘙痒、小水疱者,均为阳性反应,患者不能接受青霉素注射。

2. 哪些药物需要做皮试?

答:必须做皮试的药物包括两种情况:一种是常规皮试药物,除青霉素类(注射和口服剂型)外,破伤风抗毒素血清、盐酸普鲁卡因、细胞色素C、有机碘造影剂、门冬酰胺酶。另一种是非常规皮试药物,如头孢噻酚钠(中诺嘉林、力芬等)、清开灵(冻干粉针)、头孢替唑钠(益替欣)、糜蛋白酶、维生素B_1注射液、胸腺肽注射液等。

阻塞性肺气肿

阻塞性肺气肿,是指终末细支气管远端气囊腔的持久性膨胀、扩大,伴气腔壁结构破坏而无明显纤维化为病理特征的一种疾病。本病多由长期吸烟、大气污染、吸入有害化学物质和粉尘以及慢性反复呼吸道感染等诱发慢性支气管炎,进一步发展为本病。本病由于其发病缓慢,病程较长,故严重影响高龄老人的身心健康。

● 典型表现

1. 发病年龄 本病常见于中老年人,起病隐潜。高龄老人症状尤为突出,但由于本病缓慢起病,病情将愈来愈重。

2. 常见症状 以慢性支气管炎为病因者,患者有多年的咳嗽咳痰史。吸烟者常在晨起床后咳嗽和咳黏液痰,并发呼吸道感染时痰呈黏液脓性。阻塞性肺气肿患者常有气急症状,早期多在活动后如登楼或快步行走时感气急,以后发展到走平路时亦感气急。若在说话、穿衣、洗脸乃至静息时有气急,提示肺气肿相当严重。此外,患者可有疲乏、纳差和体重减轻等全身症状。急性发作期并发呼吸衰竭或右心衰竭可出现相应的临床症状。但是高龄老人常常因反应相对差,症状有时不明显。阻塞性肺气肿患者出现头痛可能提示 CO_2 潴留,应进一步作动脉血气分析。低氧血症者有发绀,也可继发性红细胞增多。

3. 早期体征 本病早期体征多无异常,严重阻塞性肺气肿者胸廓前后径增加,外观呈桶状,肋间隙饱满。本病由于肺脏过度充气,残气量增加。叩诊胸廓回响增加,心浊音界缩小或消失,肝浊音界下降。呼吸音和语音均减弱,呼气延长,有时两肺底可闻及干湿啰音以及心音低远。

4. X 线检查 肺透明度增加,但在早期这一 X 线征象不够敏感。重度阻塞性肺气肿时胸廓饱满,肋骨走行变平,肋间隙增宽。侧位片胸廓前后径增大,胸骨后间隙过宽。膈肌位置下移,膈穹窿变为扁平。两肺透明度增高,肺野外带血管纹理纤细、稀疏。心影呈垂直狭长。透视下可见胸廓和膈肌活动度减弱。

治疗措施

主要包括早期干预、稳定期治疗、急性加重期治疗。

1. **早期干预** 早期干预中最重要的措施是戒烟。研究证明,任何年龄或烟龄的患者在戒烟后都可有效地减缓肺功能下降和病情发展的速度。所有吸烟者都需要得到戒烟教育和治疗。即使是药物戒烟,其费用也要比治疗吸烟所致健康损害的费用省很多。

2. **稳定期治疗** 包括药物治疗、氧疗、呼吸康复等措施。药物有支气管扩张剂,如口服或吸入 β 受体激动剂和 M 受体阻断剂、茶碱类口服药和 β 受体激动剂与糖皮质激素的联合吸入治疗。动脉血氧分压< 55 mmHg 者应给予长期氧疗,使患者在任何状态下(包括运动、活动与睡眠)的动脉血氧饱和度> 90%。有呼吸困难或运动活动受限的患者要进行康复治疗,包括采用健康生活方式,进行呼吸肌锻炼和体力锻炼。

3. **急性加重期治疗** 应早期积极控制呼吸道感染,可选用青霉素或头孢霉素类抗生素口服,感染较重时可选用抗生素针剂静脉滴注。

照护方法

1. **心理护理** 照护者应该多关心患者,耐心倾听患者的诉说抱怨,体贴理解患者,疏导其心理压力,和患者共同制定康复计划,增强患者战胜疾病的信心。

2. **必须戒烟** 患阻塞性肺气肿的高龄老年患者必须戒烟,同时避免吸入有害及刺激性气体,以减少对呼吸道的不良刺激。注意保暖,避免受凉,预防感冒。

3. **饮食护理** 根据病情及患者的饮食习惯制定合理的饮食计划。宜采用高热量、高蛋白、高维生素饮食,少量多餐,易消化的流质、半流质或软食,适量补充纤维素,少食产气食物。

4. **适当运动** 根据高龄老年患者的病情制定运动计划,如缩唇呼气呼吸操、散步、打太极拳、体操、上下楼等。

5. **家庭氧疗** 视病情制定方案,如血氧的情况,每天 12~15 小时的给氧能延长寿命,若能达到每天 24 小时的持续低流量吸氧,效果更好。

6. **保持呼吸道通畅** 指导患者有效排痰,可采取多饮水,雾化吸入或加湿器湿化呼吸道,配合翻身、拍背、体位引流等。正确的咳嗽方法是深吸一口气,稍微憋一下,然后大力咳一下,以不倾尽全力为度。

7. **病情监测** 学会自我病情变化监测,病情加重或急性发作应及时就诊处理。

● 照护问答

1. 慢性阻塞性肺气肿患者为什么要进行家庭氧疗?

答:长期氧疗可延长重症慢性阻塞性肺病患者及严重低氧血症患者的生存期。尽管整天氧疗效果最佳,但一天吸氧 15 小时亦有益。该法可减轻低氧血症所致的红细胞增多,改善患者的精神状态,以及改善慢性阻塞性肺疾病所致的心力衰竭。此外,氧疗亦可改善活动时的呼吸困难。

2. 缩唇呼气呼吸操怎么做?

答:照护者让患者取端坐位,双手扶膝,舌尖放在下颌牙齿内底部,舌体略弓起靠近上颌硬腭、软腭交界处,以增加呼气气流的阻力,口唇缩成"吹口哨"状。吸气时令气体从鼻孔进入,呼气时缩拢口唇呈吹哨样,使气体通过缩窄的口形徐徐呼出,每次吸气后不要忙于呼出,宜稍屏气片刻再行缩唇呼气。照护者应指导患者用鼻吸气、口呼(吹)气的呼吸动作。要求呼气时间要长一些,尽量多呼出气体,吸气和呼气时间比为 1∶2。同时缩唇呼气配合轻度弯腰收腹的动作,这样利于膈肌抬高,呼出更多的气体。按照以上方法每天练习 3~4 次,每次 15~30 分钟,每天坚持练习,由照护者监督并做记录。

慢性阻塞性肺疾病

慢性阻塞性肺疾病（简称慢阻肺）是一种具有持续气流受限不完全可逆为特征的疾病，呈进行性发展，与肺部对有害气体或颗粒的异常炎症反应有关。本病发展缓慢，且反复发作，难以根治，易并发慢性呼吸衰竭、自发性气胸和慢性肺源性心脏病，具有较高的致死率和致残率，给患者晚年生活质量造成严重的影响。

◎ 典型表现

1. 主要症状　主要症状为慢性咳嗽、咳痰、气喘、胸闷。慢阻肺标志性症状为气短或呼吸困难，好发于秋冬季节。患者最初仅在劳动、上楼、爬坡时有气促。晚期在穿衣、洗澡、进食时亦发生气促，甚至在静息时也感气促。严重时可出现呼吸衰竭症状，如发绀、头痛、嗜睡、神志恍惚。

2. 常见体征　早期可无异常体征，随疾病进展，出现呼吸运动减弱，部分患者呼吸变浅，频率增快，严重者可有缩唇呼吸。触觉语颤减弱或消失，叩诊过清音，心浊音界缩小或不易叩出，听诊呼吸音减弱，呼气延长，可闻及干湿性啰音，心音遥远。

3. 辅助检查　早期X线无异常表现。中晚期可出现胸廓饱满，肋骨走向扁平，肋间隙增宽，侧位片胸廓前后径增大，膈肌位置下移，膈穹窿扁平。两肺透亮度增高，肺野外带血管纹理纤细、稀疏，心影呈垂直狭长。

◎ 治疗措施

1. 稳定期治疗

（1）非药物治疗：主要包括呼吸康复、氧疗和无创机械通气治疗。其中康复治疗包括健康教育、运动锻炼、营养支持、物理治疗和心理治疗等。

（2）药物治疗：包括支气管扩张剂、茶碱类、糖皮质激素、祛痰、镇痛药、抗氧化剂、中医中药等治疗。

2. 急性加重期治疗 急性加重期患者多需住院治疗。在对症治疗的基础上，应积极给予对细菌敏感且足量的抗生素，可使患者病情趋于缓解。

照护方法

1. 心理疏导 由于慢阻肺具有反复发作的特点，使患者饱受病痛折磨，带来不同程度的抑郁和焦虑情绪。照护者应对患者进行耐心仔细的思想疏导，主动与患者谈心、聊天、拉家常，积极解开心灵疑团，树立患者战胜疾病的信心。

2. 避免因素 应劝其尽可能避免接触危险因素，戒烟是降低慢阻肺发病风险、延缓肺功能下降最经济有效的方法。此外，避免吸入二手烟，尽可能减少接触或吸入有害粉尘、气体。在室外空气污染比较严重的情况下要避免外出或户外活动。

3. 饮食指导 慢阻肺患者的饮食原则上应该补充高热量、高蛋白、高维生素、低碳水化合物和含适量纤维素的食物。注意少糖少盐，多饮水。有研究发现，摄入较多的非蛋白类以脂类为基础的热量，能减少慢阻肺患者 CO_2 生成和通气需求。

4. 运动训练 运动方式及强度可由患者依据个体情况咨询调节，如深慢缩唇腹式呼吸、慢跑、踏车等方式。建议运动强度为极量运动的 60%~80%，每次持续时间为 10~20 分钟，每天 1~3 次以上。坚持运动能提高患者的活动耐力，减少急性发作次数。

5. 长期氧疗 长期氧疗可以延长患者生存期，改善运动能力、睡眠和认知能力。凡符合长期氧疗的患者劝其坚持氧疗，推荐氧疗持续时间＞ 15 小时 / 天。

6. 其他 对采用雾化吸入治疗方式的患者，要使用正确照护方法。照护者可通过帮助勤翻身、适度拍背，结合体位进行有效排痰。

照护问答

1. 应用吸入剂型药物有哪些优点？

答：支气管舒张药是慢阻肺患者稳定期患者最主要的治疗药

物。使用支气管舒张药物气雾剂优点是：用药剂量少，见效快，使用方便和不良反应小。目前吸入疗法已成为慢阻肺稳定期治疗的主要给药方式，尤其是糖皮质激素吸入疗法，大大减少了药物可能带来的不良反应。

2. 如何预防慢阻肺复发？

答：主要措施包括戒烟，加强耐寒锻炼，增强体质，提高生存能力。高龄老年患者特别要注意的是在气候骤变时及寒冷季节，注意保温，避免受凉，预防感冒。此外，要加强个人自我保护，避免接触烟雾、粉尘及刺激性气体对呼吸道黏膜的损伤，以免加重病情。

慢性肺源性心脏病

慢性肺源性心脏病（简称肺心病），是由胸部、肺和肺动脉血管的慢性病变引起的肺循环阻力增高、肺动脉高压，进而使右心室肥厚、扩张，甚至发生右心衰竭的心脏病。肺心病的病因大多由慢性支气管炎并发阻塞性肺气肿引起，老年人是此病的高发人群，高龄老人更易因慢性肺源性心脏病出现心肺功能衰竭及难以逆转的多器官功能衰竭，病死率较高。

● 典型表现

本病多有长期慢性经过，逐步出现肺、心功能衰竭以及其他器官损害的征象。慢性肺源性心脏病的典型表现分为功能的代偿期与失代偿期，在高龄老年患者中多已经处于肺心功能的失代偿期。

1. 肺心功能代偿期 主要变现为咳痰喘反复发作并逐渐加重。心浊音界多因肺气肿而缩小，肺动脉第二心音亢进或分裂，剑突下有明显心脏搏动，三尖瓣区可闻及收缩期杂音，颈静脉可有轻度充盈。

2. 肺心功能失代偿期

（1）呼吸衰竭：缺氧早期主要表现为紫绀、胸闷等。当病情进一步发展,就出现缺氧和二氧化碳分压增高,可表现为先兴奋后抑制现象,最终出现神志淡漠、嗜睡、进而昏迷,为高龄肺心病患者死亡的主要原因之一。

(2)心力衰竭:主要表现为体循环瘀血(颈静脉怒张、肝肿大、下肢浮肿和腹水等),并出现紫绀,心率增快,期前收缩,剑突下有明显的三尖瓣相对关闭不全的收缩期杂音,心前区可有舒张期奔马律等阳性体征。此外,患者还可有气促、腹胀、胃纳减退、恶心呕吐等。由于高龄老人多有冠心病等合并症。更易出现肺性脑病、酸碱失衡、心律失常,以及肝肾功能损害、上消化道出血、休克等并发症。

3. 辅助检查 主要包括动脉血气分析、血常规电解质的检查、胸片和胸部 CT 的检查、心电图、心电向量图和心脏超声检查以及肺功能检测等。

● 治疗措施

高龄肺心病患者,常伴有多系统、多器官功能损害和衰竭,如不及时抢救,可导致死亡。高龄肺心病的治疗主要包括:

1. 控制呼吸道感染 高龄患者入院后,先做痰培养及药敏试验。在还没有得到培养结果前,根据感染的环境及痰涂片革兰染色选用抗菌药物。院外感染以革兰阳性菌占多数,院内感染则以革兰阴性菌为主,或选用二者兼顾的抗菌药物。

2. 保持呼吸道通畅,纠正呼吸衰竭 高龄老人往往要鼓励其通过咳嗽和拍背来排痰,并通过祛痰药物(如溴己新)和解痉药物(茶碱类药物)保持呼吸道的通畅。持续低流量给氧。在保持呼吸道通畅前提下,予以呼吸兴奋剂。必要时气管插管,并可以运用有创和无创的呼吸机纠正呼吸衰竭。

3. 控制心力衰竭 高龄老人在呼吸衰竭的同时常常合并有心力衰竭,可用利尿剂、强心剂和血管扩张剂改善心功能,并控制心律失常,如予以胺碘酮治疗常见的房颤伴快速心室率和室性心动过速等。

照护方法

高龄肺心病患者在治疗的同时,以下几点的照护同样十分的重要。

1. **合理用药** 不滥用抗生素,病情好转且稳定后应停用抗生素。不应长期服用抗生素,以免出现耐药性或发生其他病菌的感染。

2. **坚持锻炼** 患者应根据个人情况,做一些适当的活动,以提高机体的抗病能力。例如散步、打太极拳、做深呼吸运动,可增强体质,改善心肺功能,但锻炼时应注意量力而行,避免过分劳累。

3. **生活护理** 肺心病患者应注意随气候变化增减衣物,以免因患感冒而加重病情。在身体条件允许的情况下,逐步养成早晨冷水洗脸、漱口的习惯,以提高机体的耐寒能力。要保持居室整洁安静,无烟尘。冬季应注意居室的温度、湿度,定时开窗通风,保持空气流通新鲜。

4. **增强免疫力** 肺心病缓解期可选择应用气管炎疫苗,通过免疫途径增强机体的抵抗力,有助于减少呼吸道感染。

照护问答

1. 高龄肺心病患者饮食的建议是什么?

答:对于高龄肺心病患者的饮食,要注意以下几点:

(1)有些意识不清的人,建议插胃管鼻饲流质饮食,因为一旦呛咳,就会加重肺部感染。

(2)应该选择那些容易消化的食物,每一顿只要六七分饱就可以,建议多吃高热量、高蛋白和易消化的食物。

(3)应该控制钠的摄入,但要适当补充水分,起到稀释痰液的作用。

(4)忌喝酒抽烟。

(5)应该多吃一些富含维生素C和维生素E的新鲜水果和蔬菜。

2. 危重高龄肺心病患者的照护重点是什么?

答:危重高龄肺心病患者可能是一个人的临终状态,在其最后的一段日子,我们所做的最好的照护就是让其舒服。

(1)解除患者的口鼻干燥。

(2)保持患者的舒适体位。

(3)提供舒适的休养环境。

(4)促进排痰,鼓励排便,满足患者必要的生理需求。

(5)准确收集信息,满足患者的心理需要。

病毒性肺炎

病毒性肺炎是由各种病毒侵犯肺实质而引起的肺部炎症,常由上呼吸道病毒感染向下蔓延而发病。病毒性肺炎多为呼吸道病毒通过空气飞沫与直接接触传播,引起肺炎的病毒多为腺病毒、流感病毒、呼吸道合胞病毒、新型冠状病毒和鼻病毒等,患者可同时受一种以上病毒感染,并常继发细菌感染。病毒性肺炎在非细菌性肺炎中占25%~50%,其病理改变可表现为局灶性或弥漫性,偶呈实变,病变吸收后可留有肺纤维化。

病毒性肺炎多发生于冬春季节,是老年人的常见病、多发病,老年人肺炎(≥65岁)占肺炎患者的2/3以上,特别是高龄老人本身抵抗力低,加上基础疾病,一旦患了肺炎极易误诊和错过抢救时机,死亡率较高。

● 典型表现

1. 临床特点 老年病毒性肺炎患者,通常表现为起病较急,发热、头痛、全身酸痛等较突出。老年人多感冒、受凉起病,病情变化快、并发症多,易发生重症。高龄老人或原有慢性疾病老人常表现精神萎靡、反应迟钝、纳差等,或原慢性病症状掩盖而易被忽视。重症病毒性肺炎,表现为呼吸困难、发绀、嗜睡、精神萎靡,甚至发生呼吸衰竭、心力衰竭、严重心律失常、休克危及生命。

2. 辅助检查 白细胞计数正常,或稍高或偏低,中性粒细胞增多,血沉通常在正常范围,痰培养常无致病细菌生长。胸部X线检查可见肺纹理增多，小片状浸润或广泛浸润。病情严重者显示双肺弥漫性结节性浸润，但大叶实变及胸腔积液者均不多见。病毒性肺炎的致病原不同，其 X 线征象亦有不同的特征。

治疗措施

1. 一般治疗 一般应卧床休息、营养支持，给予足量维生素及蛋白质。居室保持空气流通、新鲜，避免交叉感染。

2. 对症治疗 本病的治疗以对症为主，呼吸支持包括氧疗，保持呼吸道通畅，及时消除上呼吸道分泌物等。注意多饮水及少量多次进软食，以利痰液咳出。痰量较多或较黏稠时可应用祛痰药，如溴己新等。

3. 抗病毒治疗 目前已证实较有效的病毒抑制药物有：①利巴韦林（三氮唑核苷、病毒唑）具广谱抗病毒功能，口服、静脉滴注或肌注，亦可用雾化吸入，每日 2 次，连续 5~7 天。②阿昔洛韦（无环鸟苷）为一化学合成的抗病毒药，具有广谱强效和起效快的特点。静脉滴注，连续给药 7 天。③磷酸氯喹、阿糖腺苷、α－干扰素等亦可应用。

4. 中成药和中药汤剂治疗。

5. 防治并发症 老年人肺炎应重视综合治疗，调理基础疾病，维持重要器官正常功能和良好护理（包括精神护理），及时有效支持治疗，防止并发症的发生。原则上不宜应用抗生素预防继发性细菌感染，但明确已合并细菌感染的应及时选用敏感抗生素。

照护方法

1. 生活指导 高龄老人的生活起居要有规律，注意保暖，避免受凉。注重饮食平衡，给予营养丰富食物，尤其是高蛋白及富含维生素的食物。患者应做到不挑食，不偏食，少吃油腻和刺激性食物，适当多食粗纤维和蔬菜瓜果，助消化防便秘。戒烟，少酒，适时预防，接种流感疫苗等。

2. 心理调适 照护者应主动关心高龄老人生活起居，老年人居所应定期清洁，使老人保持心情愉悦，情绪稳定。要让老人了解病毒性肺炎主要是通过空气、飞沫与直接接触传播的以及患病后的临床表现及危害性,告诫高龄老人在呼吸道疾病高发季节减少和避免聚集、接触是预防病毒性肺炎的关键,不断提高他们的心理调适能为。

3. **适度锻炼** 高龄老人常常身患数种疾病,积极主动地控制原有老年慢性疾患,适当锻炼增强体质,改善呼吸功能,提高机体对温度和外界环境变化的适应能力。同时适度锻炼也可增进食欲,改善机体营养状况,提高机体的抗病能力。适度锻炼应持之以恒,但切勿过度疲劳。

● 照护问答

除了细菌、病毒性肺炎外,还有哪些常见致病微生物和因素会引起的肺炎?

答:老年人肺炎可分为感染性和非感染性,感染是最主要病因。感染的病因除了细菌和病毒外,常见的还有:肺炎支原体、衣原体、真菌及寄生虫等。根据感染发生情况又可分为社区获得性肺炎和医院内获得性肺炎。社区获得性肺炎主要病原体为肺炎链球菌,其次是流感嗜血杆菌、克雷伯肺炎杆菌、肺炎支原体、衣原体和病毒。医院内获得性肺炎病原体以革兰阴性杆菌为主,其中铜绿假单胞菌、克雷伯肺炎杆菌、肠杆菌等最常见;其次为金黄色葡萄球菌、厌氧菌、真菌等。老年非感染性肺炎的因素有放射线、毒气及化学药品等。

附:新型冠状病毒肺炎

新型冠状病毒肺炎是由新型冠状病毒引起的以肺部病变为主要表现的一种急性呼吸道传染病,具有传播快、传染性强、无特殊治疗手段、死亡率高的特点。世界卫生组织将此次世界大流行病毒命名为“COVID-19”。该病作为急性呼吸道传染病已纳入《中华人民共和国传染病防治法》规定的乙类传染病,按甲类传染病管理。

新型冠状病毒肺炎可以发生在任何年龄，其中老年人和有慢性基础疾病者预后较差，尤其是高龄老人患新型冠状病毒肺炎后具有起病急、病情重、死亡率高等特点，严重危及高龄老人的健康。

典型表现

1. 传播途径 新型冠状病毒肺炎是新型冠状病毒经呼吸道飞沫和密切接触传播作为主要的传播途径。在相对封闭的环境中长时间暴露于高浓度气溶胶情况下存在经气溶胶传播的可能。基于目前的流行病学调查，潜伏期1~14天，多为3~7天。

2. 主要症状 以发热、干咳、乏力为主要表现。少数患者伴有鼻塞、流涕、咽痛、肌痛和腹泻等症状。重症及危重型的高龄老人患者多在发病一周后出现呼吸困难和/或低氧血症，严重者可快速进展为急性呼吸窘迫综合征、脓毒症休克、难以纠正的代谢性酸中毒和出凝血功能障碍及多器官功能衰竭等。

3. 辅助检查 发病早期外周血白细胞总数正常或减少，部分患者可出现肝酶、乳酸脱氢酶（LDH）肌酶和血红蛋白增高；部分危重者可见肌钙蛋白增高。多数患者C反应蛋白（CRP）和血沉升高，严重者D-二聚体升高，外周血淋巴细胞进行性减少。新型冠状病毒特异IgM抗体多在发病3~5天后开始出现阳性，IgG抗体滴度恢复期较急性期有4倍以上。

（1）病毒检测：采用RT-PCR或/和NGS方法在鼻/咽拭子痰和其他下呼吸道分泌物、血液、粪便等标本中可检测出新型冠状病毒核酸。检测下呼吸道标本（痰或气道抽取物）更加准确。标本采集后尽快送检。

（2）胸部影像学检查：早期呈多发性斑片影及间质改变，以肺外带明显，进而发展为双肺多发磨玻璃影、浸润影，严重者可出现肺实变。

治疗措施

1. 一般治疗

（1）定点隔离治疗：一经被确定疑似及确诊病例，应在具备有效隔离条件和防护条件的定点医院隔离治疗,疑似病例应单人单间隔离治疗,确诊病例可多人收治在同一病室,危重型病例应当尽早收入ICU治疗。

(2)卧床休息:加强支持治疗,保证充分热量;注意水、电质平衡,维持内环境稳定;密切监测生命体征、血氧饱和度。

(3)抗病毒治疗:a-干扰素雾化吸入,洛匹那韦/利托那韦(建议与干扰素或洛匹那韦/利托那韦联合应用)、磷酸氯喹、比朵尔的使用可能有一定疗效。

(4)抗菌药物治疗:避免盲目或不恰当使用抗菌药物,有继发细菌感染证据时及时应用抗菌药物。

2. 重型、危重型病例的治疗

在对症治疗的基础上,积极防治并发症,治疗基础疾病,预防继发感染,及时进行器官功能支持等。

(1)呼吸支持:重型患者应当及时给予氧疗,即鼻导管或面罩吸氧(高流量鼻导管氧疗或无创机械通气),并及时评估呼吸及窘迫和/或低氧血症是否缓解。

(2)循环支持:在充分液体复苏的基础上,改善微循环,使用血管活性药物。

(3)康复期血浆治疗:适用于病情进展较快、重型和危重型患者。

(4)血液净化治疗:血液净化系统包括血浆置换、吸附、灌流、血液/血浆滤过等,能清除炎症因子,从而减轻炎症反应对机体的损伤,可用于重型、危重型患者早中期的治疗。

3. 中医治疗

(1)推荐中成药:藿香正气胶囊(丸、水、口服液)、金花清感颗粒、连花清瘟胶囊(颗粒)、疏风解毒胶囊(颗粒)。

(2)中药注射剂:病毒感染或合并轻度细菌感染,选用喜炎平注射液、热毒宁注射液、痰热清注射液。高热伴意识障碍;醒脑静注射液。全身炎症反应综合征和/或多脏器功能衰竭;血必净注射液。免疫抑制剂；参麦注射液。

（3）汤剂：清肺排毒汤。适用于轻型、普通型、重型患者，每天一剂，水煎温服，三剂1个疗程。

基础方剂：麻黄9g、炙甘草6g、杏仁9g、生石膏30g（先煎）、桂枝9g、泽泻9g、猪苓9g、白术9g、茯苓15g、柴胡16g、黄芩6g、姜半夏9g、生姜9g、紫菀9g、冬花9g、射干9g、细辛6g、山药12g、枳实6g、陈皮6g、藿香9g。

照护方法

高龄老年患者出院后因恢复期机体免疫功能低下，有感染其他病原体的风险，应继续进行14天的隔离管理和健康状况监测。要做好与患者居住地基层医疗机构间的联系，及时将出院患者信息推送至患者辖区或居委会和基层医疗卫生机构。同时要求做到以下几点：

1. **个人防护** 佩戴口罩，有条件的居住单人房间，减少与家人的近距离接触，分餐饮食，做好手的卫生，保护自己和他人，出院后第2周和第4周到定点医院随访、复诊。

2. **合理饮食** 注意规律饮食，以低盐低脂、清淡、易消化、高维生素、低纤维素、少渣的食物为原则。禁食辛辣刺激、肥甘厚味、生冷煎炸、粗糙硬固的食物。

3. **适当运动** 高龄老年患者应注意休息，避免过度劳累。适当参加活动，如居室内散步、打太极拳等，并注意安全。

照护问答

1. 居家可行的消毒方法有哪些？

答：病毒对热敏感，在56℃时30分钟就能将其杀死。此外，紫外线、乙醚、75%乙醇、（酒精）、含氯消毒剂、过氧乙酸和氯仿等脂溶性溶剂均可有效灭活病毒。

（1）皮肤消毒：可选用消毒酒精擦拭或浸泡消毒。

（2）居家环境消毒：可用消毒酒精或含氯消毒剂擦拭物体表面。

(3)耐热物品消毒：可采用煮沸15分钟的方法进行消毒。

2. 为何有些危重型患者要使用ECMO治疗?

答：ECMO的本质是一种改良的人工呼吸机，可以通过应用体外循环，对呼吸和循环衰竭患者进行有效支持，能够部分乃至全部替代肺和心脏的功能，其强大的心肺支持能力，可以大幅度降低危重型患者的死亡风险。其原理是对危重型呼吸衰竭的患者使用ECMO进行生命支持时，将患者右心房的静脉血在进入肺血管之前引出体外，进行人为的气体交换后再回输至大静脉，从而支持以及替代肺的功能，相当于为患者提供了一个“人工肺”，让其自身的肺脏有喘息之机，给患者康复赢得宝贵的时间。

细菌性肺炎

细菌性肺炎是肺部最常见的感染性疾病之一，临床上以肺炎链球菌、金黄色葡萄球菌、肺炎克雷伯杆菌、流感嗜血杆菌、铜绿假单胞菌等所致的肺炎较常见。此病多发于老年人，特别是高龄老人，疾病初期症状不明显，治疗不及时或合并其他脏器功能衰竭等情况时则病情发展迅速，是导致死亡的主要原因之一。

● 典型表现

典型的细菌性肺炎起病急剧，常见于受寒、淋雨、劳累等诱因或伴慢性阻塞性肺病、心力衰竭等基础疾病。有上呼吸道感染史等诱因。

1. 主要症状

(1)全身表现：起病较急，畏寒或寒战，开始后出现高热，体温高达39~40℃。可为稽留热型，肌肉酸痛，但多数高龄老人，仅有低热或不发热。此外，可有头痛、恶心、呕吐、腹胀、腹泻、食欲下降等表现。严重者可出现意识模糊、烦躁不安、嗜睡、谵妄或昏迷等，部分体质较差的高龄老人起病不久就可能出现休克症状。

(2)呼吸道症状：主要表现为咳嗽、咳痰。初期为干咳无痰，逐渐发展为咳痰，痰量不一，痰液多为脓性、血丝或铁锈色痰。多伴有呼吸困难，咳嗽或深呼吸时伴患侧胸痛，疼痛可放射至肩部、腹部，容易误诊为心绞痛或心肌梗死。

2. **常见体征** 高龄老人可有呼吸浅而急，部分有鼻翼扇动。当肺部病变广泛，通气/血流比值减低，出现低氧血症时，可出现气急、发绀，心率加快或心律不齐。若出现败血症时，皮肤黏膜可有出血点、巩膜黄染、血压下降和少尿。两肺呼吸音减低，肺底部少量湿性啰音，患侧呼吸运动减弱，叩诊呈浊音。

3. **辅助检查** 血常规检查：白细胞计数升高、中性粒细胞升高、C反应蛋白增高。痰或胸腔积液培养可见致病菌。胸部X线检查及CT检查肺纹理增粗，肺部有渗出性阴影，肋膈角变模糊不清，严重者可出现大片炎症浸润阴影、支气管扩张以及少许胸腔积液。

治疗措施

1. **抗感染治疗** 早期发现，早期治疗，一旦诊断明确立即开始抗菌素应用。一般选用广谱抗菌素，以青霉素族为首选。若患者青霉素过敏，可选用头孢类、大环酯类，如红霉素、林可霉素，左氧氟沙星、莫西沙星等，可单项或两种联合用药，疗程为5~14天。

2. **促进排痰** 鼓励患者咳嗽、翻身、拍背等促进排痰，同时给以祛痰解痉及药物雾化吸入。

3. **支持治疗** 卧床休息，多饮水，饮食以易消化，高蛋白、高能量、富含维生素的食物为宜。

4. **对症治疗** 高热者应降温，关注血压、心率、呼吸、尿量，有无休克。高龄老人由于反应迟钝，基础疾病多，要注意密切观察是否有电解质紊乱，肝、肾功能损害，发现异常应及时处理。

5. **免疫治疗** 免疫球蛋白、转移因子、胸腺肽以及肺炎球菌疫苗等免疫调节剂辅助治疗。

照护方法

1. **祛除诱因** 高龄老年患者要主动戒烟、酒。特别是寒冷季节或气候突变或夏天空调环境下,要注意防寒保暖,预防感冒。

2. **饮食指导** 食物宜清淡、细软,如牛乳、豆浆、米汤、稀释肉汤、新鲜菜叶或果汁等,多食用优质蛋白以提高机体免疫功能。不宜食用如烟熏、蜜饯制品,过冷、过热食物,葱、姜、蒜、芥末等辛辣调味品。茶叶、咖啡、巧克力等饮料可刺激支配腺体分泌交感神经兴奋,使分泌物增加,咳嗽、咳痰反而加剧,应避免饮用。

3. **体育锻炼** 高龄老人应该根据自己的身体状况选择合适的运动,积极锻炼身体以增强体质,特别是耐寒锻炼,以增加血管舒张神经反应的敏感性,提高人体的耐寒能力。

● 照护问答

为什么要给高龄老人注射肺炎链球菌疫苗?

答:由于高龄老人机体抵抗力低下,容易患呼吸道感染,尤其是细菌性肺炎。一旦患上细菌性肺炎,往往会导致严重的后果,甚至死亡。肺炎链球菌所致的肺炎是高龄老人呼吸道感染性疾病主要病原体,给高龄老人接种肺炎链球菌疫苗,能使其体内产生大量抗肺炎链球菌性的抗体,从而起到免疫保护作用,不易患上肺炎链球菌性肺炎。

支气管哮喘

支气管哮喘,简称哮喘,是由多种细胞和细胞组分参与的气道慢性炎症性疾病。这种慢性炎症导致气道高反应性,并引起反复发作性的喘息、气急、胸闷或咳嗽等症状,常在夜间和/或清晨发作、加剧,通常出现广泛多变的可逆性气流受限,多数患者可自行缓解或经治疗缓解。大多数哮喘患者属于过敏体质,本身可能伴有过敏性鼻炎和/或特应性皮炎,或者对常见的经空气传播的变应原(螨虫、花粉、宠物、霉菌等)、某些食物(坚果、牛奶、花生、海鲜类等)、药物等过敏。高龄老人哮喘多数情况下在年轻时曾有发作，如病情一旦发作往往比年轻人要重，随时可能危及生命。

典型表现

1. 诱发因素 哮喘患者接触烟雾、香水、油漆、灰尘、宠物、花粉等刺激性气体或变应原之后发作，也可与病毒性上呼吸道感染、运动等有关。

2. 临床表现 主要临床表现为反复发作的喘息、气急、胸闷或咳嗽，发作时双肺可闻及散在或弥漫性、以呼气相为主的哮鸣音，呼气相延长。上述症状可自行缓解或经治疗缓解，同时需排除可引起喘息、气急、胸闷和咳嗽的其他心、肺等疾病。对于临床表现不典型者（如无明显喘息或体征）至少应有下列三项之一者方可诊断：① 支气管激发试验或运动试验阳性。② 支气管舒张试验阳性。③ 昼夜呼气峰值流速（PEF）变异率≥ 20%。

3. 辅助检查

（1）胸部 X 线：常表现为肺纹理增多、紊乱和肺气肿征象，有些患者可见肺大泡或肺动脉高压等合并症。

（2）肺功能测定：在哮喘发作时呈阻塞性通气功能障碍，第 1 秒用力呼气容积（FEV1）、FEV1 占用力肺活量比值（FEV1/FVC）、最大呼气中期流速（MMEF）以及 PEF 均减少，缓解期上述通气功能指标可逐渐恢复。

（3）痰嗜酸粒细胞或中性粒细胞计数：可评估与哮喘相关的气道炎症。

（4）呼出气一氧化氮（FeNO）浓度测定：也可作为哮喘时气道炎症的无创性标志物。痰液嗜酸粒细胞和 FeNO 检查有助于选择最佳哮喘治疗方案。

（5）变应原（即过敏原）检查：可通过变应原皮试或血清特异性 IgE 测定证实哮喘患者变态反应的变应原。

治疗措施

治疗哮喘的药物可以分为控制药物和缓解药物。

1. 控制药物 是指需要每天长期使用的药物。这些药物主要通过抗炎作用使哮喘维持临床控制,其中包括吸入糖皮质激素(简称激素)、全身用激素、白三烯调节剂、长效 β_2受体激动剂(长效 β_2受体激动剂,须与吸入激素联合应用)、缓释茶碱、抗 IgE 抗体及其他有助于减少全身激素剂量的药物等。

2. **缓解药物** 是指按需使用的药物。这些药物通过迅速解除支气管痉挛从而缓解哮喘症状,其中包括速效吸入 β_2受体激动剂、全身用激素、吸入性抗胆碱能药物、短效茶碱及短效口服 β_2受体激动剂等。

● 照护方法

1. **确定并减少危险因素接触** 患者应尽可能避免或减少接触危险因素,以预防哮喘发病和症状加重。许多危险因素可引起哮喘急性加重,包括变应原、病毒感染、污染物、烟草烟雾和药物等。减少患者对危险因素的接触,可缓解哮喘并减少治疗药物使用剂量。

2. **饮食指导** 应给予营养丰富的食物,尤其是高龄老人,要给予富含蛋白质、维生素的食物,以植物蛋白或瘦肉、蛋为主。食物要易消化吸收,不油腻,无刺激性。发作期应多饮水或饮料以稀释痰液。避免接触可能的刺激性食物,若对海产品过敏,应忌食。

3. **心理调节** 哮喘是一种慢性病,也是一种心身疾病。照护者要让患者充分认识和理解哮喘的本质和发病机制,即哮喘的特点是气道的长期性、反复性、可逆性慢性炎症。由于哮喘发作多有明显的刺激性诱因、有明显的季节性和周期性。照护者要让高龄老年患者了解疾病发作的诱因,并加以避免,提高患者心理调节能力。

4. **运动指导** 适当的体育运动可促进机体血液循环及新陈代谢,改善呼吸功能,提高机体对温度和外界环境变化的适应能力。通过运动能增进食欲,改善机体营养状况,保持生活有规律和精神愉快,可以提高机体的抗病能力。适当的运动锻炼应注意持之以恒，但勿过度疲劳。

● 照护问答

硫酸沙丁胺醇气雾剂一天最多能吸多少次？

答：硫酸沙丁胺醇气雾剂常用剂量为每次 1~2 喷，必要时可每 4 小时重复 1 次，但 24 小时内不宜超过 6~8 次。治疗剂量患者症状不见好转时，需考虑病情加重，可采用其他方法（如使用激素类药物）控制病情。

肺结核

结核病是当前世界上成年人传染病中的主要杀手，是威胁人类健康的重要疾病之一。结核杆菌可侵犯人体全身各脏器，所以结核病是一种全身性疾病，肺结核是其中最主要的类型，也是最重要的传染源。因此，痰结核菌阳性，尤其是痰涂片阳性的肺结核患者是结核病控制传播的主要对象。此病常好发于免疫力低下的高龄老人及糖尿病患者。

● 典型表现

1. 全身症状 高龄老人主要表现为长期不规则发热、食欲减退、疲乏无力、盗汗、体重减轻等。

2. 局部症状 咳嗽、咳痰，有空洞形成时，则痰液呈脓性，量较多。约 1/3~1/2 的患者有咯血，咯血量不等。炎症波及壁层胸膜时可有胸痛，病变广泛时可产生呼吸困难。

3. 辅助检查

（1）胸部 X 线：病变多位于一侧或双侧肺尖或上叶后段或下叶背段，可呈条索状、斑点状、斑片状、云絮状阴影乃至空洞形成、支气管播散等多肺段分布、多形态混合性病变存在。还可有钙化、胸膜炎和胸膜粘连等。

（2）结核菌检测：痰标本中找到结核杆菌，肺结核便可确诊。方法有：痰涂片、痰结核菌培养、纤维支气管镜检查结合组织活检等。

(3)其他：包括PPD(结核菌素钝蛋白衍生物)试验,免疫学检测,肺外结核诊断及诊断性治疗(即对高度怀疑又无确诊证据者可行抗结核药物试验治疗)等。

● 治疗措施

1. 化学治疗 必须早期、联合、适量、规则及全程管理治疗。基本药物有异烟肼、利福平、链霉素、吡嗪酰胺、乙胺丁醇及氨硫脲等。整个治疗方案分强化治疗和巩固治疗两个阶段,一般强化2个月,巩固4个月。

2. 其他治疗

(1)对症治疗：活动性肺结核患者约30%~40%有咯血,处理时既要止血,又要嘱患者及时咳出气道内血块,要多安慰患者消除紧张,以卧床休息为主。

(2)激素应用：主要用于结核全身毒性症状严重者和结核性胸膜炎,且必须确保在有效抗结核药物治疗的前提下使用,一般每天使用20~30mg,疗程4~6周,起效后每周递减5mg。

3. 化疗管理 治愈结核病的关键在于全程督导,以提高患者的用药依从性,保证用药安全,故对每一位抗结核治疗的高龄老年患者都应做好病例登记、病例报告或转诊手续,不漏一个应该得到治疗的结核病患者。由于异烟肼、利福平及吡嗪酰胺均有潜在的肝毒性作用,可引起药物性肝炎。因此,用药前和用药中均应定期监测肝功能,一旦出现肝功能损害应注意观察,必要时调整治疗方案。

● 照护方法

1. 一般疗法 患者如痰菌阳性并咯血者,应按呼吸道传染病隔离,卧床休养。症状好转或痰菌转阴后可适当活动,如散步、晒太阳、呼吸新鲜空气等。运动量因人而异,循序渐进,原则以高龄老年患者不感到疲劳为度。

2. 合理饮食 应注意提供高热能、高蛋白饮食,多吃鸡蛋、牛奶、瘦猪肉、牛肉、鱼及大豆类食品。适当补充富含维生素A、维生素D的动物肝并多吃新鲜蔬菜和水果，且注意钙和铁的补充。此外，要多食富含维生素B_6的食物如花生、瘦肉、豆类等，以抵抗异烟肼引起的不良反应。

3. 预防措施　对于高龄老人来说，预防措施主要是养成良好的生活习惯，严禁随时随地吐痰。适当运动，增强体质，提高人体自身抗病能力。有条件时应定期检查，做到早发现、早隔离、早治疗。

● 照护问答

抗结核治疗过程中出现肝功能损害，是否一定要停药？

答：抗结核治疗过程中发生严重药物性肝功能损害不到1%，但仍有约20%的患者会出现一过性转氨酶升高，大多无临床症状且无须停药即可恢复正常。若高龄老年患者出现持续恶心、呕吐、黄疸或肝区疼痛者应立即停药，直至经保肝治疗后肝功能恢复正常。如药物性肝炎较重，而肺结核又必须治疗，可调整方案为保肝治疗加异烟肼、链霉素及乙胺丁醇，但需注意加强肝功能监测。

自发性气胸

气体进入胸膜腔称为气胸，是一种常见的内科急症。气胸分两大类，即外伤性气胸（因胸外伤或针刺治疗引起）和自发性气胸（指无外伤或人为因素情况下，肺实质及脏层胸膜破裂引起的胸膜腔内积气）。自发性气胸又可分为闭合性、张力性及交通性气胸三种。根据病因又可分为特发性和继发性气胸。肺无明显病变由胸膜下气肿泡破裂形成者称特发性（或称自发性）气胸；继发于慢阻肺、肺结核等肺及胸膜疾病者称继发性气胸。高龄老人患慢性阻塞性肺疾病常合并继发性气胸，起病突然，来势汹汹，病情发展快，可危及生命。

● 典型表现

1. 诱因　患者起病前常有持重物、屏气、剧烈活动等诱发因素,偶有在睡眠中突发者。

2. 症状 患者突感一侧胸痛、气急、憋气,可有刺激性干咳。张力性气胸时胸膜腔内压骤然升高,肺被压缩,纵隔移位,迅速出现严重呼吸循环障碍。患者表情紧张、胸闷、烦躁不安、发绀、冷汗、脉速甚至休克。

3. 体征 典型者气管向健侧移位,患侧胸廓饱满,呼吸运动与触觉语颤减弱,叩诊呈过度清音或鼓音,听诊呼吸音减弱或消失。有液气胸时,可闻及胸内振水声。血气胸如失血量大,可引起血压下降,甚至发生失血性休克。

4. 辅助检查

(1)胸部 X 线:显示胸腔积气部位透亮度增高,肺纹理消失,压缩的肺组织向肺门方向收缩,可见到线状肺压缩的边缘,气管心脏可向健侧移位。

(2)胸部 CT:能清晰显示胸腔积气的位置,尤其在纵隔面的胸膜腔可与纵隔气肿区别。

● 治疗措施

1. 一般治疗 患者应卧床休息,限制活动,吸氧,避免用力屏气,保持大便通畅。对咳嗽、胸痛者可使用镇咳止痛药,有感染时给予抗生素治疗。

2. 治疗原发病 高龄慢性阻塞性肺疾病合并气胸者应积极控制肺部感染,解除小气道痉挛。如明确因肺结核并发气胸,应予以抗结核药物。由肺部肿瘤所致气胸者,可先作胸腔闭塞引流,待明确肿瘤的病理学类型及有无转移等情况后,再进一步做针对性治疗。高龄慢性阻塞性肺疾病合并气胸者应积极控制肺部感染,解除小气道痉挛。

3. 胸腔减压

(1)闭合性气胸:肺压缩$< 20\%$者,单纯卧床休息即可自行吸收,肺压缩$> 20\%$,症状明显者应立即胸腔穿刺抽气,可 1~2 天抽一次,每次 600~800ml 为宜。

（2）开放性气胸：应用胸腔闭式引流排气，肺仍不能复张者，可加用负压持续吸引。

（3）张力性气胸：病情较危急须尽快排气减压，同时准备立即行胸腔闭式引流或负压持续吸引。

4. 手术治疗 对内科积极治疗肺仍不能复张，慢性气胸或有支气管胸膜瘘者可考虑手术治疗。对于反复发作性气胸可采用胸膜粘连术治疗。

● 照护方法

1. 心理调节 高龄老年患者应保持心情愉快，情绪稳定，要主动戒烟。尽可能了解气胸发生的病因、发病机制及治疗目的，对气胸的治疗应有充分的心理准备，并积极配合医生的检查与治疗。

2. 饮食指导 应给予营养丰富的食物，尤其是高蛋白及维生素的食物。不挑食，不偏食，多食用粗纤维素食物，如蔬菜、红薯以及水果等，防止便秘。食物要容易消化吸收，不油腻，无刺激性。如2天以上未解大便应采取有效通便措施。

3. 运动指导 一旦出现气胸应绝对卧床休息，避免运动。出院后3~6个月内不要做牵拉动作和扩胸运动，以防再次诱发气胸。平时也应避免过度用力及做屏气动作，可进行太极拳、呼吸操、定量行走等练习，以改善肺功能。

● 照护问答

1. 怎样判断发生了气胸？

答：在用力屏气、持重物或剧烈咳嗽后，突然出现不同程度胸痛、呼吸困难或刺激性咳嗽，照护者要想到高龄老人发生气胸的可能，应及时送患者去医院就诊。X线胸片检查如显示肺纹理消失，肺组织向肺门方向收缩，并见到线状肺压缩的边缘，证明发生了自发性气胸。

2. 高龄老人为何会发生自发性气胸？

答：高龄老人之所以会发生自发性气胸大多与原先患有的基

础性疾病有密切关系,如高龄老人患有慢性支气管炎并发肺气肿、支气管哮喘、尘肺、广泛肺纤维化、肺癌、肺结核空洞、肺脓肿等容易引起气胸。其中尤以原发病为慢性阻塞性肺气肿的占多数,发病诱因多为感染、剧烈咳嗽等所致。

肺 栓 塞

肺动脉栓塞(PE),是指内源性或外源性栓子堵塞肺动脉或其分支引起肺循环障碍的临床和病理生理综合征。其中最主要、最常见的种类为肺动脉血栓栓塞(PTE),还包括其他以肺血栓性栓子栓塞为病因的类型,如脂肪栓塞、空气栓塞、异物栓塞和肿瘤栓塞。肺动脉栓塞后发生肺出血或坏死者称肺梗死。起源于肺动脉原位者称肺动脉血栓形成。

● 典型表现

1. 肺栓塞的常见症状有呼吸困难、胸痛、咯血、惊恐、咳嗽、晕厥及腹痛等。

2. 急性肺栓塞常突发呼吸困难、濒死感、发绀、右心衰竭、低血压、肢端湿冷,见于突然栓塞 2 个肺叶以上的患者,可以有胸痛、咯血及胸膜摩擦音或胸腔积液。

3. 不能解释的呼吸困难,栓塞面积相对较小,是提示无效腔增加的唯一症状。

4. 慢性反复性肺血栓栓塞起病缓慢,发现较晚,主要表现为重症肺动脉高压和右心功能不全。

5. 检查方法

(1)70% 以上的 PE 患者表现为心电图异常。

(2)血管床堵塞 15%~20% 即可出现氧分压下降 .

(3)肺动脉栓塞多在发病后 12~36 小时或数天内出现 X 线改变。

(4)D– 二聚体升高。

（5）超声心动图（UCG）能发现肺动脉栓塞引起的右心改变。

（6）肺动脉造影（PA）：为目前诊断肺动脉栓塞的金标准，直接征象为肺动脉腔内充盈缺损或完全阻断，间接征象为造影剂流动缓慢、局部低灌注、静脉回流延迟等。

● 治疗措施

1. **急性肺动脉栓塞** 目的为帮助患者度过危险期，缓解栓塞所致的心肺功能紊乱，尽可能多地恢复和维持循环血量及组织供氧，并防止复发。病后2天最危险，应严密监护，监测呼吸、心率、血压、静脉压、心电图、血气变化，大面积肺动脉血栓栓塞可收入监护病房。

（1）绝对卧床，避免用力，保持大便通畅。

（2）烦躁、惊恐者可予镇静剂，疼痛者给止痛剂。

（3）发热、咳嗽可予相应的对症处理。

（4）低氧血症者：鼻导管或面罩吸氧，必要时经气管插管行机械通气，尽量避免气管切开。

（5）右心功能不全：使用多巴酚丁胺或多巴胺，维持收缩压在90~100mmHg，尽可能不用或少用洋地黄类药物。

（6）抗休克：休克者可补充液体（避免肺水肿），如仍无效可给多巴胺或阿拉明，如仍然无效者可加用糖皮质激素。

2. **溶栓治疗** 目的是溶解肺动脉内血栓，迅速降低肺动脉压力，改善右心功能；减少或消除对左室舒张功能影响，改善左心功能及心源性休克；改善肺灌注，预防慢性肺动脉高压及远期预后；溶解深静脉血栓，防止反复栓塞。

3. **抗凝治疗** 可防止血栓发展和形成新血栓。

4. **导管疗法** 经静脉导管碎解和抽吸血栓，球囊血管成形术，局部小剂量溶栓。

5. **下腔静脉滤器植入术** 下腔静脉滤器植入后，如无禁忌证宜长期口服华法令，定期复查滤器上有无血栓。

6. **肺动脉血栓摘除术** 适用于经积极的保守治疗无效的紧急

情况。

照护方法

1. 密切观察病情变化 持续多参数监护仪监护，严密观察心率、心律、呼吸、血压、血氧饱和度的变化，专人特别护理，每15~30分钟记录一次。及时准确记录24小时出入量，为医生治疗提供依据。密切观察各种药物的治疗效果及不良反应。

2. 休息与活动 绝对卧床休息，保持大便通畅，避免便秘、咳嗽等，以免增加腹腔压力，影响下肢静脉血液回流。鼓励患者多做床上下肢主动或被动活动，密切观察患肢的皮肤颜色、温度、水肿程度。

3. 呼吸道护理 保持呼吸道通畅，保持病室清洁及有效的温湿度，呼吸平稳后指导患者深呼吸运动，使两肺早日膨胀。

4. 饮食、心理护理 给予低盐、低钠、清淡易消化饮食，少食多餐。照护者要运用语言技巧进行疏导、安慰、解释与鼓励，使高龄老人树立战胜疾病的信心，以最佳的心理状态配合医生治疗。

照护问答

心理护理在肺栓塞患者的治疗中是否有必要？

答：临床工作中，高龄老年肺栓塞患者更容易出现不同程度的精神紧张、恐惧、忧郁或烦躁、易怒等情绪，宜及早采取心理照护措施。

（1）精神紧张、有恐惧心理患者的心理照护：俗话说："良言一句三冬暖，恶语伤人六月寒"，照护者要主动关心患者病情变化，使其消除思想压力，树立战胜疾病的信心。

（2）忧郁型患者的心理照护：照护者针对高龄老人的心理特点应反复进行开导安慰，说明忧则气郁，思则气结，而人体以气机调畅为贵，气行则血行，气机郁结，则易致瘀血阻滞，脉络不通，不利于治疗。

（3）烦躁易怒型患者的心理照护：照护人员要给予耐心说服和安慰，向其讲解怒而伤肝，而肝主疏泄，肝郁气结，则气血运行不畅，同样可以导致瘀血阻滞，脉络不通而加重病情的道理，使其积极配合治疗。

胸腔积液

正常人胸腔内有3~15ml液体，起着润滑作用。胸腔积液是指胸膜腔液体产生与吸收的平衡失调，产生量超过吸收量使胸腔内液体超过正常。胸腔积液的性质可为水、血、乳糜或脓液等。高龄老人胸腔积液与中青年有很大的不同，前者常见于肿瘤、炎症、心力衰竭及低蛋白血症等，并有逐年增高的趋势，而后者则绝大多数为结核性的。

● 典型表现

1. 症状 高龄老人胸腔积液患者症状取决于病因、胸腔积液多少及增长速度。早期因胸膜受刺激而感患侧胸部针刺样疼痛，随呼吸或咳嗽时加重；胸腔积液增多，胸痛减轻，中量以上胸腔积液出现压迫症，出现胸闷、气短、严重者感呼吸困难和心悸以及不明原因的发热和贫血。高龄老人往往症状不典型，容易延误诊疗。

2. 体征 典型体征是患侧胸廓饱满；呼吸运动减弱；叩诊浊音；触觉语颤及呼吸音减弱或消失，气管和心脏向健侧移位。老年肺气肿或肺广泛间质纤维化者体征可不典型。

3. 辅助检查 通过胸水检查、X线胸片、胸腔B超或胸部CT以及胸腔镜检查等能区分渗出液和漏出液，对诊断、治疗有重要意义。根据病情做胸腔积液常规、生化、肿瘤标记物、病原菌（普通菌、结核杆菌）、病理细胞学检查等以鉴别病因。

● 治疗措施

1. 一般治疗 卧床休息，适当加强营养，积极治疗原发病，减轻胸水压迫症状。中量以上积液，伴有明显的压迫症状（如呼吸困难、纵隔移位、心动过速）时行胸腔穿刺抽液，每次抽液量不宜超过1000ml，促使肺膨胀，改善肺功能。

2. 病因治疗 根据胸腔积液的性质来确定病因。漏出液常在纠正病因后可吸收。细菌性胸膜炎积液量少,选择敏感的抗生素后积液自行吸收。结核性胸膜炎患者需要抗结核治疗(常用异烟肼、利福平、吡嗪酰胺、链霉素或乙胺丁醇)加用糖皮质激素以促进胸水吸收及减轻全身中毒症状作用。高龄老人恶性胸腔积液最常见,胸膜转移率高,需查明癌肿部位。如条件许可,可酌情予以局部放、化疗或靶向治疗。

● 照护方法

1. 心理调节 患者应对胸腔积液的性质有一定的了解,恶性胸腔积液的高龄老年患者应消除焦虑情绪,尽可能配合医生,共同来减轻自身痛苦、缓解症状,延长生命期、提高生存质量。结核性胸腔积液患者出院后需继续抗结核治疗,定期门诊复查胸片、B超及肝、肾功能指标。

2. 饮食调理 胸腔积液的患者均需要有足够的营养来补充,以优质蛋白、高维生素、低脂肪饮食为宜,如鱼、肉类、新鲜蔬菜及水果等。积极鼓励患者进食,以增加机体抵抗力。

3. 运动指导 保持舒适安静的环境,减少不良刺激,保证患者充分休息。鼓励患者下床活动,增加肺活量,以防肺功能丧失,但要避免剧烈活动或剧烈咳嗽。

● 照护问答

高龄老人胸腔积液是何病引起的?

答:胸腔积液不是一种疾病,而是一种综合征,很多疾病可以引起胸腔积液。临床上常见的有以下几种:

(1)肿瘤性:以肺癌最常见,其次有胸膜肿瘤如恶性间皮瘤,其他如乳腺癌、胃癌及卵巢癌等肿瘤也可转移引起。

(2)感染性:多为浆液性、化脓性,如结核性胸膜炎或结核性脓胸,亦有真菌或寄生虫如肺吸虫、阿米巴病、丝虫病等感染引起。

(3)漏出液:多见于肝硬化、心力衰竭、肾病等。

(4)风湿性疾病与变态反应疾病:如系统性红斑狼疮、风湿热等。只有根据病史及实验室检查,才能作出正确判断,并正确治疗。

呼吸衰竭

呼吸衰竭是指各种原因引起的肺通气和/或换气功能严重障碍,以致不能进行有效的气体交换,导致缺氧伴(或不伴)二氧化碳(CO_2)潴留,从而引起一系列生理功能和代谢紊乱的临床综合征。临床表现为呼吸困难、发绀等严重表现。临床诊断主要根据动脉血气分析,Ⅰ型呼吸衰竭仅有缺氧,CO_2正常或降低;Ⅱ型呼吸衰竭既有缺氧,又有CO_2潴留。呼吸衰竭在高龄老人中最为常见,尤其见于急、慢性肺部疾病、肺部严重感染的高龄老人,一旦出现呼吸衰竭病情发展迅猛,死亡率极高。

● 典型表现

1. 呼吸困难 是临床最早出现的症状,当血液中还原血红蛋白绝对值超过50g/L,一般就会出现紫绀的体征。当CO_2潴留时,高龄老人会出现头痛、烦躁不安、意识模糊、焦虑、出汗、心率增速、球结膜充血水肿和扑翼样震颤等症状和体征。

2. 精神症状 高龄老人因各脏器的功能减退易发生呼吸衰竭,尤其存在慢性阻塞性肺疾病时,可无咳嗽咳痰或轻微咳嗽咳痰,而烦躁不安、反应迟钝或精神恍惚等神经症状常较为突出。严重者可有消化道出血,肝肾功能损害以及弥漫性血管内凝血等。

3. 辅助检查

(1)动脉血气分析:是诊断呼吸衰竭的必要手段。慢性呼吸衰竭时典型的动脉血气改变是动脉血氧分压(PaO_2)$<60mmHg$,可伴或不伴动脉血二氧化碳分压($PaCO_2$)$>50mmHg$,临床上以伴有$PaCO_2>50mmHg$(Ⅱ型呼吸衰竭)为常见。急性呼吸衰竭的典型改变为PaO_2降低,$PaCO_2$升高,血液酸碱度(pH)升高。

(2)X线胸片:急性呼吸衰竭时早期胸片可无异常,或呈轻度间质改变,表现为边缘模糊的肺纹理增多,继之出现斑片状以至融合成大片状的阴影。后期出现肺间质纤维化的改变。

● 治疗措施

1. 保持呼吸道通畅 是高龄老年呼吸衰竭患者治疗的首要环节,鼓励患者排痰,咳嗽无力者,可用鼻导管接吸引器,吸出潴留的痰液。对病情严重,气管分泌物多,应及时进行气管插管和气管切开。人工气道建立后可做机械通气治疗。

2. 氧疗 Ⅰ型呼吸衰竭治疗的重点是氧疗,解决低氧血症,可以改善肺泡通气,纠正缺氧和排出体内潴留的二氧化碳。急性呼吸衰竭必须及时使用高浓度氧或纯氧以缓解缺氧。

3. 药物敏感试验 高龄老人免疫功能低下易反复发生感染,且不易控制,临床常根据痰菌培养和药敏试验选择广谱高效的抗菌药物,如第三代头孢菌素、氟喹诺酮类、哌拉西林等。

4. 其他 积极纠正酸碱和电解质紊乱,防止休克、心力衰竭、消化道出血及多器官功能衰竭等并发症的发生。

● 照护方法

1. 积极控制原发病 引起呼吸衰竭病因很多,如脑炎、脑外伤、电击伤、药物麻醉或中毒等直接或间接抑制呼吸中枢导致急性呼吸衰竭。而慢性呼吸衰竭常为支气管、肺的慢性疾病引起,如慢阻肺、重症肺结核、尘肺等。所以积极治疗诱发呼吸衰竭的基础疾病,才可避免或减少呼吸衰竭的发生。

2. 心理调节 呼吸衰竭不是一个疾病,而是一个综合征,急性或慢性呼吸衰竭均可引起缺氧和/或伴 CO_2 潴留,是临床上危重患者死亡的一个重要原因。照护者要做好患者心情调理,使高龄老人保持良好的心理状态,以利于提高治疗的效果。

3. 饮食调理 呼吸衰竭患者常因摄入热量不足和呼吸功增加及发热等因素,导致能量消耗增加。常规鼻饲予以高蛋白、高脂防、易消化、低碳水化合物，以及多种维生素和微量元素的饮食，必要时做静脉高营养治疗。

4. **运动指导** 注意休息和保暖，预防感冒。适当锻炼，加强呼吸锻炼，改善肺功能。有条件的可以让高龄老年患者在家吸氧或使用无创机械通气以纠正缺氧和/或 CO_2 潴留，提高生命质量。

照护问答

1. 高龄老人的呼吸衰竭如何预防?

答：高龄老人的呼吸衰竭多为慢性阻塞性肺疾病引起，往往反复发作不断加重，严重影响生活质量。预防高龄老人因慢性阻塞性肺疾病引起呼吸衰竭，关键在于平时应重视慢性呼吸衰竭的康复治疗，如长期氧疗、加强呼吸功能锻炼、增强机体抗病能力，预防呼吸道感染性疾病的发生。此外，饮食上以清淡为主，多吃蔬果，合理搭配膳食，注意营养充足等措施，以减少复发、提高生活质量。

2. 吸氧浓度是否越高越好?

答：并不是吸氧浓度越高越好。氧疗时如果不控制吸氧的浓度和时间，会发生氧中毒，甚至会危及患者生命。氧中毒主要表现有胸骨下不适、疼痛、灼热感，继而出现呼吸增快、恶心、呕吐、烦躁、干咳。吸氧浓度过高或时间过长还可产生肺不张，呼吸道分泌物干燥及呼吸抑制等严重并发症。一般家庭氧疗应给予低浓度、低流量（1~2L/min）给氧，维持 PaO_2 在 8kPa（相当于 60mmHg）即可。建议吸氧的高龄老人每 1~3 个月到门诊随诊一次，观察症状、体征、血红蛋白含量、红细胞计数、红细胞压积以及肺功能检查和血气分析等指标，以避免氧中毒引起的严重不良反应。

第二节　常见心血管系统疾病照护

心血管系统特点

心血管系统是一个封闭的管道系统,由心脏和血管所组成。心脏是动力器官,血管是运输血液的管道。心血管的主要功能通过心脏有节律性收缩与舒张,从静脉抽吸血液并把它推向动脉,维持一定的心输出量和动脉血压,保持全身各组织的血液供应。血液在这个闭合的管道中按照一定的方向不停地循环流动,称为血液循环。血液循环是机体生存最重要的生理机能之一,在人体生命活动中起着重要的作用。随着年龄的增长,循环系统的生理功能逐渐减退,对人体健康的影响逐年增加。高龄老人患心血管系统疾病常有心悸、胸闷、胸痛、气促、水肿等症状,常见的心血管系统疾病主要有高血压、冠心病、心功能不全及心脏传导系统疾病等。如不及时积极治疗,会严重影响高龄老人的身心健康和生活质量。

● 典型表现

随着年龄的增加,老年人器官的形态结构和生理功能都会发生巨大的变化,高龄老人心血管的机能明显衰退,典型的表现有:

1. 心血管的形态结构改变　表现为:心脏和其他器官一样,其功能在不断地减退,主要原因有心肌萎缩、纤维组织增多等,70岁以上的老年人中有44%的老人心肌纤维化,使心脏收缩力减弱,心脏的适应能力和代偿能力明显降低;心脏瓣膜钙化和纤维化,致使瓣膜口肥厚、瓣环扩大,导致瓣膜闭锁不全,影响心脏的射血功能；另外，心脏传导系统内的特殊心肌细胞减少，起搏能力下降，常出现心率减慢，传导阻滞、异位节律等心律失常；再者是冠状动脉粥样硬化，供血不足，冠心病发病率提高，心绞痛发病率在80~90岁高龄人群中为38.4%。由于动脉血管硬化，导致外周阻力增加，血压升高。若血管硬化以小动脉为主，其血压表现为收缩压和舒张压均升高；若大动脉硬化，其弹性减弱时，则收缩压升高，舒张压下降，脉压增大。

2. **心血管生理功能的改变** 表现为：心脏的结构改变均能导致心功能的减退，老年人的心输出量平均每年减少0.75%~1.0%，70岁老年人的心脏潜力只有40岁中年人的50%，高龄老人的心脏潜力则更低。在一般情况下，老年人的心脏功能尚能维持基本需要，但遇到紧急情况，如心肌梗死、各种感染等，心脏常因不能应付突然变化，易出现心功能不全。此外，老年人的血管变化主要是动脉粥样硬化，70岁以上老年人中60%患有动脉粥样硬化。由于动脉血管硬化，导致外周阻力增加，血压升高，65岁老年人中65%患有高血压，75岁老年人中75%患有高血压，85岁高龄老人几乎90%都患有高血压，其中50%是收缩期高血压。由于不少高龄老人多合并一种或多种心血管疾病及其他系统疾病，临床表现常常不典型，容易延误诊治。

● 照护方法

1. **一般照护** 高龄老人的心血管功能和心脏潜力均较低，在一般情况下，老年人的心脏功能尚能维持基本需要，但遇到紧急情况，心脏常因不能应付突然变化失代偿，易出现心功能不全。在流感流行季节或气候骤变情况下，要减少外出，出门应戴口罩并适当增添衣服，应尽量少去人群密集场所，避免呼吸道感染。避免情绪波动，“大喜和大悲”对高龄老人都是不利的。

2. **膳食指导** 高龄老人饮食应注意低盐、低脂、高蛋白、高维生素和限制动物脂肪与胆固醇的摄入为基本原则。高龄老人除摄入谷物蛋白质外，还应给予牛奶、瘦肉、鱼类等食品，也要多食用蔬菜、水果,以补充维生素和保持体内电解质平衡,保持大便通畅。老人平时的饮食要适当注意“近三黑远三白”,盐的摄入每日不超过6g,最好是5g以下。高龄老人应根据个人情况,采用动静结合方法改善心脏功能,做一些力所能及的体育运动。运动方式主要为散步、医疗体操、太极拳等。

3. **疾病照护** 高龄老人应根据心血管疾病的病因进行治疗和护理,对病因已明确者积极治疗病因,可收到良好效果。不能明确病因者可依据解剖病变和病理生理进行积极治疗和护理。在康复治疗中也要注意心理康复,解除老人的思想顾虑,对高龄老人的生活安排提出建议,心功能恢复的老人要注意劳逸结合和生活规律。

● 照护问答

高龄老人如何正确服用他汀类降脂药物?

答:大量循证医学证据表明,降脂治疗可显著降低心血管疾病所致的死亡和相关事件,高龄老人在服用他汀类药物时需要采用低剂量原则。综合考虑合并用药及肝肾功能状况,如胺碘酮和维拉帕米会增加他汀类药物不良反应的风险。如有甲状腺功能减退,对他汀类药物的耐受性更差。服药1~2周及时检测肝肾功能及肌酸激酶,合理调整他汀类药物的用量。酒精和西柚汁可能增加他汀类药物不良反应的风险,服药期间尽量避免饮用。服药4周后复查血脂,如低密度脂蛋白胆固醇降到1mmol/L,需减少他汀类降脂药物的剂量。

心 悸

心悸是一种自觉心脏跳动不适感或心慌感,当心率加快时感到心脏跳动不适,心率缓慢时则感到搏动有力。心悸时心率可快、可慢,也可有心律失常。此外,心率和心律正常者亦可有心悸。心悸是高龄老人常见的一种临床症状,应该引起重视。

典型表现

1. **心脏搏动增强** 心脏搏动增强引起的心悸,可分为生理性或病理性。生理性见于高龄老人运动后或精神过度紧张时;饮酒、喝浓茶或咖啡后;应用某些特殊的药物(肾上腺素、麻黄碱、咖啡因、阿托品、甲状腺素片等);病理性见于各种病因(高血压心脏病、主动脉瓣关闭不全、二尖瓣关闭不全、动脉导管未闭、室间隔缺损等)引起的心室肥大。另外,甲状腺功能亢进、贫血、发热、低血糖、嗜铬细胞瘤等也会伴有心悸。

2. **心律失常** 高龄老人绝大部分心律失常均有心悸表现,常见的心律失常有心动过速、心动过缓、期前收缩、心房扑动和心房颤动等。

3. **心力衰竭** 各种原因引起的心力衰竭均可出现心悸,常伴胸闷、呼吸困难、咳嗽、水肿等症状。

4. **β 受体亢进综合征** 易在紧张时发生,表现为心悸、心动过速、胸闷、头晕,心电图可有窦性心动过速、轻度 ST 段下移及 T 波平坦或倒置。采用普萘洛尔试验心电图改变可恢复正常。

治疗措施

1. **偶发心悸** 高龄老人出现短瞬间心跳不适感或短阵心慌,仅几秒即消失,如偶尔出现则多无大碍,可能为持续几次早搏形成的,多不必担心,也无须处理。

2. **频繁反复发作的心悸** 高龄老人每天反复发作多次心跳不适感或短阵心慌,应尽早到心内科专科门诊就诊,确定病因。频繁发作的早搏,可在心内科医生指导下服药治疗,可服用琥珀酸美托洛尔片 23.5~47.5mg,每日一次。或者服用普罗帕酮片 150~200mg,每 8 小时一次。

3. **严重心律失常** 严重器质性病变或合并可致命性心律失常(室性心动过速、心室扑动、心室颤动、高度房室传导阻滞等),常伴有头晕、视物黑蒙或突发意识不清、抽搐等表现,甚至危及生命,应立即到心内科就诊,并听从专科医生建议住院治疗。出院后在医生指导下继续规范服药及门诊复诊随访。

● 照护方法

1. **祛除诱发因素** 高龄老人应该避免剧烈运动及精神高度紧张,不饮酒,不喝浓茶或咖啡。必须应用某些特殊的药物(如肾上腺素、麻黄碱、咖啡因、阿托品、甲状腺素片等)时,应在医生的指导下减少服药剂量、更换药物或增加拮抗药物。

2. **膳食调理** 高龄老人进食应清淡,增加水果及蔬菜等富含营养且容易消化的食物。保持低盐、低脂肪膳食。少食多餐,避免过饱。忌食辛辣刺激性食品。

3. **运动指导** 高龄老人应合理选择锻炼活动,如先慢步走再快步走、太极拳等。适量控制运动幅度及时间,每周运动5次、每次30分钟较好,可以增加肺脏通气量及氧气摄入,改善心肺功能,增强体质。

4. **心理护理** 照护者应向高龄老人说明一般心悸并不影响心功能,以免因焦虑紧张导致交感神经兴奋,使心率加快,心搏增强和心律变化而加重心悸。帮助患者进行自我情绪调节,改善睡眠。尽量避免进食刺激性食物和饮料。

● 照护问答

1. 怎样观察高龄老人心律、心率的变化?

答:照护者在观察高龄老人心率的变化时,通常一次观察时间不少于1分钟。对心律失常引起心悸的患者,应测量心率、血压,必要时进行血压监护、心电图及24小时动态心电图检查。高龄老人可在医生的指导下学习自摸桡动脉搏动观察心率及心律变化,记录发作时的时间及不适感觉,反馈给医生,有助于合理制定诊疗方案。

2. 心律失常是否都要严密观察病情?

答:普通心律失常一般不需要严密观察病情,对严重心律失常引起心悸的高龄老人应让其卧床休息,进行心电监护。如出现呼吸困难、发热、胸痛、晕厥、抽搐等,应警惕心功能不全、心绞痛、急性呼吸道感染及其他心脑血管疾病,照护者应立即送患者去附近医院检查和治疗。

原发性高血压

高血压是以体循环动脉压增高为主要表现的心血管综合征，可分为原发性高血压和继发性高血压。高血压定义为未使用降压药物的情况下收缩压≥ 140mmHg 和 / 或舒张压≥ 90mmHg。原发性高血压又称高血压病，其病因尚未明确，占高血压患者总数 90% 左右。继发性高血压病因明确，如果及时治愈原发病，可使血压不再升高，如慢性肾炎、颅脑病变、原发性醛固酮增多症等。

高血压是高龄老人的常见病、多发病，由于长期、持续的血压增高会增加心脏的工作负荷，为了增加收缩力，左心室开始肥大，心脏的耗氧量和工作负荷也随之增大。当心肌肥大不再能够维持足够的心排出量时，心脏扩张和心力衰竭就有可能发生。高血压促进了冠状动脉粥样硬化，通过降低心肌血流量进行代偿导致心绞痛或者心肌梗死的发生。高血压同样也会引起血管的损伤，加速冠状动脉粥样硬化和靶器官的损害，例如，视网膜病损、肾功能衰竭、脑卒中、主动脉瘤以及主动脉夹层形成等。因此，高龄老人患高血压也应该积极干预和及时予以药物治疗，把血压控制在一定的范围内（表 2-1）。

表 2-1 血压的水平分类（单位：mmHg）

类别	收缩压	舒张压
正常血压	＜ 120 和	＜ 80
血压高值	120~139 和 / 或	80~89
高血压	≥ 140 和 / 或	≥ 90
1 级高血压（轻度）	140~159 和 / 或	90~99
2 级高血压（中度）	160~179 和 / 或	100~109
3 级高血压（重度）	≥ 180 和 / 或	≥ 110
单纯收缩期高血压	≥ 140 和	＜ 90

● 典型表现

1. **常见症状** 高血压大多起病缓慢,无典型临床表现,仅在测量血压或发生心、脑、肾等并发症时发现血压增高。常见症状有头晕、头痛、颈部板紧、疲劳和心悸等。

2. **高血压急症** 指原发性或继发性高血压者,在某些诱发因素作用下,血压突然明显升高超过 180/120mmHg,伴有进行性心、脑、肾等重要靶器官功能不全的表现。包括高血压脑病、脑出血、蛛网膜下腔出血、脑梗死、急性心力衰竭、急性冠脉综合征、主动脉夹层、子痫、急性肾小球肾炎等。临床表现主要有剧烈头痛、视力模糊、眼底出血和渗出、恶心及呕吐等。

3. **高血压亚急症** 指血压明显升高但不伴严重临床症状及进行性靶器官损害。患者可有血压明显升高引发的症状,如头晕、头痛、胸闷、鼻出血和烦躁不安等。

● 治疗措施

1. **生活方式干预治疗** 包括:①减轻体重:将体重指数(MBI)尽可能控制在$< 24kg/m^2$。② 减少钠盐摄入:每人每天食盐< 6g 为宜。③ 补充钾盐:每天吃新鲜蔬菜和水果。④ 减少脂肪摄入:少吃或不吃肥肉和动物内脏。⑤ 戒烟限酒。⑥ 增加运动:每周有氧运动 5 次以上,每次持续 30 分钟以上。⑦ 减轻精神压力,保持心态平衡。⑧ 叶酸:叶酸缺乏时可补充叶酸制剂。

2. **药物治疗** 对于高血压病 2 级(收缩压≥ 160mmHg 和 / 或舒张压≥ 100mmHg)、高血压合并糖尿病、高血压伴心脑肾靶器官损害或并发症者、改善生活方式血压仍不能有效控制者,尤其是高血压危险分层为高危和很高危者必须使用降压药物强化治疗。对于糖代谢、脂代谢、尿酸代谢等多重危险因素应积极控制。降压药物应用的基本原则:开始可小剂量,逐步增加剂量;优先选择长效制剂,每天服药 1 次并可有效持续 24 小时控制血压,减少血压波动;联合用药,对于高血压病 2 级以上者可采用两种或两种以上降压药物联合治疗。

（1）利尿剂：有噻嗪类、袢利尿剂和保钾利尿剂三类，常用药物有双氢克尿噻、氨苯碟啶、呋塞米、吲达帕胺等，通过排钠减少细胞外容量降压，痛风者禁用。肾功能不全患者慎用保钾利尿剂。

（2）β 受体阻滞剂：有选择性 β_1、非选择性 β_1 与 β_2 和兼有 α 受体拮抗剂三类。常用药物有美托洛尔、阿替洛尔、比索洛尔、卡维地洛等，通过抑制中枢和周围肾素—血管紧张素—醛固酮系统，抑制心肌收缩力和减慢心率发挥降压的作用。

（3）钙拮抗剂：常用药物有硝苯地平控释剂、非洛地平缓释剂、氨氯地平、维拉帕米缓释剂、地尔硫卓等。钙拮抗剂分为二氢吡啶类及非二氢吡啶类，有长效及短效制剂之分。通过阻滞电压依赖 L 型钙通道，减少细胞内钙离子浓度，减弱兴奋—收缩偶联，降低阻力血管的收缩反应而达到降压的目的。

（4）血管紧张素转换酶抑制剂：目前有依那普利、贝那普利、培哚普利等，通过抑制循环和组织血管紧张素转换酶，使血管紧张素转换酶 II 生成减少，同时抑制激肽酶降压。尤其适用于合并心力衰竭、心肌梗死、糖尿病肾病的高龄老年患者。

（5）血管紧张素Ⅱ受体拮抗剂：常用药物有氯沙坦、替米沙坦、缬沙坦、奥美沙坦等，通过阻滞组织的血管紧张素Ⅱ受体亚型 AT1，可有效阻断血管紧张素Ⅱ的血管收缩、水钠潴留而降压。

（6）其他降压药物：非一线主要降压药物，不良反应较多，如交感神经抑制剂：利血平、可乐定等。α_1 受体阻滞剂：哌唑嗪、特拉唑嗪等。

● 照护方法

1. 充足的休息与睡眠 保证高龄老人每天的睡眠时间不少于 7 小时，中午安排午休时间。适当的休息和充分的睡眠对降低血压都有好处。血压较高、症状明显或伴有脏器损害表现者应充分休息。保持高龄老人居室安静、光线柔和，尽量减少声光的刺激。

2. 生活规律、情绪稳定 保证高龄老人生活起居有规律，不宜过度劳累，避免看情节恐怖、紧张的电视、电影。保持老年人情绪的稳定，避免老年人情绪激动及过度紧张、焦虑。同时，高龄老人心理脆弱，易将高血压与脑卒中、心肌梗死等联系在一起，心情易处于低落的状态。因此，照护者应该针对高龄老人的心理状态，予以必要的解释和安慰。

3. **饮食指导** 高龄高血压病患者要坚持低钠、低脂、低胆固醇饮食，这样能使血压下降，并可增加利尿剂（治高血压的药物）的降压效果和减少利尿剂引起的低钾反应。

4. **运动管理** 老年人可适当进行散步、慢跑、骑自行车等有氧运动，注意劳逸结合，避免时间过长的剧烈运动。

5. **老年高血压降压目标** 根据《中国高血压基层管理指南（2017版）》推荐降压目标为：收缩压＜140mmHg且舒张压＜90mmHg；≥80岁且未合并糖尿病或慢性肾病的患者目标收缩压＜150mmHg且舒张压＜90mmHg。

6. **坚持服药** 老年高血压患者应在医生指导下坚持“终身服药”。照护者需要督促老年人遵医嘱按时服药，不可根据自己的感觉来增减药物，需要增减药物剂量或更换药物必须在医生的指导下进行，以免发生意外。

● 照护问答

1. 高龄老人如何进行血压监测?

答：高龄老人的血压监测宜安排在每日早晚两次并记录，清晨未起床活动前、晚上睡觉静卧15分钟以上。测量血压应在固定条件下测量，同一血压计，同一侧肢体。测量部位通常选右上臂测量，以减少误差。运动后应将测量时间推至休息30分钟以后。若测量血压高于160mmHg/100mmHg，应及时就诊，进行必要的处理。

2. 如何预防高龄老人血压波动过大?

答：平时应注意避免引起血压剧变的因素，如不要让高龄老人参加易引起精神高度兴奋的活动；在冬天要注意保暖，以避免寒风侵袭引起血管突然收缩；劝导老年人戒烟，因烟中的尼古丁可导致血管痉挛；预防老年人发生便秘，因便秘会造成患者排便用力，易使血压升高。预防直立性低血压（某些降压药物会有些不良反应）的发生，如患者出现头昏、眼花、恶心、眩晕、昏厥等临床表现。预防方法是老年人要避免久站不动、突然下蹲或做头部朝下的动作以及避免站立穿衣及拿重物。改变姿势时照护者应该指导老年人动作要缓慢。另外，为老年人淋浴时水温不宜过高。一旦发生低血压要让老年人立即平卧，抬高脚部，一般可得到缓解。要注意观察患者有无呼吸困难、咳嗽、咳泡沫痰、突然胸骨疼痛等伴随表现，尤其注意观察有无头痛、头晕、恶心、呕吐、视物模糊、肢体麻木等情况，警惕高血压危象的发生。

血脂异常

血脂异常是指血清中胆固醇（CH）、（TG）、低密度脂蛋白胆固醇（LDL-C）升高，高密度脂蛋白胆固醇（HDL-C）水平降低，高龄老人以低密度脂蛋白胆固醇或三酰甘油升高为特点的血脂异常较为常见，血脂异常是动脉粥样硬化性心血管疾病重要的危险因素。防治血脂异常对降低心脑血管病的发病率、致残率、死亡率，提高生活质量，延长寿命有重要意义。

● 典型表现

1. **高胆固醇血症** 这是与高龄老人动脉粥样硬化密切相关的一种疾病，表现为 LDL-C 增高。由于细胞表面 LDL 受体数减少，引起 LDL 的血浆清除率下降，导致其在血液中堆积。LDL 是胆固醇的主要载体，所以高龄老人血浆胆固醇水平升高，易并发冠心病。本型多见于家族性高胆固醇血症，少数继发于甲状腺机能低下。

2. **高脂血症** 这是一种因极低密度脂蛋白（VLDL）向 LDL 的不完全转化而产生的一种异常脂蛋白疾病。这种异常升高的脂蛋白称为异常的 LDL，异常的 LDL 比正常型 LDL 含高得多的三酰甘油。本病常见于家族性或见于未控制的糖尿病，易并发冠心病、胰腺炎。

3. 混合型高脂血症 最主要特征是VLDL升高,VLDL是肝内合成三酰甘油和胆固醇的主要载体,因此可引起三酰甘油升高,也可引起胆固醇水平的升高。本症好发于有肥胖、糖尿病或高尿酸血症,但无黄瘤的高龄老人。

4. 低高密度脂蛋白胆固醇血症 高密度脂蛋白(HDL)颗粒最小,密度最高,主要功能是将外周组织包括动脉壁内的胆固醇转运到肝脏进行代谢(胆固醇的逆转运),是HDL抗动脉粥样硬化作用的主要机制。HDL低是动脉粥样硬化和早发冠心病风险的强烈预测因子。

● 治疗措施

1. 生活方式改善

(1)膳食控制:不吃动物脂肪与内脏、甜食及淀粉类,补充植物固醇和可溶性膳食纤维,多吃蔬菜水果以及鱼类等。

(2)体育运动:根据高龄老人的体能和病情,每周坚持做有氧运动,控制体重,保持合适的体质指数。

(3)其他:戒烟、限盐、限制饮酒。

2. 药物治疗 药物治疗的原则是根据动脉粥样硬化性心血管疾病(ASCVD)危险程度决定干预策略,将降低LDL-C作为首要干预靶点,调脂治疗首选他汀类药物。

(1)他汀类药物:大量循证医学证据表明他汀类药物能显著降低心血管事件风险,适应证为高胆固醇血症和以胆固醇升高为主的混合性高脂血症。不良反应较轻,少数患者出现腹痛、便秘、失眠、丙氨酸氨基转移酶升高、肌肉疼痛、血清肌酸激酶升高,极少数严重者横纹肌溶解而致急性肾衰竭。若TC水平不能达标,联合使用依折麦布,可获得安全有效的调脂效果。

(2)其他:严重高TG者可服用贝特类、高纯度鱼油或烟酸等,对于低HDL-C血症的患者应重视控制饮食和改善生活方式。

● 照护方法

1. 就医指导 定期检测血脂等,做到早诊早治,一旦发现血脂升高,选择合理的调脂药物。

2. **生活指导** 饮食宜限制总热量,保持低脂、低胆固醇、高纤维膳食。改变各种不良生活习惯,禁烟限酒。

3. **心理指导** 避免精神紧张,合理安排生活,生活规律、有序,注意劳逸结合。

4. **运动指导** 根据高龄老人的实际情况适当增加运动量,控制体重,避免肥胖。罹患或合并其他疾病时,应根据病因选择运动方式,做一些力所能及的体力活动和体育锻炼。

照护问答

调整血脂水平能否改善冠心病的进程?

答:降低血清中总胆固醇(TC)、低密度脂蛋白胆固醇(LDL-C)或TG水平,能预防和逆转动脉粥样硬化病变的发生与发展。通过冠状动脉造影证实,随血脂水平的改善,冠状动脉粥样硬化病变进展速度减慢或停止,心血管病变的发生率都明显减少,甚至可见已形成的动脉粥样硬化的病变减轻。某些研究发现随血脂代谢的改善,临床上可见一些诸如不稳定心绞痛、急性心肌梗死等冠状事件的发生风险显著降低,以及经皮冠状动脉介入治疗(PCI)及冠状动脉旁路移植(CABG)的比例明显下降。其机制可能与冠状动脉及细胞功能改善以及使一些受损的富含脂质的动脉粥样硬化斑块趋于稳定有关。

心律失常

心律失常是指心脏冲动的频率、节律、起源部位、传导阻速度或激动次序的异常,可见于生理情况,更多见于病理状态。心律失常是高龄老人的常见病和多发病,严重的心律失常可危及生命。

典型表现

1. **期前收缩** 在高龄老年人中比较常见,一般无症状或仅有心悸、头晕。频发室性期前收缩时患者感心悸、心前区不适、乏力、气短等。此外,期前收缩而出现心绞痛。

2. 心动过速 可突然感到心悸,心率明显增快。发作可持续数秒、数分钟、数小时甚至数日,伴有恐惧、不安。如果心率超过200次/分时,可出现因心脏排血不足导致的血压下降、头晕、恶心、呕吐、心绞痛、昏厥或心力衰竭,甚至出现阿—斯综合征及猝死。

3. 严重的心动过缓或停搏 可有短暂意识丧失、昏厥、抽搐等阿—斯综合征表现。

4. 房室传导阻滞 I度房室传导阻滞很少有症状。II度房室传导阻滞时,可有心脏停跳或心悸,心室率缓慢时可有头昏、乏力、易疲倦,过度劳累或活动后气促,甚至短暂意识丧失。III度房室传导阻滞时,随时可发生黑蒙、晕厥。

5. 室扑和室颤 常有神志不清,无脉搏,如不及时抢救,往往立即死亡。

6. 辅助检查 静息及长程心电图是检测各种心律失常的主要手段,食道电生理检查也可以协助诊治,最明确有效的是腔内电生理检查。

● 治疗措施

1. 窦性心动过速

(1)镇静剂:主要用于确有心悸及交感神经兴奋者。

(2)β受体阻滞剂:用于镇静治疗无效者。

2. 窦性心动过缓 无症状者可不必治疗,关键是治疗原发病。必要时可对症治疗,提高心率。

3. 病态窦房结综合征

(1)有阿—斯综合征反复发作者,应安装人工心脏起搏器。

(2)对于明显窦性心动过缓伴脏器供血不足者可用阿托品、麻黄素提高心率。

(3)心动过缓、心动过速综合征患者发作心动过速时,单独应用抗心律失常药物治疗,可能加重心动过缓。应用起搏治疗后,患者仍有心动过速发作,可同时应用抗心律失常药物。

4. **期前收缩**

（1）偶发期前收缩一般不必治疗。

（2）无器质性心脏病时频发期前收缩且有自觉症状时，可给予少量镇静剂。

（3）有器质性心脏病时频发室性期前收缩可选用美西律、普罗帕酮或胺碘酮等。

（4）频发室性期前收缩引起的严重血液动力学障碍，可采用静脉给药，如利多卡因、胺碘酮静脉注射。

（5）洋地黄中毒所致的室性期前收缩除停用洋地黄外，首选钾盐和苯妥英钠。

（6）急性心肌梗死所致室性期前收缩，首选利多卡因。

（7）低血钾症致期前收缩者，首选氯化钾。

（8）心动过缓而出现期前收缩者给予阿托品治疗等。

5. **阵发性室上性心动过速**　机械刺激迷走神经（如 Valsalva 动作、诱导恶心等）不能终止发作者选用药物治疗。

（1）腺苷：6~12mg 快速注射。

（2）维拉帕米：每次 5mg，稀释后静脉注射。

（3）普罗帕酮：每次 70mg，稀释后静脉注射。

（4）胺碘酮：75mg 稀释后静脉注射。

（5）洋地黄：如西地兰，稀释后缓慢静脉注射。

（6）伴有洋地黄中毒者应停用洋地黄，口服氯化钾或用苯妥英钠治疗。

6. **房室传导阻滞**

（1）未出现明显心排量不足表现，根据病因可选用药物治疗。

（2）对于完全性房室传导阻滞，室率极慢或反复阿—斯综合征发作者应安装永久性人工心脏起搏器。

7. **预激综合征**　预激综合征合并正向房室折返性心动过速时，治疗可参照房室结内折返性心动过速（洋地黄不可单独应用）。并发心房扑动或心房颤动且伴有晕厥或低血压，应立即电复律。药物宜选用延长房室旁路不应期的药物,如普鲁卡因胺、胺碘酮等。经导管射频消融术可作为根治预激综合征室上性心动过速发作的首选。

● 照护方法

1. 去除病因 如能明确病因,应去除诱因,积极治疗原发疾病;注意纠正触发或伴随因素,如低血压、低血钾、低血镁和心力衰竭等。

2. 用药指导 根据心律失常类型选择药物,注意所有抗心律失常药物均可致心律失常和其他不良反应,应避免过多或不必要的抗心律失常药应用。

3. 生活指导 注意劳逸结合,避免过劳和情绪激动等,避免浓茶、咖啡以及吸烟、饮酒等。

● 照护问答

哪些因素可引起心律失常?

答:引起心律失常的常见因素有:

(1)过分疲劳、喝浓茶、烟酒刺激、情绪激动等,可引发心律失常。

(2)某些疾病,如风湿性心脏病、冠心病、肺心病、高血压性心脏病、先天性心脏病、心肌炎后遗症等,常诱发或伴有心律失常。

(3)某些药物,如洋地黄、奎尼丁、锑剂、氯化喹啉、灭虫宁、安眠药中毒等均可引起心律失常。

(4)其他:如血钾异常、酸中毒等严重电解质与酸碱平衡失调;代谢性疾病:如甲状腺功能亢进等可引起心动过速或心房颤动等心律失常。

心 绞 痛

心绞痛是一种在冠状动脉粥样硬化导致管腔狭窄的基础上,由于心肌负荷增加引起心肌急剧的暂时的缺血与缺氧的临床综合征，临床可分为稳定型心绞痛和不稳定型心绞痛，不稳定型心绞痛如病情进展可演变成急性心肌梗死。

● 典型表现

1. **发作诱因** 劳累或情绪激动为常见诱因，饱食、寒冷、吸烟、心动过速、休克等也可诱发。

2. **疼痛性质** 疼痛多位于胸骨体之后中上段，可波及心前区，手掌范围大小，也可放射至左肩背部、左臂内侧达无名指和小指，或至颈部。性质为压迫、发闷或紧缩感，偶有濒死感，持续约 3~5 分钟，一般不超过半小时，含服硝酸甘油后可迅速缓解。当疼痛发作加重，时限延长，发作频率增加，药物效果不佳时要考虑为不稳定型心绞痛。

3. **其他** 发作时可有心率增快，血压升高，焦虑不安，心尖区可闻第三或第四心音奔马律。

4. **辅助检查**

（1）心电图表现：缺血型 ST 段呈水平型或下斜型压低 > 0.05mV，T 波倒置或较原来加深，并可出现各种心律失常。

（2）X 线检查：胸片有时可见心影增大，肺瘀血。

（3）超声心动图：节段性室壁运动减弱或消失。

（4）放射性核素检查：^{201}TI 心肌灌注显像可呈现一时性心肌显像缺损或稀疏缺血区。

（5）选择性冠脉造影：一支或一支以上主要冠状动脉直径狭窄 $\geqslant 70\%$。

● 治疗措施

1. **一般处理** 心绞痛发作时可嘱高龄老人立即停止活动，安静休息，必要时可吸氧。

2. **药物治疗**

（1）改善心肌缺血、减轻症状的药物：

① 硝酸酯类：心绞痛急性发作时立即用硝酸甘油片 0.3~0.6mg 舌下含服或二硝酸异山梨酯 5~10mg 舌下含服。长效

制剂单硝酸异山梨酯缓释片 40~60mg,每日 1 次口服。

② β 受体阻滞剂：酒石酸美托洛尔 25~50mg,每日 2 次 口服,或琥珀酸美托洛尔 23.75~47.5mg,每日 1 次口服。

③ 钙离子抗剂：地尔硫卓 30~60mg,每日 3 次,或长效制剂 90mg,每日 1 次口服。

④ 其他药物：曲美他嗪 20mg,每日 3 次；尼可地尔 2mg,每日 3 次；中药如麝香保心丸、冠心苏合香丸等。

(2)预防心肌梗死,改善预后的药物：

① 抗血小板药物：环氧化酶抑制剂：阿司匹林通过抑制环氧化酶活性阻断血栓素 A2 的合成,达到抗血小板聚集的作用,75~150mg,每日 1 次。P_2Y_{12} 受体拮抗剂：通过阻断血小板的 P_2Y_{12} 受体抑制二磷酸腺苷(ADP)诱导的血小板活化,达到抗血小板聚集的作用,有氯吡格雷和替格瑞洛。主要用于支架植入后联合阿司匹林双抗血小板,或者阿司匹林有禁忌证的患者,维持剂量氯吡格雷 75mg,每日 1 次,替格瑞洛 90mg,每日 2 次。

② 降低低密度脂蛋白胆固醇的药物：他汀类为首选降脂药物。常用的有普伐他汀钠 20~40mg,每晚 1 次。辛伐他汀 20~40mg,每晚 1 次。阿托伐他汀 10~80mg,每日 1 次。瑞舒伐他汀 5~20mg,每晚 1 次。

③ 血管紧张素转换酶抑制剂(ACEI)或血管紧张素受体阻滞剂(ARB)：可以显著降低冠心病患者的心血管死亡、非致死性心肌梗死等主要终点事件的相对危险性。常用药物有,依那普利 5~10mg,每日 1 次。贝那普利 10~20mg,每日 1 次。ACEI 不能耐受可使用 ARB 类药物,替米沙坦 40~80mg,每日 1 次。厄贝沙坦 75~150mg,每日 1 次。

3. 血运重建治疗 有经皮冠状动脉介入治疗(PCI)、冠脉旁路移植术(CABG)。PCI 或 CABG 的选择需要根据冠状动脉病变的情况和患者对开胸手术的耐受程度及患者的意愿等综合考虑。

● 照护方法

1. **自我预防** 定期做体检，有症状及时去医院检查，做到早诊断早治疗。外出应随身带好急救药品，如硝酸甘油、保心丸等。避免过度劳累、情绪激动、受寒等有害刺激。改变各种不良生活习惯，保持大便通畅，避免用力，禁烟限酒等。

2. **饮食指导** 饮食方面应多食新鲜蔬菜水果，避免高脂肪、高盐食品。

3. **运动指导** 病情稳定后可参与力所能及体力活动，但不宜做剧烈运动，提倡散步、走路、慢跑、勤翻身等。

● 照护问答

1. 稳定型心绞痛和不稳定型心绞痛有什么区别？

答：稳定型心绞痛是在冠状动脉固定性严重狭窄的基础上，患者在劳累、激动、受寒、饱餐时，由于心肌负荷的增加，引起心肌急剧、暂时的缺血缺氧而发生阵发性的前胸和胸骨后压榨性疼痛或憋闷感，可放射至左肩背部和左上肢，常持续数分钟，经休息或用硝酸酯类药物后可以缓解。不稳定型心绞痛是指原先为稳定型心绞痛，在1个月内疼痛发作的频率增加，程度加重时间延长，轻微诱因就可以诱发，硝酸酯类药物效果不好，或者1个月之内新发生的心绞痛。此外，休息状态下发作的心绞痛都是不稳定型心绞痛。

2. 硝酸酯类药物为何能缓解心绞痛？

答：此类药物除能扩张冠状动脉，增加冠脉血流量外，还通过对外周血管的扩张作用，减少静脉回流至心脏的血量，降低心室容量、心腔内压、心排血量和血压，减低心脏的前后负荷和心肌的需氧，纠正心肌氧的供需失衡，从而达到缓解心绞痛的目的。

冠心病

冠状动脉粥样硬化性心脏病是冠状动脉粥样硬化引起管腔狭窄或闭塞，导致心肌缺血、缺氧而引起的心脏病，简称冠心病。重要的易患因素是高龄、高脂血症、高血压、吸烟和糖尿病等。近年来还发现血小板功能亢进，聚集率增加形成血栓，增加冠状动脉的通透力，使冠状血管痉挛，损伤血管壁，促使血管壁平滑肌细胞增生从而导致冠状动脉粥样硬化。

● 典型表现

1. **慢性心肌缺血综合征**　包括稳定型心绞痛、隐匿型冠心病、缺血性心肌病。稳定型心绞痛是在冠状动脉固定性严重狭窄的基础上，患者在劳累、激动、受寒、饱餐时，由于心肌负荷的增加，引起心肌急剧、暂时的缺血缺氧而发生阵发性的前胸和胸骨后压榨性疼痛或憋闷感，可放射至左肩背部和左上肢，常持续数分钟，经休息或用硝酸酯类药物后可以缓解。隐匿型冠心病无临床症状，但有心肌缺血的心电图改变，心肌无组织形态改变。缺血性心肌病可表现为心绞痛、心力衰竭、心律失常、血栓和栓塞等，常见症状为胸痛、胸闷、呼吸困难、气促和心悸等。

2. **急性冠脉综合征**　包括 ST 段抬高型心肌梗死（STEMI）、非 ST 段抬高型心肌梗死（NSTEMI）及不稳定型心绞痛（UA）。胸部不适的性质与典型稳定型心绞痛相似，通常程度更重，持续时间更长，可达数十分钟。胸痛可在休息时发生，可伴有放射痛，放射到左肩左上臂，可伴有出汗、恶心、呕吐、心悸或呼吸困难。严重可伴有濒死恐惧感。

● 治疗措施

冠心病中的不稳定型心绞痛和非 ST 段抬高型心肌梗死是具有潜在危险的严重疾病，治疗的主要目的就是即刻缓解心肌缺血和预防严重不良反应后果，其治疗包括抗缺血治疗、抗栓治疗和根据危险程度分层进行有创治疗。

1. **一般治疗**　卧床休息，消除紧张情绪和顾虑，保持环境安静，检测血氧饱和度（SaO_2），有缺氧表现给予吸氧，维持 $SaO_2 > 90\%$。

2. **药物治疗**

（1）控制易患因子：高龄老人往往存在多种内科疾病，对超重者应严格控制热量；糖尿病患者应将血糖控制在正常范围内，有血胆固醇增高则控制胆固醇；如有高血压应用降压药治疗。

（2）发作时的治疗：发作时立刻休息，停止一切活动，同时舌下含服硝酸甘油片 0.3~0.6 mg 或硝酸异山梨酯 5~10 mg，一般患者经上述处理后症状即可消除。如疼痛反复发作或持续不缓解和/或出现心衰、心律失常者，迅速联系“120”救护车送至有条件的医院诊治。

（3）缓解期的治疗：首先宜尽量避免各种确知足以诱致发作的因素，如进餐不应过饱，大便不应过度用力，禁烟酒等。可单独选用、交替或联合应用以下药物：①硝酸酯制剂：常用的有 5- 单硝酸异山梨酯、长效硝酸甘油制剂等。② β 受体阻滞剂：目前常用的有美托洛尔、阿替洛尔、比索洛尔等。③钙通道阻滞剂：如地尔硫卓等。④长期抗凝、抗血小板聚集药物：如肠溶阿司匹林、氯吡格雷等。⑤调脂治疗：首选他汀类药物，急性冠脉综合征 LDL-C 目标值＜ 70 mg / DL。⑥ ACEI 或 ARB：长期服用 ACEI 能降低心血管事件发生率，如无禁忌证或低血压（收缩压＜ 100 mmHg）24 小时内服用。不能耐受可使用 ARB 类药物。

4. **冠脉血运重建术**　经皮冠状动脉介入治疗（PCI）、冠脉旁路移植术（CABG）。PCI 或 CABG 的选择需要根据冠状动脉病变的情况和患者对开胸手术的耐受程度及患者的意愿等综合考虑。

● 照护方法

1. **心理指导**　应该教育患者明白，因为增龄患病是客观存在的事实，无法逃避，只有树立信心，科学对待疾病，克服恐惧、失望、压抑的消极情绪，才有利于焕发生命的活力。

2. **生活指导**　生活要有规律性，保持心情愉快，低盐低脂饮食，避免过量摄取含动物脂肪和富含胆固醇的食物，如肥肉、动物内脏、鱼子、蛋黄、鱿鱼、牡蛎等。多吃富含维生素的食物，如蔬菜、水果。积极戒烟、戒酒，注意劳逸结合，尽量避免情绪激动。

3. **运动指导**　适当参加体力活动和锻炼，但不宜作剧烈运动，提倡散步或打太极拳。合理安排生活,适度锻炼身体,可以增强机体免疫力,预防呼吸道感染等疾病的发生。

● 照护问答

何为X综合征?

答:X综合征是指具有心绞痛或类似心绞痛的症状,运动平板试验有缺血性ST段改变,而冠状动脉造影无异常表现,以绝经期前女性多见,心电图可正常。不包括心外膜冠状动脉痉挛、左室肥厚以及瓣膜性心脏病所致的病损。X综合征占心绞痛总数的10%~15%,首选β受体阻滞剂、钙离子拮抗剂治疗,可改善少部分患者症状,但总体效果欠佳。

急性心肌梗死

急性心肌梗死是在冠状动脉病变基础上,冠状动脉血供急剧减少或中断,使相应心肌严重而持久地缺血,导致心肌坏死的一种疾病。目前,急性心肌梗死分为ST段抬高型及非ST段抬高型。高龄老人发生心肌梗死的死亡率很高,务必引起高度警惕。

● 典型表现

1. **症状** 主要为剧烈持久的胸痛持续半小时以上,休息和含服硝酸甘油片不能缓解,少数高龄患者呈无痛型或疼痛位于上腹部,可伴有发热、头晕、上腹不适、恶心、呕吐、出汗等症状。

2. **体征** 心浊音界可增大,心律失常,心尖区第一音减弱,第三或第四音奔马律,血压多降低。

3. **心电图改变** 有特征性的心电图改变及动态演变。

4. **实验室检查** 肌酸磷酸激酶同工酶升高大于正常高限2倍以上,肌钙蛋白阳性。

● 治疗措施

1. **一般处理** 休息、吸氧、注意生命体征,如心电图、血压监测等。

2. 解除疼痛

（1）哌替啶或吗啡肌内注射，必要时可重复，注意呼吸变化。

（2）硝酸甘油或硝酸异山梨酯舌下含用，也可硝酸甘油静滴，要监测心率和血压。

3. 再灌注心肌治疗 发病3~6小时，最多在12小时内，开通闭塞的冠状动脉，使得心肌得到再灌注，挽救濒临坏死的心肌或缩小心肌梗死的范围，减轻梗死后心肌重塑，是STEMI最重要的治疗措施之一。

（1）经皮冠状动脉介入治疗：预计120分钟内可转运到有PCI条件的医院并完成PCI，则首选直接PCI策略，力争90分钟内完成再灌注。如患者在可行PCI的医院治疗应该力争60分钟完成再灌注。

（2）溶栓疗法：如果预计直接PCI时间大于120分钟，则首选溶栓策略，力争10分钟内给予溶栓药物。

（3）紧急冠状动脉旁路移植术：介入治疗失败或溶栓治疗无效有手术指征者，争取6~8小时内实施紧急冠状动脉旁路移植术。

4. 并发症处理

（1）心律失常：室性早搏或室速：首选利多卡因50mg稀释后静脉注射，继以每分钟1~3mg的速度静滴维持。室颤：非同步直流电除颤。缓慢性心律失常：阿托品0.5mg肌内或静脉注射。

（2）心力衰竭：急性左心衰竭，以吗啡和利尿剂为主，亦可选用多巴酚丁胺静滴，或短效血管紧张素转换酶抑制剂从小剂量开始。

（3）心源性休克：应该补充血容量，使用升压药、血管扩张剂，如多巴胺静脉滴注或多巴酚丁胺、硝普钠、硝酸甘油静滴。广泛前壁心肌梗死患者在有条件的医院可采取主动脉内球囊反搏术或左心室辅助装置进行辅助循环，然后PCI介入再灌注治疗，可挽救一些患者的生命。

（4）其他治疗：

① 抗血小板及抗凝治疗：有助于挽救濒死心肌，防止梗死扩

大,缩小缺血范围。主要为阿司匹林、氯吡格雷、替格瑞洛、低分子肝素。

② β 受体阻滞剂:可防止梗死范围扩大、再梗死及心室颤动。

③ 血管紧张素转换酶抑制剂或血管紧张素受体拮抗剂:能改善恢复期心肌的重塑,降低心力衰竭发生率。不能耐受者可选用血管紧张素受体拮抗剂。

④ 极化液疗法:利于心脏的正常收缩,减少心律失常。

⑤ 他汀类药物:除调脂外,尚可稳定粥样斑块,改善内皮细胞功能,应尽早使用。

● 照护方法

1. 心理指导 要让高龄老人情绪稳定,乐观开朗,不急不躁,正确面对环境压力,避免长期紧张,学会静坐放松,有利于身心健康。

2. 生活指导 要让高龄老人有健康的饮食习惯,改变不良的生活方式。少食多餐、低盐、低脂、戒烟、不饮酒,肥胖者要积极减轻体重,保持大便通畅,寒冷季节注意保暖。学会自我保健:定期检查血压及心电图,坚持长期服药,不能突然停药,备好急救药,以防不测。

3. 运动指导 高龄急性心肌梗死患者得到及时救治病情相对稳定后,即在休息时无心前区不适或气促,无心力衰竭,无心律失常,方可进行康复活动。一般开始可先采取小运动量活动,如生活自理、养花种草、气功放松等,逐步过渡到散步、打太极拳、骑自行车等。患者在锻炼一段时间后,应去医院检查,不仅可以了解身体前后变化,还可以得到医生指导。

● 照护问答

溶栓治疗为什么不用于非 ST 段抬高型急性心肌梗死患者?

答:ST 段抬高型急性心肌梗死其冠脉内血栓是以纤维蛋白作为网架结构的红色血栓,且使管腔完全闭塞,症状发作 12 小时内若无其他禁忌证可进行溶栓治疗。而非 ST 段抬高型急性心肌梗死冠脉内血栓是以血小板为主的白色血栓，多数未完全闭塞管腔，如若溶栓，溶栓剂反会造成短暂凝血亢进，形成新的血栓，导致管腔完全闭塞而使病情进展。因此，为了稳定病变，减少死亡，防止发展至ST段抬高型心肌梗死，治疗措施应是积极的抗血小板和抗缺血治疗。

退行性心脏瓣膜病

退行性心瓣膜病（SDHVD）常与其他心脏病并存，是老年人发病率最高的瓣膜病，又称老年钙化性心脏瓣膜病，在高龄老人中发病率更高。随着年龄的增长，心脏瓣膜结缔组织发生退行性变、纤维化、钙化，从而使瓣膜和其支架的功能发生异常，这是引起高龄老人发生心律失常、心力衰竭和猝死的重要原因之一。

典型表现

1. 退行性心脏瓣膜病在高龄老人中多见，而且出现多个瓣膜联合病变。在临床表现中常见的3种类型。

（1）钙化性主动脉瓣狭窄：主动脉瓣发生钙化后，瓣膜的活动减弱，瓣膜口狭窄缩小。当左心室收缩时主动脉瓣的瓣口不能充分开放，左室射血阻力增加，久而久之左心室开始肥厚，最后出现左心衰竭。患者最早出现的症状可能是心悸、乏力、劳累性心绞痛。晚期可出现头晕、晕厥，甚至心力衰竭、猝死。

（2）二尖瓣环钙化：老年人的二尖瓣环可发生退行性变和钙化。二尖瓣环的钙化限制了二尖瓣瓣叶的关闭，使二尖瓣在左心室收缩时关闭不完全，一部分血液返流回左心房。时间久了可使左心房和左心室扩大，出现心房纤颤，在心尖部可以听到收缩期杂音。

（3）老年性二尖瓣脱垂症：老年人的二尖瓣由于发生黏液变性，使二尖瓣的瓣叶在左心室收缩时向左心房内突出，甚至翻入左心房腔内，造成二尖瓣关闭不全。临床表现有心悸、乏力、头晕和不典型的胸痛,用硝酸甘油不能缓解。患者容易发生心律失常、心力衰竭或感染性心内膜炎等。

2. 由于瓣膜性心脏病的早期症状不明显而晚期症状非常紧急,因此,高龄老年患者应定期进行心脏检查,通过超声心动图和X线进行确诊。

● 治疗措施

1. **手术治疗** 瓣膜置换术已广泛用于治疗较严重的主动脉瓣狭窄或关闭不全,以及严重的二尖瓣关闭不全。经皮穿刺腔内球囊导管扩张术,是近年来治疗瓣膜狭窄的一种新技术。其优点是方法简单,不需开胸,安全性高,费用较低,能即刻扩大狭窄的瓣口,减少跨瓣压差和改善症状。术后并发症少,患者康复较快。经导管主动脉瓣置入术(TAVI)是通过股动脉送入介入导管,将人工心脏瓣膜输送至主动脉瓣膜区打开,从而完成人工瓣膜置入,恢复瓣膜功能的一种新型技术。TAVI手术目前常用瓣膜有球囊膨胀的Edwards瓣膜和自膨胀的CoreValve瓣膜两种类型。TAVI术主要用于中重度瓣膜病变无法耐受外科手术或极高危患者,高龄中危或高危患者及需要瓣中瓣的非高危患者。

2. **并发症治疗** 高龄老人对于手术的耐受性差,或者往往不愿意接受手术治疗。这时我们往往更专注于予以并发症和合并症的治疗,如心力衰竭、心律失常和心内膜感染的治疗,并积极预防和治疗肺部感染,防止以上并发症的产生。有慢性心衰的患者,无禁忌证可考虑予以β受体阻滞剂、血管紧张素转化酶抑制剂和利尿剂;有房颤的患者予以抗血小板、控制心室率治疗,防止脑梗死和心力衰竭的发生。

3. **预防性治疗** 在进行容易并发感染性心内膜炎的各项检查或治疗(如口腔治疗或膀胱镜检查)前应接受适当的预防性抗生素治疗。适当予以吸氧,控制运动量,治疗心律失常以防止猝死的发生。

4. **遵嘱用药** 在日常生活中要积极治疗高血压、糖尿病、高脂血症等各种慢性病，遵照医生指导，按时服药，不能随意停药改药。同时要注意积极治疗心功能不全、心律失常、血栓、感染性心内膜炎等并发症。

● 照护方法

由于高龄的退行性心脏瓣膜病患者，一般行动能力和自我照顾都很差，所以对他们的照护显得尤其重要。

1. **生活规律** 养成良好的习惯，早睡早起，保证充足的睡眠。不能过度劳累，多注意休息，不能参加重体力活动，不要看刺激性电影、电视。

2. **饮食指导** 注意多吃些高蛋白易消化的食物，如蛋、奶、鱼、肉等，少量多餐，多吃蔬菜和水果，补充维生素和纤维素。严格限制盐的摄入，尤其是心功能不全的患者，盐对水分有很强的潴留作用，会加重病情，也不要喝太多水，以免加重水肿。注意保持室内通风，温度适宜。

3. **适当锻炼** 多参加有氧运动，如散步、气功、太极等，有助于增强机体抗病能力，但是运动时要循序渐进，以不胸闷气喘为宜，不能勉强，以免发生意外。

● 照护问答

1. 高龄老人退行性心脏瓣膜病的危险因素有哪些？

答：(1)增龄：＞50岁者本病检出率10%，＞70岁者为30%，＞90岁者为100%。

(2)吸烟：吸烟能使本病危险性增加35%。

(3)高血压：有高血压史者危险性增加20%。

(4)超重、高低密度胆固醇血症、糖尿病等其他危险因素。

2. 如何防治高龄老人退行性心脏瓣膜病？

答：(1)定期检查心脏瓣膜情况：退行性心脏瓣膜病一般而言病变进展缓慢，相当时间内无明显症状，所以提醒高龄老人定期去医院检查十分必要。

(2)心绞痛是病情恶化的标志：退行性心脏瓣膜病出现心

绞痛，往往预示着患者病情已经到了中后期，这时应尽早考虑手术治疗。

（3）积极治疗相关疾病：高龄老人常患有高血压、动脉硬化等疾病，这些疾病都和心脏瓣膜退行性病变有一定的联系，患者应在日常注意饮食平衡，控制血压等。

心力衰竭

心力衰竭是各种心脏结构或功能性疾病导致心室充盈和/或射血功能受损，心排血量不能满足机体组织代谢需要，以肺循环和/或体循环瘀血，器官、组织血液灌注不足为临床表现的一组综合征。心力衰竭的类型：按照体循环和/或肺循环瘀血，可分为左心衰竭、右心衰竭、全心衰；按照心衰发生的时间、速度、严重程度可分为慢性心衰和急性心衰；按照射血分数是否减低，分为射血分数减低性心衰（HFrEF）、射血分数中间值的心力衰竭（HFmrEF）、射血分数保留的心力衰竭（HFpEF）。

● 典型表现

高龄老人心力衰竭由于症状、体征缺乏特异性，单凭临床表现很难做出早期诊断。因此，有必要进行客观的仪器检查，如超声心动图、心导管检查、B型脑钠肽的检查等，综合分析以得出正确的诊断。

1. 无症状 无症状心力衰竭的心功能分级接近正常。左室功能低下者常有以下特点：既往有冠心病、心肌梗死病史，由于患者未恢复至原来的体力活动，故可无任何心功能不全的表现。

2. 不典型症状 常诉有乏力、易疲劳等，活动后轻度胸闷或慢性咳嗽，但否认心衰的其他典型症状，如呼吸困难、端坐呼吸、水肿和胸，腹水等。

3. 典型症状

（1）左心衰竭：主要表现为不同程度的呼吸困难，初起为劳力性呼吸困难,终而演变为休息时呼吸困难,严重时只能端坐呼吸。夜间阵发性呼吸困难是左心衰竭的典型表现。可伴有咳嗽、咳痰、咯血、乏力、疲倦、运动耐量降低、头晕、心悸、少尿等症状。

(2)右心衰竭:主要表现为腹胀、食欲缺乏、恶心、呕吐、劳力性呼吸困难等。

(3)主要体征:心衰的主要体征为两肺底湿性啰音,肺动脉瓣第二音亢进,奔马律与交替脉,颈静脉怒张,左心室和/或右心室扩大,肝肿大,肝颈回流征阳性以及双下肢水肿等。

(4)辅助检查:

① 胸部X线和超声心动图检查:显示各腔室不同程度的增大,以左心室或左心房增大为主,EF值降低。

② 实验室检查:显示左心衰竭有臂舌时间延长,右心衰竭有臂肺时间延长。

③ 其他:B型脑钠肽不同程度地上升。

● 治疗措施

1. 高龄老人心衰治疗目标 虽然改善预后非常重要,但是改善症状、生活质量和减少因心力衰竭住院同样重要。此外,高血压、高血糖等心血管危险因素的控制也很重要。高龄老年心衰患者主要考虑药物治疗,但可以审慎地进行心脏再同步化治疗。也有一些临床研究在经过选择的高龄老人中进行心脏移植,但是手术相关并发症略有增多,而排异反应相对较少。

2. 慢性心功能不全的药物治疗 目前仍以血管紧张素转化酶抑制剂或血管紧张素受体拮抗剂、β受体阻滞剂和利尿剂三大心衰治疗为主。但是高龄老人同时有多种疾病,要尤其注意3种药物的禁忌证,如高龄老人往往有窦房结功能不全,就不能使用β受体阻滞剂类药物或者减量使用。正性肌力药物包括洋地黄类(如地高辛)和非洋地黄类,可改善临床症状,但不能改善预后。对于应用β受体阻滞剂静息心率仍超过70次/分的患者,可应用选择性特异性If电流抑制剂(伊伐布雷定)。

3. **急性左心衰或者慢性心功能不全急性发作的治疗** 以强心、利尿和扩血管为主,并辅助于半卧位体位、高压高流量吸氧和吗啡的镇静扩张血管为主。高龄老人常有肝脏、肺脏和肾功能不全,如药物的使用要有所禁忌和减量。

4. **非药物治疗** 心脏再同步化治疗(CRT)适用于部分心力衰竭存在房室、室间和/或室内收缩不同步的情况,左室辅助装置适用于严重心脏事件或行心脏移植术前短期过渡和急性心衰的辅助治疗。心脏移植是治疗顽固性心力衰竭的最终治疗方法。

5. **射血分数保留的心力衰竭(HFpEF)** HFpEF治疗原则与射血分数减低的心力衰竭有所区别,积极寻找并治疗基础病因,降低肺静脉压力,应用 β 受体阻滞剂、钙通道阻滞剂、血管紧张素转化酶抑制剂或血管紧张素受体拮抗剂等治疗。

● 照护方法

1. **自我预防** 高龄心衰患者在感冒流行季节或气候骤变情况下,要减少外出,出门应戴口罩并适当增添衣服,还应少去人群密集之处。若发生呼吸道感染,则易使病情急剧恶化,使心衰急性发作。因此,高龄老人一旦患呼吸道感染应积极治疗。

2. **运动指导** 高龄心力衰竭患者运动疗法适应证:病情稳定的心力衰竭,心功能Ⅰ~Ⅱ级患者。应尽早做一些力所能及的体力活动,但切忌活动过多、过猛,更不能参加较剧烈的运动,以免心力衰竭突然加重。运动方式主要为步行、踏车、放松疗法、医疗体操、气功和太极拳等。

3. **饮食指导** 高龄心衰患者饮食宜清淡少盐,盐的摄入每日限制在4~5g,应少油腻,多食蔬菜水果。对于已经出现心力衰竭的患者,一定要控制盐的摄入量,盐摄入过多会加重体液潴留,加重水肿,但也不必完全忌盐。

4. **生活指导** 高龄心力衰竭患者保持健康的生活方式很重要,要戒烟、戒酒,保持心态平衡,不让情绪过于兴奋波动,同时还要保证充足的睡眠。

● 照护问答

1. 高龄老人急性心力衰竭的诱发因素有哪些？

答：高龄老人急性心力衰竭的常见诱因有：

（1）感染：主要为肺部感染。

（2）严重心律失常：特别是快速性心律失常如心房颤动，阵发性房性心动过速和室速等。

（3）严重的贫血、过多过快的输液、过多摄入钠盐等。

（4）过度的体力活动和情绪激动。

（5）洋地黄中毒或不恰当地停用洋地黄。

（6）其他如肺栓塞、血压的急剧上升等。

2. 高龄心力衰竭患者如何进行皮肤护理？

答：高龄心力衰竭患者，尤其是长期卧床的心功能3级以上的严重患者，正确的皮肤护理显得非常重要。慢性心力衰竭患者常被迫采取右侧卧位，所以应加强右侧骨隆突处皮肤的护理，预防压疮。可为患者定时翻身、按摩，护理动作应轻柔，防止皮肤擦伤。对水肿严重者的皮肤更应加强保护，防止皮肤破损。可以予以气垫床和必要的保护垫等，保持皮肤的干燥和清洁。

休　克

休克，是指各种原因引起的临床状态，是组织血流灌注不足的结果，血流灌注不足导致供血不足，不能满足代谢的需求，这种失衡状态导致组织缺氧和乳酸性酸中毒，如果没有立即得到纠正，会导致进行性的细胞损伤、多器官功能衰竭和死亡。高龄老年患者发生休克时，由于常有脑动脉硬化，脑组织对缺血缺氧的耐受性差，故精神症状表现更快更明显。

● 典型表现

高龄老人休克的临床典型表现有以下几点：

1. 精神状态　休克早期患者表现为烦躁不安，以后转为表情淡漠,甚至出现深昏迷。高龄老人由于常有脑动脉硬化,脑组织对缺血缺氧的耐受性差,早期即可出现意识障碍,有时成为老年休克的首发症状。

2. **皮肤变化** 皮肤的小血管收缩致皮肤苍白、发凉。交感神经兴奋使汗腺分泌亢进,故表现为皮肤湿冷。

3. **脉搏细速** 常发生在血压下降之前,脉率增快达100次/分或以上,脉搏变细弱。高龄老人由于常有窦房结退行性病变,有时即使休克已经发生,但其脉率并不增快。

4. **血压下降** 是诊断休克的重要指标。在休克早期,脉压变小,脉压≤2.67kPa(20mmHg)。收缩压降至10.7kPa(80mmHg)或以下是休克的诊断条件之一。高龄老人常有高血压存在,即使休克患者血压仍在正常范围内,此时如收缩压降低幅度达原来的30%,结合其他表现仍应判断休克的存在。

5. **尿量变化** 早期轻症休克,尿量可以正常,血压低至10.7/6.6kPa(80/50mmHg),尿量开始减低,血压至6.6/0kPa(50/0mmHg)时,尿量极少,甚至无尿。高龄休克患者尿量增多有时并不表示肾功能良好,相反可能是浓缩功能减退的表现。

6. **呼吸变化** 休克早期患者常有通气过度,这时血气分析结果常呈现呼吸性碱中毒。随着休克的发展,发生代谢性酸中毒,呼吸深而快。高龄老人因常有肺功能不全,故常伴有呼吸性酸中毒。

● 治疗措施

1. **紧急治疗** 患者通常取平卧位,必要时采取抬高头、躯干和下肢,以利于呼吸和保证脑灌注;保持呼吸道通畅和吸氧,必要时建立人工气道和呼吸机辅助通气;维持正常的体温;及早建立静脉通路,并用升压药物维持血压。尽量保持患者安静,避免人为过多的搬动。

2. **扩充血容量** 大部分休克治疗的共同目标是恢复组织灌注,其中早期最有效的办法是补充足够的血容量。常选用晶体液

（等渗盐水或乳酸林格氏液）和胶体液。

3. **血管活性药物的应用** 血管活性药物主要包括缩血管药和扩血管药。

（1）缩血管药物：目前主要用于早期休克患者，以短期维持重要脏器灌注为目的，不宜长久使用。常用的药物有间羟胺、多巴胺、去甲肾上腺素等，使用时应从最小剂量和最低浓度开始。

（2）扩血管药物：主要扩张毛细血管前括约肌，以利于组织灌流，适用于扩容后中心静脉压明显升高而临床征象无好转。常用的药物有酚妥拉明、硝普钠、硝酸甘油等。在使用扩血管药时，前提是必须充分扩容，否则将导致血压下降，用量和使用浓度也应从最小开始。

4. **纠正酸中毒和保持水电解质平衡**。

5. **高龄老人常见的休克** 有心源性、低血容量性、感染性、过敏性等，也需要对各种类型休克的病因予以针对性治疗。

● 照护方法

高龄老人在发生休克后，我们在予以积极治疗的同时，在照护方面更应该注意以下几点：

1. **心理安抚** 对患者做心理上的安抚 高龄老人休克时往往意识是清醒的，对突然的病情变化产生不同的心理效应，如害怕、恐惧、焦虑等，所以照护时要选择适当的语言来安慰患者，以稳定患者情绪，减轻患者痛苦。

2. **舒适体位** 给患者安排安全舒适的体位 可给患者采取半坐卧位，以减少腹腔器官对心肺的压迫，利于呼吸与促进动脉循环，并利于下肢静脉的回流，这样既可促进休克的缓解，又可使患者感到舒适。

3. **加强观察** 照护时要经常观察患者的脉搏、血压、呼吸及尿量等情况，要特别观察患者的精神症状，并随时记录。要关怀患者，询问患者有何不适，有何要求，及时解决患者的合理要求，使患者更好地配合治疗与护理。

● 照护问答

休克的急救方法有哪些?

答:(1)保持呼吸道畅通。

(2)采取合适的体位:首选让患者取平卧位,将两下肢略抬高,利于静脉血回流。如呼吸困难可先将头部和躯干抬高。

(3)注意患者的体温:注意保暖,给患者盖好被子。如有高热给予降温处理,可在颈、腹股沟等处放置冰袋或酒精擦浴。

(4)必要的初步治疗:烦躁不安者可给予适量镇静剂。剧烈疼痛者给予镇痛剂,但若怀疑腹腔内脏器官穿孔者慎用镇痛剂,以免遮盖症状,导致误诊。

(5)及时的转运:呼叫“120”,由专业救护人员进行转运到医疗中心进行系统规范的治疗,可大大提高救治的成功率。

心源性猝死

心源性猝死,是指急性症状发作后1小时内发生的以意识突然丧失为特征的、由心脏原因引起的自然死亡。绝大多数心源性猝死发生在有器质性心脏病的患者,80%由冠心病及其并发症引起,这些冠心病患者中75%有心肌梗死病史。由各种心肌病引起的心源性猝死占5%~15%。美国心源性猝死平均年龄66岁,抢救成功率仅为5.6%。高龄老人心源性猝死的发生率相对反而减少。但是高龄老人基础疾病多,一旦发生心源性猝死抢救成功的概率小,即使抢救成功后的照护难度也很大。

● 典型表现

1. 临床症状 猝死前数天至数月,有些患者可出现胸痛、气促、疲乏、心悸等非特异性症状。发病突然、进展迅速,可表现严重胸痛、呼吸困难、突发心悸或眩晕等。死亡发生在症状出现后1小时内。患者以往有心脏疾病表现,但猝死具有无法预测的特点,猝死事件一旦发生,存活机会很低。各种心脏疾病均可引起心源性猝死，以冠心病最为常见。

2. **体格检查** 呼吸断续或停止，心音、大动脉搏动消失，血压测不出，瞳孔散大，皮肤苍白或发绀，其中早而可靠的临床表现为意识突然丧失伴大动脉搏动消失。

3. **辅助检查** 心电图有助进一步确定心脏骤停的临床类型并指导治疗，绝大多数为心室颤动，其次为心室停搏，心电—机械分离少见。

● 治疗措施

1. **室颤的预防** 室颤通常是猝死的即刻原因，因此冠心病所致心源性猝死的预防应针对室颤的预防。

（1）药物预防：β 受体阻滞剂：如急性心肌梗死后无 β 受体阻滞剂禁忌证的患者，应坚持服用 β 阻滞剂 2 年以上，它可降低梗死后室颤、室速及频发室早者的猝死率。β 受体阻滞剂尤其适用于有心绞痛或室性心律失常者。

（2）体内埋藏式心脏转复除颤器：该装置可在室颤或室速发生后感知心律失常，立即放电进行心脏转复或除颤，而且可在需要时自动起搏。它的临床应用可望改善心源性猝死高危患者的预后。

2. **现场抢救** 一旦发现高龄老人突发意识不清，首选需要判断患者的反应，快速地检查是否没有呼吸或不能正常呼吸，并同时判断有无脉搏（5~10 秒完成），迅速识别心脏骤停，呼救启动急救医疗系统，有条件时寻找使用自动体外除颤仪。施行初级心肺复苏。胸外按压频率 100~120 次 / 分，成人按压深度至少 5cm。30 次胸外按压后采用仰头举颌法开通气道，然后 2 次人工呼吸，每次持续吹气 1 秒以上，之后按压和通气的比例为 30∶2，交替进行。在有条件的情况下（“120” 救护车赶到或到达急救中心）给予高级心肺复苏，吸氧，无自主呼吸者给予气管插管呼吸机辅助呼吸以及药物治疗等。

3. **复苏后处理** 原发致心脏骤停疾病的治疗，维持有效循环，维持呼吸,防治脑缺氧和水肿,防治急性肾功能衰竭,及时发现及纠正水电解质紊乱和酸碱失衡,防治继发感染。

● 照护方法

1. 定期检查 定期对特定的高龄老人做全面的体格检查(如心电图、心超和 HOLTER),及时发现心脏的器质性病变,特别是严重的心律失常并予以治疗,有助于防止心源性猝死的发生。

2. 心理和生活指导 高龄老人要保持健康的心态,避免情绪紧张和焦虑不安;生活要有规律,包括:按时起床、定时进餐、适量锻炼、按时睡眠、适当休息、注意劳逸结合;保持良好的饮食习惯,清淡饮食,不过饱并且戒烟、戒酒,防止心源性猝死的发生。

3. 院内和院外复苏 医疗机构和老人照护机构具备基本的除颤设备,并对相关的人员定期反复做心肺复苏的培训。当遇到心脏骤停患者,一经确定,须迅速作出正确的现场反应或动员,在紧急抢救的同时,迅速设法通知急救医疗机构或送上级医院进一步抢救。

4. 预防复发 对于抢救成功的高龄老人,给予必要的原发疾病的治疗,积极地予以心脏和全身脏器的恢复,防止和治疗并发症(如压疮和肺部感染),注意口服 β 受体阻滞剂等防止心源性猝死的再次发生。

● 照护问答

1. 心源性猝死的高危人群和诱发原因有哪些?

答:《2017 心源性猝死全国认知调研》中,公布了我国每年心源性猝死达 54 万人,这意味着每分钟就有 1 人发生心源性猝死。易发生猝死的高危人群为加班熬夜,严重缺乏睡眠,身体状态不佳者;发生心脏骤停抢救回来的患者;冠心病患者,曾经发生过心肌梗死者,心脏射血分数过低者,心力衰竭(心脏泵出血液的能力不能满足人体需要)患者,有严重室性心律失常史者;曾经发生过心源性猝死以及有心源性猝死家族史者。国际权威学术杂志《柳叶刀》上的一项研究,首次对导致心源性猝死的诱发原因进行排名，在首位是污染严重的闹市骑车上班最危险，第二位是用力过猛，第三位是喝酒。其他风险因素包括：消极情绪、发怒、进食过饱、情绪过于激动、性生活以及可卡因。

2. 怎么预防心脏性猝死？

答：(1)“魔鬼时间”慎起居：上午6~12时被医学家喻为是心脑血管病的“魔鬼时间”，锻炼要避开这段时间。

(2)饮食清淡，每天喝牛奶250g，吃鸡蛋每周不超过4个。

(3)老年人最好住在城区，以免发病时离医院远而耽误抢救。有基础病的老年人则应减少出行，尽量避免在拥挤的环境中活动。单独外出时，要带些必备药物，如硝酸甘油、速效救心丸，以及能迅速联系到家人的电话号码。

(4)经常给自己减压，要强迫自己完全放松下来。

(5)把握黄金抢救时间为4分钟，心脏骤停超过4~6分钟，脑组织会受到不可逆的损害，心脏骤停超过10分钟将导致脑死亡。

外周动脉疾病

外周动脉疾病(PAD)一般是指由于动脉粥样硬化导致下肢或上肢动脉狭窄或闭塞，血供受阻。PAD患病率随年龄增长而增高。流行病学调查显示，60岁以上人群患病率约18%，罹患冠心病及心血管死亡的风险是无PAD患者的3~6倍，其10年内的死亡危险是非PAD患者的6倍。PAD广义上指除冠状动脉和颅内动脉以外的其他动脉疾病，包括颈动脉、四肢动脉和内脏动脉，其特点是动脉系统不能将富氧血液送达外周组织。狭义则指临床上最常见的下肢动脉粥样硬化性狭窄闭塞病变。PAD是全身动脉粥样硬化的一部分，老年人以下肢动脉疾病最为常见。主要病因是动脉粥样硬化。危险因素如吸烟、糖尿病、血脂增高、高血压和高同型半胱氨酸血症、高龄等。下肢动脉疾病其他病因包括动脉瘤、血栓栓塞、炎症、创伤、囊肿、筋膜室综合征或先天异常。病理上往往在血流分流处和血管分叉部位形成粥样斑块。静脉很少发生。高龄老人一旦患有下肢动脉硬化性闭塞症可导致行走能力丧失,病情重者甚至面临截肢的危险,该类疾病严重影响高龄老人的身心健康和生活质量,必须引起高度的重视。

● **典型表现**

1. 典型症状

(1)有间歇性破行,运动时出现腿部沉重、乏力、肌肉抽筋,休息后症状消失。

(2)影响睡眠的腿/脚的静息痛。

(3)下肢动脉搏动减弱/消失。

(4)足趾、足部或腿部的难治性溃疡。

(5)足部皮肤颜色的改变,包括皮肤苍白或紫绀。

(6)一侧腿部皮温低于对侧。

(7)趾甲生长缓慢或下肢毛发减少。

2. 分期分级 临床上判断严重程度的方法主要有Fontaine分期和Rutherford分级。

(1)Fontaine分期:I期:无症状;II期:间歇性跛行;III期:静息痛/夜间痛;IV期:下肢组织坏死/坏疽。

(2)Rutherford分级:

Ⅰ期:1级:轻度破行;2级:中度破行;3级:重度跛行。

Ⅱ期:4级:缺血性静息痛;5级:轻度组织缺失,久治不愈的溃疡,局灶性坏疽及弥漫性足部缺血。

Ⅲ期:6级:足部、掌趾关节等部位的大量组织缺失,不可逆性肢体损害。

3. 辅助检查

(1)无创性血管检查:踝肱指数(ABI),即踝动脉压与肱动脉压力比值,是快速、有效的PAD确诊方法。测量ABI可协助早期诊断PAD,判断从心脏到踝部之间是否存在严重动脉阻塞性病变,估计阻塞严重程度,与其他原因导致的下肢症状进行鉴别诊断，预测肢体存活度，伤口愈合情况和患者的生存率。ABI ＜ 0.90 诊断 PAD 的敏感性高于 90%。

（2）运动平板试验：运动平板试验用于静息状态 ABI 正常的患者。运动后 1 分钟 ABI 下降 20%可诊断为 PAD，其诊断 PAD 的敏感性＞ 95%。

（3）影像学检查：动脉造影是诊断 PAD 的“金标准”，能准确显示下肢动脉硬化闭塞症血管狭窄 / 闭塞的部位、程度及侧支循环情况，多用于再血管化治疗前或其他检查不能确诊但有动脉缺血症状的患者。多普勒超声、CT 血管造影和磁共振血管成像均为无创检查，可对 PAD 进行解剖定位，判断狭窄的严重程度和对血管旁路移植术后患者的随诊。

● 治疗措施

治疗目标包括降低心血管病发病率和死亡率，改变生活方式要贯穿治疗始终，比如健康饮食、戒烟和控制体重，减少跛行症状以提高生活质量、消除静息痛以及保持肢体活力。

1. **纠正危险因素** 美国国家胆固醇教育计划成人治疗专家组将 PAD 指定为“冠心病等危症”，需终身治疗导致动脉硬化的危险因素，包括戒烟、调脂治疗、用他汀类药，使 LDL-D ≤ 100mg/dl，肢体缺血极高危者≤ 70mg/dl。治疗糖尿病（ HbAlc：≤ 7% ），控制血压（ ≤ 140/90 mmHg，合并糖尿病≤ 130/80mHg ），抗血小板治疗（阿司匹林或氯吡格雷），使用血管扩张剂等。

2. **治疗跛行药物** 目前用于治疗间歇性跛行的药物有己酮可可碱和西洛他唑，可以改善症状但应在医生指导下使用。

3. **溶栓和手术治疗** 再血管化治疗用于上述治疗无效或有较高的利益风险比的患者。急性缺血可考虑溶栓治疗，动脉内局部使用溶栓药物或用机械血栓清除装置；症状严重、无合并症，评估风险 / 获益比后，可选择趋于成熟血管成形方法介入治疗；细胞治疗和基因治疗也已用于临床研究；长狭窄病变的、需截肢应施行外科手术治疗。

● 照护方法

1. **祛除诱因** 首先患者要树立战胜疾病的信心,合理安排生活,提高机体免疫力,积极治疗冠心病、高血脂、高血压和糖尿病等疾病。平时注意下肢保暖,但应避免直接给患肢热敷加温,以免加速病变发展;若患肢出现溃疡或坏疽,应保持肢端皮肤清洁、干燥,预防外伤和感染。

2. **饮食调理** 健康饮食包括低饱和脂肪酸、低胆固醇饮食,适量选择全麦主食、蔬菜、水果等。高龄老年患者要注意膳食营养和平衡,少食多餐,避免过多高脂肪及高糖高热量食物摄入,多吃新鲜蔬菜和水果,少吃或不吃辛辣等刺激性食物。

3. **运动康复** 运动可改善下肢血液循环,最适合早期或恢复期患者,生活能自理的老人主要是坚持步行运动,有计划指导下的行走锻炼,可改善 PAD 患者跛行症状。制定治疗锻炼计划前应先行相关检查和风险评估。行走每次 20 分钟,每日 2~3 次,要坚持每天锻炼,应以不引起肢体疼痛为标准。卧床高龄老人可在床上进行患肢主动运动等康复治疗,也可在照护者帮助下进行患肢的足旋转,屈曲运动等被动运动,具体方法是让患肢抬高 45°,坚持 2 分钟,做伸屈运动 10 次,每日重复练习 5 次。

● 照护问答

腿痛是因外周动脉疾病造成的吗?

答:外周动脉疾病的疼痛可发生在活动时感到膝关节以上或以下疼痛,并随着休息而消失。腿部偶尔感到僵硬或酸痛可能不需要去看医生。但在步行或爬楼梯几分钟后出现的腿部疼痛或疲劳是外周动脉疾病的一个典型症状,这一点通常是不容忽视的。哈佛医学院血管外科医生和外科手术主任谢里·斯科维尔博士说:“这种情况对所有的活动都会产生影响。我最常听到的主诉是因为这造成的疼痛以致不能去超市买菜了。”外周动脉疾病的警示信号是活动时出现腿部疼痛和疲劳休息后疼痛消失。

第三节 常见消化系统疾病照护

消化系统特点

消化系统由消化管和消化腺两部分组成。消化管是一条起自口腔延续为咽、食管、胃、小肠、大肠，终于肛门的很长的肌性管道，包括口腔、咽、食管、胃、小肠（十二指肠、空肠、回肠）和大肠（盲肠、结肠、直肠）等部。消化腺有小消化腺和大消化腺两种。消化腺散在于消化管各部的管壁内，大消化腺有三对唾液腺（腮腺、下颌下腺、舌下腺）、肝和胰腺，它们均借导管，将分泌物排入消化管内。消化系统的基本生理功能是摄取、转运、消化食物和吸收营养、排泄废物，这些生理的完成有赖于整个胃肠道功能的健全。高龄老人的消化系统几乎都已出现了形态和功能方面的退行性变化，会直接影响到高龄老人的食物消化吸收、全身营养状况和健康。

● 典型表现

1. **消化器官的形态结构改变**　从形态结构上看，高龄老人的牙齿经过几十年的磨损，其牙合面变平，缺损的现象更为普遍；舌体上味蕾的味觉细胞减少，年轻人每个味蕾约有 245 个味觉细胞，70 岁时急剧减少，到 90 岁时只有约 88 个；胃黏膜变薄，皱襞消失，平滑肌的紧张性收缩降低，韧带松弛；肝脏萎缩，90 岁的高龄老人肝脏的重量仅为成年人的 50%。此外，还有胆囊缩小、胆壁变厚、胆汁浓缩等变化。

2. **消化器官的生理功能改变**　因牙龈的萎缩、牙齿松动以及牙齿缺失会影响到高龄老人的口腔咀嚼和对食物的磨碎等机械加工的能力。味觉功能的减退,特别是高龄老人对甜、咸的味觉显著下降,吃菜的口味重,使糖和盐的摄入量增加,容易诱发高血压、动脉粥样硬化和糖尿病等。此外,高龄老人由于帮助食物消化的腺体萎缩,消化液的分泌减少会影响食物的消化吸收;肝脏的重量下降,肝细胞数量的减少会直接影响肝脏的新陈代谢和解毒功能;胆囊的缩小和胆汁的浓缩不仅会影响脂肪的消化吸收,而且容易患胆结石。

● 照护方法

1. 一般照护 坚持良好的生活习惯,由于情绪对胃肠道消化功能影响很大,愤怒、忧郁等不但影响胃肠运动,还影响消化液的分泌,久而久之,便会发生消化不良。因此保持稳定乐观的情绪很重要。有牙齿缺失的高龄老人要及时修补好牙齿或装假牙,从容咀嚼,缓慢吞咽,加强对食物的机械性加工,既可以减轻胃肠道的负担,又可以避免粗糙、坚硬的食物对消化道黏膜的不良刺激。高龄老人要根据自身的健康状况,适当地加强全身性锻炼,尤其是腹肌的锻炼,可以增强胃肠道运动功能,增进食欲。强健的腹肌可使排便变得轻松、容易。不少老年人有饭后散步的习惯,但最好饭后休息 20~30 分钟再散步,也可以边走路边抚摸腹部,帮助消化。

2. 饮食照护 由于高龄老人的消化功能减弱,照护者要特别重视他们的饮食照护。要保证营养均衡,多补充膳食纤维,多吃蔬菜、水果,可以把蔬菜做得软烂一些,有助于消化。避免进食不易消化的食物,如油炸、油煎食物,未煮熟的肉类、鱼类、蛋类等,均不易消化。高脂肪食物会延缓胃排空,应该尽量少吃。每天喝一小瓶酸奶来补充益生菌,能起到调节肠道菌群平衡的作用。注意饮食卫生,最好不要吃隔夜的剩饭菜,更不要吃生冷变质食品。家庭烹饪时,生食及熟食应分开处理和存放,避免交叉污染。戒烟限酒。饭后及时漱口,去除口腔内食物残渣和部分软垢,减少口腔内细菌的数量,从而降低胃肠道的患病概率。

养成饭前便后以及从公共场合回家后勤洗手的习惯，避免病从口入。

3. 疾病照护 高龄老人的肠道比较脆弱，主要是因为他们的肠道已经“勤恳工作”几十年，抵御有害细菌的能力减弱，更容易发生感染。一般来说，老年人患消化性胃溃疡、急性肠炎、急性菌痢、痔疮和便秘等肠道疾病的风险更大，要特别注意防治。高龄老人不用或少用抑制胃肠道功能的药物，如安定、茶碱等均可抑制胃肠道功能；某些药剂如酚酞、比沙可啶（便塞停）、三酯酚汀等，虽然对便秘可一时奏效，但久用会使肠道失去自身运动的能力，从而造成或加重便秘。此外，高龄老人出现消化道异常症状，应及时去医院检查，即使情况正常，也应定期做胃肠镜、B超检查。现已公认，粪便隐血试验是较早期发现胃肠道肿瘤行之有效的办法，既无痛苦，花费也不大，可定期送检。已有胃肠道息肉者，宜及时彻底清除，以绝后患。

● 照护问答

高龄老人在什么情况下需要做无痛电子胃镜检查？

答：无痛电子胃镜是诊断消化道疾病的金标准，被誉为“消化道保护神”。无痛电子胃镜无任何创伤和痛苦，可使高龄老人在愉快的过程中轻松完成检查与治疗，具有早发现、早确诊、早治疗、早康复等优点。高龄老人如有以下症状应该及时做无痛电子胃镜检查。如：反复腹痛、腹胀、腹部不适；消化道出血（黑便或呕血）；有反复发作的消化不良症状，如厌食、反酸、嗳气、恶心、呕吐、烧心感等；原因不明的食欲减退和体重减轻；吞咽不利或进食有阻塞感、腹部有包块；原因不明的贫血、头晕、乏力、心慌；不能用心肺疾病解释的胸骨后疼痛；异物吞进食管或胃内及胃结石需要取出；消化道息肉；有家族消化道肿瘤、息肉病史者，CEA升高者；已确诊的各类消化道疾病需随访复查者。

恶心与呕吐

恶心,为上腹部不适紧迫欲吐的感觉。呕吐,是胃或部分小肠的内容物,经食管、口腔而排出体外的现象。呕吐可将胃内的有害物质吐出,起反射性保护作用。但频繁而剧烈的呕吐可引起失水、电解质紊乱、酸碱平衡失调和营养不良等。恶心与呕吐是高龄老人常见的症状,一旦发生,照护者要积极寻找原因,必要时应送医院进一步检查和治疗。

● 典型表现

1. **晨起呕吐** 见尿毒症、慢性酒精中毒或功能性消化不良、鼻窦炎。晚间或夜间呕吐见于幽门梗阻等疾病。

2. **餐后呕吐** 餐后呕吐,特别是集体发病者,多由食物中毒所致;餐后即刻呕吐,可能为神经性呕吐;餐后 1 小时以上呕吐称延迟性呕吐,提示胃张力下降;餐后较久或数餐后呕吐,见于幽门梗阻等。

3. **喷射状呕吐** 喷射状呕吐是颅内高压性呕吐的特点,见于脑炎、脑肿瘤等疾病。

4. **呕吐物气味** 呕吐物带发酵腐败气味或称宿食味,提示胃潴留;带粪臭味提示低位小肠梗阻;含有大量酸性液体者多有胃泌素瘤或十二指肠溃疡,而无酸味者可能为贲门狭窄所致。

5. **伴随症状** 呕吐伴腹痛、腹泻者多见于急性胃肠炎或细菌性食物中毒;伴右上腹痛及发热寒战或有黄疸者应考虑胆囊炎或胆石症;伴眩晕、眼球震颤者,见于前庭器官疾病;应用某些药物如抗生素与抗癌药物过程中发生呕吐,则可能与药物不良反应有关。

● 治疗措施

1. **体位** 高龄老人出现呕吐的应卧床休息,照护者可将高龄老人头部偏向一侧,以防呕吐物误入呼吸道而发生窒息,如呕吐持续不止或加重时，应及时送医院就诊。

2. 禁食　呕吐频繁者应暂禁食。

3. 药物治疗　口服镇吐药如胃复安 5~10mg，每日 3 次或解痉药如阿托品 0.5~1.0mg，每日 3 次，或盐酸山莨菪碱 5~10mg，每日 3 次，另外可加服镇静药物如安定 2.5~5mg 口服。

4. 指压疗法　照护者可指压患者双腕内关穴，具有一定止吐作用；亦可针刺内关、中脘、足三里。

● 照护方法

1. 体位照顾　高龄老人发生呕吐时照护者应立刻协助高龄老人坐起，取面向下的姿势，有假牙患者应立即取出假牙。若老人出现眩晕无力，可一手扶托老人的额部使其舒服。不能起床的老人，应将老人身体侧卧，以免呕吐物吸入气管，发生意外。

2. 呕吐物处理　使用塑料袋或痰盂接装呕吐物，以便清洁处理。同时应暂时保留呕吐物，给医生查看，有助于医生对患者呕吐性质的判断。

3. 饮食　呕吐后可用冷水漱口。患者的饮食宜清淡，给予流质或半流质，如：稀饭、清汤、粥等，并少量多餐。

● 照护问答

哪些原因可引起呕吐？

答：呕吐一般分反射性与中枢性两大类。反射性呕吐：有咽部刺激、急慢性胃肠炎、消化性溃疡活动期、急性胃肠穿孔、幽门梗阻、急性阑尾炎、急性肝炎、急慢性胆囊炎、胆石症、急性胰腺炎等；输尿管结石、充血性心力衰竭、眼部疾病等也可出现反射性呕吐。中枢性呕吐：有偏头痛、脑膜炎、高血压脑病、颅内血肿、急性病毒感染、细菌性感染；尿毒症、休克、中暑、高热；许多药物有致呕吐的不良反应：如庆大霉素、红霉素、链霉素及各种抗癌药物等。

噎　　呛

噎呛,是指进食时食物误入气管或卡在食管狭窄处压迫呼吸道,引起严重呼吸困难,甚至窒息,是高龄老人猝死的常见原因之一。因其临床表现与冠心病类似,且发生在进食时,故易被误诊而延误抢救的最佳时机。

● 典型表现

1. 进食时突然不能说话,并出现窒息的痛苦表情,不由自主地一手呈“V”状紧贴于颈前喉部,呼吸困难,面色苍白或青紫。

2. 中期出现胸闷,窒息感,食物吐不出,手乱抓,两眼发直。

3. 晚期表现为满头大汗,面色苍白,口唇发绀,晕倒在地。重者出现大小便失禁,抽搐,全身发绀,呼吸和心跳停止。

● 治疗措施

1. **去除异物**　照护者应立即清除高龄老年患者口咽部食物,保持呼吸道通畅。如果老人牙关禁闭,可用筷子或开口器等撬开口腔取出食物。

2. **急救措施**　如果清除口咽部食物后老人仍无缓解,应立即将老人拦腰抱住,头朝下并拍背。或者将老人腹部俯于凳子上,让其半身悬空,猛压其腰腹部迫使膈肌突然上移,压迫肺部,使肺内气体外冲,利用气流将气管内的食物冲出。如重复五六次无效,应立即用一粗针头在环状软骨上沿正中部位插入气管或行紧急气管切开,暂时恢复通气。

● 照护方法

1. **稳定情绪**　当噎呛发生后,要及时稳定患者情绪,安慰患者,以缓解其紧张情绪。引导患者接受由于吞咽障碍导致的进食困难的现实,并告知患者可以通过有效的照护方法来防止噎呛的发生,消除焦虑,恐惧心理。

2. **密切观察病情和药物的不良反应**　对服用抗精神病药物的

患者，要注意观察有无吞咽困难等表现。

3. **饮食指导** 如果患者有药物不良反应，吞咽反射迟钝，应给予软食，必要时给予半流质或流质饮食。对吞咽困难的患者，应专人守护进食或喂食；对抢食及暴饮暴食的患者，应单独进食，适当控制进食量，并帮助其改变不良进食习惯。

◎ 照护问答

噎呛的急救可采用海姆立克急救法吗？

答：完全可以。海姆立克急救法的原理：利用冲击腹部—膈肌下软组织，因突然的冲击，产生向上的压力，压迫两肺下部，从而驱使肺部残留空气形成一股气流。这股带有冲击性、方向性的长驱直入于气管的气流，就能将堵住气管、喉部的食物硬块等异物驱除，使患者获救。方法：急救者从背后环抱老人，一手握拳，另一手握紧握拳的手，从腰部突然向其上腹部施压，迫使其上腹部下陷，造成膈肌突然上升，这样就会使老人的胸腔压力骤然增加，由于胸腔是密闭的，只有气管一个开口，故胸腔（气管和肺）内的气体就会在压力的作用下自然地涌向气管。一次不行可反复多次，每次冲击将产生450~500ml的气体，有可能将异物排出，恢复气道的通畅。

腹 痛

腹痛俗称“肚子痛”，是人的一种主观感觉和常见的临床症状，也是促使患者就诊的重要原因。腹痛大多由腹部脏器病变所引起，但在老年人中也可由腹腔外疾患或全身性疾病引起。腹痛的性质可为器质性，也可能是功能性；有的腹痛来势急骤而剧烈，有的腹痛则起病缓慢而疼痛轻微；临床上一般将腹痛分为急性腹痛和慢性腹痛两种。随着社会进步，人口老龄化、高龄化进程的加快，高龄老年患者逐渐增多，老年患者腹痛的病因复杂、起病急、基础病多，临床表现多样，除部分患者病史、症状、体征典型，能较快明确诊断外,大多数老年腹痛患者因个体差异大,机体对病变的反应各异,导致患病后常缺乏典型症状和体征,难以在短时间内明确诊断,易漏诊或误诊。尤其是高龄老年患者病情变化快,预后差,如发生较剧烈且持续的腹痛更是疾病严重的信号,千万不可忽视,如合并有心脑血管疾病,一旦误诊,可能危及生命。因此,照护者或家属发现高龄老人出现腹痛必须引起高度重视,及时报告医生或送医院进一步检查和治疗。

● 典型表现

1. 腹部疾病 腹痛应根据部位、性质、特点和诱因及伴随症状等进行分析。

(1)腹痛部位:腹部疾病的腹痛部位多为病变所在部位。如胃、十二指肠疾病、急性胰腺炎,疼痛多在中上腹部;胆囊炎、胆石症等疼痛多在右上腹;急性阑尾炎痛在右下腹麦氏点;小肠疾病疼痛多在脐部或脐周;结肠疾病疼痛多在左下腹部。

(2)腹痛性质:突发的中上腹剧烈刀割样痛、烧灼样痛,多为胃、十二指肠溃疡穿孔;中上腹部持续性剧痛或阵发性加剧应考虑急性胃炎、急性胰腺炎;胃肠痉挛,胆石症或泌尿系结石常为阵发性绞痛。阵发性剑突下钻顶样疼痛是胆道蛔虫症的典型表现。

(3)腹痛时间:餐后痛可能由于胆胰疾病、胃部肿瘤或消化不良所致;饥饿痛发作见于胃窦、十二指肠溃疡等。

(4)诱发因素:胆囊炎或胆石症发作前常有进食油腻食物史;急性胰腺炎发作前则常有酗酒、暴饮暴食史;部分机械性肠梗阻与腹部手术有关;腹部受暴力作用引起的剧痛并有休克者,可能是肝、脾破裂所致。

2. 腹腔外疾病 高龄老人非腹腔内疾患所致腹痛的临床表现复杂多样且不典型,容易与消化道疾病的症状混淆。尤其是合并有心脑血管疾病、高血脂、高血糖者,如果发生剧烈持续的腹痛,需要高度警惕和排除常见且危重的全身性疾病。

(1)急性心肌梗死:既往有冠心病、心绞痛病史的老年患者,突然出现上腹剧痛，一定要警惕急性心肌梗死。急性心肌梗死大约有8%的病例，在早期可表现为突发上腹部剧痛，伴有恶心呕吐，局部可有或无压痛，容易误诊为胃及十二指肠溃疡急性穿孔、急性胆囊炎等。

（2）心绞痛：心绞痛可表现为上腹部疼痛，休息可以缓解，少数会表现静息性上腹痛，很容易误诊为急性胃肠炎。

（3）肠系膜血管缺血性疾病：肠系膜血管缺血性疾病是各种原因引起肠道急、慢性血流灌注不足、回流受阻所致的肠壁缺血性坏死和肠管运动功能障碍综合征。发病急促，早期表现为突然发生剧烈的腹部绞痛，恶心、呕吐频繁，腹泻。腹部检查：腹部平坦、柔软，可有轻度压痛，肠鸣音活跃或正常，其特点是严重的症状与轻微的体征不相称等。

3. **腹痛特点**　当发生较剧烈、持续的腹痛后，首先要区分是内科病还是外科急腹症。内科性腹痛特点一般是先发热后腹痛，部位常不固定，程度相对较轻，腹部检查时可见腹部较软，无肌紧张、压痛及反跳痛等。外科性腹痛特点一般先腹痛后发热，常有明确的疼痛部位，程度较严重，腹部紧张且多有压痛及反跳痛。同时，外科急腹症比较凶险，大部分需住院进行治疗。

4. **伴随症状**　腹痛伴发热、寒战者提示有炎症存在，见于急性胆道感染、胆囊炎等；伴黄疸者可能与肝胆胰疾病有关；伴休克，同时有贫血者可能是腹腔脏器破裂（如肝、脾破裂），无贫血者则见于胃肠穿孔、绞窄性肠梗阻等；心肌梗死、肺炎也可伴有腹痛与休克。

◎ 照护方法

1. **寻找原因**　高龄老人腹痛首先要积极寻找原因，积极治疗原发病，同时应暂时禁食观察。腹痛较激烈时，千万不可让患者进食及喝水。腹痛若持续发作应及时就医。

2. **调整体位**　采取舒适的体位可以减轻患者的腹痛。腹痛急性发作期应该绝对卧床休息，宜取半坐卧位，或将毛毯、椅垫等放在患者膝盖下方,让老年患者的膝关节弯曲,有助于减轻腹痛。

3. **心理指导**　高龄老人发生腹痛时往往有焦虑不安、恐惧的情绪,照护者要主动关爱体贴老人,向老人仔细解释腹痛发生的原因,安慰患者,稳定其情绪,避免忧思恼怒等不良精神因素刺激,消除恐惧心理,积极配合治疗,缓解疼痛。

● 照护问答

老年人腹痛时可吃止痛药吗?

答:答案是否定的,老年人腹痛时擅自服用任何一种止痛药都可能是错误的选择。因为腹痛的原因有数十种,在尚未明确病因和药物的适应证时就随意用药,很可能导致不良后果。因为临床上许多疾病的症状可能相同或相似,其病因却不尽相同,治疗方法自然也千差万别。滥用止痛药,不仅无法治愈疾病,而且还会延误原有疾病的及时治疗,甚至会因为所用药物的不良反应而增添药源性疾病。由于导致腹痛的原因很多,腹痛到底是哪种疾病引起,医生也要根据疼痛的部位、性质以及特点作为重要依据来进行诊断。如果盲目过早地服用止痛片,腹痛症状可能暂时得到缓解,照护者和老人会因此而放松了警惕,医生也无法判断病情的发展,很可能发生误诊或贻误了治疗时机。因此,高龄老人出现腹痛时,不可盲目滥用止痛药,要尽早去医院查明病因,及时治疗,以免延误病情。

腹　泻

腹泻,是指排便次数增加,粪便稀薄并带有黏液、脓血或未消化的食物。腹泻可分为急性与慢性腹泻两种,病程在 2 个月之内的称为急性腹泻,若腹泻持续或反复发作超过 2 个月者属慢性腹泻。腹泻有时是一种保护性症状,它可将肠道内的有毒和有刺激性物质排出体外。但是,持续性的剧烈腹泻可使机体丧失大量水分、电解质、营养物质,而造成脱水、电解质紊乱,酸碱平衡失调,甚至营养不良或全身衰竭,死亡。

● 典型表现

1. **病程** 急性腹泻起病多急骤，病程较短，多为感染及食物中毒。慢性腹泻病程较长，多见于慢性感染、炎症、吸收不良或肠道肿瘤。

2. **性质** 急性腹泻，每天排便次数多达10次以上，粪便量多而稀薄。如为细菌感染，则初为水样后为黏液或脓血便。阿米巴痢疾的粪便呈暗红色（或果酱样）。慢性腹泻，每天排便数次，可为稀薄便，亦可带黏液、脓液或血液，见于慢性细菌样或阿米巴痢疾，但亦可见于炎症性肠病及结肠、直肠癌。粪便中带大量黏液而无病理成分者常见于肠易激综合征。

3. **疼痛部位** 小肠疾病的腹泻疼痛常在脐周，便后腹痛多不缓解。而结肠疾病则疼痛多在下腹，且便后疼痛常可缓解或减轻。

4. **辅助检查**

（1）显微镜检查：采集新鲜标本作显微镜检查，以确定是否存在红、白细胞或阿米巴原虫及寄生虫卵等。

（2）X线及结肠镜检查：慢性腹泻疑有结肠病变者可作钡剂灌肠X线检查。结肠镜检查对结肠病变所致腹泻的诊断有重要意义，它可直接观察病变性质并可做活检。

● 治疗措施

1. **调整饮食** 高龄老人患腹泻时应该卧床休息，进食易消化的稀软食物，避免刺激性食物，及时补充水分，以防发生水、电解质紊乱和酸碱平衡失调。

2. **药物治疗** 非感染性腹泻，可用易蒙停等；感染性腹泻应服用抗生素治疗。脱水明显者，应口服补液或静脉输液。

3. **及时就医** 腹泻若伴有呕吐或腹泻严重者，应及时送医院治疗。

● 照护方法

1. **自我保健** 注意个人卫生，防止病从口入，做好环境卫生及食品卫生。腹泻患者使用的餐具应同其他家庭成员所使用的分开存放,用后在沸水中煮沸消毒。患者使用过的被褥可放置户外日光照射半小时,可起一定的消毒效果。调节肠道微生态平衡,如培菲康等可起到止泻作用。

2. 饮食指导 动物性食品或海产品在食用前必须煮熟、煮透;不吃腐败、变质的食品;加工生食和熟食的餐具应分开,以避免交叉污染。苹果、胡萝卜熟食有一定的止泻作用。

● 照护问答

腹泻对人体有哪些危害?

答:腹泻给人体造成的主要危害有:

(1)脱水:腹泻可引起脱水,严重者可发生电解质失调和酸碱平衡紊乱。

(2)抵抗力降低:长期腹泻致使营养物质吸收障碍,发生营养不良,使人体对传染病及各种感染的抗病能力减弱,也可使组织再生及外伤愈合能力减弱,受伤后伤口不易愈合等。

(3)维生素缺乏:长期腹泻可直接影响机体对维生素的吸收,引起维生素的缺乏。维生素A缺乏表现为皮肤头发干燥,头发失去正常光泽和滋润,散在性脱落,产生早秃现象;B族维生素缺乏可表现为舌炎、口角炎和多发性神经炎等。

便　血

便血,是指血液由肛门排出。便血颜色可呈鲜红、暗红或黑色(柏油便),少量出血不造成粪便颜色改变,须经隐血试验才能确定者,称为隐血。

● 典型表现

1. 粪便带血 若出血量不多则全身症状不显著,如短期内出血量多,则可出现贫血及周围循环衰竭症状。

2. 便血颜色 因出血部位不同,出血量的多寡,以及血液在肠腔内停留时间的长短而异。

3. **部位**　下消化道出血，如出血量多则呈鲜红，若停留时间较长，则可为暗红色。血液鲜红不与粪便混合，仅黏附于粪便表面或于排便前后有鲜血滴出或喷射出者，提示为肛门或肛管疾病出血，如痔疮、肛裂或直肠肿瘤引起的出血。上消化道出血或小肠出血并在肠内停留时间较长，则因红细胞破坏后，血红蛋白在肠道内与硫化物结合形成硫化亚铁，粪便呈黑色，由于附有黏液而发亮，又称柏油便。

4. **特殊血便**　阿米巴性痢疾的粪便多为暗红色果酱样的脓血便，急性细菌性痢疾为黏液脓性鲜血便，急性出血性坏死肠炎可排出洗肉水血样粪便，并有特殊的腥臭味。

5. **隐血试验**　呈阳性，但应结合临床其他表现及检验才能确定其意义。

● 治疗措施

1. **休息与饮食**　高龄老年患者应该卧床休息，流质饮食或暂禁食。

2. **口服止血药**　口服维生素 K_3 12mg，安络血 25~5mg 或云南白药 0.3~0.6g，每日 3 次。

3. **去除诱因**　若为药物或酒精引起的便血，应立即停用。

4. **及时就医**　对于便血原因不明的，经上述紧急处理无效或出血量大者，应急速送往医院进一步诊治。

● 照护方法

1. **心理指导**　对于高龄老年患者照护者要进行心理疏导，让高龄老人保持稳定、乐观的情绪，避免焦虑、精神过度紧张，严密观察病情变化和血便等发展变化。

2. **饮食指导**　宜给予流质或半流质饮食。以软烂少渣、容易消化、少刺激为宜。戒烟酒以及忌食辛辣等刺激性食品。

● 照护问答

便血的常见原因有哪些?

答：便血一般分为鲜血便、柏油样便和隐血便，常见病因有：

(1)鲜血便：一般来自回肠下端、结肠、直肠、肛门，大便颜色鲜红或暗红，可混有黏液和脓血。常见疾病是：痔疮、肛裂、直肠息肉和痢疾等。

(2)柏油样便：即黑便。上消化道出血未呕出，血液在肠道内停留时间较长，可出现柏油样便，表明出血量已经达到60ml以上。但要注意某些食物、药物可以使大便发黑，大便隐血试验可以帮助鉴别。

(3)隐血便：凡小量消化道出血不引起大便颜色改变，仅在化验时大便隐血试验阳性者，称为隐血便。所有引起消化道出血的疾病都可以发生隐血便，常见的有胃溃疡和胃癌等。

腹　胀

腹胀是患者自我感觉的一种较为常见的消化系统临床症状。高龄老人出现腹胀主要是机体消化功能减退后，饮食不当和饮食不规律，如一次进食量较多或进食较多易产气体的食物，或情绪不稳定等精神因素引发的胃肠功能性消化不良，以及各种疾病，如便秘、水电解质紊乱、腹水、肠梗阻、腹腔巨大的肿瘤等其他全身疾病所致。其临床表现为患者主观上感觉腹部的一部分或全腹部胀满不适，通常伴有相关的症状，如嗳气、呕吐、腹泻或便秘等；体格检查可以见到患者腹部的局部或全腹部膨隆，腹壁皮肤发亮等。高龄老人的腹胀不仅严重影响患者的生活质量，甚至可以危及生命，必须引起照护者的高度重视。

● 典型表现

1. 功能性腹胀　主要表现是老人症状较重，腹部体征不明显，或轻微腹部胀满或憋胀感，且伴有腹鸣或屁多症状，饭后加重，引起老人进食减少，逐渐消瘦，精神萎靡，甚至引发失眠等精神症状。

2. 器质性腹胀　器质性疾病引起的腹胀，常常伴有恶心、呕吐，腹泻或便秘等消化系统症状和体征。如机械性肠梗阻，老人不能进食，梗阻晚期肛门停止排便、排气，肠鸣音消失等急腹症表现。长时间反复出现上腹部胀痛伴嗳气、消瘦、黄疸常见于上消化道疾病，如萎缩性胃炎、上消化道肿瘤等。

3. **腹部体征** 器质性疾病引起局部腹胀较为复杂，不同疾病表现各不相同，一般均有相应的体征。如全身性疾病伴大量腹水，全腹部隆起像蛙腹，移动性浊音阳性，叩诊有时出现浊音，腹腔可抽出液体等。

4. **辅助检查**

（1）实验室检查：外周白细胞计数增高多见于炎症性胃肠疾病，尿蛋白阳性提示肾功能减退、大便隐血试验提示胃肠道肿瘤，肝功能异常提示肝脏疾病。

（2）影像学检查：腹部X线平片，消化道造影、胃镜和结肠镜、超声、CT 扫描等有助于确诊器质性疾病。

● 照护方法

1. **心理治疗** 高龄老人一旦出现腹胀应积极寻找原因，如果系器质性疾病引起的要积极治疗原发病。因腹胀带来的不适严重影响他们的生活质量，容易出现不安、焦虑和烦躁的情绪。照护者应该积极做好患者的心理疏导，让患者保持良好的精神状态，积极主动配合治疗和照护。

2. **饮食指导** 高龄老人由于胃肠功能减退，蠕动减弱易导致食欲下降、腹胀不适。因此应根据患者的具体情况制定合理的膳食。指导患者多食用易消化、高营养、富含粗纤维的食物，多吃蔬菜和水果（如芹菜、香蕉等）。平时鼓励患者多饮水，特别是早晨起床后空腹先喝一杯温开水，可刺激结肠反射而促进排便，减少肠胀气。

3. **生活护理** 对于长期卧床老人，照护者要为患者提供温馨舒适的环境，室内保持空气流通，排便时减少探视人员，消除患者的紧张情绪，有助于排便，解除腹胀。

4. **腹部按摩** 对胃肠功能紊乱的腹胀可采用腹部按摩，由护士或照护者进行。具体方法是：手掌置于右下腹部以脐部为中心,沿顺时针方向从右下腹沿升结肠、横结肠、降结肠做环形按摩。每天1~2次,每次10~15分钟,力量中等,以患者无不适感为宜。腹部按摩对胃肠道是一种机械刺激,可促进胃肠道蠕动,缓解腹胀。

5. 灌肠排气 对于腹部胀气较重者可采用肛管排气,将肛管润滑后插入肛门及直肠15cm,保留10分钟,必要时可间隔数小时后重复1次。此外,可采用0.1%~0.2%肥皂水300~500ml低压保留灌肠,嘱患者5~10分钟后再排便。

6. 药物治疗 对于肠蠕动功能减弱所致的腹胀可采用全胃肠动力药莫沙必利5mg,每天3次口服,通过刺激胃肠壁的肌间神经丛,从而刺激整个消化道,增加胃肠蠕动,达到缓解腹胀的目的。对于高龄老人因便秘所致的腹胀,可采用果导片0.1g,每天2次口服；番泻叶10g泡水200ml代茶饮或取开塞露20~40ml肛门注入,可以刺激肠黏膜、促进肠蠕动达到通便,以缓解腹胀。

● 照护问答

高龄老人长期卧床为何容易发生腹胀?

答：这种腹胀通常是胃肠功能紊乱引起,也是高龄老人常见消化功能减退的一种表现。高龄老人本身胃肠运动功能减退、胃肠激素分泌减少、内脏敏感性提高及精神心理改变都是引起腹胀的生理因素,长期卧床而机体对食物不耐受,导致肠内气体聚集增加,转运异常和易发便秘等是引发腹胀的主要原因。有些老人并发一些疾病导致卧床,如：糖尿病、帕金森病等,这些疾病引起自主神经功能紊乱也可以导致腹胀。

便　秘

便秘是指排便次数减少,每周排便少于2次,且粪便干结,排便费力。便秘是老年人常见的症状,在60岁以上的老人中占

20% ~58%。便秘的病因可分为器质性和功能性便秘。器质性便秘有：肠道疾病，如肿瘤、梗阻及炎症等；代谢内分泌疾病，如糖尿病、甲状腺功能减退和亢进等；药物，如阿片类镇痛剂、抗胆碱能和抗抑郁药等；神经病变，如脑血管意外、帕金森病等。功能性便秘有：体虚、食量不足、久病卧床和久坐少动引起粪便水分过度吸收致干结；不良饮食习惯，如摄食太精细或含粗纤维太少；当便意经常被忽视、排便环境或排便姿势不适当、常服泻药等造成直肠反射敏感性减弱性便秘；另外，精神抑郁，睡眠不足以及腹肌及盆肌张力排便推动力不足等也可产生便秘。高龄老人若便秘病程数年以上且病情无变化多提示功能性便秘。便秘是老年人，尤其是高龄老人最常见消化道症状之一，严重时影响患者的身心健康和生活质量。

典型表现

1. 排便减少和排便困难

（1）排便减少：指每周少于 2 次，严重者 2~4 周排便 1 次。

（2）排便困难：指排便时间长达 30 分钟以上，或因便意需多次“蹲坑”但粪便排出困难，粪便硬结如羊粪状，且数量很少。

（3）伴随症状：可伴有腹胀、食欲减少，以及服用泻剂不当引起排便前腹痛等。

2. 排便困难导致并发症

（1）排便时过分用力导致心脑血管意外、晕厥。

（2）长期排便费力引起或加重痔疮及肛周疾病。

（3）粪性溃疡、尿潴留及排便失禁。

（4）肠梗阻、特发性巨结肠、肠自发性穿孔、乙状结肠扭转等。

3. 体格检查

（1）腹部检查：左下腹多可触及存粪的肠袢。

（2）肛门直肠检查：肛诊有粪块。

4. 辅助检查 影像学检查中，可做腹部平片、结肠 X 线双重气钡造影和 / 或排便造影检查；内镜检查；结肠通过时间测定；

结肠、直肠肛门压力测定；结肠肌电图等检查,有助于便秘的病因诊断。

● 照护方法

1. 心理调适 首先高龄老人和照护者都应树立战胜疾病的信心,积极治疗原发疾病,如全身性疾病和肛周疾病,防止和避免使用引起便秘的药物,不滥用泻药。同时,养成良好的生活习惯,不要久坐,每日适当锻炼。另外,养成定时排便习惯,排便锻炼一般可选在用餐后,此时结肠活动较活跃,排便锻炼尤以早餐后为宜。不管是否有便意,定时模拟排便,建立正常排便反射。在排便锻炼时要注意力集中,不要看报或干其他事情,同时双手压迫腹部或做咳嗽动作,增加腹压以利于排便。

2. 饮食调理 改变生活习惯,增加富含纤维素食物的摄入,如麦麸、水果、蔬菜、坚果、燕麦、玉米、大豆、胶质和果胶等；适当摄取粗糙而多渣的杂粮如糙米、薯类、玉米、大麦等,以及油脂类食物。每天饮水至少1500ml。

3. 腹部按摩 患者可以自己或者照护者协助进行腹部按摩,具体方法：用手掌部以患者脐部为中心,顺时针按摩腹部30~50次,每天上下午各一次。腹部按摩可促进胃肠蠕动,达到通便的目的。

4. 药物治疗

(1)泻药：①润滑剂：如液状石蜡能软化类便,可口服或灌肠,餐间服用。②刺激性泻药：如酚酞、番泻叶、大黄苏打等,具有刺激结肠蠕动,6~12小时即有排便作用,但会产生腹痛、水电解质紊乱等不良反应。③高渗性泻剂：如山梨醇、乳果糖溶液等,乳果糖为乳糖合成行生物,不被消化吸收而保留粪质水分,主要不良反应有腹胀和腹泻。④容积性泻剂：福松,主要含有高分子纤维素和纤维素衍生物,具有亲水和吸水膨胀特点,可使粪便水分及体积增加,促使结肠蠕动,适宜用于低渣饮食的高龄老人。

(2)促胃肠动力药：西沙必利等,餐前服用,对轻型功能性便秘有效,不良反应较少。但是,大剂量用药可出现肠鸣音增加、腹痛和腹泻等不良反应。

5. **灌肠疗法** 是临时性治疗便秘的措施，主要用于肠道阻滞型便秘。常用灌肠剂有生理盐水、泻盐、矿物油和肥皂水等。

6. **其他治疗** 如外科手术等。

● 照护问答

老年人便秘是胃肠道衰老的征象吗？

答：老年人罹患便秘的概率较青壮年明显增高，其原因之一是随着老年人年龄的不断增加，机体生理机能的逐渐减退，特别是胃肠道的肌纤维组织萎缩，胃黏膜变薄，皱襞消失，平滑肌的紧张性收缩降低，韧带松弛，分泌消化液减少，肠管的张力和蠕动减弱，腹腔及盆底肌肉乏力，肛门内外括约肌减弱，胃结肠反射减弱，直肠敏感性下降，使食物在肠内停留过久，水分过度吸收引起便秘。其次是老年人的活动量比较少，新陈代谢减慢，进食量比较少，食物行进（消化）速度减慢，对肠道的刺激不足，粪便易于滞留在肠道内，容易发生便秘。此外，高龄老人常因老年性痴呆或精神抑郁症而失去排便反射，引起便秘。由此可见，便秘是老年人胃肠道衰老的重要征象。

反流性食管炎

反流性食管炎，是指胃和十二指肠内容物反流到食管所引起的食管黏膜炎症。反胃、呕吐或食管贲门手术后，腹腔压力增高，胃潴留，胃排空延迟，吸烟、饮酒、使用阿托品、山莨菪碱等均可使胃食管反流。当胃食管返流时，胃和十二指肠内容物中所含的胃酸、胃蛋白酶、胆汁、胰液等由胃反流到食管，同时食管本身对反流物的清除功能减弱，会引起食管黏膜的损伤。

● 典型表现

1. **烧心** 高龄老年反流性食管炎患者最常见症状是烧心，表现为胸骨后烧灼样疼痛或不适，有时可放射到剑突下及颈部、肩胛骨处、咽喉部,呈间歇性发作。平卧弯腰时容易产生胃十二指肠内容物反流。

2. **吞咽困难** 表现为咽喉部似有物梗阻,难以吞咽和黏液分泌增多,但其他食管病变亦可引起吞咽困难,所以要仔细区别,排除其他食管病变所致的吞咽困难。

3. **辅助检查**

(1)电子胃镜检查:胃镜可以直接观察到食管黏膜炎症程度,同时可以直接取食管黏膜做病理学检查。

(2)X光线钡餐检查:可以排除食管室息、食管裂孔疝、食管癌、食管失弛缓症等疾病所致的继发性食管炎。

● 治疗措施

1. 选用解除烧心和反胃及抑制胃酸分泌类药物,如雷尼替丁、奥美拉唑、铝碳酸镁等,如有幽门螺杆菌感染的高龄老年患者加用克拉霉素、阿莫西林、甲硝唑等药物。

2. 使用促胃肠动力药物,使胃十二指肠内容物加快排空,以减少胃十二指肠内容物反流到食管,减轻对食管黏膜的损害,可选用胃复安、多潘立酮、西沙必利、莫沙必利等促胃肠动力药物。

3. 避免使用阿托品、山莨菪碱等解痉药物,以防止胃、食管平滑肌的松弛,使胃十二指肠内容物排空延迟,加重本病的发生和食管黏膜损害程度。

● 照护方法

1. **去除诱因** 腹部不要受冷,高龄老人应注意保暖,防止过度劳累,调整心态,避免焦虑、紧张心理,以防止胃酸分泌过多,刺激胃、食道黏膜使其受到损伤。

2. **饮食指导** 高龄老人平时要克服不良生活习惯,忌烟、酒,忌高脂肪饮食,忌粗纤维食物及刺激性食物,如米醋、大蒜、辣椒等辛辣食品。切忌过饱,尽量做到少食多餐及定时定量。

3. **运动指导** 餐后做适当运动,以站立行走为主,使得胃排空加快,防止胃内容物潴留时间过长。平时不要穿紧身衣裤,以免增加腹腔压力。餐后不要弯腰、平卧,防止胃、十二指肠内容物排空延缓与倒流,避免本病的发生。

● 照护问答

反流性食管炎为什么不可以用阿托品?

答:反流性食管炎是由于胃十二指肠排空迟缓,使胃十二指肠内容物反流到食管,导致食管黏膜受到损伤。使用阿托品虽然可以解除疼痛,但是阿托品会引起胃肠道平滑肌松弛,使胃十二指肠内容物排空更迟缓,内容物潴留时间更长,更容易引起反流,所以,反流性食管炎不能用阿托品治疗。

慢性胃炎

慢性胃炎,系指不同病因引起的胃黏膜的慢性炎症或萎缩性病变,其实质是胃黏膜上皮遭受反复损害后,由于黏膜特异的再生能力,以致黏膜发生改建,且最终导致不可逆的固有胃腺体的萎缩,甚至消失。本病十分常见,约占接受胃镜检查患者的80%~90%,男性多于女性,随年龄增长发病率逐渐增高。

● 典型表现

1. 慢性胃炎的临床表现主要为食欲减退、上腹部不适或隐痛、嗳气、反酸、恶心、呕吐等,并呈持续或反复发作。

2. 胃体胃炎和胃窦胃炎可有不同的临床特点。前者的上述消化道症状较少,而易发生明显或隐性恶性贫血,较多发生缺铁性贫血。后者则较多出现消化道症状,

3. 部分老人的症状可酷似消化性溃疡,呈周期性、节律性上腹部疼痛,并可反复表现为黑粪或呕吐咖啡样液,但多可自行止血。

4. 体征多不明显,有时上腹部有轻压痛,恶性贫血者常有全身衰弱、疲软,可出现明显的厌食、体重减轻、贫血等。

● 治疗措施

1. **去除病因** 避免引起慢性胃炎的因素,如戒除烟酒;避免

服用对胃有刺激性的食物及药物,如非甾体抗炎药等。

2. 饮食治疗 原则与溃疡病相似,软食为主,避免生冷及刺激性食物,更重要的是根据患者的饮食习惯和多年经验,总结出一套适合自己的食谱。

3. 药物治疗 幽门螺杆菌相关性胃炎需进行根除幽门螺杆菌的治疗。而其他慢性胃炎尚无特效疗法,大多不能使胃炎逆转,目前主要是对症治疗。有恶性贫血时注射维生素 B_{12} 后贫血可纠正。

● 照护方法

1. 去除诱因 保持精神愉快、戒烟忌酒,慎用、忌用对胃黏膜有损伤的药物。

2. 积极治疗口咽部感染灶 勿将痰液、鼻涕等带菌分泌物吞咽入胃,导致慢性胃炎。

3. 注意饮食 高龄老人不吃过酸、过辣等刺激性食物及生冷不易消化的食物。饮食宜按时定量、营养丰富,多吃富含维生素A、B族维生素、维生素C的食物,进食时要细嚼慢咽。忌服浓茶、浓咖啡等有刺激性的饮料。

● 照护问答

根除幽门螺杆菌方案有哪些?

答:常用的抗幽门螺杆菌药物有:抗生素:如羟氨苄青霉素、甲硝唑、克拉霉素、替硝唑、左氧氟沙星、呋喃唑酮。质子泵抑制剂(PPI):如奥美拉唑、兰索拉唑、泮托拉唑、雷贝拉唑、埃索美拉唑。铋剂:如果胶铋,三钾二枸橼酸铋。联合治疗方案有:1种PPI+2种抗生素三联疗法或1种PPI+2种抗生素+1种铋剂四联疗法,疗程是7~14天。

消化性溃疡

消化性溃疡,主要是指发生在胃和十二指肠的慢性溃疡,即胃溃疡和十二指肠溃疡，因溃疡形成与胃酸/胃蛋白酶的消化作用有关而得名。消化性溃疡是全球性常见病，十二指肠溃疡比胃溃疡多见，少数胃溃疡可发生癌变。主要病因是幽门螺杆菌感染、非甾体类药、胃酸、胃蛋白酶、吸烟、应激、饮食、不良生活习惯等，通过不同途径或机制，导致上述侵袭作用增强和/或防护机制减弱而促发消化性溃疡的发生。

● **典型表现**

1. **发病年龄**　本病虽然以青壮年多见，但是高龄老人也并不少见。胃溃疡的发病年龄一般较十二指肠溃疡约迟到10年，女性老年患者的平均年龄比男性老年患者为高。

2. **临床表现**　症状主要特点是：慢性、周期性、节律性上腹痛，体征不明显。部分高龄老年患者以大出血、急性穿孔为其首发症状。并发症有出血、穿孔、幽门梗阻及癌变。上腹痛特点是十二指肠溃疡表现为疼痛在两餐之间发生（饥饿痛），持续不减至下餐进食后缓解；胃溃疡表现在餐后1小时发生，经1~2小时后缓解。

3. **其他**　其他胃肠道症状及全身症状：表现为嗳气、反酸、胸骨后烧灼感、流涎、恶心、呕吐、便秘等可单独或伴疼痛出现。

4. **辅助检查**

（1）内镜检查：对消化性溃疡可作出准确诊断及良性、恶性溃疡的鉴别诊断。内镜下消化性溃疡多呈圆形或椭圆形，边缘光整，底部有灰黄色或灰白色渗出物，周围黏膜可充血、水肿，皱襞向溃疡集中。内镜下溃疡可分为活动期、愈合期和瘢痕期。

（2）X线钡餐检查：溃疡的X线征象有直接和间接两种，龛影是直接征象，对溃疡有确诊价值。局部压痛、十二指肠球部激惹和球部畸形、胃大弯侧痉挛性切迹均为间接征象，仅提示可能有溃疡。

（3）幽门螺杆菌检测：为常规检查，方法分为侵入性和非侵入性两大类，前者通过胃镜检查，包括快速尿素酶试验、组织学检查和幽门螺杆菌培养；后者主要有13C或14C尿素呼气试验，敏感性和特异性高,可作为根除治疗后复查的首选方法。

(4)粪便隐血检查及胃液分析：溃疡活动期,粪隐血试验阳性,经积极治疗,多在1~2周内转阴。当基础酸排出量(BAO)>10mmol/h,常提示胃泌素瘤的可能。五肽胃泌素按6μg/kg注射后,最大酸排出量(MAO)十二指肠溃疡者常超过40mmol/h。由于各种胃病的胃液分析结果,胃酸幅度与正常人有重叠,对溃疡病的诊断仅作参考。

● 治疗措施

1. 一般治疗 高龄老年患者饮食要定时,进食不宜太快,避免过饱过饥。戒酒及戒烟,不用或在医生指导下使用能损伤胃黏膜的非甾体类药如阿司匹林、消炎痛,保泰松等。此外,照护者要积极地对高龄老人进行健康宣教,稳定其情绪,解除焦虑,树立战胜疾病的信心。

2. 药物治疗

(1)抗酸剂：主要为碳酸氢钠、碳酸钙、氢氧化铝。

(2)胃酸分泌抑制剂：主要有组胺 H_2 受体拮抗剂和质子泵抑制剂两类。常用的有：甲氰咪胍,法莫替丁及奥美拉唑、雷贝拉唑和泮托拉唑等。

(3)加强保护因素的药物：硫糖铝混悬液、胶体果胶铋、复方尿囊素、瑞巴派特、康复新。

(4)根除幽门螺杆菌治疗：详见慢性胃炎。

3. 促进胃动力药物 高龄老年患者如有明显的恶心、呕吐和腹胀,实验室检查见有胃潴留、排空迟缓、胆汁返流或胃食管反流等表现,应同时给予促进胃动力药物,如甲氧氯普胺(胃复安)、多潘立酮(吗丁啉)、西沙必利。

4. 手术治疗 外科治疗主要适用于：

(1)急性溃疡穿孔。

(2)穿透性溃疡。

(3)大量或反复出血,内科治疗无效者。

（4）器质性幽门梗阻。

（5）胃溃疡癌变或癌变不能除外者。

（6）顽固性或难治性溃疡，如幽门管溃疡、球后溃疡。

5. **并发症的治疗** 上消化道出血见相关章节。

● 照护方法

1. **去除诱因** 注意精神情绪，锻炼身体，增强体质。注意生活规律，劳逸结合，避免各种诱发因素。伴有焦虑、紧张、失眠的高龄老人可短期使用镇静药。

2. **饮食指导** 急性活动期，以少吃多餐为宜，每天进餐4~5次即可，应戒烟酒，并避免咖啡、浓茶、浓肉汤和辣椒酸醋等刺激性调味品或辛辣的饮料，以及易损伤胃黏膜的药物。饮食宜注意营养，饮食不过饱，餐间避免零食，睡前不宜进食。

3. **运动指导** 急性活动期或并发出血、穿孔、幽门梗阻的高龄老年患者必须卧床休息，病情轻者可选择散步与慢跑等运动形式。

● 照护问答

如何预防消化性溃疡的复发？

答：由于消化性溃疡治愈停药后复发率甚高，并发症发生率较高，而且自然病程长达8~10年，因此药物维持治疗是有效地预防消化性溃疡复发的措施。有下列三种方案可供选择：

（1）正规维持治疗：适用于反复复发、症状持久不缓解、合并存在多种危险因素或伴有并发症者。维持方法：雷贝拉唑20mg或奥美拉唑20mg或泮托拉唑40mg，睡前一次服用；也可口服硫糖铝混悬液5ml，每日3次，时间至少维持1~2年。

（2）间隙全剂量治疗：在患者出现严重症状或内镜证明溃疡复发时，可给予一疗程全剂量治疗。

（3）按需治疗：本法系在症状复发时，给予短程治疗，症状消失后即停药。下列情况不适此法：有溃疡出血或穿孔史，每年复发2次以上以及合并其他严重疾病者。

溃疡性结肠炎

溃疡性结肠炎是一种病因尚不十分清楚的直肠和结肠慢性非特异性炎症性疾病。病变主要限于大肠黏膜与黏膜下层。临床表现为腹泻、黏液血便、腹痛,病情轻重不等,多反复发作或长期迁延呈慢性经过。本病是由多种病因相互作用所致,主要包括环境、遗传、感染和免疫因素。

● 典型表现

1. **起病形式** 患溃疡性结肠炎高龄老人缓慢起病,发作期和缓解期交替,病程较长,反复急性发病而加重。

2. **消化系统表现** 主要消化系统表现有腹泻、混有黏液、脓血、腹痛,轻型及病变缓解期可无腹痛,或呈轻度至中度隐痛,少数绞痛。严重可有食欲不振、恶心及呕吐。急性期或急性发作期常有低度或中度发热,重者可有高热及心动过速,病程发展中可出现消瘦、衰弱、贫血、水与电解质平衡失调及营养不良等表现。

3. **消化系统外表现** 常有结节性红斑、关节炎、眼色素葡萄膜炎、口腔黏膜溃疡、慢性活动性肝炎、溶血性贫血等免疫状态异常的表现。

4. **辅助检查**

(1)血液检查:可有轻、中度贫血,重症高龄老年患者白细胞计数增高及红细胞沉降率加速。严重者血清白蛋白及钠、钾、氯降低。

(2)粪便检查:活动期有黏液脓血便,反复检查包括常规、培养、孵化等均无特异病原体发现。

(3)免疫学检查:IgG、IgM可稍有增加,抗结肠黏膜抗体阳性。

(4)纤维结肠镜检查:是最有价值的诊断方法,通过结肠黏膜活检,可明确病变的性质。

治疗措施

治疗的目的是控制急性发作，维持缓解，减少复发，防止并发症。

1. 一般治疗　急性发作期，特别是重型和暴发型者应住院治疗，及时纠正水与电解质平衡紊乱，待病情好转后酌情给予流质饮食以及易消化、少纤维、富有营养的食物。

2. 药物治疗

（1）水杨酸偶氮磺胺类药物：一般用水扬酸偶氮磺胺吡啶（简称 SASP）作为首选药物，适用于轻型或重型经肾上腺糖皮质激素治疗已有缓解者，疗效较好。

（2）肾上腺糖皮质激素：适用于暴发型或重型高龄老人，可控制炎症，抑制自体免疫过程，减轻中毒症状，有较好疗效。常用氢化可的松，或地塞米松每日静脉滴注，疗程 7~10 天，症状缓解后改用泼尼松龙口服，病情控制后，递减药量。停药后可给水杨酸偶氮磺胺吡啶，避免复发。

（3）硫唑嘌呤：为免疫抑制剂，适用于慢性反复发作者。

（4）抗生素：对暴发型及重型者为控制继发感染，可用氨苄青霉素、灭滴灵等治疗。

3. 灌肠治疗　适用于轻型而病变局限于直肠、左侧结肠的高龄老人。

4. 手术治疗　并发癌变、肠穿孔、脓肿与瘘管、中毒性巨结肠经内科治疗无效者均是手术的适应证。

照护方法

1. 生活指导　暴发型和急性发作期患者应卧床休息，密切观察病情变化，热退及腹泻停止后再逐渐恢复活动。慢性持续性轻型的高龄老人症状完全缓解时，也可从事力所能及的活动。

2. 饮食指导　应食用富有营养而易于消化的食物。发作期不要吃粗纤维多的蔬菜、水果及谷类，不可饮酒及食用过多的调味品。每天蛋白质摄入量应达到 2g/kg 体重，总热量为 10.46~14.65kJ

(2500~3500cal),少量多餐,持续3个月以上。一般老人可进低渣饮食,不必限制饮食种类。严重腹泻者可流质饮食,病情恶化者应予禁食。

● 照护问答

溃疡性结肠炎临床分型有哪些?

答:按溃疡性结肠炎的病情、程度、范围及病期进行综合分型:

(1)临床类型:

①初发型:指无既往史的首次发作。

②慢性复发型:临床上多见,发作期与缓解期交替。

③慢性持续型:症状持续,间以症状加重的急性发作。

④急性爆发型:少见,急性起病,病情严重,全身毒血症状明显,可伴有中毒性巨结肠、肠穿孔、败血症等并发症。

(2)病情严重程度:轻型:腹泻每日4次以下,便血轻或无,无发热、脉速、贫血无或轻,血沉正常;重型:腹泻频繁并有明显黏液脓血便,有发热、脉速等全身症状,血沉加快、血红蛋白下降;中型:介于轻型与重型之间。

(3)病变范围:可分为直肠炎、直肠乙状结肠炎、左半结肠炎(结肠脾曲以下)、广泛性或全结肠炎(病变扩展至结肠脾曲以上或全结肠)。

肝 硬 化

肝硬化是临床常见的慢性进行性肝病,由一种或多种病因长期或反复作用形成的弥漫性肝损害。病理组织学上有广泛的肝细胞坏死、残存肝细胞结节性再生,结缔组织增生与纤维隔形成,导致假小叶形成,肝脏逐渐变形,变硬而发展为肝硬化。临床上以肝功能减退和门脉高压症为主要表现,并有多系统受累,晚期常出现上消化道出血、肝性脑病、继发性感染等并发症。

● 典型表现

1. 代偿期 高龄老年肝硬化患者在代偿期可有轻度乏力、腹胀、肝脾轻度肿大、轻度黄疸。失代偿期有肝功损害及门脉高压症候群。

（1）全身症状：乏力、消瘦、面色晦暗，尿少、下肢水肿。

（2）消化道症状：食欲减退、腹胀、胃肠功能紊乱甚至吸收不良综合征，肝源性糖尿病，可出现多尿、多食等症状。

（3）出血倾向及贫血：齿龈出血、鼻衄、紫癜、贫血。

（4）内分泌障碍：蜘蛛痣、肝掌、皮肤色素沉着、男性乳房发育、腮腺肿大。

（5）门脉高压：脾大、脾功能亢进；腹水形成；门脉侧支循环建立：食管—胃底静脉曲张，腹壁静脉曲张和痔静脉曲张。

2. 实验室检查

（1）血常规：代偿期血常规多正常，失代偿期有不同程度的贫血。合并感染时白细胞计数可升高，脾功能亢进时白细胞和血小板计数减少。

（2）肝功能检查：代偿期肝功能检查正常或轻度异常。失代偿期丙氨酸氨基转移酶有轻、中度增高；白蛋白降低，球蛋白增高，白蛋白／球蛋白比值降低或倒置；凝血酶原时间延长。

（3）影像学检查：B 超检查：显示肝脾大、门静脉高压、腹水等；CT、MRI 检查：显示肝、脾、肝内门静脉、肝静脉、腹水等；X 线检查：食管—胃底钡剂造影，可见食管—胃底静脉出现虫蚀样或蚯蚓样静脉曲张变化。胃镜检查：可直视食管和胃底静脉曲张的程度和范围；肝活组织检查：若有假小叶形成可诊断肝硬化，是代偿期肝硬化诊断的标准。

治疗措施

肝硬化目前尚无根治办法，主要在于早期发现和阻止病程进展，延长患者生命和保持劳动力。

1. 一般治疗　高龄老年患者应减少活动，避免劳累，保证休息，戒酒。饮食应以易消化、富营养的食物为宜，适当高蛋白、低脂肪。有肝性脑病时，应限制蛋白质，避免食用刺激性及过硬的食物。有腹水及水肿时应限钠和水的摄入,适当补充维生素。

2. **病因治疗** 肝炎性肝硬化需抗病毒治疗。酒精性肝硬化患者需永久戒酒。非酒精性肝硬化患者需治疗原发病。原发性胆汁性肝硬化可选用免疫抑制药物。

3. **合并症的治疗**

(1)腹水的治疗:①限制钠和水的摄入。②利尿药:螺内酯(安体舒通)和呋塞米(速尿)。③输入白蛋白或右旋糖酐、代血浆。④放腹水:可适量放腹水;或自身腹水回输。⑤腹腔—颈内静脉分流术。

(2)食管或胃底静脉曲张破裂出血的治疗:①卧床休息,禁食,密切监测血压及脉搏。待出血停止24~48小时后方可逐渐进食。②三腔管压迫止血。③降低门脉压药物治疗:特利加压素、生长抑素、奥曲肽。④内镜下治疗:食管静脉曲张的硬化疗法;食管静脉曲张内镜下套扎法。⑤外科手术治疗可行胃底静脉结扎等外科手术治疗。⑥经颈静脉肝内门体静脉分流术(TIPSS)。

● 照护方法

1. **合理饮食** 注意规律饮食,以低盐低脂、清淡、易消化、高维生素、低纤维素、无刺激性、少渣的食物为原则。禁食辛辣刺激、肥甘厚味、生冷煎炸、粗糙硬固的食物,要防止粗糙多纤维食物损伤食道静脉,引起大出血。血氨偏高或肝功能极差者,应限制蛋白质摄入,以免发生肝昏迷。出现腹水者应进低盐或无盐饮食。

2. **适当运动** 高龄老年患者应注意休息,避免过度劳累。适当参加活动,如散步、下棋、打太极拳等。注意安全,避免磕碰。

3. **生活起居** 照护者应该指导老人或帮助高龄老人测量腹围、记录出入量、测体重等方面的知识;注意保持口腔卫生、预防皮肤感染;保持大便通畅。养成良好的卫生习惯,禁止挖鼻孔、剔牙,平时用软毛牙刷刷牙。若腹胀、乏力加剧或有出血倾向、尿量明显减少等症状应及时就医。

照护问答

高龄老人患肝硬化有哪些并发症？

答：高龄老人肝硬化的并发症主要有：

（1）上消化道出血：是本病最常见的并发症，多出现突然呕血或黑便，常致出血性休克或诱发肝性脑病。

（2）肝性脑病：是本病最严重的并发症，也是最常见的死亡原因，常在摄入大量含蛋白质的食物、上消化道出血、感染、放腹水、使用大量排钾利尿剂时诱发。

（3）感染：由于抵抗力低下、门静脉侧支循环开放等因素，容易发生自发性细菌性腹膜炎、肺炎、胆道感染等。

（4）原发性肝癌：若短期内病情迅速恶化、肝区持续性疼痛、肝脏进行性肿大、不明原因发热、血性腹水等，应怀疑并发原发性肝癌。

（5）电解质和酸碱平衡紊乱：常见低钠血症、低钾、低氯血症与代谢性碱中毒，与摄入不足、呕吐、腹泻、利尿及继发性醛固酮增多有关。

（6）肝肾综合征：合并顽固性腹水时，可有少尿或无尿、氮质血症、稀释性低钠血症和低尿钠，但肾脏无明显器质性损害，故又称功能性肾衰竭。

肝性脑病

肝性脑病是因急、慢性肝功能衰竭或门体静脉分流所致的中枢神经功能紊乱，以意识障碍、行为异常和昏迷等为主要表现。本病最基本的机制是由于肝功能衰竭或存在门体静脉分流，而使肝脏不能清除来自肠道的毒物，以及氨基酸代谢不平衡，导致神经传导的改变。因急性肝功能衰竭，如急性重症肝炎所致的肝性脑病，称为急性肝性脑病。因慢性肝功能衰竭，如肝硬化、肝癌、门体静脉分流术所致的肝性脑病，统称为肝性脑病。

典型表现

根据神经、精神功能异常程度分为四期:

1. **Ⅰ期(前驱期)** 表现为焦虑不安,欣快较激动或淡漠、睡眠倒错、健忘等轻度精神异常,可有双手扑击样震颤。

2. **Ⅱ期(昏迷前期)** 表现为嗜睡、行为异常、随地大小便、言语不清、书写障碍、定向力障碍等。

3. **Ⅲ期(昏睡期)** 表现为昏睡、但能唤醒、有明显双手震颤、肌肉张力增高、腱反射亢进等明显体征。

4. **Ⅳ期(昏迷期)** 昏迷不醒、不能唤醒、肝臭味浓,但血压心律基本正常。昏迷较浅时,强刺激后有轻度反应,昏迷加深时,神经反射异常乃至完全消失。

5. **辅助检查**

(1)血液生化检验:血氨明显升高。

(2)脑电图检查:脑电图波形明显异常。

治疗措施

1. **去除诱因** 控制上消化道出血,控制感染,纠正水电解质及酸碱平衡紊乱等,避免高蛋白质饮食和使用安眠药。

2. **降低血氨浓度**

(1)暂时禁食蛋白质饮食,以碳水化合物为主要食物,供给足够的热量和维生素。病情缓解后,可逐步增加蛋白质至40~60g/d,以植物蛋白为佳。

(2)口服泻药,清除肠道内蛋白质类物质及积血。

(3)口服肠道不吸收抗菌素,如新霉素1g,1日4次。

(4)口服乳果糖10~20ml,1日3次或以醋酸灌肠,使肠道酸化。

(5)门冬氨酸鸟氨酸15g溶于500ml补液中静滴,1日1次,乙酰谷氨酰胺0.5~1g溶于500ml补液中静滴,1日1次。有碱中毒者,可用精氨酸10~20g加入补液中静滴1日1次。

3. **纠正氨基酸失衡** 可用支链氨基酸为主的6氨基酸-400

溶液250~500ml静滴及14氨基酸-800,250~500ml静滴。

4. **其他** 对躁动者,可试用山莨菪碱0.3~0.6mg肌注,慎用镇静药物。预防脑水肿,可给20%甘露醇快速静滴。此外,可以给高龄老年患者用一些保肝药物。

◎照护方法

1. **去除诱因** 高度重视对高龄老人慢性肝病定期随访治疗,纠正不良生活习惯,适当体育锻炼,提高机体免疫力,树立战胜疾病的信心,忌烟酒,防止感冒发热。

2. **饮食指导** 控制蛋白质饮食,如鸡蛋、猪肉、鱼虾等高蛋白食物要适当控制,防止血氨增高。多食水果蔬菜、维生素等食物及低盐饮食。切忌暴饮暴食,过度劳累,防止门脉高压出血。

3. **合理用药** 适当服用护肝药物,掌握好利尿药物的应用,切忌过量,导致利尿过度。慎用镇静药物,如并发感染,尽量选用对肝脏无损害的抗生素。平时服乳果糖等药物,防治血氨增高,可以预防肝性脑病的发生。

◎照护问答

肝性脑病的患者为何不宜进食高蛋白饮食?

答:肝性脑病的患者由于肝功能衰竭,肝细胞的解毒功能极差,如果经常性高蛋白饮食后使血氨明显增高,而肝脏功能衰竭时不能清除血氨,使血氨潴留于血液内刺激大脑造成血氨中毒后产生一系列精神异常,甚至昏迷。所以,肝功能衰竭患者不宜长期高蛋白饮食,应多食维生素类食品,如水果、蔬菜或蛋白质含量少的食品。

胆 囊 炎

胆囊炎,是常见的胆道感染性疾病。急性胆囊炎发病与胆汁淤滞和细菌感染密切相关,胆囊炎分急性和慢性两种。主要致病菌为革兰阴性杆菌及厌氧菌,其中大肠杆菌最常见。慢性胆囊炎为急性胆囊炎迁延而成。胆囊炎常伴有胆囊结石,结石可阻塞胆囊管而引起炎症。进食油腻及高脂饮食可诱发胆囊炎。

● **典型表现**

1. **急性胆囊炎** 主要表现为右上腹持续性疼痛、阵发性加剧,可向右肩背放射,多发生在夜间,以饱餐和脂肪餐为诱因。伴有结石并梗阻可有间断性胆绞痛、恶心、呕吐,但寒战少见。当发生化脓性胆囊炎时患者可出现寒战、高热、烦躁、谵妄等。右上腹有明显压痛,腹部触诊可触到肿大、压痛的胆囊。可发展成为慢性胆囊炎、胆囊积脓和毒血症。若胆囊壁出现坏死、穿孔,可形成弥漫性腹膜炎。

2. **慢性胆囊炎** 患者可有上腹不适、厌油、饱胀等,常因油腻食物而诱发疼痛,右上腹部有轻压痛。B 超可以发现胆囊壁增厚、收缩功能差和结石。约有 1/3 的胆囊结石患者可没有症状,在 B 超检查时才发现。

3. **辅助检查**

(1)实验室检查:白细胞总数及中性粒细胞增高,血清胆红素、丙氨酸氨基转移酶、碱性磷酸酶升高等。

(2)影像学检查:B 超可测定胆囊大小、囊壁厚度,对胆囊结石诊断率高,为胆囊炎首选检查方法。CT 检查一般不列为首选。腹部 X 平片可显示结石。

(3)十二指肠引流:胆汁中发现大量被胆汁黄染的白细胞或胆汁细菌培养阳性,有助本病诊断。引流不能获得胆汁提示胆囊浓缩功能不良或胆囊管梗阻。

● **治疗措施**

1. **急性胆囊炎**

(1)一般治疗:患者应卧床休息,给易消化的流质饮食,忌油腻食物。严重者禁食、胃肠减压,静脉补充营养、维持水及电解质平衡。

(2)解痉、镇痛药物治疗:阿托品 0.5mg 或 654–2 5mg 肌注;

硝酸甘油 0.3~0.6mg，舌下含化；维生素 K_3 8~16mg，肌注；镇痛用度冷丁，不宜用吗啡。

（3）抗菌治疗：如氨苄青霉素、环丙沙星、甲硝唑。还可选用氨基糖甙苷类或头孢菌素类抗生素，最好根据细菌培养及药敏试验结果选择抗生素。

（4）利胆：舒胆通、消炎利胆片或清肝利胆口服液口服，发作缓解后方可应用。

（5）外科治疗：胆囊发生坏死、化脓、穿孔、结石嵌顿患者，应及时外科手术治疗，行胆囊切除或胆囊造瘘。

2. 慢性胆囊炎

（1）综合治疗：低脂饮食，口服利胆药，如硫酸镁、消炎利胆片、清肝利胆口服液、保胆健素等。应用熊去氧胆酸、鹅去氧胆酸、消石素等溶石。有寄生虫感染患者应当驱虫治疗。

（2）手术治疗：慢性胆囊炎伴有胆石患者，应行胆囊切除术。手术一般择期在胆囊炎发作 2 个月后进行，这样可减少胆囊周围的粘连与胆囊水肿。

● 照护方法

1. 去除诱因 如伴有胆石症，应积极消除结石；如有寄生虫病史者，应采取积极措施驱除寄生虫，以消除隐患；寒冷季节注意保暖。

2. 饮食指导 急性发作期应禁食，可静脉补充各种营养素，能进食时，应禁食脂肪和刺激性食物，短期可食用含高碳水化合物的流质饮食，随病情逐渐缓解可给予低脂半流质或低脂少渣软食。每日应少食多餐，仍须限制肉及含脂肪多的食物。慢性胆囊炎患者应给予充足热量的高蛋白质、高碳水化合物和适量限制脂肪的饮食，同时要有丰富的维生素，注意补充 B 族维生素和维生素 K。忌用刺激性食物和酒类，多吃粗纤维食物，保持大便通畅。

3. 体育锻炼 适当进行体育锻炼有利于提高机体抵抗力，预防胆囊炎的发作。

● 照护问答

怎样预防胆结石的发生?

答:预防胆结石的措施主要有:

(1)合理饮食:有规律的进食是预防结石的最好方法。要一日三餐,定时定量。适当限制饮食中脂肪和胆固醇的含量,保证摄入足够量的蛋白质。

(2)治疗原发病:积极治疗能引起胆囊结石的一些原发病,如溶血性贫血和肝硬化。预防肝外胆管的损伤性狭窄。

(3)体育锻炼:多参加体育活动及食用纤维素,通过排便,可“顺便”带走部分能量,既起到减肥功效,也能减少结石形成。

胰 腺 炎

胰腺炎分急性、慢性两种,都是老年人的常见病。急性胰腺炎女性多于男性,是胰酶自身消化胰腺引起的化学性炎症。急性胰腺炎多系胆道疾病引起,此外与暴饮暴食、酗酒、高脂血症、感染等也可诱发。主要是由于胆汁和十二指肠液激活各种胰腺酶原,引起胰腺充血水肿、出血和坏死等一系列胰腺自身消化过程。慢性胰腺炎,主要是胰腺反复发作性或持续性炎性病变,引起胰腺广泛性纤维化,局灶性坏死及胰导管内结石形成或弥漫性钙化造成胰泡和胰岛细胞萎缩或消失。本病较急性胰腺炎少见。

● 典型表现

1. **急性胰腺炎** 大多在中上腹部疼痛,常见于饱餐和酗酒后发生,多数为持续性腹部剧痛,并呈带状并向腰背部放射,仰卧时加剧,90%以上患者伴有恶心呕吐等症状。少数患者伴有中等度发热或伴有黄疸。出血坏死型可以发生休克、昏迷、脐周或侧腹部皮下出血,麻痹性肠梗阻,胸腔积液等。血淀粉酶于起病后8小时逐渐升高,尿淀粉酶在血淀粉酶升高2小时后在尿中排出量增加。

2. **慢性胰腺炎** 反复发作性中上腹痛,表现为阵发性或持续性，向背部和腹部两侧放射，重症常在半夜痛醒而坐起，卧坐位时疼痛减轻。饱食或饮酒后常可诱发，疼痛时伴有恶心，呕吐，食欲不振，腹胀嗳气等症状，无发热黄疸。腹泻是慢性胰腺炎的常见症状，每天大便 3~4 次，量多色淡，表面光泽有气泡、恶臭、粪便中脂肪量较多，含有不消化的肌肉纤维等。患者大都较消瘦，表现为营养不良，少数患者可并发糖尿病。

● 治疗措施

1. **抑制胰腺分泌** 患者应禁食 1~3 日。去除诱发本病的原疾病治疗，如胆结石、胃肠道感染及胆道寄生虫等有关疾病。

2. **抑制迷走神经** 可使用阿托品、山莨菪碱、乙酰唑胺和抑肽酶等药物。

3. **解痉镇痛** 解痉镇痛药物可以缓解与减轻胃肠道、胆管、胰管的紧张度，可用阿托品、吗啡、哌替啶等药物。

4. **维持水、电解质平衡** 补充水、电解质，维持体内体液平衡，可用 5% 葡萄糖氯化钠、氯化钾、碳酸氢钠等溶液。

5. **抗感染与激素的应用** 可选用氨苄青霉素、头孢他啶、地塞米松、氢化可的松等药物。

● 照护方法

1. **去除诱因** 及时处理慢性胆道疾病、胃肠道疾病、高脂血症及肠道寄生虫等原发病的防治。

2. **饮食指导** 注意饮食卫生，严禁暴饮暴食、酗酒。宜食清淡食品，如水果、蔬菜、维生素类、低脂肪类易消化的食品。

3. **运动指导** 食后不宜久坐、仰卧，宜作适当运动，如饭后散步等，不宜进行较剧烈活动。

● 照护问答

1. 胆道疾病为什么容易并发胰腺炎？

答：胆道疾病为我国胰腺炎发病的最常见病因，占 50%~80%。据统计约 2/3 人群中胆总管和胰管共同汇合于乏特氏壶腹，汇合后进入十二指肠。胆管炎症、结石、寄生虫、水肿、痉挛等病变使壶腹部发生梗阻,加之胆囊收缩,胆管内压力升高,胆汁通过共同通道反流入胰管,激活胰酶原,导致胰腺自身消化而引起胰腺炎。此外,胆结石、胆道感染等疾病尚可造成奥狄氏括约肌功能障碍,引起十二指肠液反流入胰管,激活胰腺消化酶诱发急性胰腺炎。

2. 暴饮、暴食、酗酒为什么容易并发胰腺炎?

答:酗酒和暴饮暴食是西方国家胰腺炎的主要病因。乙醇可引起奥狄氏括约肌痉挛,同时乙醇兴奋迷走神经,使胃泌素,胰泌素和胆囊收缩分泌,这3种激素均促使胰腺外分泌旺盛。由于胰管引流不畅,造成胰液在胰胆管系统压力增高并郁积,致使高浓度的蛋白酶排泄障碍,最后导致胰腺泡破裂并发胰腺炎。

消化不良

消化不良,又称功能性消化不良(FD),是指由胃和十二指肠功能紊乱引起的症状,而无器质性疾病的一组临床综合征。功能性消化不良是高龄老人最常见的一种功能性胃肠病。具有上腹痛、上腹胀、早饱、嗳气、食欲不振、恶心和呕吐等不适症状。

● 典型表现

1. 症状 功能性消化不良的临床症状主要包括餐后饱胀、早饱感、上腹胀痛、上腹灼热感、嗳气、厌食、烧心、反酸、恶心和呕吐。常以某一个或某一组症状为主。上腹痛为常见症状,常与进食有关,表现为餐后痛,亦可无规律,部分可表现为上腹灼热感。

2. 病程 病程多在2年内,症状可反复发作,也可在相当一段时间内无症状。可以某一症状为主,也可有多个症状的叠加。

● 治疗措施

1. 一般治疗 建立良好的生活和饮食习惯,避免烟、酒及服用非甾体抗炎药。避免食用可能诱发症状的食物。根据不同特点进行心理治疗,失眠、焦虑者可适当服用镇静或抗焦虑药物。

2. 药物治疗 抑酸药物可选用 H_2 受体拮抗剂,如西咪替丁、雷尼替丁或法莫替丁或质子泵抑制剂，如奥美拉唑、兰索拉唑、泮托拉唑、雷贝拉唑、埃索美拉唑。促胃动力药物可选用多潘立酮10mg，1日3次，口服；莫沙必利5mg，1日3次，口服；依托必利50mg，1日3次，口服。助消化药物可作为消化不良的辅助用药，复方阿嗪米特1片，1日3次，口服。

● 照护方法

1. 生活规律 定时入睡，做好自我心理调理，消除思想顾虑，注意控制情绪，心胸宽阔。养成良好的生活习惯。不暴饮暴食，避免吃不易消化的食物及饮用各种易产气的饮料。戒烟酒，避免食用有刺激性的辛辣食物及生冷食物。

2. 定期随访 对久治不愈的消化不良，建议定期去医院检查，是否由糖尿病或甲状腺功能低下所引起，以便及时采取针对性的治疗措施。

● 照护问答

消化不良的诊断标准是什么？

答：消化不良的临床诊断标准是：

（1）有上腹痛、上腹灼热感、餐后饱胀和早饱症状之一或多种，呈持续或反复发作的慢性过程（病程超过6个月，近3个月症状持续）。

（2）上述症状排便后不能缓解（排除症状由肠易激综合征所致）。

（3）排除可解释症状的器质性疾病。

上消化道出血

上消化道出血，是指屈氏韧带以上的消化道，包括食管、胃、十二指肠或胰胆等病变引起的出血，胃空肠吻合术后的空肠病变出血亦属这一范围。大量出血是指在数小时内失血量大于1000ml或循环血容量的20%。其临床主要表现为呕血和/或黑粪，往往伴有血容量减少引起的急性周围循环衰竭，是常见的急症，病死率高达8%~13.7%，高龄老年患者的病死率更高。

典型表现

1. **呕血、黑便** 是上消化道出血的特征性表现。出血部位在幽门以上者常有呕血和黑便；在幽门以下者可仅表现为黑便。但是出血量少而速度慢的幽门以上部位病变可仅见黑便，而出血量大、速度快的幽门以下的病变可因血液反流入胃，引起呕血。

2. **循环衰竭** 出血量400ml以内可无症状，出血量中等可引起贫血或进行性贫血、头晕、软弱无力，突然起立可产生晕厥、口渴、肢体冷感及血压偏低等。大量出血达全身血量30%~50%即可产生休克，表现为烦躁不安或神志不清、面色苍白、四肢湿冷、口唇发绀、呼吸困难、血压下降至测不到、脉压差缩小及脉搏快而弱等循环衰竭的症状和体征，若不及时抢救可导致死亡。

3. **氮质血症** 一般于一次出血后数小时血尿素氮开始升高，大多不超过14.3mmol/L。

4. **发热** 中度或大量出血病例，于24小时内发热，多在38.5℃以下，持续数日至一周不等。

5. **辅助检查** 急性大出血后均有失血性贫血。出血早期，血红蛋白浓度、红细胞计数及红细胞压积可无明显变化，一般需要经3~4小时以上才出现贫血。上消化道大出血2~5小时后白细胞计数可明显升高，止血后2~3天才恢复正常。

治疗措施

1. **一般治疗** 高龄老年患者大出血宜取平卧位，并将下肢抬高，头侧位，以免大量呕血时血液反流引起窒息，应禁食，给予吸氧。少量出血可适当进流质。对于有肝病的老年患者忌用吗啡、巴比妥类药物。应加强护理，记录血压、脉搏、出血量及每小时尿量，保持静脉通路，必要时进行中心静脉压测定和心电图监护。

2. **补充血容量** 当血红蛋白低于70g/L、收缩压低于90mmHg时，应立即输入足够量全血。肝硬化患者应输入新鲜血。开始输液应快，但高龄老人及心功能不全者输血、输液不宜过多过快，否则可导致肺水肿，最好进行中心静脉压监测。如果血源困难可给右旋糖酐或其他血浆代用品。

3. 止血措施

（1）药物治疗：①近年来对消化性溃疡疗效最好的药物是质子泵抑制剂如奥美拉唑。对消化性溃疡和糜烂性胃炎出血，可用去甲肾上腺素 8mg 加入冰盐水 100ml 口服或作鼻胃管滴注，也可使用凝血酶口服。②食管、胃底静脉曲张破裂出血时，可用生长抑素或奥曲肽、特利加压素及垂体加压素，对上消化道出血的止血效果较好。

（2）三腔气囊管压迫止血：适用于食管、胃底静脉曲张破裂出血。如药物止血效果不佳，可考虑使用。

（3）内镜直视下止血：对于门脉高压出血者，可采取：①急诊食管曲张静脉套扎术。②注射组织胶或硬化剂如乙氧硬化醇、鱼肝酸油钠等。对于非门脉高压出血者，可采取①局部注射 1/10000 肾上腺素盐水。②采用 APC 电凝止血。③血管夹（钛夹）止血。

（4）血管介入治疗：对于食管—胃底静脉曲张破裂出血，经垂体后叶素或三腔气囊管压迫治疗失败的患者，可采用经颈静脉门体分流手术（TIPS）结合胃冠状静脉栓塞术治疗。

（5）手术治疗：经上述处理后，大多数上消化道大出血可停止。如仍无效可考虑手术治疗。食管、胃底静脉曲张破裂可考虑脾肾静脉吻合等手术。胃、十二指肠溃疡大出血患者早期手术可降低死亡率，尤其是高龄老人出现止血或复发的，更宜及早手术。如并发溃疡穿孔、幽门梗阻或怀疑有溃疡恶变者宜及时手术。

照护方法

1. 一般照护　嘱高龄老年患者适当休息，大出血时绝对卧床休息，取舒适体位或平卧位，下肢略抬高，保证脑部供血。呕吐时头偏向一侧，避免误吸或窒息。

2. 饮食照护　大量出血应暂时禁食；少量出血、无呕吐者，给予温凉流质饮食,出血停止24~48小时后,进食营养丰富、易消化的半流质饮食或软食,注意少量多餐,逐步过渡到正常饮食。照护者应该安排高龄老年患者定时、定量进餐,避免食用冷、生、硬、粗糙、刺激性的食物,劝其戒烟戒酒。食管胃底静脉曲张破裂出血者,止血后限制摄入钠和蛋白质食物,以免加重腹水及诱发肝性脑病。

3. 健康指导 照护者要向高龄老年患者介绍引起消化道出血的主要病因、诱因、治疗及预后,减少再次出血的危险。高龄老人的照护者要掌握如何早期识别出血征象的知识,一旦发现异常及时送高龄老年患者去医院治疗。

4. 生活指导 指导患者保持良好的心态,避免长期精神紧张,合理安排休息与活动。注意饮食卫生,禁烟、酒、浓茶、咖啡及刺激性食物。

● 照护问答

如何判断高龄老年患者有无继续或再次上消化道出血?

答:高龄老年患者如出现以下表现则提示上消化道有活动性出血或再次出血:

(1)反复呕血,呕吐物颜色由咖啡色转为鲜红色。

(2)黑便次数及量增加,色泽转为暗红,甚至鲜红,伴肠鸣音亢进。

(3)积极补液、输血后,周围循环衰竭表现仍无改善,或好转后又恶化,血压、脉搏不稳定,中心静脉压仍在下降。

(4)红细胞计数、血红蛋白量、血细胞比容值继续下降,而网织红细胞计数持续升高。

(5)在补充足够液体、尿量正常的前提下,血尿素氮持续升高或再次升高。

(6)原有门脉高压、脾大的高龄老年患者,出血后脾暂时缩小,如不见脾恢复肿大,则提示出血未止。

第四节 常见泌尿系统疾病照护

泌尿系统特点

泌尿系统由肾脏、输尿管、膀胱及尿道组成，男性：肾、输尿管、膀胱、尿道、前列腺、输精管、睾丸、附睾等；女性：肾、输尿管、膀胱、尿道、宫颈、外阴、卵巢、输卵管等。泌尿系统的主要功能是形成和排泄尿液，并以此排泄人体代谢废物，调节内环境和水、电解质及酸碱平衡。高龄老人常见的泌尿系统疾病，男性主要是前列腺肥大和前列腺肿瘤等，女性常见尿路感染和尿失禁等。这些疾病若不及时积极治疗，将会严重影响高龄老人的身心健康及生活质量。

● 典型表现

随着年龄的增加，机体组织器官的衰退，高龄老人的泌尿器官的形态结构和生理功能都会发生巨大的变化，典型的表现有：

1. 泌尿器官的形态结构改变 表现为：①肾脏体积缩小、重量减轻。②肾小管长度、容积及肾小球表面积均有减少或变短。③肾内脂肪增加与间质内纤维增生，替代了部分肾实质。④肾小球硬化或瘢痕组织形成，肾小管细胞脂肪变性，肾小球被透明物质代替，进而萎缩，同时有入球小动脉的萎缩。⑤肾脏中与肾小球无关的小动脉（废弃血管丛）数目增多。⑥膀胱逼尿肌肥大，弹性支持组织丧失。⑦膀胱壁呈慢性炎症性改变，少数有纤维化病变。⑧膀胱容量减少，出现失抑制性膀胱收缩。⑨高龄老人尿道的改变，男性多因前列腺病变（炎症、良性增大或新生物）而致压迫梗阻；女性则因长期缺乏雌性激素，外阴萎缩、黏膜变薄、出现裂纹,尿道口充血肥大,尿道黏膜出现褶皱或狭窄等而致梗阻。

2. **泌尿器官生理功能的改变** 表现为:①肾小球滤过率下降,即肾脏排泄代谢废物的能力下降。②肾小管排泄及再吸收功能减退。肾脏的尿浓缩能力减弱,肾脏生成的尿液中水分量增加,肾脏调节人体水代谢平衡的功能下降。③肾血流量减少,也表明肾脏功能减退;④肾脏的酸碱调节作用减低。⑤膀胱容量减少,不能正常充盈。⑥膀胱不能正常排空,残余尿增多。⑦膀胱有失抑制性收缩,出现尿失禁,但表现程度因人而异。⑧因尿道梗阻而排尿困难致尿潴留。⑨因脑的退变而使反射受到影响。⑩其他原因所致不同程度的尿失禁。

● 照护方法

1. **心理护理** 认真做好高龄老人的心理护理,使高龄老人保持着良好的心理状态。树立战胜疾病的信心,以积极乐观的心态去面对泌尿系统疾病并积极配合治疗。

2. **个人卫生** 保持会阴及生殖器清洁,勤换内衣,保持个人卫生。长期卧床高龄老人要保持床位清洁,防止床位不洁引起上行感染,并注意预防压疮发生。

3. **清淡饮食、适当锻炼身体** 饮食控制及适当体育活动,锻炼身体可增强机体抗病能力,降低泌尿系统疾病的发生率。

● 照护问答

高龄老人为什么容易患泌尿系统感染?

答:高龄老人容易患泌尿系统感染的主要原因是:

(1)免疫功能减退:高龄老人免疫功能逐渐减退,因免疫功能的减退,高龄老人对细菌、病毒及真菌感染的抵抗力随之下降。

(2)营养状态:高龄老人可出现消化腺萎缩、消化酶分泌减少。虽然高龄老人所需营养量较低,但维生素、微量元素等相对缺乏,可导致机体抵抗力和应激能力下降。

(3)慢性疾病:高龄老人中一些慢性疾病患者的泌尿系感染

发病率明显增加。各种神经系统疾病,如脑卒中、老年性痴呆伴大便失禁致个人卫生状况不佳。

(4)慢性前列腺炎：前列腺炎的感染途径不是由身体其他部位的病灶经血运而到达前列腺,主要是来自尿道感染或是感染的尿液经前列腺管返流进入前列腺而引起。

血　尿

血尿是一个临床症状,而不是一种疾病。正常人尿液中无红细胞或偶见个别红细胞,如果显微镜下每高倍视野有红细胞3个以上,即为血尿。高龄老人血尿常见病因主要有以下三方面：其一是肿瘤,常见有肾、膀胱、输尿管和前列腺等的肿瘤。其二是炎症,常见有膀胱炎、肾盂肾炎、肾结核和各种泌尿系疾病并发症引起血尿,如肾、膀胱结石。其三是痛风、多囊肾、药物性肾损害、高血压肾病、糖尿病肾病等疾病引起。

● 典型表现

1. 镜下血尿　仅在显微镜下发现较多的红细胞,称为镜下血尿。镜下血尿一般难以察觉,如无其他伴随症状,很难被发现。

2. 肉眼血尿　患者排出的新鲜尿液呈血红色或洗肉水色,甚至有血块,为肉眼血尿。常突然出现,引起患者恐慌、焦虑而就诊。临床上取患者前段、中段、后段三部分尿液作尿三杯试验,大致判断出血的部位。

3. 血尿伴随症状

(1)血尿伴疼痛：伴肾绞痛是肾、输尿管结石的特征；如果排尿时痛、尿流突然中断或排尿困难,见于膀胱或尿道结石。

(2)血尿伴膀胱刺激症状(尿频、尿急、尿痛)：提示病变位于膀胱或后尿道,常见于膀胱炎、尿道炎、结核等,同时伴高热、寒战、腰痛,常为肾盂肾炎。

(3)血尿伴水肿、高血压：常见于肾小球肾炎。

(4)血尿伴肾肿块：可见于肿瘤、先天性多囊肾等。

(5)血尿伴皮肤黏膜出血：见于血液病、感染性疾病及其他全身性疾病。

(6)血尿合并乳糜尿者：可见于丝虫病、慢性肾盂肾炎。

● 治疗措施

1. 及时就诊 凡出现血尿患者，都应该前往医院就诊，及时检查治疗，以免延误病情。

2. 卧床休息 高龄老人出现血尿时应尽量减少活动，多卧床休息。

3. 大量饮水 大量饮水减少尿中盐类结晶，加快药物和结石排泄。但是有浮肿的高龄老人应少饮水。

4. 血尿处理 血尿较轻者，应该以处理原发病为主。血尿较重者，可以先给予止血药物，然后进一步做一些必要的辅助检查，如B超、CT、静脉肾盂造影和膀胱镜等以明确血尿原因。

5. 其他 血尿是由泌尿系感染引起，可口服和注射抗生素；泌尿系结石常有剧烈腹痛，可口服颠茄片、654-2、阿托品以解痉止痛。慎用容易导致肾损害的药物，尤其是已经有肾脏疾病的高龄老人。

● 照护方法

1. 一般照护 高龄老人平时养成多饮水习惯，少抽烟或不抽烟，不能经常使膀胱高度充盈，感觉有尿意即要去排尿。养成低盐、低脂、高膳食纤维饮食习惯，适当锻炼身体，增强机体的抵抗力。

2. 合理用药 当有上呼吸道、泌尿生殖系感染等疾患时，用药方面建议尽量不用或少用可引起肾损害和血尿的抗菌素和抗感冒药，如喹诺酮类、氨基糖苷类、磺胺类药、感冒通。高血压患者慎用依那普利类药物，并适当补充维生素。当血尿患者合并三高症时慎重选择降血糖、降血压、降血脂药物，药品能少用则少用，必须使用的要在医生指导下合理用药。

● 照护问答

无痛性血尿要紧吗?

答:高龄老人出现无痛性肉眼血尿,首先要想到是泌尿系统的肿瘤引起,应立即到医院进行相关检查。虽然无论镜下或肉眼血尿都不一定是肿瘤,但及时就诊明确诊断是非常必要的。有时血尿会间断发生,还有些患者在自行口服抗生素“消炎”后血尿消失,让人产生“自愈”或“治愈”的错觉,结果耽误了病情,造成严重的后果。

水　肿

人体血管内的液体在正常情况下始终保持动态平衡,即组织液不断地从毛细血管小动脉端滤出,供给组织营养物质,又不断从毛细血管小静脉端回吸进入血管中,将组织代谢废物带至肾脏排出体外。当这种平衡由于某种疾病原因而失调时,便会在组织间隙积聚过多的液体,称为水肿;体腔内体液增多称积水。水肿是高龄老人的一种常见症状,可分为全身性水肿和局限性水肿。老年人易发生水肿的机制未完全清楚,其主要观点是老年人心脏功能下降,心排血量减少;肾小球滤过、小管的浓缩、稀释功能减低,在水、钠潴留时易出现水肿;或者是老年人神经内分泌机能衰退,稳定内环境能力下降;以及老年人下消化吸收功能不良,营养状态下降,血浆白蛋白减低易使水肿加重。同时,由于老年人下肢肌肉泵作用减弱,老年性水肿常表现为下肢水肿。高龄老人水肿因病因不同,轻者仅表现下肢水肿,重者可表现为全身性水肿,甚至危及生命,必须引起高度重视。

● **典型表现**

1. 全身性水肿

(1)心性水肿:见于各种心脏病的右心功能不全期,如老年人多见的肺心病和高血压性心脏病等。水肿的特点是首先出现于身体下垂部分,此外,患者同时出现颈静脉怒张、肝脏肿大,甚至发生胸腔积液与腹水。

(2)肾性水肿:见于各种肾脏疾病,特别以肾病综合征最明显。水肿的特点是首先从眼睑、颜面开始而延及全身。此外,患者同时有蛋白尿、血尿、管型尿及高血压等表现。水肿严重时,亦可伴有胸腔积液与腹水。

(3)肝性水肿:见于各种原因引起的肝硬化。水肿的特点是常先出现于踝部,逐渐向上蔓延,最后形成顽固性腹水。患者常伴有黄疸、肝肿大、脾肿大、蜘蛛痣、腹壁静脉曲张等体征。

(4)营养不良性水肿:见于严重的营养不良患者,水肿特点是常从足部开始,逐渐蔓延全身。患者同时有消瘦、体重减轻等表现。

(5)其他:高龄老人还见于贫血性水肿、特发性水肿、结缔组织疾病水肿、变态反应性水肿和药物性水肿等。

2. **局部性水肿** 常见于血栓性静脉炎、下肢静脉曲张和下肢深静脉血栓,其水肿特点是仅限于下肢。下肢深静脉血栓不仅会造成血液回流不畅,导致下肢水肿,而且血栓脱落后随血流可引起肺栓塞危及生命。此外,高龄老人活动减少,下肢肌肉泵作用减弱,下肢静脉易扩张和产生静脉血液瘀滞也可引起下肢水肿。

● 照护方法

1. **病因照护** 高龄老人水肿常是多因素所致。临床应尽早明确老年人水肿病因,进行病因治疗。

2. **缓慢利尿** 严重水肿可酌情利尿,但高龄老人用利尿剂应短时间、小剂量、缓慢利尿,特别注意防止电解质紊乱。对有低蛋白血症者,酌情恰当补充血浆蛋白,可增强利尿消肿效果。

3. **自我防护** 高龄老人由于心、肺、肝、肾等重要脏器生理机能减退和储备力下降,遇到紧急突发的情况变化,心、肺、肝、肾等常处于失代偿状态,极易出现功能不全。因此,高龄老人要做好自我保护，冬春季节特别要注意保暖，减少外出，少去人群密集场所，避免基础疾病复发。

4. 生活调理 高龄老人膳食要注意平衡，饮食注意少盐、少糖、低脂肪和高蛋白质。有下肢水肿的睡觉时下肢适当抬高，座椅不可太高，减少下肢下垂的时间。衣裤不能太紧，注意腰及下肢的保暖。适当运动，促进血液循环，但要注意的是活动过多，下肢疲乏会加重水肿；不活动则血气不通，更容易水肿，所以要掌握好活动的量。

● 照护问答

下肢静脉曲张引起水肿怎么处理？

答：高龄老人如果下肢水肿是因静脉曲张引起的，建议：

（1）适当活动：患者长时间坐着不动容易导致下肢静脉血液瘀滞于血管腔内，加重下肢水肿，所以有下肢静脉曲张的高龄老人应避免长时间久坐不动：坐久了要适当活动，可根据自身健康状况和居住的条件在室内或户外活动，做一些腿部肌肉的收缩放松活动，帮助血液回流，有利于水肿消退。

（2）抬高下肢：睡前将双腿抬高超过心脏 15~20 分钟，或在睡觉时足部垫一薄枕，促进下肢血液回流，加速水肿消退。

（3）穿弹力袜：根据患者大腿、小腿及踝关节围度选择适度弹性系数的弹性裤袜。最好选择梯度减压袜子，这样既能减压，穿着也舒服。压力要求为 200~300D（Denier，弹性压力指数）。每日晨起，先穿好弹力袜再下床，可以减轻下肢静脉曲张及下肢静脉曲张引起的水肿。

排尿困难

排尿困难，是指排尿时须增加腹压才能排出，病情严重时膀胱内有尿而不能排出称尿潴留。排尿困难可分阻塞性和功能性两大类。排尿困难在老年患者中最为常见，但应引起重视，若不及时积极治疗,可逐渐发展为梗阻性肾病,严重影响高龄老人的身心健康。

典型表现

1. 阻塞性排尿困难

(1)膀胱颈部病变:膀胱颈部被结石、肿瘤、血块、异物阻塞;或因子宫肌瘤,卵巢囊肿压迫;因膀胱颈部炎症、狭窄等。

(2)后尿道疾患:因前列腺肥大,前列腺癌,前列腺急性炎症、出血、积脓、纤维化压迫后尿道;后尿道本身的炎症、水肿、结石、肿瘤、异物等。

(3)前尿道疾患:见于前尿道狭窄、结石、肿瘤、异物,或先天畸形如尿道外翻,阴茎包皮嵌顿,阴茎异常勃起等。

2. 功能性排尿困难 见于脊髓损害,隐性脊柱裂等器质性病变。也见于糖尿病神经源性膀胱,是由于糖尿病引起植物神经损害所致。神经官能症的患者,在公厕可出现排尿困难。

3. 排尿困难检查

(1)排尿困难的病史:询问下腹、会阴区绞痛史,了解结石存在与否;询问排尿困难发生速度和病程,前列腺疾患起病缓慢病程长,而后尿道出血、脓肿则速度快病程短;询问糖尿病史,脊柱外伤史;询问神经精神疾病史等。

(2)排尿困难的检查:肛门指诊可确定前列腺的大小、质地、表面光滑度、触痛以及前列腺的肿瘤。

(3)排尿困难实验室检查:前列腺液常规检查对诊断前列腺炎重要。

(4)排尿困难的器械检查:膀胱镜对膀胱颈部狭窄、结石、肿瘤诊断有助。X线检查对隐性脊柱裂的发现和脊柱外伤有助。超声检查对诊断前列腺疾患有助,亦可确定膀胱内尿潴留情况。

治疗措施

如果你发觉自己排尿困难,应该及时寻求医生的帮助,切不可听之任之。医生处理该病的方法很多,比如指压穴位、针灸推拿等。如果保守疗法无效的话则可考虑留置导尿管。

照护方法

尿潴留是高龄老人很常见的症状，在排除了泌尿系统的器质性疾病后，在家庭中，照护者应鼓励高龄老人多喝水，并进行简易的辅助方法就可以起到缓解尿潴留的作用。具体辅助方法有以下几种：

1. **条件反射法** 拧开水管或用水杯倒水，让哗哗的流水声刺激排尿中枢，诱导排尿。

2. **局部热敷法** 用食盐500g炒热，布包，趁热敷小腹部，冷却后炒热再敷，有利于排尿。

3. **吹鼻取嚏法** 用皂角粉少许，吹入鼻中取嚏，常可使排尿成功。

4. **加压按摩法** 在排尿时按摩小腹部，并逐渐加压，可促进排尿。

5. **呼吸调息法** 吸两次气，呼一次气，反复进行，直到排尿为止。

6. **通下大便法** 用开塞露一只，注入肛门，有便意时排大便，一般尿液会随大便排出。

照护问答

老年人小便尿不出来怎么办？

答：高龄老年男性小便尿不出最常见的是前列腺增生，其次就是尿道变狭窄了（如肿瘤或尿路结石）。此外，腰麻后、肛管直肠手术、高热昏迷患者也会出现排尿困难，这些是排尿功能障碍导致的排尿困难，多是暂时的，以后是可以慢慢恢复排尿功能的。如果是因为膀胱和尿道有结石引起的尿不出来，尽量劝解老人或者送老人去碎石治疗，解除了结石梗阻自然会排尿顺畅；高热昏迷患者解除了高热状态，身体功能慢慢恢复正常，自然恢复排尿；如果是前列腺增生，可以服用药物，或留置导尿解除尿潴留。

尿路感染

尿路感染,又称泌尿系统感染,是指各种病原微生物在泌尿系统生长繁殖所致的尿路急性和慢性炎症反应,通常伴随菌尿和脓尿。尿路感染是高龄老人易罹患的一种常见病,但若不及时积极治疗,可逐渐发展为慢性肾功能衰竭,严重影响高龄老人的身体健康。尿路感染大多由于感染大肠埃希菌,少部分感染由变形杆菌、白色念珠菌、金黄色葡萄球菌所引起。

● 典型表现

1. **好发年龄**　本病可发生于高龄老人。由于高龄老人免疫力低下,起病时症状往往不典型。

2. **主要症状**　有尿频、尿急、尿痛,排尿困难、腰背部疼痛、脊肋角压痛、耻骨上区疼痛和发热等。

3. **急性单纯性膀胱炎**　主要表现是膀胱刺激征,一般无明显全身感染症状。急性单纯性肾盂肾炎表现包括膀胱刺激征、血尿、腰痛,全身感染症状如寒战、高热、头痛、呕吐等。无症状菌尿是一种隐匿性尿路感染,多见于老年女性,患者无任何尿路感染症状,发病率随年龄增长而增加。复杂性尿路感染临床表现差异很大,常伴有糖尿病、肾功能衰竭等疾病,可伴或不伴有临床症状。

4. **辅助检查**　血常规可见白细胞、中性粒细胞异常升高。尿常规、尿涂片镜检细菌可见白细胞。中段尿细菌培养加药敏找到致病菌可明确诊断。

● 治疗措施

1. **寻找病因**　积极寻找病因,针对其病因、病程和反复发作的特点,采取防治结合的综合措施。

2. **药物治疗**　可根据药敏试验选用抗生素,常用喹诺酮类、青霉素或广谱的头孢类。使用青霉素要先做皮试。对于高龄老人、糖尿病患者、脊髓损伤及留置导管的无症状的患者不推荐抗菌药物治疗。

3. **复杂性尿路感染** 其治疗方案取决于疾病的严重程度。首先应该及时有效控制糖尿病、尿路梗阻等基础疾病，其次，根据经验静脉使用广谱抗生素治疗。在用药期间，应该及时根据病情变化和/或细菌药物敏感试验结果调整治疗方案，部分患者尚需要联合用药，疗程至少为10~14天。

照护方法

1. **祛除诱因** 养成良好生活习惯，多饮水、勤排尿，加强个人清洁卫生，勤换内衣裤。

2. **饮食调理** 宜清淡饮食，多食用富含营养、容易消化的食物，以及新鲜蔬菜、水果等，忌食油腻、辛辣、刺激的食物。

3. **休息** 急性发作期以卧床休息为主，恢复期可适当活动，保证充足的睡眠和休息。

4. **其他** 避免受凉，经常户外活动锻炼身体，增强体质，提高机体的防御能力。

照护问答

高龄女性经常得尿路感染怎么办?

答：高龄老年女性因机体免疫力下降、雌激素水平下降等原因，尿路感染的发病率高，且易反复发生。经常得尿路感染的老年女性应注意以下问题。

（1）调整好心态：由于尿路感染易复发，患者容易产生焦虑、急躁等情绪，不利于治疗。照护者要对高龄老人进行健康宣教，让他们保持良好心态，树立信心，积极配合进行各种检查和治疗。

（2）调整饮食：患者应多饮水，勤排尿，以促进细菌和炎性物质的排出。饮食宜清淡，多食用富含水分的食物。

（3）注意卫生：患者应注意个人卫生，每日要清洗会阴部，勤换内裤。

（4）适当的功能锻炼：高龄老人因尿道括约肌松弛，应积极进行功能锻炼。

慢性肾盂肾炎

慢性肾盂肾炎,是指细菌(极少数为真菌、病毒、原虫等)感染肾脏引起的慢性炎症,病变主要侵犯肾间质和肾盂、肾盏组织。肾盂肾炎多次发作或病情迁延不愈,病程达6个月以上,由于炎症的持续进行或反复发作导致肾间质,肾盂、肾盏的损害,形成疤痕,以致肾发生萎缩和出现功能障碍。慢性肾盂肾炎是高龄老人常见易患的疾病,若不及时积极治疗,严重影响高龄老人的身心健康及生活质量。

● 典型表现

高龄老人的慢性肾盂肾炎多见于女性,多有反复发作的肾盂肾炎病史。临床表现多不典型,常复杂多样。重者急性发病时可表现为与急性肾盂肾炎相似的症候群,可有明显的全身感染症状。较常见的症状有全身不适、体重减轻、低热、尿失禁、排尿困难、尿潴留、多尿、夜尿等。易复发是慢性肾盂肾炎的特点。常见的有以下五型:

1. **复发型**　常见急性发作,发病时可有全身感染症状,尿路局部表现及尿液变化等均类似急性肾盂肾炎。

2. **低热型**　以长期低热为主要表现,可伴乏力、腰酸、食欲不振和体重减轻等。

3. **血尿型**　可以血尿为主要表现,呈镜下或肉眼血尿,发病时伴腰痛、腰酸和尿路刺激症状。

4. **隐匿型**　无任何全身或局部症状,仅有尿液变化,尿菌培养呈阳性,又称无症状性菌尿。

5. **高血压型**　在病程中出现高血压,偶可发展为急进性高血压,常伴贫血,但无明显蛋白尿和水肿等。

除上述类型外,少数病例尚可表现为失钠性肾病、失钾性肾病、肾小管性酸中毒和慢性肾功能不全。

治疗措施

1. **一般治疗** 对慢性肾盂肾炎，首要的是积极寻找并去除导致发病的易感因素，尤其是解除尿流不畅、尿路梗阻，纠正肾和尿路畸形，提高机体免疫功能等。必须指出，只有找出并去除了存在的易感因素后，才能彻底有效治疗而不再发作。多饮水、勤排尿、增加营养等非常重要。

2. **抗感染治疗** 抗生素的选择应根据尿细菌培养和药物敏感试验结果，选择最有效且毒性小的抗生素，至少维持 2~3 周，此后需口服小剂量抗生素，有时需维持数月。治疗期间需反复检查尿液中的白细胞和细菌培养。

复发者多在前次发病用抗菌药物治疗停止后 6 周内再发，其实质是上次治疗失败，故应另换药物或改变治疗途径、方法和疗程等。重新感染则多在前次治疗停药 6 周后再发，常与机体免疫功能低下有关，在调整药物治疗同时，需增强免疫功能。

隐匿型慢性肾盂肾炎虽无临床症状，但细菌尿却持续存在，肾内炎症及肾功能损害也可能发生，尤其对患有尿路畸形和糖尿病者，更应做抗菌治疗，以保持尿液的无菌状态。一般可选用前述药物 1 种治疗 10~14 天，无效或再发可调整用药再治，若仍无效或复发则可用长期低剂量抑菌治疗。

3. **清除体内感染病灶** 应彻底控制和清除前列腺炎、盆腔炎和尿道炎等感染病灶。

4. **外科治疗** 及时纠正引起感染的原发病变，如尿路梗阻、结石等。

照护方法

1. **多饮水** 坚持每天多饮水，勤排尿，以冲洗膀胱和尿道，避免细菌在尿路繁殖，这是最简便又有效的措施。

2. **保持外阴部卫生** 注意阴部清洁，以减少尿道口的细菌群，必要时可用新霉素或呋喃旦啶油膏涂于尿道口旁黏膜或会阴部皮肤，以减少上行性再发感染。

3. **去除感染因素** 积极治疗慢性结肠炎、慢性妇科疾患、糖尿病、慢性肾脏病、高血压等易发生尿路感染的疾病,是预防复发的重要措施。

4. **其他** 尽量避免使用尿路器械,必要时应严格无菌操作。

● 照护问答

肾盂肾炎的最常见感染途径是什么?

答:肾盂肾炎的最常见感染途径是上行感染。高龄老人在机体抵抗力下降或尿路黏膜损伤(如尿液高度浓缩)时,或入侵细菌的毒力大、黏附于尿路黏膜并上行传播的能力强时,尿道口及其周围的细菌即容易侵袭尿路而导致肾盂肾炎。由于女性的尿道远较男性短而宽,且尿道口离肛门近而常被粪便细菌污染,故更易致病。细菌沿尿路上行首先进入肾盂肾盏引起炎症,然后经肾盂、乳头部、肾小管上行到达肾实质。

继发性肾病

继发性肾病,是指全身系统性疾病引起的肾脏损害。近年来由于生活方式的改变、人口老龄化及环境因素等,继发性肾病患病率逐渐增加。高龄老人继发性肾病多为慢性,常见原因为糖尿病、高血压、高尿酸血症、梗阻性肾病、动脉硬化、药物性肾损害,另外肿瘤相关性肾病发病率也有增加趋势。高龄老人继发性肾病发病率高,危害大,应引起充分的重视。

● 典型表现

1. **原发病表现** 高龄老年患者常常有原发病的表现,如:高血糖、高血压、高尿酸、多囊肾、尿路梗阻、呼吸系统或消化系统等恶性肿瘤表现。其次应用造影剂、长期服用肾毒性药物(关木通、广防己、青木香、非甾体类消炎药类消炎镇痛药、氨基糖苷类抗生素、环孢素 A)等。

2. **常见症状** 水肿,尿量或尿色改变,夜尿增多,尿中泡沫增多，腰部酸软乏力。严重者出现尿量减少，纳差、乏力，恶心、呕吐、贫血。镜下或肉眼血尿。

3. **实验室检查** 微量白蛋白尿、尿蛋白阳性、尿潜血阳性；血尿素氮升高、血肌酐升高，血钾升高或降低，代谢性酸中毒、血红蛋白下降。

4. **影像学检查** 表现为肾脏结构的改变，如：肾脏被膜凹凸不平、肾脏大小发生改变、肾积水、肾血流量改变和肾实质变薄等。

5. **诊断** 先有原发病的临床表现，比如先有5年以上的糖尿病病史或高血压病史等，之后出现尿化验、肾功能、肾脏结构等的异常，并且除外原发性肾病即可诊断为继发性肾病。

治疗措施

1. **饮食调整** 优质蛋白质饮食，以必需氨基酸含量高的动物蛋白质为主，同时限制钠盐的摄入，低脂肪、低嘌呤饮食。禁烟、戒酒。改善生活方式和适当运动。

2. **积极控制原发病** 在控制高血糖方面争取使糖化血红蛋白＜7%，空腹血糖5.0~7.2mmol/L，睡前血糖6.1~8.3mmol/L；控制血压方面，高龄老年患者避免收缩压＜135mmHg和舒张压＜65mmHg；尽量避免应用造影剂；禁用肾毒性药物。

3. **避免加重因素、延缓肾损害进程** 预防感冒、避免劳累、避免血压大幅波动、慎用利尿剂、血管紧张素转化酶抑制剂及血管紧张素Ⅱ受体阻滞剂类药物。根据病情轻重口服复方α-酮酸片、虫草制剂及肾衰宁等。

4. **随访监测** 定期去医院检查肾功能、电解质及二氧化碳结合力，维持水、电解质和酸碱平衡。

照护方法

1. **避免感染** 尽量减少患者到公共场所活动次数，避免交叉感染。保暖，预防感冒。一旦出现感染现象，应及时采用适当的抗生素进行治疗，适当饮水，勿憋尿。

2. **饮食调理** 以清淡为好。腥辣，煎炸，烧烤及盐腌食物（咸菜、咸蛋、腌肉、咸面包、挂面等)应忌口。针对痛风性肾病患者限制食用嘌呤含量高的食物,如动物内脏、沙丁鱼等海鲜、肉汁、火锅汤、啤酒等。不要暴饮暴食,不食用不洁食物。

3. **运动**　适当户外运动,保持大便通畅,有利于废物的排出,减少毒素的吸收。养成规律排便的习惯,多食蔬菜、水果。

4. **其他**　不要乱用偏方和补品。

● 照护问答

1. 常见对肾脏有损害的消炎止痛药有哪些?

答:临床常用药物中,对肾脏有损害的药物有:消炎痛、布洛芬、保泰松、炎痛喜康、阿司匹林、复方阿司匹林、安替比林、氨基比林、扑热息痛及甲氧萘酸等,如果必须使用这些药物,应在医生的指导下使用,同时应注意监测肾功能变化。

2. 肾脏病患者可否吃豆制品?

答:"肾脏病患者不能吃豆制品"的说法很早就被推翻。大豆制品的不饱和脂肪酸的含量高达85%,同时大豆制品里面含有丰富的植物雌激素,具有抗氧化、降血脂、预防动脉粥样硬化、预防心脑血管疾病的作用。所以食用豆浆、豆腐都是可以的,也就是说肾脏病患者可以食用经过加工的豆制品。而干黄豆和鲜黄豆、鲜青豆中含有的嘌呤、磷和钾比较高,肾脏病患者要慎用。

慢性肾功能衰竭

高龄老年患者的肾功能衰竭以慢性肾功能衰竭最为常见,是各种慢性肾脏病持续进展的最终结果。临床表现为肾组织被严重破坏,不能有效清除体内代谢废物,导致毒素潴留,水、电解质及酸碱平衡紊乱,并出现多系统症状的一组综合征,简称慢性肾衰。

● 典型表现

1. **发病年龄**　慢性肾衰是随着年龄增长及多系统损害,发病率逐渐增高,是高龄老人常见的一种危重疾病。

2. **临床症状** 出现多系统症状：夜尿频繁、浑身无力、失眠、注意力不集中、皮肤瘙痒、食欲不振，以及轻度贫血、面色萎黄、恶心、呕吐、消化道出血、严重者口气常有尿味；肾性骨痛；因免疫功能下降容易并发肺部感染、尿路感染和皮肤感染。疾病进展至尿毒症期尿量进一步减少至无尿、患者出现严重水肿、胸闷、心悸、夜间不能平卧。

3. **实验室检查** 尿常规出现血尿、蛋白尿；血生化检查可出现高钾血症、低钙血症、高磷血症、二氧化碳结合力下降、尿素氮升高、肌酐升高、尿酸升高；血常规出现血色素下降；另外还可以出现甲状旁腺素功能亢进。心电图可以出现高钾表现。影像学检查出现双肾萎缩、肺水肿、心包积液等。

4. **诊断标准** 各种原因引起的慢性肾脏结构和功能障碍导致肾小球滤过功能（GFR）< 60ml/min 超过 3 个月，即可诊断为慢性肾衰。

● 治疗措施

1. **限制蛋白质饮食** 高龄老年患者宜进食优质蛋白质，每日 0.8~1.0g / kg；保证充足的热量；水肿、高血压和少尿者限盐；有尿少、水肿、心力衰竭者，应严格限制水分的摄入。

2. **控制血压、血糖** 积极控制血压和血糖，控制全身性和 / 或肾小球内高压力，首选血管紧张素转化酶抑制剂或血管紧张素Ⅱ受体阻滞剂类药物，当血肌酐 > 350μmol/L 时，可能引起肾功能急剧恶化，禁用。控制血糖首选皮下注射胰岛素。高尿酸血症通常不需治疗，但如发生痛风，视病情可口服别嘌呤醇及非布司他。

3. **促进排氮** 肾衰早期可口服复方 α —酮酸，减少血中尿素氮水平，口服肾衰宁或者尿毒清等促进氮质排泄。

4. **其他** 以针对各系统并发症治疗为主，给予促红素纠正贫血。当血钾 > 6.5mmol / L 时，可使用 10% 葡萄糖酸钙 20ml 稀释缓慢静脉注射、5% 碳酸氢钠 100ml 静脉点滴、50% 葡萄糖 50~100ml 加胰岛素 6~12U 静脉点滴。若肌酐 > 707μmol/L 且出现尿毒症症状时,应开始透析治疗。

照护方法

1. **一般照护** 注意休息、避免劳累,病情较重或心力衰竭的患者应绝对卧床休息。合理膳食,进食优质蛋白质,如牛奶、鸡蛋、瘦肉等,尽量减少植物蛋白的摄入量。有高血压、浮肿、尿少者应限制摄入过多的盐,每日进水量可按前一日尿量加 500~600ml 计算。血钾高时,禁食高钾食物。有皮肤水肿者,着棉质内衣,衣服应宽大柔软。皮肤瘙痒者,要修剪指甲,以免抓破皮肤,引发感染。冬季注意保暖,关心患者,做好心理疏导工作,帮助患者建立战胜疾病信心,尽量减少后顾之忧。

2. **合理用药** 在使用利尿剂时应避免使用保钾利尿剂如安体舒通、氨苯蝶啶等含钾的药物,输血时不要使用库存血。大部分药物都是通过肾脏排泄的,因此应根据肾功能不全的程度适当减少用药剂量。

3. **透析治疗** 已行透析治疗的高龄老年患者,照护者要注意对腹膜透析管路及血液透析动静脉内瘘的保养。

照护问答

1. 慢性肾衰患者为什么不能输库存血?

答:这是因为库存时间较长的血中红细胞遭到破坏,血钾从细胞内转移到细胞外,会使患者的血钾增高。血钾过高会抑制心脏的跳动,导致患者死亡。

2. 慢性肾衰患者为什么会出现贫血?

答:慢性肾衰竭的高龄老年患者常常会出现贫血,其主要原因是:慢性肾衰时肾脏促红细胞生成素产生减少、红细胞寿命缩短以及慢性肾衰患者血浆中存在着某些抑制红细胞生成的物质。患者食欲不振,消化道出血,血透中失血,频繁抽血等原因都可造成缺铁,影响血红蛋白的合成。此外,由于血小板功能障碍、患者有出血倾向,也会加重贫血。对于慢性肾衰患者,可以注射促红细胞生成素来纠正贫血。

第五节 常见血液系统疾病照护

血液系统特点

血液系统由血液和造血器官组成。血液由血浆及悬浮其中的血细胞(红细胞、白细胞及血小板)组成。出生后主要造血器官是骨髓、胸腺、脾和淋巴结。血液的机能:不仅是运输机能,即血液能携带机体所需要的氧、蛋白质、糖、脂肪酸、维生素、水和电解质等运送到全身组织细胞,细胞代谢产物如二氧化碳、尿素等其他产物可由血液携带运送到肺、肾、皮肤和肠管而排出。血液系统还具有保持机体内酸碱度相对平衡、调节体温、防御和保护机能。高龄老人骨髓中造血的红骨髓总量减少,黄骨髓总量增加,造血功能的应激能力下降;淋巴系统参与免疫功能,细胞免疫、体液免疫功能下降,易感染、易患肿瘤等。高龄老人常见的血液系统疾病有老年人贫血(如缺铁性贫血、营养性巨细胞性贫血、再生障碍性贫血等)、血液系统恶性肿瘤、出血性和血栓性疾病。这些疾病若不及时积极治疗,会严重影响高龄老人的身心健康及生活质量。

● 典型表现

随着年龄的增加,机体组织器官的衰退,高龄老人的血液器官的形态结构和生理功能都会发生巨大的变化,典型的表现为:

1. 造血器官的形态结构改变 主要表现为造血功能减退。人到老年,造血功能减退,60~70 岁的老年人,造血器官骨髓内的脂肪成分占 42%;70~80 岁的老年人占 61%;80~90 岁的老年人可高达 76%;90 岁以上几乎全是脂肪。所以,高龄老人在自身造血功能减退的情况下,加上胃肠道消化吸收功能低下以及膳食中供给的生成红细胞的原料不足,血象和骨髓象均出现不同程度的变化。

2. 血液成分和生理功能的改变 主要表现为:

(1)红细胞和血红蛋白量均减低:老年人随着年龄的增长,其外周血液中红细胞的数量比青壮年减少 10%~20%,甚至更多;血细胞的比容和血红蛋白量均减低,有 75% 的男性老人每 100ml 血液中血红蛋白量不到 11.8g,有 67% 的女性老人血红蛋白量不到 10.8g;老年人红细胞脆性增加易破裂而溶血,致使红细胞寿命缩短;同时红细胞的变形能力降低,年龄越高,差别越大。有许多老年性疾病,如老年性耳聋、糖尿病、冠心病、老年智力改变等疾病的发病都与红细胞的变形能力减弱有关。

(2)白细胞减少:人到老年,白细胞总数也随着老龄化而递减,其中以淋巴细胞降低最为明显,导致老年人的免疫能力降低,表现为:一是抵御外侵致病细菌和病毒的能力降低,易发生感染;二是免疫监视能力降低,恶性肿瘤的发病率增高。

(3)血小板减少:人步入老年以后,血小板的数量可接近正常值,但其质量和功能下降,如血块收缩力减退,影响血凝过程;黏附力增强,可在血管硬化的基础上黏附于血管壁而导致血栓形成,这是老年人心肌梗死、脑梗死发病的重要因素之一。

(4)血浆:老年人的血浆容积较青壮年减少,主要是水分的比例减少,故部分老年人血液黏稠度略高,血浆白蛋白减少,球蛋白增多,70~80 岁白蛋白与球蛋白比例接近于 1∶1,易造成高脂血症。

● 照护方法

1. 心理护理 照护者要做好高龄老人的心理护理,让他们保持着良好的心理状态,树立战胜血液系统疾病的信心,以积极乐观的心态去面对并配合医生治疗。

2. 清淡饮食、适当锻炼身体 饮食控制及适当锻炼身体,能增强机体的抗病能力,有助于降低血液系统疾病的发生率。

3. 个人卫生　特别是长期卧床和长期患贫血等血液系统疾病的高龄老人，要十分注重个人生活卫生，包括饮食卫生等，长期卧床还应注意预防压疮的发生。

● 照护问答

高龄老人易患哪些血管性紫癜？

答：高龄老人容易患血管性紫癜主要有老年性紫癜和药物性紫癜两种：

（1）老年性紫癜：高龄老人多发，伴营养不良时尤为常见。慢性皮肤紫癜及小血肿，多见于颜面、颈部、上肢伸侧、手背及小腿。皮下出血吸收缓慢，常持续数周，紫癜消退后长时间遗留褐色素沉着。一般无不良后果，无须特殊处理，必要时可给予维生素C治疗。

（2）药物性紫癜：药物可引起自身免疫反应使血管内皮受损，影响和抑制血小板黏附、释放等导致出血性紫癜。药物性紫癜常表现为四肢皮肤瘀点或瘀斑，可伴有出血时间延长和束臂试验阳性，血小板数一般正常。停药后紫癜可自行消失，呈良性经过，无须特殊处理。

缺铁性贫血

缺铁性贫血（IDA），是指体内贮存铁耗尽影响血红蛋白合成而发生的贫血。缺铁性贫血各年龄组均可患病，60岁以上老人患病率约为9.5%，高龄老人患病率更高。缺铁性贫血并非独立的疾病，而是与之相关疾病的伴随状态，常见的病因包括：失血（尤其是慢性失血）、铁吸收不良及铁缺乏等，严重缺铁性贫血不仅机体抵抗力降低，容易得病，而且明显影响高龄老人的生活质量。

● 典型表现

1. 贫血表现　可表现为乏力、头晕、头痛、耳鸣、眼花、注意力不集中、心悸、气短、腹胀、便秘、皮肤黏膜苍白、心尖部或心底部收缩期杂音等。个别病例可出现精神症状。

2. **组织缺铁表现** 可表现为皮肤少弹性，无光泽；发乌无光泽；指甲扁平、脆而易断，严重者出现反甲；舌炎、口腔炎、口角炎、萎缩性胃炎，严重者出现吞咽困难等症状。

3. **辅助检查**

（1）血象：为小细胞低色素性贫血，成熟红细胞中心淡染区扩大。

（2）骨髓检查：骨髓象幼红细胞增生并呈“老核幼浆”病理改变，骨髓铁染色细胞外铁消失，细胞内铁减少或消失。

（3）生化检查：血清铁、铁蛋白、铁饱和度降低，总铁结合力升高，红细胞内游离卟啉（FEP）升高。

4. 铁剂治疗试验 铁剂治疗后 3~7 天网织红细胞开始升高，7~10 天达高峰，以后开始下降。血红蛋白恢复正常约 2 个月，此试验对缺铁性贫血的诊断很有帮助。

● **治疗措施**

1. **去除病因** 对铁的需要量增加而摄入不足者应增加膳食铁的补充；对铁吸收障碍者（如胃大部切除术、慢性腹泻、慢性肠炎、克罗恩病等）和失血者（如消化道失血、寄生虫感染等）积极治疗原发病的同时增加饮食铁摄入，必要时可予铁剂预防。

2. **铁剂治疗** 补充血红蛋白合成所需铁及贮存铁。

（1）口服铁剂：有机铁包括葡萄糖酸亚铁、富马酸亚铁、琥珀酸亚铁等；无机铁以硫酸亚铁为代表。对胃酸缺乏者每天同服维生素 C 100mg。

（2）铁注射剂：主要包括右旋糖酐铁、山梨醇铁和蔗糖铁等。适用于口服铁剂出现严重胃肠道反应、胃肠道吸收障碍或口服铁剂不能纠正铁负平衡时。

3. **对症治疗** 对重度或极重度贫血者可输血治疗。

● **照护方法**

1. **饮食照护** 动物性食品中的铁约 30% 能被吸收，是补铁最佳食品，如肝、肾、血、瘦肉等；植物性食品中1%铁被吸收，如海带、紫菜、木耳、绿叶蔬菜等。因此应注意饮食调理，及时添加含铁丰富且易吸收的食物，如动物肝粉、补血糕点、猪肝粥、肉糜粥、动物血汤等。对牙齿脱落或咀嚼功能障碍的高龄老人可制成营养羹饮用，同时多饮用一些富含维生素C的饮料，如柑橘汁、菜汁等，以增加食物中铁的吸收。

2. 注意事项 对缺铁性贫血患者补铁（饮食或药物）时尽可能避免同时饮茶、牛奶及同服钙剂，以免影响铁的吸收。为预防缺铁性贫血的发生和病情加重，建议使用铁锅烹饪食品。

● 照护问答

贫血患者或照护者如何看懂血常规化验单？

答：（1）贫血的判断标准：贫血是指单位容积外周血中血红蛋白浓度（Hb）、红细胞计数和/或红细胞压积低于同地区、同年龄、同性别正常人最低值，其中以（Hb）为主要指标。我国的判断标准：成人男性Hb < 120g/L，成人女性Hb < 110 g/L，孕妇Hb < 100 g/L。

（2）贫血程度的判断标准：轻度贫血Hb > 90 g/L，中度贫血Hb为60~90 g/L，重度贫血Hb为30~60 g/L，极重度贫血Hb < 30 g/L。

（3）判断贫血时化验单内的其他重要指标：红细胞平均体积（MCV）80~100fl，红细胞平均血红蛋白浓度（MCHC）320~360g/L。

（4）贫血的细胞形态学分类包括：

①正常细胞低色素性贫血：MCV80~100fl，MCHC320~360 g/L。常见于再障、急性失血后贫血、急性溶血后贫血及慢性贫血等。

②小细胞低色素性贫血：MCV < 80fl，MCHC < 320 g/L。常见于缺铁性贫血、铁幼粒细胞贫血、珠蛋白生成障碍贫血及慢性病贫血等。

③大细胞性贫血：MCV > 100fl。常见于巨幼细胞贫血、恶

性贫血及骨髓增生异常综合征(MDS)等。

巨幼细胞性贫血

巨幼细胞性贫血,是指体内叶酸、维生素 B_{12} 缺乏或叶酸代谢抑制药物影响导致细胞脱氧核糖核酸合成障碍而发生的贫血。巨幼细胞性贫血各年龄组均可患病,60 岁以上老人患病率约为 4.4%,高龄老人患病率更高。叶酸缺乏的常见病因包括:摄入不足、需要量增加和药物影响等。维生素 B_{12} 缺乏的病因包括:摄入不足、吸收不良和内因子缺乏等。

● 典型表现

1. **血液系统表现**　乏力、头晕、头痛、耳鸣、眼花、注意力不集中、心悸、气短、腹胀、便秘、皮肤黏膜苍白、心尖部或心底部收缩期杂音等贫血表现。血小板及白细胞明显减少者可出现出血及感染。

2. **消化系统表现**　见于叶酸缺乏,高龄老人表现为反复发作的舌炎,舌乳头萎缩变平,舌质光滑、发亮呈鲜牛肉色(鲜牛肉样舌),并伴有疼痛。

3. **神经精神系统表现**　见于维生素 B_{12} 缺乏,可有脊髓亚急性联合变性表现:患者可出现感觉异常、共济失调等。

4. **辅助检查**

(1)血象:为大细胞正色素性贫血(MCV > 100fl),重症者血象呈全血细胞减少。

(2)骨髓象:骨髓增生活跃或明显活跃,各系细胞均有巨幼样病理改变,以红系巨幼变最为显著。

(3)生化检查:血清叶酸和维生素 B_{12} 水平测定:此项测定仅作为初筛试验;红细胞叶酸测定,能较准确地反映体内叶酸的储备量。

● 治疗措施

1. **去除病因**　治疗基础疾病,纠正偏食及不良的烹饪习惯。

2. **补充叶酸、维生素 B_{12}**

（1）叶酸缺乏：叶酸 5~10mg，每日 3 次口服，胃肠道不能吸收者可肌内注射四氢叶酸钙 5~10mg，每日 1 次，直至血红蛋白恢复正常。一般不需维持治疗。

（2）维生素 B_{12} 缺乏：腺苷钴胺片，0.5~1.5mg，每日 3 次口服；不能口服者肌内注射维生素 B_{12}，每次 500μg，每周 2 次，直至血红蛋白恢复正常。

（3）叶酸和维生素 B_{12} 均缺乏者需同时补充叶酸和维生素 B_{12}。

（4）严重的巨幼红细胞性贫血患者在补充维生素 B_{12} 治疗时要警惕低钾血症的发生。

照护方法

1. 饮食照护

（1）食用富含叶酸食物：如：新鲜蔬菜中莴苣、菠菜、西红柿、胡萝卜、青菜、小白菜、扁豆、蘑菇等；新鲜水果中猕猴桃、橘子、草莓、樱桃、香蕉、柠檬、桃子、山楂、石榴、葡萄、草莓等；动物食品中动物的肝脏、肾脏、禽肉及蛋类；坚果类食品中黄豆、豆制品、核桃、腰果、栗子、杏仁、松子等；谷物类中大麦、米糠、小麦胚芽和糙米等。

（2）食用富含维生素 B_{12} 的食物：如动物肝脏、肾脏、牛肉、猪肉、鸡肉、鱼类、蛤类、蛋、牛奶、乳酪、乳制品、紫菜及海藻类。

2. 饮食照护注意事项 食物中的叶酸会因过度烹饪、贮藏过久以及腌制而破坏，应避免。对牙齿脱落或咀嚼功能障碍的高龄老人可制成营养羹饮用。

照护问答

全血细胞减少除巨幼细胞性贫血外还常见于哪些疾病？各有哪些特点？

答：全血细胞减少还可见于以下疾病：（1）再生障碍性贫血：①全血细胞减少伴相关表现。②血象呈正常细胞正色素贫血。③

骨髓象增生减低或重度减低,造血细胞减少,非造血细胞团增多。

(2)骨髓增生异常综合征:①全血细胞或一系、二系血细胞减少伴相关表现。②肝、脾、淋巴结肿大。③骨髓象至少二系病态造血。④个别病例可有染色体异常。

(3)阵发性睡眠性血红蛋白尿:①半数以上全血细胞减少。②间接胆红素增高伴或不伴黄疸。③肝脾肿大。④网织红细胞增高。⑤糖水试验、酸溶血(Ham's)试验、尿含铁血黄素(Rous's)试验、蛇毒溶血试验阳性;⑥抗人球蛋白(Coomb's)试验阴性。

(4)恶性组织细胞病:①发热。②进行性衰竭。③肝脾、淋巴结肿大。④全血细胞减少。⑤骨髓象见异常组织细胞、多核巨组织细胞、吞噬型组织细胞等。

(5)急性造血功能停滞:①感染或药物为诱因。②全血细胞减少,网织红细胞减少或缺失。③骨髓增生活跃,红系减少,可见巨大原始红细胞。④病程自限,去除病因2~6周可恢复。

(6)免疫相关性全血细胞减少症:①全血细胞减少伴相关表现。②一般无肝脾、淋巴结肿大。③骨髓增生减低或活跃。④骨髓细胞Coomb's试验阳性。⑤免疫抑制剂治疗有效。

慢性淋巴细胞白血病

慢性淋巴细胞白血病,是指由于单克隆性小淋巴细胞凋亡受阻并浸润于骨髓、血液、淋巴结等组织或器官,最终导致正常造血功能低下乃至衰竭的低度恶性血液病。60岁以上老年人多发,发病率随年龄增长而增高。

● 典型表现

1. **一般症状** 疲乏、无力、消瘦、纳差、低热、盗汗及贫血等症状。

2. **淋巴结肿大** 约80%的慢性淋巴细胞白血病患者有无痛性淋巴结肿大,最常见的部位为颈部、锁骨上及腋窝淋巴结区,亦可出现深部淋巴结肿大伴或不伴有压迫症状。

3. 肝、脾肿大 约半数慢性淋巴细胞白血病患者有轻度或中度肝、脾肿大,伴或不伴肝损害。

4. 其他表现 贫血、血小板减少、易感染等。8% 的患者并发自身免疫性溶血性贫血。

5. 辅助检查

(1)血象:慢性淋巴细胞白血病的外周血淋巴细胞绝对计数 $> 5 \times 10^9/L$,典型患者多在 $(10\sim200) \times 10^9/L$ 之间,最高可超过 $500 \times 10^9/L$,淋巴细胞外形与成熟小淋巴细胞相同;晚期可出现贫血及血小板减少。

(2)骨髓象:增生活跃或极度活跃,淋巴细胞 / 有核细胞 > 40%,淋巴细胞形态多为成熟小淋巴细胞,也可有少量幼稚淋巴细胞。

(3)20% 患者 Coomb's 试验阳性。

(4)免疫表型:慢性淋巴细胞白血病的 B 细胞免疫表型通常为 CD5,CD19,CD20,CD21。T 细胞免疫表型为 CD2,CD3,CD8。

(5)染色体:50%~80% 患者可有染色体异常。

● 治疗措施

1. 化疗 氟达拉滨和苯丁酸氮芥是标准的一线治疗药物。氟达拉滨的使用剂量为 25~30 mg/(m^2 · d),连续 5 天静滴,每 4 周重复一次。苯丁酸氮芥连续用药剂量为 4~8 mg/(m^2 · d),连用 4~8 周。间断用药为 0.4~0.7 mg/kg,分 4 天用药,每 2~4 周重复一次。

2. 免疫治疗 阿来组单抗,初使剂量为 3 mg/d,静滴,逐渐增至 20~30 mg/d,每周 2~3 次,共 4~6 周,输注前给予甲泼尼龙。

3. 糖皮质激素 仅适合于伴自身免疫性溶血性贫血或血小板减少者,最常用的是泼尼松,剂量 30~60 mg/(m^2 · d),逐渐减到最小量维持。

4. 造血干细胞移植。

5. 其他 脾切除、放疗、白细胞分离术等。

● 照护方法

1. 日常照护 治疗期间的患者应卧床休息，注意个人卫生，预防感染以及采取保护性隔离。照护者要注意观察可能发生感染的部位和药物引起的不良反应。对高龄老人要进行心理干预，使他们能够积极配合医生坚持治疗。

2. 饮食照护 饮食上要注意卫生，增加营养，给予高蛋白、高维生素、高热量饮食。治疗期间患者食品、餐具应注意消毒处理。宜吃清淡无刺激性的食物。尽可能减少饮酒、饮茶。对牙齿脱落或咀嚼功能障碍的高龄老人可制成营养羹消毒后饮用。

● 照护问答

慢性淋巴细胞白血病患者什么情况下开始化疗？

答：（1）极度疲乏、盗汗、体重减少≥10%、发热（>38℃）超过2周。

（2）进行下脾大（肋下>6 cm）。

（3）淋巴结>10 cm或进行下肿大。

（4）淋巴细胞2个月内增加>50%，或倍增时间<6个月。

（5）伴有糖皮质激素治疗较差的自身免疫性溶血性贫血或血小板减少者。

（6）骨髓进行性衰竭。

多发性骨髓瘤

多发性骨髓瘤，是浆细胞恶性增生性肿瘤。骨髓内骨髓瘤细胞（恶性浆细胞）克隆性增值，引起溶骨性破坏并抑制骨髓正常造血，骨髓瘤细胞产生大量的单克隆免疫球蛋白（M蛋白）导致肾损害。本病以中老年多发。

● 典型表现

1. 骨髓瘤细胞对各组织浸润的表现

（1）骨骼的浸润：最常侵犯的骨骼是颅骨、肋骨、胸骨、脊椎和四肢长骨的近侧端，导致弥漫性骨质疏松或骨破坏。骨痛是最常见的早期症状，以腰部最为多见，其次为胸骨，肋骨与四肢骨，可伴发病理性骨折。

（2）骨髓的浸润：骨髓瘤细胞占有核细胞的10%~90%。

（3）髓外浸润：神经系统浸润引起神经痛、感觉异常、甚至瘫痪；肝、脾、淋巴结浸润导致肝、脾、淋巴结肿大；骨破坏和骨质吸收，致高钙血症和尿钙增多。

2. 与M蛋白有关的临床表现

（1）尿蛋白：约40%~70%骨髓瘤患者，尿中出现本—周氏蛋白。

（2）血沉增快。

（3）出血倾向：血小板减少、凝血功能障碍等引起。

（4）肾功能损害。

（5）感染：以肺部和尿路感染较为多见。

（6）高黏滞度综合征：引起头晕，视力障碍，手足麻木等症状，严重影响大脑功能时可导致昏迷。

（7）雷诺氏现象：出现手足遇冷紫绀、冰冷、麻木或疼痛等现象，遇热后症状缓解。

（8）淀粉样变性：引起周围神经、肾、心、肝、脾的病变，导致肝、脾肿大，关节疼痛，神经功能异常等临床表现。

3. 辅助检查

（1）外周血：突出特点是外周血涂片红细胞呈缗钱状排列。

（2）骨髓象：骨髓瘤细胞的出现是MM的主要特征，瘤细胞数量多少不等，一般都占有核细胞5%以上，多者可达80%~95%以上。

（3）血清异常单克隆免疫球蛋白：异常单克隆免疫球蛋白增多引起的高球蛋白血症是本病的重要特征之一。

（4）尿液：具有诊断意义的是尿中出现本—周蛋白，该蛋白在酸化的尿液中加热至50~60℃时发生凝固，但进一步加热则又溶解，亦称凝溶蛋白。

（5）肾功能：肾功能常受损，尤多见于病程中、晚期，血肌酐，尿素氮增高，晚期可发生尿毒症。

（6）血液生化异常：血钙常升高，高尿酸血症在本病中常见。

（7）X射线及其他影像学检查：X射线检查在本病诊断上具有重要意义，本病的X射线表现有下述3种：①弥漫性骨质疏松。②溶骨性病变。③病理性骨折。CT和磁共振成像（MRI）也用于本病的诊断性检查，特别当骨髓瘤侵犯中枢神经系统或脊椎骨压缩性骨折损伤脊髓、神经根时，CT和/或MRI检查可为诊断提供重要参考。

● 治疗措施

1. 化疗 联合化疗是本病的主要治疗手段，常用化疗方案：

（1）MP方案：苯丙氨酸氮芥（马法兰）$8mg/m^2$，口服，第1~4天（或$4mg/m^2$，口服，第1~7天）；泼尼松60~80mg，口服，第1~7天，4周为1个疗程。

（2）M2方案：卡莫司汀（卡氮芥）0.5mg/kg，静注，第1天；环磷酰胺10mg/kg，静注，第1天；苯丙氨酸氮芥（马尔法兰）0.25mg/kg，口服，第1~4天；泼尼松1mg/kg，口服，第1~7天，0.5mg/kg，口服，第8~14天；长春新碱0.03mg/kg，静注，第21天，5周为1个疗程。沙利度胺：50~600mg/d，分2~3次口服。

2. 支持治疗

（1）输血；目的是纠正患者的贫血和提高患者的抵抗力，宜输鲜血。

（2）高钙血症：静脉注射降钙素5~10U/（kg·d），静脉滴注帕米膦酸二钠60~90mg/d。

（3）高尿酸血症者口服别嘌醇300~600mg/d。

（4）对肾功能不全患者，按肾功能不全治疗原则处理。

3. 手术治疗 当胸椎或腰椎发生溶骨性病变使患者卧床不起并可能因发生压缩性骨折而导致截瘫时，可以进行病椎切除，人工椎体置换固定术。

4. **造血干细胞移植**。

● 照护方法

1. **日常照护** 照护者应对患者进行健康宣教,让患者保持乐观的生活态度,要树立战胜疾病的信心;提高对疾病和治疗过程的认识,积极配合治疗;患者避免出入人群密集的场所以防感染;医护人员应告知患者及家属发生病理性骨折的可能;鼓励患者进行适当的经常性活动有助于改善骨质脱钙,预防高钙血症、肾功不全的发生。胸肋骨或胸腰椎有病变者,应配用轻便矫正性支架加以保护,防止病理性骨折。

2. **饮食照护** 肾功能正常者饮食以高蛋白质、高维生素为主,如瘦肉、禽蛋、鱼类以及新鲜蔬菜、水果、果汁等。肾功能不全者应限制蛋白质的摄入。尽可能避免摄入含钙高及高嘌呤类食物,如:乳制品、海产品等。注意饮食卫生,必要时食品应灭菌后食用。

● 照护问答

多发性骨髓瘤应与哪些常见疾病鉴别?

答:高龄老人患多发性骨髓瘤需与下列疾病鉴别:

(1)反应性浆细胞增多症:由慢性炎症、结核、肿瘤、伤寒、系统性红斑狼疮、肝硬化等引起,浆细胞不超过15%且形态正常,浆细胞免疫表型为CD38+、CD56-(骨髓瘤细胞免疫表型CD38+、CD56+),M蛋白阴性。

(2)巨球蛋白血症:本病系骨髓中淋巴样浆细胞大量增值所致,M蛋白为IgM,无骨质破坏。

(3)骨转移瘤:原发肿瘤病灶,骨破坏形态不同,骨髓中无骨髓瘤细胞且可查出聚集性转移癌细胞。

老年性紫癜

老年性紫癜,是指发生于老年或高龄老人的慢性皮肤紫癜及小血肿,年龄越大发病的机会也越大。其原因可能是由于小血管中胶原减少,伴皮下脂肪和弹性纤维减少,使血管在压力增大时,脆性增加而致出血。

● 典型表现

1. 皮肤紫癜　临床上主要表现为皮肤紫癜。皮肤紫癜主要发生在手背、前臂及小腿等暴露部位,常对称分布,为大小不等的瘀点或瘀斑,呈暗紫色,数周后变为铁锈色斑而渐消退,但极易复发。

2. 辅助检查

(1)凝血功能:凝血功能检查正常,束臂试验阳性。

(2)血常规:血小板计数正常,血小板黏附试验、聚集试验正常。

(3)骨髓象:巨核细胞系统增生及产板功能正常。

● 治疗措施

1. 祛除病因　积极治疗原发病(如:慢性肝病、肾病等),纠正营养不良,因皮质类固醇激素引起者应将药物酌情减量或停用。

2. 药物治疗　一般无须药物治疗,出血明显者可给予维生素C、烟酸和维生素E治疗,部分患者应用蛋白同化激素有效。

● 照护方法

1. 生活照护　注意保护皮肤,避免剧烈运动、机械刺激及外伤,防止出血;衣服应松软,以免加重皮肤出血。

2. 饮食照护

(1)高维生素饮食:尤其是富含维生素C的食物对于维持血管正常功能有重要作用,富含维生素C的食物主要有:新鲜蔬菜、水果,特别是绿叶蔬菜、青椒、柑橘、鲜枣、猕猴桃、梨等。

(2)高蛋白膳食:瘦肉、动物肝脏、蛋、乳类豆制品等优质蛋白质应充分保证。

(3)对牙齿脱落或咀嚼功能障碍的高龄老人可制成营养羹饮用。

● 照护问答

老年性紫癜应与哪些疾病鉴别？

答：(1) 过敏性紫癜：是过敏原引起的变态反应性血管炎性疾病。根据临床表现可分为：

① 皮肤型：表现为皮肤紫癜，多见于四肢及臀部，反复发作，对称分布，成批出现。此外，还可有其他非特异性皮肤病变。

② 腹型：腹痛，以脐周、下腹或全腹为主，呈绞痛，可有轻压痛及肌紧张，恶心、呕吐、呕血、便血等。

③ 关节型：反复发作的游走性关节肿胀、疼痛伴功能障碍，多见于膝、踝、肘、腕等大关节，不遗留关节畸形。

④ 肾型：病情严重，发生率12%~40%。在皮肤紫癜基础上而出现血尿、蛋白尿、管型尿、偶见水肿、高血压及肾衰竭等表现。肾损害多发生于紫癜出现后1周，多在3~4周内恢复，少数病例可演变为慢性肾炎或肾病综合征。

⑤ 混合型：皮肤型合并其他型。

⑥ 其他：脑病变、眼病变、肺病变等，并引起相关表现。

(2) 血小板减少性紫癜：见血小板减少性紫癜章节。

血小板减少性紫癜

血小板减少性紫癜，是指因外周血中血小板减少而引起皮肤、黏膜以及内脏出血的一组疾病。引起血小板减少的原因主要有：血小板生成障碍：骨髓病性血小板减少症，如：再障、白血病、恶性组织细胞病、骨髓纤维化等；先天性无巨核细胞性血小板减少症；血小板破坏或消耗过多：如免疫性血小板减少症、弥漫性血管内凝血等；血小板分布异常：见于脾功能亢进症。其中以特发性血小板减少性紫癜（ITP）最常见。

● 典型表现

特发性血小板减少性紫癜是临床常见的出血性疾病，约占出血性疾病的 30% ,年发病率为 5~10/10 万人 ,可见任何年龄和性别,在高龄老年人群中发病率有上升趋势。

1. 急性型 起病急,病前多有上感病史。血小板减少明显,皮肤、黏膜出血(瘀点、紫癜、瘀斑、血肿、鼻纽、齿龈出血等)、内脏出血(呕血、咯血、便血、血尿和颅内出血等)或广泛出血。

2. 慢性型 起病慢,血小板减少较轻,伴或不伴皮肤黏膜出血,内脏出血少见。

3. 辅助检查

(1)血常规：血小板减少,急性型重,慢性型较轻；血小板生存时间缩短；出血重者可出现贫血的实验室改变。

(2)骨髓象：巨核细胞增多或正常,急性型以原巨、幼稚巨增生,慢性型以颗粒巨增生,巨核细胞成熟障碍,血小板功能障碍等。

(3)免疫学检查：80% 以上特发性血小板减少性紫癜患者血小板相关抗体、补体阳性。

● **治疗措施**

1. 慢性型 血小板 $> 30 \times 10^9/L$,且无明显出血者可不予治疗(合并其他情况下除外),但应随访。

2. 糖皮质激素 为首选药,常用泼尼松,每天 30~60mg,分次口服,重者予等效量地塞米松或甲泼尼龙静脉滴注,好转后改泼尼松口服,血小板接近正常后渐减量,维持量每天 5~10mg,疗程 3~6 个月。

3. 脾切除 以慢性特发性血小板减少性紫癜效果最佳。

4. 免疫抑制剂

(1)长春新碱：1mg,每周一次,静注,4~6 周为 1 个疗程。

(2)环磷酰胺：每次 400~600mg,静注,每 3~4 周一次。

(3)环孢素：每日每千克体重用 3~10mg,分次口服,维持量每天 50~100mg。

(4)达那唑：每天 300~600mg,口服,3 个月为 1 个疗程。

5. 急症处理

（1）血小板输注，仅适用于急症患者。

（2）大剂量静注丙种球蛋白。

（3）血浆置换。

（4）大剂量甲泼尼龙：每天 1g，静注，3~5 天为 1 个疗程。

（5）使用抗 Rh 球蛋白。

（6）重组血小板生成素 rhTOP 1mg/kg，14 天为 1 个疗程，皮下注射。

● 照护方法

1. 日常照护 急性型且血小板减少明显者住院治疗，应卧床休息，避免情绪激动、剧烈运动及外伤，防止出血，衣服应松软，以免加重皮肤出血。慢性型应定期查血小板，对有明显出血（包括内脏出血）或可疑颅内出血者应立即就诊。注意禁用抑制血小板功能的药物，如潘生丁、阿司匹林、右旋糖酐等，尽可能避免应用引起血小板减少的药物，如抗生素类、解热镇痛药等。同时注意药物治疗时的不良反应。

2. 饮食照护 饮食以高蛋白、高维生素及易消化食物为主，如乳类、蛋类、豆制品、瘦肉、新鲜蔬菜、水果等。避免进食粗硬食物及油炸或有刺激的食物，以免形成口腔血泡乃至诱发消化道出血。尽可能减少海鲜食品如虾、蟹等。同时禁饮酒。对贫血者摄入富含铁的动物性食物。

● 照护问答

过敏性紫癜肾炎临床及病理分哪几型？

答：（1）过敏性紫癜肾炎临床分型：①孤立性血尿或孤立性蛋白尿。②血尿和蛋白尿。③急性肾炎型。④肾病综合征型。⑤急进性肾炎型。⑥慢性肾炎型。

（2）过敏性紫癜肾炎病理分型：①Ⅰ级 轻微病变。②Ⅱ级 单纯性系膜增生。③Ⅲ级 系膜增生伴 50% 以下肾小球新月体形成和 / 或节段损害。④Ⅳ级 系膜增生伴 50%~75% 肾小球新月体形成和/或节段损害。⑤Ⅴ级 系膜增生伴75%以上肾小球新月体形成和/或节段损害。⑥Ⅵ级 假性膜增生性肾炎。

第六节 常见内分泌和代谢疾病照护

内分泌系统特点

内分泌系统是机体内重要的机能调节系统,它是由全身不同部位的多种内分泌腺体和组织细胞所组成,内分泌腺所分泌的活性物质称为激素。主要的内分泌腺体有垂体、甲状腺、甲状旁腺、胰岛、肾上腺和性腺。有一些器官组织也能分泌多种有重要作用的激素,但习惯上并不归入内分泌器官之列。现代内分泌病学已不局限于内分泌腺体的范畴,而是跨越整个临床学科领域,无论是哪一门临床科学,哪一种疾病,都受到内分泌激素的影响。因此各种激素检测进行功能判定以及相关抗体检测进行病因诊断等必要的实验室等相关检查至关重要。药物治疗是内分泌疾病最基本的治疗,但治疗不及时或处理措施不当,极易引起危重急症甚至危及生命。由于许多患者,尤其是高龄老人往往因疾病症状不典型,容易忽略或延误就诊,导致病情进一步恶化。

● **典型表现**

随着年龄的增加,高龄老人的机体组织器官的衰退,内分泌器官各腺体的结构和生理功能都会发生巨大的变化,典型的表现为:

1. 垂体 老年人的垂体功能降低,促性腺激素分泌减少,性激素分泌不足。因此无论男性老人还是女性老人,都可发生以内环境失衡为主的生理变化。一是出现更年期症状,表现为郁闷、爱生气、着急、猜疑等现象。二是性功能降低，性器官萎缩。男性前列腺结缔组织增多，导致增生肥大；女性卵巢功能下降，雌激素分泌减少，阴道黏膜容易感染，引起老年性阴道炎。

2. 甲状腺 人到老年，甲状腺重量减轻，其功能下降。甲状腺激素的分泌，80 岁的老年人较 20 岁的青年人减少 50%。因此，随着年龄的增加，人的基础代谢率和氧的利用率下降。老年人甲状腺功能减退症状较少，且不典型，起病隐匿、病程漫长。另外，甲状腺功能减低时，血中胆固醇增加，会促使动脉粥样硬化症的发生。

3. 胰岛 老年人胰岛素分泌细胞对葡萄糖的敏感性降低，抗胰岛素分泌物的浓度反而增高，导致胰岛素分泌不足，再加上周围组织对糖的利用减少，故空腹血糖增高。糖耐量试验发现，口服葡萄糖 2 小时后，其血糖浓度与青年人比较，老年人血糖明显增加。因此，老年人糖尿病的发病率较高，占所有糖尿病患者的 20%~30%。老年人，特别是高龄老人患糖尿病有时无典型症状，常不被人们所注意，极易发生漏诊和误诊。同时，并发症多，特别是心脑血管并发症，如并发冠心病可高达 45%~70%。

● 照护方法

1. 一般支持 根据病因进行一般性支持照护，如老年人腺垂体功能减退症，可进食高蛋白、高热量、富于维生素的饮食。甲状腺功能减退症饮食中忌食可致甲状腺肿物质，如卷心菜、白菜、木薯、核桃等。同时注意个人卫生，适当锻炼，预防感染，避免过劳和精神刺激。

2. 激素替代 高龄老人内分泌疾病的基本特点由于生理激素分泌的不足导致的内分泌功能紊乱，因此根据靶腺疾病具体情况进行激素替代治疗，有的疾病需要长期甚至终身的替代治疗。由于体内部分激素分泌具有生物节律性，导致激素治疗的给药方式、方法、剂量与普通用药不同，使用不当易产生不良反应。同时，高龄老人各脏器功能逐渐退化，代谢减慢，因此药物剂量与一般老年患者要有所区别,规范化合理治疗至关重要。

3. **心理护理** 认真做好高龄老人的心理护理,使高龄老人保持着良好的心理状态。树立战胜疾病的信心,以积极乐观的心态去面对内分泌系统疾病并积极配合治疗。

● 照护问答

为什么说内分泌疾病的诊治具有复杂性和多样性?

答:内分泌疾病的诊治复杂性和多样性在临床医学中是比较突出的。患内分泌疾病体现在机体各系统组织器官的生理活动都要受到影响,且多激素之间、内分泌和其他系统及物质代谢之间也存在相互作用,如有些非内分泌组织恶性肿瘤可产生过多的激素,引起内分泌功能的紊乱。内分泌疾病如果不及时治疗或治疗处理不当,可并发危重急症或危象发生。如糖尿病急性并发症可引起昏迷,如低血糖昏迷、酮症酸中毒昏迷、高血糖高渗性昏迷、乳酸酸中毒昏迷等。另外,尚有肾上腺危象、甲亢危象、黏液水肿性昏迷等,发病机理及治疗原则有本质的区别。此外,老年患者,尤其是高龄老人患内分泌疾病急危重并发症的多,往往症状不典型易被忽略,发现时已经处于昏迷状态,以致常常延误诊治。

糖 尿 病

糖尿病,是指由于胰岛素分泌不足和/或周围组织对胰岛素敏感性降低所致的以高血糖为主要特征,伴有脂肪、蛋白质代谢紊乱的一组慢性内分泌代谢性疾病。随着年龄的增长,糖尿病的发病率明显提高,2007—2008 年调查显示,60 岁以上的老年人糖尿病患病率比 20~30 岁人群患病率高 10 倍,年龄每增长 10 岁,糖尿病的患病率提高 68%。糖尿病如不及时治疗,可渐致眼、肾、神经、心脏、血管等组织的慢性进行性病变,引起功能缺陷和衰竭。病情严重或应激时可发生急性代谢紊乱,如酮症酸中毒、高渗性昏迷等,严重威胁高龄老人的身体健康。

典型表现

1. **主要表现** 糖尿病主要表现为多尿、多饮、多食和体重下降,即“三多一少”症状。

2. **并发症** 高龄老人常因各种并发症和/或伴发病而就诊,化验检查后发现高血糖;或因各种疾病需手术治疗,在围手术期化验检查后发现高血糖;或仅于健康检查时发现高血糖;或反应性低血糖被发现等。

3. **辅助检查**

(1)任意时间血浆葡萄糖≥ 11.1 mmol/L(200 mg/dl),或空腹血浆葡萄糖≥ 7.0mmol/L(126mg/dl)。

(2)糖耐量试验:2 小时血浆葡萄糖≥ 11.1 mmol/L(200 mg/dl),即可做出诊断。

治疗措施

1. **个体化治疗** 针对高龄老人的全身情况,治疗措施需个体化,且强调早期治疗、长期治疗及综合治疗。同时合并有高血压及血脂异常者需应用降压及调脂药物积极控制血压及血脂。

2. **饮食控制** 肥胖者需减重,糖尿病患者的饮食应按患者的性别、年龄、体型、身高、体重、劳动强度等总体情况为参考,并按标准计算,而不是单凭血糖或尿糖的标准来调节饮食。

3. **药物治疗** 高血糖的药物治疗多基于纠正导致人类血糖的两个主要病理生理改变——胰岛素抵抗和胰岛素分泌受损。根据高龄老人的全身情况及药物作用效果的不同,合理选用口服降糖药物、GLP-1 受体激动剂或注射胰岛素。

(1)常用的口服降糖药物有以下 4 类:

① 促进胰岛素分泌剂:磺脲类:主要有甲苯磺丁脲、格列苯脲、格列吡嗪、格列奇特和格列喹酮、格列美脲等。对高龄老年患者尽可能选用短、中效药物,以减少低血糖的发生。格列奈类:包括瑞格列奈、那格列奈,主要控制餐后血糖。DPP-4 抑制剂:包括西格列丁、沙格列丁等。

② 双胍类：主要有二甲双胍，适用于2型糖尿病，尤其是肥胖或超重患者的第一线用药。

③ α葡萄糖苷酶抑制剂：包括阿卡波糖、伏格列波糖，有效降低餐后血糖。

④ 胰岛素增敏剂：主要有罗格列酮、吡格列酮。

（2）GLP-1受体激动剂：主要有艾塞那肽和利拉鲁肽，可有效降低血糖，并有显著降低体重和改善三酰甘油的作用。

（3）常用的胰岛素制剂：有短效、中效、长效及预混等剂型，目前胰岛素类似物在临床中应用逐渐增多，起到了良好的疗效。

● 照护方法

1. **生活指导** 首先树立战胜疾病的信心，消除焦虑紧张和恐惧不安的情绪，合理安排生活，提高机体免疫力，预防各种感染。同时经常检查下肢和足部，保持清洁、舒适、干燥和温暖。定期监测血糖，身体发生的任何异常应及时与医生沟通。

2. **饮食指导** 高龄糖尿病患者的饮食应根据患者总体情况，在医务人员的指导下，一日三餐进行合理的分配，以达到维持标准和理想体重之目的，贵在长期坚持。

3. **运动指导** 根据高龄老人的不同情况个体化制定运动方案。鼓励以步行为主，也可选择自己喜爱的运动形式，如太极拳、慢跑等。运动从低运动量开始，循序渐进，以餐后1小时运动为宜，三餐后持续运动20分钟为宜，不宜空腹运动，因易发生低血糖反应。应做好运动记录，以评估和调整运动量。外出运动需和家人保持联系以防意外发生。以心率计算最佳运动强度，运动后每分钟心率达到（170－年龄）为最佳状态。

● 照护问答

1. 高龄糖尿病患者怎样计算全日所需总热量？怎样合理分配全日总热量？

答：首先算出标准体重（kg）＝身高（cm）－105；每日每千克体重所需热量[kcal/（kg·d）]参考以下数值：卧床休息情况

下：消瘦者 20~25、正常体重 15~20、肥胖 15。然后计算每日所需总热量(kcal/d) = kcal/(kg·d) × 标准体重(kg)。再按 1/5、2/5、2/5 或 1/3、1/3、1/3 三餐分配总热量。根据机体对糖、蛋白质、脂肪三大营养物质的全日需要量进行饮食调整。蛋白质每日每千克体重需 0.8~1.2g，约占总热量的 12%~25%；脂肪每日每千克体重需 0.6~1.2 g，约占总热量的 20%~30%；糖类 200~300 g，约占总热量的 50%~60%。高龄老人应该在此基础上每日所需热量减少 10%~20%。

2. 高龄糖尿病患者治疗需注意什么？

答：首先根据患者情况制定个体化血糖控制目标，糖化血红蛋白控制目标应适度放宽；生活方式干预依然是重要的治疗手段，有些血糖水平不太高的高龄 2 型糖尿病患者通过生活方式干预可获得相对满意的血糖控制；此外，高龄患者可能罹患多种疾病，会同时服用多种药物，药物间相互作用以及肝肾功能逐渐减退可能增加药物不良反应发生的风险；在进行降糖治疗时要注意血压、血脂、凝血机制等异常，根据异常情况由医生做出相关处理方案。

低血糖症

对糖尿病患者来说，低血糖症的诊断标准为血糖 < 2.8 mmol/L。而接受药物治疗的糖尿病患者只要血糖水平 ≤ 3.9 mmol/L 就属低血糖范畴。低血糖症可因多种病因引起，临床表现有较大的个体差异，严重者可致昏迷；反复发作且历时较久的低血糖症可有广泛的神经系统损害。然而，高龄老年糖尿病患者常伴有自主神经功能障碍，影响机体对低血糖的反馈调节能力，增加了发生低血糖的风险，必须引起高度的重视。

● 典型表现

1. 交感神经过度兴奋症状 表现为出汗、颤抖、心慌、紧张、焦虑、软弱无力、面色苍白、饥饿、流涎、肢凉、震颤和收缩压轻度增高等。

2. **神经系统症状表现** 为精神不振、头晕、思维迟钝、视物模糊、步态不稳,可有幻觉、狂躁、行为怪异、舞蹈样动作、肌张力增高性、昏迷、甚至呈“植物人”。若低血糖反复发作,血糖降低程度较重且历时较久,脑细胞可发生不可逆的病理改变如点状出血、脑水肿、坏死、软化等。

3. **其他低血糖临床表现** 可因不同病因、血糖下降程度和速度、个体反应性和耐受性不同而表现多样化。有低血糖症状、发作时血糖低于 3.9 mmol/L、供糖后低血糖症状迅速缓解,即可明确诊断。

● 治疗措施

1. **发作时处理** 轻症且神志清醒的高龄老人可口服糖水、含糖饮料,或饼干、面包、馒头等即可缓解。重症立即给予 50% 葡萄糖液 60~100 ml 静脉注射。神志不清者忌经口喂食以免导致呼吸道窒息而死亡。神志转清醒后又陷入昏迷者,应静脉持续滴注 5%~10% 葡萄糖液,直至病情稳定,神志清醒后改为口服进食。必要时可给予胰高血糖素治疗。若血糖恢复正常,而神志经半小时仍不恢复者,应考虑有脑水肿,需应用甘露醇及糖皮质激素治疗。

2. **病因治疗** 确诊为低血糖症,尤其空腹低血糖发作者,大多为器质性疾病所致,应积极寻找致病原因进行病因治疗。若因药物引起者应停药或合理调整;若因胰岛素瘤导致低血糖症,则应术前明确定位并进行肿瘤切除术。低血糖症及时治疗预后大多良好。

● 照护方法

1. **生活指导** 高龄老人要保持生活规律,避免过劳,宜戒烟禁酒。

2. **饮食指导** 高龄老年糖尿病患者应定时定量进餐,如果进餐量减少则相应减少降糖药物剂量,有可能误餐时应提前做好准备,以防低血糖发生。

3. **运动指导** 高龄老年糖尿病患者如果条件许可也要积极参

加体育锻炼以改善体质、增强机体免疫力；但要选择适合自身条件的运动项目，且运动要适量，要逐渐增加，不能操之过急；运动前要充分进行准备活动。在活动量增加时，应及时少量加餐。

4. **其他**　糖尿病患者外出时应常规随身备用碳水化合物类食品，一旦发生低血糖，立即食用。

● 照护问答

低血糖与糖尿病有关系吗？

答：对于未诊断为糖尿病的高龄老年患者，出现低血糖的原因很多，其中一部分人是胰岛素分泌延迟造成的。他们的胰岛素分泌并没有和进食后产生的血糖高峰同步，也就是胰岛素分泌延迟，即在进食 3~4 小时之后分泌的胰岛素才达到高峰，而此时，体内的食物已经消化殆尽，血糖已经降低，而相对过量的胰岛素就会让人发生低血糖。如果长期出现这种状况，有可能是胰岛功能出现了异常，此时一定要到医院专科进行口服葡萄糖耐量试验和胰岛素释放试验检查，明确是否患有糖尿病或葡萄糖耐量异常，以免延误病情。

甲状腺功能亢进症

甲状腺功能亢进症，简称甲亢，是多种病因导致甲状腺激素（TH）分泌过多所引起的临床综合征。其中以 Graves 病最多见。Graves 病又称毒性弥漫性甲状腺肿，是一种伴甲状腺激素分泌增多的器官特异性自身免疫病。临床表现的严重程度与病史长短、激素升高的程度和患者年龄等因素有关，部分高龄老年患者起病隐袭，症状不典型而容易漏诊。

● 典型表现

1. 高代谢症群及交感神经兴奋性增高表现　典型症状可有易激动、烦躁失眠、心悸、乏力、怕热，多汗，消瘦、食欲亢进、大便次数增加或腹泻等。部分高龄患者高代谢症状不典型，相反表现为乏力、心悸、厌食、抑郁、嗜睡、体重明显减轻等，称为“淡漠型甲亢”。

2. 甲状腺肿大 甲状腺体征有不同程度的甲状腺肿大。多为弥漫性、质地中等，有时可触及震颤，闻及血管杂音。

3. 眼征 眼征可有单纯性和浸润性突眼，多为双侧，也可仅为单侧。眼裂增宽，双眼炯炯有神，闭目时眼睑震动，注视近物时双眼聚合不良。

4. 其他 胫前黏液性水肿、杵状指（趾）等。

5. 辅助检查 甲状腺功能检测中游离三碘甲腺原氨酸（FT_3）、游离甲状腺素（FT_4）增高及促甲状腺激素（TSH）降低即可确诊。

● 治疗措施

1. 一般治疗 甲亢患者首先应消除精神紧张和心理上负担；如交感神经兴奋、心动过速可用 β－受体阻滞剂如普萘洛尔（心得安）等药物。

2. 药物治疗 抗甲状腺药物常用丙硫氧嘧啶（PTU）300~450 mg/d，甲巯咪唑（MMI）30~40 mg/d，分 2~3 次口服。至症状缓解或甲状腺激素恢复正常时即可减量。维持量丙硫氧嘧啶 50~100 mg/d，甲巯咪唑 5~10 mg/d，维持时间 12~18 个月。用药期间注意血白细胞、肝功能和过敏等情况。对白细胞明显减少，严重肝功能损害及过敏者不宜使用。

3. 放射性碘治疗 放射性碘治疗禁用于妊娠及哺乳妇女。

4. 手术治疗 适用于各种非手术治疗无效的患者。

● 照护方法

1. 生活指导 高龄老人应避免精神紧张及各种不良刺激，避免过度劳累，保证充分休息。

2. 饮食指导 每日应给足够热量的碳水化合物，可适当高于正常人，以纠正过度消耗。每日供应蛋白质 1.5 g/kg，保证蛋白质供给。提供多种维生素，尤其是 B 族维生素、维生素 D、维生素 A 及维生素 C，同时适当补充钙、磷，忌食含碘的食物和药物。

3. 注意事项　高龄甲亢患者无论接受药物、放射性碘或手术治疗，均需定期复诊，复查甲状腺功能，因为治疗过程中有甲亢复发及甲减发生可能，需及时调整治疗方案，不可大意。

● 照护问答

高龄甲亢患者为什么夜间入睡困难?

答：甲状腺激素是一种兴奋性激素，甲亢时，过多的甲状腺激素作用到机体神经系统，导致神经系统长期处于兴奋状态，进而引发患者情绪上的较大波动，如出现暴躁易怒、焦虑敏感等表现。即使到了晚上，这种神经兴奋性也不减弱，高龄老人常常会表现异常兴奋，毫无困意，甚至产生幻觉等。此外，甲亢导致的失眠还与疾病本身给患者带来的临床表现有关，即疾病给患者的身心健康都带来了极大的伤害，如胸闷气短、心率加快等，这些异常的表现也会造成患者夜间难以入睡，进而失眠。

甲状腺功能减退症

甲状腺功能减退症（简称甲减）是由各种原因导致引起甲状腺激素（TH）合成、分泌或生物效应不足所致全身代谢减低综合征。临床甲减的患病率为1%左右，女性较男性多见，随年龄增长尤其是高龄老人患病率明显上升。本病发病隐匿，病程较长，部分患者尤其是高龄老人缺乏特异性症状和体征容易误诊、漏诊。

● 典型表现

1. 代谢率减低和交感神经兴奋性下降表现　典型患者畏寒、乏力、手足肿胀感、嗜睡、记忆力减退、少汗、关节疼痛、体重增加、便秘。

2. 体征　典型患者可有表情呆滞、反应迟钝、声音嘶哑、听力障碍、面色苍白、颜面和/或眼睑水肿、唇厚舌大、常有齿痕、皮肤干燥、粗糙、脱皮屑、皮肤温度低、水肿、手脚掌皮肤可呈姜黄色，毛发稀疏干燥，跟腱反射时间延长，脉率缓慢。本病累及心脏可以出现心包积液和心力衰竭。重症患者可以发生黏液性水肿、昏迷。

3. 辅助检查 血清促甲状腺激素（TSH）增高、血清总甲状腺素（TT_4）降低、游离甲状腺素（FT_4）降低是诊断本病的第一线指标；血清总三碘甲腺原氨酸（TT_3）、游离三碘甲腺原氨酸（FT_3）早期正常，晚期减低；亚临床甲减仅有血清 TSH 增高，血清 TT_4 或 FT_4 正常。

● 治疗措施

1. 替代治疗 本病一般不能治愈，需要终生替代治疗。首选左旋甲状腺素（$L-T_4$）。成年患者 $L-T_4$ 替代剂量约 50~200 μg/d，平均 125 μg/d。按照体重计算的剂量是 1.6~1.8 μg/（kg·d）；老年患者则需要较低的剂量，大约 1.0 μg/（kg·d）。治疗目标：临床甲减症状和体征消失，TSH、TT_4、FT_4 维持在正常范围。

2. 黏液水肿性昏迷的治疗

（1）补充甲状腺激素：首选 T_3 静脉注射，每 4 小时 10 μg，直至患者症状改善，清醒后改为口服；或 $L-T_4$ 首次静脉注射 300 μg，以后每日 50 μg，至患者清醒后改为口服。

（2）保温、供氧、保持呼吸道通畅，必要时行气管切开、机械通气等。

（3）氢化可的松 200~300 mg/d 持续静滴，患者清醒后逐渐减量。

（4）根据需要补液，但是入水量不宜过多。

（5）控制感染，治疗原发病。

● 照护方法

1. 去除诱因 避免着凉感冒；避免擅自停药，以免诱发甲减危象；慎用或忌用镇静、安眠药。

2. 饮食指导 选择高蛋白、高热量、高维生素、低脂饮食，多食绿色蔬菜及水果。忌食可致甲状腺肿大食物如卷心菜、木薯等，以免发生或加重甲状腺肿大。

3. 定期复诊 甲状腺功能减退症患者应坚持长期的甲状腺激素替代治疗，且治疗期间需定期检查，以调整剂量，服药期间若出现心动过速、心绞痛、多汗、兴奋等表现，说明药物过量，应及时到医院检查，及时调整剂量。

照护问答

高龄老人服用甲状腺激素替代治疗需注意什么？

答：（1）服药方法：起始剂量和达到完全替代剂量所需时间要根据老人的年龄、体重和心脏状态决定。首选 L-T_4，老年患者一般初始剂量为 12.5~25μg/d。理想的服用方法是每天晨间（饭前 1 小时）服药一次即可维持较稳定的血药浓度，并可避免食物对药物吸收的影响。同时为避免其他药物对 L-T_4 的影响，与其他药物的服用间隔应当在 4 小时以上。

（2）定期监测甲状腺功能：一般情况下，治疗初期每间隔 4~6 周测定相关激素指标，然后根据检查结果调整 L-T_4 剂量，直至达到治疗目标。治疗达标后，需要每 6~12 个月复查一次相关激素指标。

（3）注意药物的不良反应：L-T_4 的主要不良反应是过量替代容易诱发和加重冠心病、心律失常，引起骨质疏松，而高龄老人的代谢偏低，故 L-T_4 的剂量应酌减。伴有心脏疾患及精神症状者，L-T_4 的使用更应从小剂量开始，缓慢递增，直至维持量。

（4）合并其他疾病时用药应慎重：高龄老人如存在胃肠道疾病，药物的吸收可能不佳，应注意调整药物剂量。对于垂体前叶功能减退者，在进行糖皮质激素、甲状腺激素替代治疗时，为防止发生急性肾上腺皮质功能不全，甲状腺激素的替代治疗应在皮质激素替代治疗后开始。

肥 胖 症

肥胖症，是指体内脂肪堆积过多和 / 或分布异常，体重增加，是遗传因素、环境因素等多种因素相互作用的结果。它常与 2 型糖尿病、高血压、血脂异常、缺血性心脏病等集结出现，因而它又是一个慢性的代谢异常疾病。因体脂增加使体重超过标准体重 20%

或体重指数[BMI(kg/ m^2)]= 体重(kg)/[身高(m)]^2,大于28者称为肥胖。如无明显病因可寻者称单纯性肥胖症;具有明确病因者称为继发性肥胖症。高龄老人肥胖症患者多同时罹患多种疾病,相互影响,危害性大。

● 典型表现

1. 主要表现 以体重增加,活动时呼吸急促,肌肉酸痛为主要表现。某些轻、中度肥胖的单纯性肥胖症患者,就诊前可以没有任何"自觉症状"。重度肥胖症患者常常会出现乏力、气短、关节疼痛、全身或局部水肿及活动困难等症状。肥胖甚至可以造成患者失去生活自理能力,并因此导致患者出现抑郁、焦虑等心理障碍。单纯性肥胖症高龄老人罹患糖尿病、高血压、冠心病、高脂血症、静脉曲张、痛风、关节炎及某些癌症的危险性明显高于正常人,病死率也随之增加。

2. 体格检查 根据体征及体重即可诊断:标准体重(kg)=[身高(cm)-100]×0.9(男性)或0.85(女性),如果患者实际体重超过标准体重20%或BMI > 28即可诊断为肥胖症。此外,皮肤皱褶卡钳测量皮下脂肪厚度:人体脂肪常用测量部位为三角肌外皮脂厚度及肩胛角下。成人两处相加,男性≥4cm,女性≥5cm即可诊断为肥胖,如能多处测量则更可靠。

● 治疗措施

1. 饮食治疗 饮食疗法的基本原理,就是摄取的总热量比消耗的热量要少,以促进脂肪动员,减少蓄积脂肪量,而蛋白质、维生素和矿物质则要按必需量充分摄取。提倡低热量饮食[(10~20 kal/(kg·d)]、极低热量饮食[(10 kal/(kg·d)]。在治疗时不可苛求过快的减重速度,循序渐进。

2. 体育锻炼 合理运动仍然认为是首选的治疗方式,应进行有氧运动,循序渐进,持之以恒。

3. 药物治疗 目前常用的可使肥胖或超重人群在一年内体重下降5%左右的减肥药,如芬特明托吡酯、利拉鲁肽、纳曲酮、安非他酮、氯卡色林、奥司利他等，但各有利弊，在临床上要合理选择适应证。

4. **手术治疗** 但长期疗效和手术方式选择仍存争议，目前认为胃袖带术可成为将来的主流。

● 照护方法

1. **自我调理** 建立节食意识，每餐不过饱，尽量减少暴饮暴食的频度和程度，坚持自我监测，定期回访。

2. **饮食指导** 合理的膳食是预防肥胖的关键。适当增加蔬菜以满足饱腹感，避免油炸食品、零食、巧克力等，少吃甜食。

3. **运动指导** 必须坚持参加适合自己的体育锻炼和日常活动。可以采用先易后难，从轻微小运动量开始，逐渐增加运动量和适当延长运动时间的方法进行，且宜参加较为缓和并使全身肌肉都能得到锻炼的全身运动。

● 照护问答

高龄老人肥胖患者选用什么样的锻炼方法好?

答：高龄老人患有肥胖症的，应该根据自己全身健康状况来选择适宜的锻炼方法。一般可以选择慢速步行的锻炼方法，即采用每分钟 90~100 步。每次锻炼时间不应短于 15 分钟，每天不应少于 1 小时，每周锻炼天数不能少于 6 天。锻炼的地点应尽量选择在自然的条件下进行。

骨质疏松症

骨质疏松症，是指一种以骨量降低和骨组织微细结构破坏为特征，致使骨的脆性增加和容易发生骨折的代谢性疾病。按病因可分为原发性和继发性两类，原发性骨质疏松症包括绝经后骨质疏松（I 型）和老年性骨质疏松症（II 型）。继发性骨质疏松症原发病因多明确，常由内分泌代谢疾病或全身性疾病引起。随着年龄的增加，尤其是高龄老人骨质疏松的发病率明显增高。

● 典型表现

1. **一般表现** 骨痛和肌无力轻者常无症状,仅在X线摄片或骨矿物质密度(BMD)测量时被发现。较重患者可出现腰背疼痛、乏力或全身骨痛。

2. **骨折** 常因轻微活动、创伤、弯腰、负重、挤压或摔倒后发生骨折。骨折多发部位为椎体、髋部和前臂。其他部位也可发生,如肋骨、盆骨、肱骨,甚至锁骨和胸骨等。高龄老人第一次骨折后,发生再次或反复骨折的概率明显增加。

3. **并发症** 驼背和胸廓畸形常伴胸闷、气短、呼吸困难,甚至发绀等表现。肺活量、肺最大换气量和心排血量下降极易并发呼吸道感染。高龄老人髋部骨折生活自理能力下降或丧失,长期卧床加重骨丢失,使骨折极难愈合。

● 治疗措施

1. **补充钙剂和维生素D** 每日补充800~1000 mg元素钙,可通过饮食或钙剂获得。同时补充维生素D每日500~800 IU,或骨化三醇每日0.25 μg。服药期间定期复查血钙、磷等指标变化。

2. **选择性雌激素受体调节剂** 能与雌激素受体结合,在不同的组织器官中产生与雌激素的协同或拮抗作用,从而既可达到治疗目的,又可避免不良反应的发生。如雷诺昔酚等。

3. **其他** 二膦酸盐可抑制破骨细胞生成和骨吸收,常用的有阿仑膦酸钠、依替膦酸钠等。降钙素为骨吸收抑制剂,主要有鳗鱼降钙素等。此外,可选用的其他药物包括小剂量甲状旁腺激素和小剂量氟化钠等。

● 照护方法

1. **饮食调理** 给予低钠、高钙和高非饱和脂肪酸饮食,同时要补充足够的蛋白质,多进富含异黄酮类食物对保存骨量也有一定的作用。

2. **运动指导** 高龄老人在身体状况许可情况下多从事户外活动,最好是负重运动,增强应变能力,减少骨折意外的发生。

3. 其他 纠正不良生活习惯、消除可能危险因素如嗜烟、酗酒、过多咖啡因、低体重、制动和过度运动等，避免摔跤跌倒及长期应用影响骨代谢的药物。

● 照护问答

如何诊断骨质疏松以及骨质疏松程度判断？

答：详细的病史和体检是临床诊断的基本依据，但确诊有赖于X线照片或BMD测定。临床上用于诊断骨质疏松症的通用指标是：发生了脆性骨折和／或骨密度低下。骨密度或骨矿含量测定是骨质疏松症临床诊断以及评估疾病程度的客观的量化指标，常用T值表示（T值是一个相对值，表示高于或低于同性别正常成人峰值骨量平均数的标准差倍数）：

诊断	T值
正常	T值≥ 1
骨量低下	$-1.0 > T$值> -2.5
骨质疏松	T值≤ -2.5
重度骨质疏松	T值≤ -2.5合并一处或多处骨折

痛　风

痛风，是指嘌呤代谢紊乱和／或尿酸排泄障碍所致血尿酸增高的一组异质性疾病。其临床特点是高尿酸血症、痛风性急性关节炎反复发作、痛风石沉积、特征性慢性关节炎和关节畸形，常累及肾引起慢性间质性肾炎和肾尿酸结石形成。痛风可分为原发性和继发性两大类。随着年龄的增长，高龄老人痛风的发病率明显增加。

● 典型表现

1. 急性关节炎期

（1）突然发病，最初发作时90%侵犯单一关节，以拇指及第一跖趾关节为多见，其他依次为：趾、踝部、膝、腕、肘和指关节。

（2）关节红、肿、热、痛和活动受限，初次发作可呈自限性。

（3）可有轻、中度发热，血白细胞数增多，血沉增快。

（4）可因外伤、手术、运动、饮食过量、饮酒等所诱发。

2. 痛风石与慢性痛风性关节炎期 未经积极治疗的患者因尿酸盐沉积可在任何关节、肌腱和关节周围软组织形成黄白色、大小不等的隆起赘生物即痛风石，致骨、软骨的破坏及周围组织的纤维化和变性，以致畸形和活动受限。

3. 肾脏病变 表现为两种形式：

（1）痛风性肾病：早期可仅有蛋白尿，病情进一步发展可致慢性肾功能衰竭。

（2）尿路结石：10%~25% 患者有肾结石，严重者可导致尿流阻断。

4. 伴发病 痛风患者常伴有高脂血症、肥胖、糖尿病、动脉硬化和冠心病等。

5. 辅助检查

（1）血尿酸测定：一般男性＞ 420 μmol/L，女性＞ 358 μmol/L。

（2）X 线检查：受累关节呈圆形或不整齐的穿凿样、凿孔样、虫蚀样或弧形、圆形骨质透亮缺损。

● 治疗措施

1. 急性期治疗 可选用非甾体抗炎药（如吲哚美辛、布洛芬等）或秋水仙碱，均可有效缓解急性痛风症状。上述药物常规治疗无效或因严重不良反应不能使用上述药物时，可考虑应用糖皮质激素。

2. 间歇期和慢性期治疗 主要是使用排尿酸或抑制尿酸合成药物，以控制高尿酸血症。常用的药物有丙磺舒、苯溴马隆以及别嘌醇等。

3. 其他 关节活动障碍可进行理疗和体疗。痛风石溃破成瘘管者应予以手术刮除，同时需积极控制伴发病。

● 照护方法

1. 去除诱因 首先树立战胜疾病的信心，保持心神愉快，消除紧张、焦虑、强烈的精神创伤等各种不良刺激，同时要防止受凉感冒，避免寒湿伤害。要劳逸结合，生活有规律，避免过度劳累。

2. **饮食指导**　限制海鲜、动物内脏、酒类及部分蔬菜如大豆、香菇等高嘌呤食物的摄入。大量饮水，每日应该饮水 2500~3000 ml，保证有 2000 ml/d 左右的尿量，以促进尿酸排泄。

3. **适度运动**　适度运动可以促进血液循环，对代谢尿酸、预防痛风发作有一些帮助。

● 照护问答

降尿酸都可使用苯溴马隆吗？

答：由于苯溴马隆降尿酸作用十分显著，不良反应相对较少，而别嘌呤醇药物患者怕其有严重的不良反应又不敢用，甚至认为这两种药都能降血尿酸，还是苯溴马隆更好，这亦是一种认识误区。其一，苯溴马隆可以增加尿酸从肾脏排泄，而别嘌呤醇可以减少尿酸在体内形成。因此，两者虽然都能降血尿酸，但却是属于两类不同的降尿酸药，适合不同的患者应用。其二，苯溴马隆增加尿酸从肾脏排出可使尿中尿酸增加，因此，患者必须肾功能正常或较好时以及无泌尿系统梗阻（如结石等）才能达到目的。否则，不但不能增加尿酸的排出，反而因尿酸盐在肾脏沉积加重肾损害。因此，苯溴马隆这类排尿酸药适合于肾功能正常或轻度损害及尿中尿酸排出减少的患者。对于高龄老人，尤其是肾功能不佳或可疑尿路结石者亦应慎用。

低钾血症

钾是人体必需的一种常量元素，其主要生理功能是维持细胞的新陈代谢、调节渗透压与酸碱平衡、保持神经肌肉的应激性和心脏的正常功能。正常血钾浓度为 3.5~5.0mmol/L。低钾血症是指血清钾浓度＜ 3.5 mmol/L 的一种病理生理状态，体钾过少，或者总体钾正常，但钾在细胞内外重新分布。低钾血症可由长期禁食、偏食、厌食致摄入不足或患有胃肠道、肾脏、内分泌等相关疾病所致。高龄老人多罹患多种疾病,胃肠道功能下降,更易发生低钾血症。重度低钾血症可出现严重并发症,甚至危及生命,需积极处理。

● 典型症状

临床表现的严重程度取决于细胞内外缺钾的程度及缺钾发生的速度。急性低钾血症症状比相同水平缺钾的慢性低钾血症严重。

1. 骨骼肌表现 一般血清钾< 3.0 mmol/L 时,患者感疲乏、软弱、乏力。血清钾< 2.5 mmol/L 时,可出现全身性肌无力,甚至呼吸困难、吞咽困难,重者可窒息。

2. 消化系统表现 食欲不振、恶心、呕吐、腹胀、便秘,严重缺钾者可引起麻痹性肠梗阻。

3. 中枢神经系统表现 精神萎靡不振、反应迟钝、定向力障碍、嗜睡或昏迷等。

4. 心血管系统表现 轻症者有窦性心动过速、房性或室性期前收缩、房室传导阻滞;重症者可发生低钾性心肌病,心肌坏死、纤维化;更重者可发生心室扑动,甚至心室纤颤。

5. 泌尿系统表现及酸碱平衡紊乱 长期低钾可使肾小管受损、尿浓缩功能下降,出现口渴、多饮、夜尿多;进而引起缺钾性肾病,出现蛋白尿或管型尿等,并可导致代谢性低钾、低氯性碱中毒。

● 治疗措施

1. 积极治疗原发病,并补充富含钾的食物 急性低钾血症应采取紧急措施进行治疗,而不管其病因为何。慢性低钾血症只要血钾不低于 3mmol/L,则可先检查病因,然后再针对病因进行治疗。

2. 补钾 应根据血钾水平而决定。轻症只需口服钾制剂,以氯化钾为首选药。1g 氯化钾可提供 13.4 mmol 的钾,每次 1~2g,每日 2~3 次服。重症患者静脉滴注氯化钾制剂,静滴液体以含氯化钾 1.5~3.0 g/L 为宜。滴速:以缓慢静滴为原则,一般每小时补氯化钾为 1 g,严重者可每小时补 2 g。

3. **密切观察**　补钾过程中需监测肾功能及血钾，并观察尿量变化。

● 照护方法

1. **祛除诱因**　减少精神紧张及各种不良刺激，合理安排生活，避免过度劳累，保证充分休息，积极预防各种感染等相关疾病并积极治疗原发病。若长时间应用利尿剂，需定期前往医院检测血钾等相关电解质及血气分析等。

2. **饮食调理**　多进食富含钾的食物，如荞麦、玉米、红薯、大豆以及新鲜的蔬菜、水果等。避免偏食，并尽量少吃辛辣、刺激的食物以及油炸、油腻的食物。

3. **口服补钾**　为减少胃肠道反应，宜将10%的氯化钾溶液稀释于果汁或牛奶中餐后服用，或改服氯化钾控释片。

● 照护问答

高龄老人补钾治疗需注意什么?

答：首先，补钾时需检查肾功能和尿量，尿量每天在700 ml以上或每小时尿量为30 ml，则补钾安全。由于细胞内缺钾恢复比较慢，在停止静脉补钾后，还应继续口服钾制剂1周左右，才能使细胞内缺钾得到完全纠正，但仍需监测血钾，防治补充过量以致血钾增高。对于静脉补钾疗效不好，低钾血症难以完全纠正时，应检查血镁浓度。在缺镁情况下，低钾血症难以纠正，补镁后，血钾很快会恢复正常水平。低钾血症合并有低钙血症时，补钾过程中可出现手足搐搦症，此时应给予补钙。不宜长期使用氯化钾肠溶片，以免小肠处于高钾状态引发小肠狭窄、出血、梗阻等并发症。

脱　水

脱水，是指体液丢失所造成的体液容量不足。可由摄水不足、排出过多，如吞咽困难、呕吐、腹泻、过量使用利尿剂等多种原因所致。临床上水、钠代谢紊乱是相伴发生的，单纯性水(或钠)增多或减少较少见。根据水和电解质(主要是 Na^+)丢失的比例和性质,临床上将脱水分为高渗性脱水、等渗性脱水、低渗性脱水。

● 典型表现

1. 高渗性脱水

(1)轻度脱水:失水多于失钠,细胞外液量减少,渗透压升高。当失水量达体重的 2%~3% 时,口渴明显,尿量减少,尿比重升高。

(2)中度脱水:当失水量达体重的 4%~6% 时,口渴严重,咽下困难,声音嘶哑;有效循环血量不足,心率加快;皮肤干燥、弹性下降,随着脱水加重,患者进而因机体细胞内脱水出现乏力、头晕、烦躁等症状。

(3)重度脱水:当失水量达体重的 7%~14% 时,脑细胞脱水严重,出现神经系统症状如躁狂、谵妄、定向力失常、幻觉、晕厥和脱水热。当失水量超过 15% 时,可出现高渗性昏迷、低血容量性休克和急性肾衰。

2. 等渗性脱水 轻者少尿、口渴,重者血压下降。但血钠、渗透压基本正常。

3. 低渗性脱水

(1)轻度脱水:当每千克体重丢失钠 8.5 mmol(血浆钠 130mmol/L 左右)时,血压可在 100 mmHg 以上,患者有疲乏、无力、尿少、头晕等。尿钠极低或测不出。

(2)中度脱水:当每千克体重丢失钠 8.5~12.0 mmol(血浆钠 120 mmol/L左右)时,血压降至100 mmHg以下,表现为恶心、呕吐、肌肉挛痛、手足麻木、静脉下陷及直立性低血压。尿钠测不出。

(3)重度脱水:当每千克体重丢失钠 12.8~21.0 mmol(血浆钠 110mmol/L 左右)时,血压降至 80 mmHg 以下,出现四肢发凉、体温低、脉搏细数等休克表现,并伴木僵等神经症状,严重者昏迷。

● 治疗措施

1. 治疗原发病 针对病因采取防治结合的综合措施,积极治疗原发病，避免不适当的脱水、利尿等。监测每日出入液量，监测电解质等指标变化。

2. 补液总量 包括已丢失液体量和继续丢失的液体量。丢失液体量可根据脱水程度估算：轻度脱水相当于体重的2%~3%，中度脱水相当于体重的4%~6%，重度脱水相当于体重的7%~14%，更重者可达15%以上。继续丢失量包括生理需要量（约1500 ml/d）及继续发生的病理丢失量（如大量出汗、肺呼出、呕吐等）。

3. 补液种类

（1）高渗性脱水：补水为主，补钠为辅。经口、鼻饲者可直接补充水分，经静脉者可补充5%葡萄糖、5%葡萄糖氯化钠或0.9%氯化钠液。适当补钾及碱性液。

（2）等渗性脱水：补充等渗液为主，首选0.9%氯化钠液。

（3）低渗性脱水：补充高渗液为主。可参考公式：补钠量=（142 mmol/L－实测血清钠）×0.2×体重（kg），0.2×体重（kg）表示细胞外液量。一般先补给补钠量的1/3~1/2，复查生化指标后再确定后续方案。

4. 补液方法 补液途径尽量口服或鼻饲，不足部分或中、重度脱水者需经静脉补充。补液速度亦先快后慢，但具体的补液速度，尤其是高龄老人要根据患者的年龄、心、肺、肾功能以及病情而定。

● 照护方法

1. 生活指导 高龄老人应尽可能地减少精神紧张及各种不良刺激，避免过度劳累，保证充分休息，并积极治疗各种原发病。

2. 饮食调理 合理膳食结构并规律饮食，避免高糖、高盐饮食，避免摄入过期或变质食品。保证每天水、钠的生理需要量，并注意观察出入量是否平衡。

3. 纠正不良生活习惯、消除可能危险因素 如避免嗜烟、酗酒等；避免长时间高温下暴晒；若长时间应用利尿剂，需定期前往医院查电解质及血气分析等。

● 照护问答

高龄老人在什么情况下容易发生高渗性脱水?

答:由于高龄老人往往罹患多种疾病,如糖尿病,脑卒中等,如处于昏迷、吞咽困难等情况下可造成水摄入不足;长期鼻饲高蛋白流质、使用高渗葡萄糖液或血糖控制不佳、各种应激状态下诱发糖尿病酮症酸中毒、高血糖高渗状态均可经肾丢失大量水分;长时间处于高温环境大量出汗;哮喘持续状态、过度换气等肺失水量可增多2~3倍;当高龄老人出现上述疾病时容易发生高渗性脱水。高龄老人一旦出现高渗性脱水,危害极大,甚至可生命危险,应引起警惕。

第七节 常见神经系统和精神障碍疾病照护

神经系统特点

神经系统是由脑、脊髓、脑神经、脊神经、植物性神经,以及各种神经节组成,分为中枢神经系统和周围神经系统两大部分。神经系统是机体内起主导作用的系统,内、外环境的各种信息,由感受器接受后,通过周围神经传递到脑和脊髓的各级中枢进行整合,再经周围神经控制和调节机体各系统器官的活动,以维持机体与内、外界环境的相对平衡。神经细胞是人体内最先衰老的细胞之一,其主要变化是神经细胞的数量减少和功能衰退,所以高龄老人容易出现记忆力下降,情绪低落、表情淡漠和动作缓慢等现象。

随着我国进入人口老龄化社会,神经内科高龄老年患者日趋增多,疾病主要包括脑梗死、脑出血、帕金森、痴呆等疾病,对患者造成不同程度的残疾、认知障碍，对社会及家庭造成了严重的负担。因此，做好患神经系统疾病高龄老人的日常照护工作，对提高高龄老人的生活质量至关重要。

典型表现

1. 老年神经系统的形态结构改变 从形态结构上看，随着年龄的增加，到了高龄老人阶段，大脑的额叶、颞叶、基底核和脑回等都会出现萎缩，大脑皮质也逐步出现退化现象，神经细胞逐渐减少。一般认为，脑细胞的数量减少是从40岁开始的，40~70岁期间脑细胞可减少20%。老年痴呆患者脑细胞可减少30%~70%。一般老年人的脑重量比成年人平均减少50~150g；70岁时脑重量为年轻时的95%；90岁时为80%；大脑的总面积较年轻时减少10%；脑血流量较年轻时减少17%。此外，高龄老人神经细胞的微细结构也会随年龄增加出现明显的变化，如神经细胞失去了有规律的轮廓和细胞核变形缩小等。

2. 老年神经系统的生理功能改变 高龄老人由于神经细胞的减少和结构改变，他们对复杂的刺激，其分析、综合和判断年龄减退；大脑皮质的兴奋性降低，条件反射不易形成，以至于会出现不同程度的思维能力和记忆力减退，特别是近期记忆力减退更明显，注意力不集中，对外界事物反应迟钝等。此外，高龄老人的外周神经传导速度明显降低，80岁以上高龄老人其神经传导速度较年轻时减慢15%~30%，在紧急情况下常常难以做出迅速反应，容易发生跌倒和车祸等意外事件。总之，高龄老人随着年龄增长，神经系统功能退化以及各个脏器系统功能减退，脑梗死、老年性痴呆和老年帕金森病等疾病的发病率明显上升以及由于伴随的心理上的变化，在感觉、知觉、想象、思维等方面的功能衰退，容易出现感情、意志、性格等方面的变化，都会严重危害高龄老人的身心健康。

照护方法

1. 一般照护 老年患者由于社会、家庭、个人等多方面的原因易出现心理问题,一方面导致老年患者焦虑不安、意志消沉,食欲减退、失眠;另一方面,高龄患者不愿与人交流,不能配合医护人员治疗及护理工作,甚至拒绝治疗,对疾病治疗十分不利。照护者要做好高龄老人的健康宣教及心理疏导。进行健康教育时需耐心、细致,减少患者的不安心理,营造一种安全感和亲切感,鼓励高龄老人勤动脑,多思考,可延缓大脑神经细胞功能的衰退。照护者要注意观察患者心理变化,对患者的心理异常应予充分的理解、尊重及同情,在合理范围内尽量满足他们的需求,建立良好的护患关系,取得高龄老年患者的认同,积极配合医生的治疗。对意识不清、躁动的高龄老人照护者要加强监护,特别是夜间,及时发现和排除危险因素,避免坠床、意外拔管等发生。对于意识清楚的高龄老人,应避免出现跌倒摔伤等意外情况。长期卧床的高龄老人,由于局部皮肤长期受压,血供差,容易发生压疮。除了加强营养外,要保持床铺清洁、干燥、平整,睡气垫床减少局部受压,定时翻身,促进血液循环并减轻局部压力,有助于预防压疮。

2. 饮食照护 大量的研究报告发现,长期大量吸烟和饮酒会影响大脑的功能,甚至使大脑受到损害。因此,高龄老人,尤其是有神经系统疾病的高龄老人应该戒烟,少饮酒或不饮酒。日常饮食多采用平衡膳食,根据老年人的生理特性及各项营养需求制定方案,应该少量多餐。以点心补充营养,以豆制品取代部分动物蛋白质,限制动物油脂的摄取量,少加盐、味精、酱油,善用其他调味方法,少吃辛辣刺激性食物,每天适当补充一些复合维生素等。对于进食困难的高龄老人,照护者在喂食时要仔细、耐心,杜绝因饮食不当造成的窒息事件的发生。

3. 疾病照护 患神经系统疾病的高龄老人同时存在两种或两种以上疾病是非常普遍的,如脑血管病患者常常合并高血压、糖尿病、心脏病、肾功能改变及其他脏器的改变。此外,神经内科疾病又可以诱发多种潜在疾病,多种疾病之间相互影响,病情复杂。此外,部分高龄患者长期接受药物治疗,甚至是长期同时服用多种药物，而高龄老人器官功能减退，肝、肾等器官功能不足，影响药物的代谢易导致药物蓄积，进而加重多器官功能障碍。因此，照护者在照护有神经系统疾病的高龄老人时要特别仔细，发现异常情况要及时送医院进一步检查和治疗。

● 照护问答

长期卧床的高龄患者怎样照护？

答：居室要经常开窗通风，保持空气新鲜。室温应保持在18~20℃之间，湿度以50%~60%为宜。保持床铺平整、清洁、衣服干净舒适。搞好患者的个人卫生，如每天早晚帮助患者做好洗脸、洗手、刷牙、梳头、洗脚及清洗外阴等。给卧床高龄老人喂饭时，照护者要洗净双手，患者最好取坐位或半坐位，对俯卧或平卧者应使其头部转向一侧，以免食物呛入气管。喂饭宜慢，喂汤时忌从嘴正中直倒，宜从唇边缓缓倒入，待患者咽下后再喂下一口。协助患者饮水，可用汤匙喂水，还可用一次性的塑料饮水管。长期卧床的高龄老人易并发坠积性肺炎、压疮和泌尿系感染，照护者应经常协助患者变换体位，避免局部受压。翻身时轻拍患者背部以利痰液排出，保持呼吸道通畅。对呕吐物或痰多患者，应将其头侧向一边，并及时将呕吐物或分泌物清除干净，以防阻塞气道，预防坠积性肺炎的发生。

晕 厥

晕厥，是指突然发生的、短暂的意识丧失状态，是由于大脑一过性广泛性供血不足所致。引起此种改变的主要原因有：心脏输出量减少或心脏停搏、突然剧烈的血压下降或脑血管的普遍性暂时性闭塞。晕厥与昏迷不同，昏迷的意识障碍通常持续时间长，恢复较难。晕厥与眩晕的区别是眩晕主要感到自身或周围景物旋转一般无意识障碍。晕厥是高龄老人比较常见的急症，应该引起足够的重视。

● 典型表现

1. **神经性晕厥** 发作之前有自主神经症状,发作中有心动过缓。其病因有:

(1)血管迷走性晕厥:严重刺激(疼痛、感情刺激),易发病的背景事件,如加速过快、过热等。

(2)颈动脉窦性晕厥:颈动脉窦对正常机械压力表现异常的敏感性(如突然转头等)。

(3)排尿性晕厥:指发生于排尿时或排尿结束时的晕厥,偶见于高龄老人。

(4)情景性晕厥:特殊的扳机因素(如过度咳嗽和喷嚏时发生晕厥)。

2. **血管源性晕厥** 发病机制为不能维持外周血管的张力。多于起立姿势时发生,伴心动过速。但也可见于一些特殊病因:如原发性自主神经功能障碍、药物诱发(降压药、左旋多巴、血管扩张药物等)。

3. **心源性晕厥** 发病机制为心律失常(心动过速或心动过缓),高龄老人比较多见。常出现晕厥前驱症状,和姿势的关系不明确。发作期间常伴心律失常发作。

4. **痫性发作** 大脑异常电活动发作,临床表现为精神状态、运动或感觉功能改变。发作与头、身体的姿势无关。可伴有尿失禁及发作后意识混乱。

5. **辅助检查** 包括头颅CT、磁共振(MRI)扫描、脑电图、心电图等进一步检查确诊。

● 治疗措施

急救处理的基本原则是:无论何种原因引起的晕厥,照护者要立即将高龄老人置于平卧位,取头低脚高位,松开腰带,保暖。目击者也可从下肢开始做向心性按摩,促使血液流向脑部;同时可按压患者合谷穴或人中穴,通过疼痛刺激使患者清醒。晕厥患者清醒后不要急于起床,以避免引起再次晕厥。如考虑高龄老人有器质性疾病，在进行现场处理后，要及时送高龄老人去医院检查，针对引起晕厥的病因进行治疗。

照护方法

1. 去除诱因 高龄老人避免长期服用诱发晕厥的药物（降压药、利尿剂、钙通道阻滞剂、血管扩张药物、吩噻嗪类、左旋多巴、锂剂）。

2. 生活规律 高龄老人要合理安排生活起居，起床要慢，平时避免穿衣领过紧的衣服。此外，遇事要沉着冷静，避免情绪紧张。

3. 其他 癫痫患者应长期、正规服用抗癫痫药物，忌自行减药、停药。

照护问答

1. 咳嗽也能引起晕厥吗？

答：会。咳嗽性晕厥是指在咳嗽之后发生的晕厥发作。咳嗽时胸腔压力增高使静脉回流受阻，回心血量减少，咳嗽使颅内压增高，都可使脑血流量减少发生晕厥。也有人认为是胸壁内感受器的一种血管性反射，引起外周血管阻力降低，血压下降，发生晕厥。多见于有吸烟嗜好的慢性支气管炎、哮喘、肺气肿的高龄老人。多在剧烈咳嗽后发作，但有时咳嗽一声及大笑一声即可发作。部分病例在晕厥前期有短时间眩晕、视物模糊、面色苍白，多数患者可反复发作。

2. 为什么会发生直立性低血压晕厥？

答：直立性低血压晕厥是患者从卧位或久坐位突然转为直立位时发生的晕厥。病因包括两大类：

（1）压力感受弧受损：多见于患有糖尿病、脊髓痨、肌萎缩侧索硬化、多发性硬化、脊髓外伤、交感神经切除的高龄老人。

（2）低血容量导致心排出量减少：可由失血、利尿、肾上腺皮质功能不全、重度下肢静脉曲张等引起低血容量。也可见于缓激肽过高综合征，由于体内缺乏分解缓激肽的酶，使血缓激肽水平过高，血管强烈扩张导致静脉回流减少，引起相对低血容量，发生晕厥。

谵　　妄

谵妄是老年人常见的认知障碍之一，发生于老年期的谵妄称为老年期谵妄。综合性医院高龄老人中出现谵妄迹象者比例较高，而多数老年躯体疾病患者伴发轻度意识模糊时，常不会到医院就诊。

谵妄发生的危险因素包括：年龄的增加（超过65岁），既往存在脑损伤史（如痴呆、脑血管病、脑外伤、脑肿瘤等），曾有谵妄史，电解质紊乱，服用精神活性药物，并存多种疾病等。此外，高龄老人服用多种药物以及药物之间的相互作用也是诱发谵妄的原因之一。男性较女性更易罹患谵妄。

● 典型表现

常急性起病，症状变化快，病情短暂，常为数小时至数天。谵妄是一种临床危重病，死亡率高达20%，需要紧急处置。

典型的谵妄主要表现在以意识障碍和认知障碍为特征的临床综合征，并伴有多种其他神经精神症状。患者常显得神志恍惚，时间、地点、人物定向障碍，注意力不能集中；记忆障碍，以即刻记忆和近记忆障碍最明显；感觉过敏、错觉和幻觉；继发片段的关系或被害妄想；不协调性精神运动兴奋或冲动行为，如过分的躁动，无缘无故喊叫，不听劝阻四处无目的走动；情绪变化快，使人难以捉摸、预测；睡眠节律紊乱，白天嗜睡而晚上活跃；可出现呼吸困难、头痛、头晕、出汗、全身发抖等自主神经功能障碍的症状。

● 治疗措施

谵妄的治疗需要综合性的治疗和干预措施，包括病因和诱因的治疗、支持治疗和对症处理等。

1. **病因治疗**　积极治疗原发躯体或脑部器质性疾病。去除疾病诱因和加重因素，如制定非药物性睡眠计划、早期康复训练、应用防护眼镜、放大镜以及助听器等、控制使用止痛剂及镇静催眠药物。

2. 支持疗法 维持水电解质平衡、适当补充营养等。

3. 对症治疗 针对谵妄患者的精神症状用药，氟哌啶醇较少引起嗜睡和低血压，可为首选，其他新型抗精神病药也可用于谵妄治疗。

● 照护方法

谵妄急性起病，在发病前24~72小时可有前驱期表现，如警觉性增强，焦虑、坐立不安、激越行为和易激惹；注意涣散，注意力不集中，活动减少；出现睡眠障碍，如失眠、白天嗜睡晚上活跃等。如果高龄老人出现以上症状表现，照护者应引起重视，警惕是否会发展为谵妄。

1. 稳定患者情绪 谵妄患者可表现为易激惹，过分的躁动，乱扔东西，不听劝阻，大喊、谩骂，严重时甚至会在照料者对其进行护理或帮助时，突然出现攻击行为，照护者需要注意自身和高龄老人安全。接触患者时要保持温和、耐心、冷静、不歧视的态度，及时给患者以引导。

2. 调整居住环境 谵妄患者对声光刺激特别敏感，居住环境要减少不必要的噪声和刺激等。提供安静、舒适、光线柔和、陈设相对简单的房间，避免因光线不足引起高龄老人错觉，或因光线过强影响睡眠。

3. 帮助重建定向能力 患者有定向障碍，在房间内放置日历和钟表，提醒患者时间、地点、日期、季节。

4. 促进认知功能恢复 可在室内放一些熟悉的照片，播放患者喜欢的音乐，或运用游戏的方法促进患者认知功能的恢复。

疾病急性期患者有兴奋或意识模糊，要防止其因兴奋出现的自伤或伤人行为，注意观察病情变化，如出现幻觉、妄想、抑郁、焦虑等症状应及时就医。

● 照护问答

高龄谵妄患者睡眠障碍如何护理？

答：谵妄患者的病情常有昼轻夜重的特点，会有睡眠—觉醒昼夜的不规律性。照护者需观察记录患者的睡眠时间,注意睡眠规律。尽量减少患者白天卧床时间,适当加强患者运动,入睡前避免过度兴奋,少饮水,最大可能减少刺激。必要时遵医嘱给予药物助眠,确保患者有充足的睡眠,促进大脑功能恢复。

意识障碍

意识障碍,是指对周围环境及自身状态的识别和觉察能力出现障碍。其原因多由于高级神经中枢功能活动(意识、感觉和运动)受损所引起,可表现为嗜睡、意识模糊和昏睡,严重的意识障碍为昏迷。意识障碍常常是高龄老人疾病严重的信号,应尽快寻找病因、积极治疗,以免疾病进一步发展而危及生命。

● 典型表现

1. **嗜睡**　是最轻的意识障碍,是一种病理性持续睡眠,能被轻刺激或言语所唤醒,并能正确回答和做出各种反应,但反应迟钝,停止刺激后又很快再入睡。

2. **意识模糊**　是意识水平轻度下降,较嗜睡为深的一种意识障碍。有时间、地点、人物的定向障碍,思维和言语也不连贯,可有错觉与幻觉、躁动不安、精神错乱。

3. **谵妄**　是一种以兴奋性增高为主的高级神经中枢急性活动失调状态,表现为意识模糊,定向力丧失,感觉及言语错乱,躁动不安等。

4. **昏睡**　是接近于人事不省的意识状态。患者处于熟睡状态,不易唤醒。需强烈刺激或反复高声呼唤才能唤醒。但醒时反应迟钝,表情茫然,答话含糊或答非所问。

5. **昏迷**　是严重的意识障碍,表现为意识持续的中断或完全丧失。按其程度可分为三阶段:轻度昏迷、中度昏迷、深度昏迷。

(1)轻度昏迷:意识大部分丧失,对疼痛刺激尚有肢体退缩等防御反应，角膜反射、瞳孔对光反射等可存在。

（2）中度昏迷：对周围事物及各种刺激均无反应，对剧烈刺激或可出现防御反应，角膜反射减弱，瞳孔对光反射迟钝。

（3）深度昏迷：对各种刺激全无反应，深浅反射均消失。

6. **意识障碍常见病因** 发热后出现意识障碍可见于重症感染性疾病、中暑；意识障碍后发热，见于脑出血、蛛网膜下腔出血；意识障碍伴呼吸缓慢是呼吸中枢受抑制的表现，可见于吗啡、巴比妥类、有机磷农药中毒；伴瞳孔散大可见于酒精中毒、氰化物中毒以及癫痫、低血糖状态；伴瞳孔缩小可见于吗啡类、巴比妥类、有机磷农药中毒；伴心动过缓可见于颅内高压症、房室传导阻滞；伴高血压可见于高血压脑病、脑血管意外；伴低血压可见于各种原因的休克等。

7. **辅助检查** 头颅CT、磁共振（MRI）扫描、心电图、脑电图及血常规、尿常规、肝肾功能、电解质、血糖、脑脊液等辅助检查有助于原发病的诊断。

● 照护方法

1. **紧急处理** 对意识障碍的高龄老人应予平卧，保持呼吸道通畅；伴发热者将患者置于阴凉通风处，敞开衣扣；伴大出血者，可用干净的手帕、毛巾等压迫止血；伴有呕吐者应将患者的头偏向一侧，并清除呕吐物；发现呼吸、心跳骤停者应立即行人工呼吸及胸外按压并就近送医院进一步抢救。

2. **对症处理** 应尽快完善相关检查寻找并去除病因。低血糖昏迷纠正低血糖；失血性休克予以快速补液、输血等抗休克治疗；中暑患者予以药物及物理降温处理等。

3. **生活调理** 高龄老人平时要注意营养均衡、劳逸结合，适当锻炼、增强抵抗力，预防感染性疾病发生。肥胖、高血压、高血脂及糖尿病患者饮食宜清淡，多吃富含维生素的新鲜蔬菜和水果，同时戒烟酒等不良习惯。保持心情舒畅，避免情绪波动，防止脑血管意外的发生。对合并高血压糖尿病、癫痫等疾病者，应坚持服药，保持病情稳定。

● 照护问答

高龄老人短暂意识障碍要治疗吗?

答:短暂性脑缺血发作可出现短暂意识障碍,并可伴有突然失明、偏瘫、语言不清等症状,但常在24小时内完全恢复而无后遗症,反复发作是其特点,且有发展为脑梗死的可能。短暂意识障碍是疾病的一种信号,照护者应带高龄老人尽快去医院检查,寻找病因、积极治疗,以免疾病进一步加重,延误治疗。

睡眠障碍

睡眠障碍也叫失眠,是指脑内网状激活系统及神经调节功能紊乱或与睡眠有关的神经递质改变而导致的一种症状。老年人睡眠障碍的发病率较高,特别是高龄老人,由于机体功能衰退、基础疾病增多,以及社会、家庭和心理等因素影响,随着年龄增加,睡眠障碍也随之增加。据统计,大约有57%高龄老人都曾有过睡眠障碍。高龄老人睡眠障碍可引起全身乏力、食欲下降、机体抵抗力下降以及原有的基础疾病加重等不良后果。

● 典型表现

1. **入睡和维持睡眠困难**　高龄老人由于社会、家庭的生活事件影响、环境改变、频繁夜尿以及原有的基础加重等因素,容易出现孤独、焦虑、恐惧等心理问题,导致睡眠潜伏期延长,有效睡眠时间缩短,表现为夜间入睡困难或不能维持睡眠,睡了一会儿就醒,再入睡困难。

2. **日夜颠倒**　高龄老人因神经调节功能紊乱,容易出现时间差异性睡眠障碍,日夜节律紊乱,常常表现为日夜颠倒,尤其是夜间入睡困难和觉醒次数多的高龄老人,因为晚上睡眠质量不佳,白天感到身体疲劳,无精打采,频繁出现打瞌睡,想睡觉。白天睡觉时间多了,到了晚上更不能入睡,形成恶性循环,生活质量明显下降。

3. **睡眠呼吸障碍**　高龄老人由于神经系统功能退化以及呼吸系统的基础疾病的影响，夜间睡眠后容易发生呼吸改变，如睡眠呼吸暂停以及夜间阵发性呼吸困难等。睡眠呼吸暂停综合征是高龄老人最常见的睡眠呼吸障碍，占睡眠疾患的70%，且随增龄而发病率增加。男女发病之比为5∶1~10∶1，以男性患者为多。

● 治疗措施

1. 一般措施

（1）养成良好习惯：养成良好的生活习惯建立合理的作息时间，去除干扰因素，如控制情绪，科学安排白天的午休时间。

（2）心理疏导治疗：对于大部分因为心理问题导致的失眠，要进行心理疏导治疗。对慢性失眠者，采取长期坚持疏导、鼓励、安慰有助于获得疗效；对长期失眠多次复发者，还需结合更多的有关预防措施和行为治疗。

（3）适当运动锻炼：高龄老人应该根据自身健康状况，坚持适当的户外活动，晒晒太阳、呼吸新鲜空气，白天适当的活动和锻炼，促进机体新陈代谢，可达到改善睡眠，提高夜间睡眠质量的目的。适当运动锻炼可以根除或减轻失眠问题，阻止短暂失眠发展为慢性失眠，并改善患者的生活质量。

2. **药物治疗**　催眠药有助睡眠，短期小剂量间歇使用催眠药物能改善睡眠状态，但最好不要长期使用，容易引起依赖性，使用期一般不超过20天。

（1）苯二卓类：高龄老人中约有70%的睡眠障碍患者长期或偶尔服用安眠药物。目前较常用有阿普唑仑和艾司唑仑中效制剂，应用原则因根据个体差异，采用短期、低剂量安全使用。

（2）抗抑郁药：如多塞平、西酞普兰等，适用于抑郁症伴睡眠障者，此药应严格在医生指导下服用。

（3）巴比妥类：如苯巴比妥（鲁米那等），目前已少用作安眠药治疗高龄老人睡眠障碍。

3. **中医中药治疗**　对慢性和长期失眠者使用中医中药调理治

疗效果颇佳,如天麻能平肝息风、五味子调理五脏、麦冬养阴润肺,联用可从多方面解决失眠问题。

● 照护方法

1. **治疗原发病** 高龄老人引起睡眠障碍病因很多,如脑血管疾病、帕金森病、抑郁症等,全身性疾病(如心衰、慢性阻塞性肺疾病、夜尿症等)及药物因素(如兴奋剂、激素、茶碱)均可致高龄老人睡眠障碍。所以要积极治疗诱发睡眠障碍的基础疾病,才能避免或减少睡眠障碍的发生。

2. **心理调节** 睡眠障碍不是一种疾病,而是一种症状。精神和心理因素是影响高龄老人失眠的重要因素之一。高龄老人易产生悲观伤感,孤独、抑郁和焦虑,照护者要做好患者的心理调节,使高龄老人保持良好的心理状态,以利于提高治疗效果。

3. **饮食调理** 睡眠障碍患者常因摄入热量不足,导致营养不良,所以应提供高能量饮食摄入,如主食以小麦、荞麦为主;多吃肉蛋奶、猪心等;蔬菜以山药、洋葱、黄花菜为好;水果可选择苹果、香蕉、梨等。另外,猪心枣仁汤有补血养心、益肝宁神之功效。猪心一个,酸枣仁、茯苓各15g。把猪心切成两半,然后把酸枣仁、茯苓、远志一起放入,加入适量水置火上,用大火烧开后撇去浮沫,以小火炖至猪心熟透后即成。每日一剂,吃肉喝汤。

● 照护问答

哪些因素易引起高龄老人睡眠障碍?

答:引起高龄老人常见睡眠障碍的因素有:

(1)日常生活因素:喝浓茶、咖啡,烟酒刺激,情绪激动等因素均可引起睡眠障碍。

(2)疾病因素:如神经精神疾病(脑卒中、痴呆、帕金森病、抑郁症等),全身性疾病(如心衰、慢性肺气肿、夜尿症、疼痛、肾脏疾病等),常诱发睡眠障碍。

(3)药物因素:如兴奋剂、激素、甲状腺素、茶碱、喹诺酮类抗生素等,均可致高龄老人睡眠障碍。

脑 梗 死

脑梗死，又称缺血性脑卒中，是各种原因（包括动脉粥样硬化、高血压、糖尿病、血脂异常、动脉炎、血液系统疾病、血管痉挛及未明原因等）引起的血液供应障碍，使局部脑组织发生不可逆性损害，导致脑组织缺血、缺氧性坏死，出现相应的神经系统症状和体征。高龄老年患者脑梗死的临床表现因受损部位、病灶数目、面积大小以及有无出血、侧支循环情况、代偿能力和个体差异等而有所不同。

典型表现

1. **起病方式** 常在安静状态或睡眠中起病，约 1/3 患者病前有肢体无力及麻木、眩晕等短暂性脑缺血发作（TIA）前驱症状。高龄老年患者的脑梗死主要是由动脉粥样硬化所致。

2. **起病时间** 神经系统局灶性症状（包括偏盲、偏身感觉障碍、偏瘫、失语、精神症状及大小便失禁等）多在发病后 10 余小时或 1~2 天内达到高峰。患者一般意识清楚，在发生脑干梗死和大面积脑梗死时，病情严重，甚至有脑疝形成，易导致死亡。

3. **辅助检查**

（1）头颅 CT：多数脑梗死病例于发病 24~48 小时后逐渐显示脑实质内低密度病灶。

（2）头颅核磁共振（MRI）：能早期发现大面积脑梗死，清晰显示小病灶及后颅窝（小脑、脑干）的梗死灶。

（3）脑血管造影：可发现血管狭窄和闭塞的部位，可显示动脉炎、动脉瘤和血管畸形等。

（4）超声检查（TCD）：可发现颈动脉及颈内动脉的狭窄、动脉粥样硬化斑块或血栓形成。

治疗措施

超早期（发病＜ 4.5 小时）的患者，符合溶栓条件的，需立即就近转入有条件的医院进行溶栓治疗。

1. **一般治疗** 维持营养、水、电解质平衡,保持呼吸道通畅及维持正常心肺功能。

2. **药物治疗** 根据患者的危险因素进行个体化治疗,包括控制血压、血糖、血脂。对于高龄老年患者脑梗死应结合患者的具体情况针对病因治疗,如颈动脉硬化斑块给予他汀类降脂药物治疗,心源性栓塞的患者应给予抗凝治疗。脑梗死是缺血所致,恢复或改善缺血组织的灌注成为治疗的重心,应贯彻于全过程,以保持良好的脑灌注压。急性期溶栓治疗:常用药物有组织型纤溶酶原激活剂(rt-PA);抗凝治疗:常用药物有低分子肝素等;抗血小板治疗:常用药物有肠溶阿司匹林,氯吡格雷等;脱水降颅压治疗:常用药物有20%甘露醇、甘油果糖、速尿、白蛋白等;神经保护剂:常用药物有依达拉奉、脑苷肌肽、胞二磷胆碱等;高压氧亦可使用。

3. **外科治疗** 根据病因可行颈动脉内膜切除术、动脉血管成形术、开颅去骨瓣减压术。

4. **其他** 急性期可选用中药如丹参、川芎嗪、三七、葛根素、银杏叶制剂等治疗。患者有抑郁或焦虑障碍可用黛力新、赛乐特、百忧解及怡诺思等治疗。恢复期可进行康复治疗,早期即开始肢体及言语、吞咽、呼吸功能的训练和锻炼,并配合各种理疗、推拿、按摩、针灸、头针、头部超声波等治疗。

● 照护方法

1. **去除病因** 定期体检,发现血脂、血压、血糖异常等应积极治疗;控制血压、血脂、血糖、体重达标;戒烟,适度饮酒;颈动脉狭窄者手术或药物治疗;房颤患者抗凝治疗。

2. **饮食指导** 提倡多吃蔬菜、水果、谷类、牛奶、鱼、豆类、禽和瘦肉等,使能量的摄入和需要达到平衡。改变不合理的饮食习惯,限制食盐摄入量(< 6 g/d)。

3. **运动指导** 适度运动(如散步等有氧代谢健身活动);制

定高危患者（如冠心病）的医疗监督方案和适合于个人身体状况或神经功能缺损程度的锻炼方案。

4. 预防指导 对已确定的脑卒中危险因素应尽早进行干预治疗。抗血小板聚集剂阿司匹林有肯定的预防作用，但有胃病及出血倾向者慎用。

● 照护问答

1. 如何识别高龄老年患者脑卒中（包括缺血和出血）?

答：高龄老年患者脑卒中的症状常常突然发生；一侧肢体（伴或不伴面部）无力、笨拙、沉重或麻木；一侧面部麻木或口角歪斜；说话不清或理解语言困难；双眼向一侧凝视；一侧或双眼视力丧失或模糊；视物旋转或平衡障碍；出现上述症状和体征时可伴意识障碍或抽搐。因此，照护者一旦发现高龄老人有以上临床表现时，应想到发生脑梗死的可能，立即送医院进一步检查和治疗。

2. 什么是脑血管病的一级预防?

答：指发病前的预防，即通过改变不健康的生活方式，积极主动地控制各种危险因素，从而达到使脑血管病不发生或推迟发病年龄的目的。一些主要危险因素有高血压、心脏病、糖尿病、吸烟、酗酒、血脂异常、颈动脉狭窄、饮食营养不合理、肥胖及高同型半胱氨酸血症等。

3. 什么是脑梗死的黄金治疗时间（有效治疗时间窗）?

答：脑梗死往往发病急，病情进展快，致残率高，死亡率高。保证患者在黄金时间内得到及时正确的救治，是抢救成功的关键。脑梗死发病后最初的3~6小时内是治疗的黄金时间。在此时间内可行溶栓治疗，可以起到改善缺血和半暗带血液供应，促进神经功能的恢复。

脑出血

脑出血，又称出血性脑卒中，是指原发性非外伤引起的脑实质内出血,其占全部脑卒中的20%~30%。可由多种原因引起,如高血压、脑动脉粥样硬化、血液病、脑淀粉样血管病变、动脉瘤、动静脉畸形、脑动脉炎、夹层动脉瘤、原发或转移性肿瘤、梗死性脑出血、抗凝或溶栓治疗等,其中高血压最为常见。病理可见出血部位脑组织肿胀、充血,出血灶形成不规则空腔,中心充满血液或紫色葡萄浆状血块,血肿周围的脑组织坏死,瘀点状出血性软化带和炎细胞浸润,脑组织受压,水肿明显,血肿较大时引起颅内高压,重者形成脑疝,危及生命。

● **典型表现**

1. **发病时间** 高龄老人通常在活动和情绪激动时发病,大多数病例病前无预兆,少数可有头痛、头晕、肢体麻木等前驱症状,临床症状常在数分钟到数小时内达到高峰。

2. **出血部位** 神经系统局灶症状因出血部位而异,可表现为突发的病灶对侧偏瘫、偏身感觉障碍、偏盲、失语、精神症状等,其中丘脑出血、脑桥出血、小脑出血等有特征性眼征。

3. **出血量** 出血量大者发病时突感剧烈头痛,伴呕吐,数分钟内可转入意识模糊或昏迷,其中以脑室出血、中脑出血、脑桥出血、小脑出血病情凶险,重者可迅速死亡。丘脑出血者可合并中枢性高热、心律失常、应激性溃疡出血、尿崩症等,患者可突然死于心力衰竭等并发症。

4. **辅助检查**

(1)头颅CT:是临床疑诊脑出血的首选检查,发病后即可显示新鲜血肿,为圆形或卵圆形均匀高密度区,边界清楚。

(2)头颅MRI:急性期对幕上及小脑出血的价值不如CT,对脑干出血优于CT,并可区别陈旧性脑出血和脑梗死,也更容易发现肿瘤等出血原因。

(3)其他 怀疑颅内动脉瘤、脑血管畸形、Moyamoya病、血管炎等原因出血可行CTA或MRA检查,DSA检查对这些病因的诊断和治疗更有意义。

治疗措施

应采取积极合理的治疗，挽救患者生命，减少神经功能损害及后遗症，降低复发率。

1. **一般治疗** 保持安静，卧床休息，维持呼吸道通畅，防止误吸、窒息。注意瞳孔和意识变化，严密监测体温、脉搏、呼吸和血压等生命体征。加强照护，维持水电解质平衡和营养支持。

2. **控制颅内高压** 可选用甘露醇、利尿剂、人血白蛋白、3% 氯化钠等脱水降颅压，减轻脑水肿，同时注意稳定肾功能、电解质等实验室指标正常。

3. **控制高血压** 稳定在正常或稍偏高水平，血压过低可影响脑血流量及脑灌注，应根据患者年龄、患病前有无高血压、患病后血压情况等确定最适血压水平。

4. **并发症防治** 误吸、窒息、肺部感染、应激性溃疡出血、中枢性高热、下肢深静脉血栓形成、肺栓塞、癫痫发作、心脏损害等为常见并发症，要注意识别及防治。

5. **外科治疗** 脑出血的外科治疗对挽救重症患者的生命及促进神经功能恢复有益。应根据出血部位、病因、出血量及患者年龄、意识状态、全身情况而定，手术宜在超早期（发病后 6~24 小时内）进行。

6. **康复治疗** 脑出血后，只要患者的生命体征平稳，病情稳定，停止进展，就应该进行康复治疗，且应在有经验的康复医师指导下进行。

照护方法

1. **去除诱因** 高血压病是出血性脑卒中最常见的独立危险因素。长期的血压增高，精神紧张，抗高血压药使用不当致血压剧烈波动和动脉痉挛等因素，使血管破裂，导致脑出血的风险增加。因而积极控制血压，使血压保持平稳是预防高血压性脑出血的关键所在。

2. **饮食指导** 注意饮食调理，宜进食低盐低脂食物，可进食蔬菜、水果、谷类、牛奶、鱼、豆类、禽和瘦肉等保证能量和营养素的需求。

3. **康复指导** 功能锻炼可借助康复器械锻炼肢体功能,制定合理的训练计划,以防止发生脑卒中后废用性肌肉萎缩。

4. **预防指导** 保持心情舒畅,监测及稳定血压。定期体检:检查项目包括血脂、凝血功能、血小板指标。必要时可做头部CT、CTA、MRI、MRA或DSA等检查,以发现危险因素并及时选用合适的预防措施。

● 照护问答

1. 微创血肿碎吸穿刺术治疗高血压脑出血的适应证是什么?

答:高血压脑出血位于大脑半球部位血肿量大于30ml,位于小脑半球血肿量大于10ml,引起明显临床症状及体征者都是手术适应证。有时血肿量虽小于上述标准,但因位于重要功能区,并引起严重神经功能障碍者都可考虑行微创手术治疗,尤其适合不能耐受开颅手术的高龄老年患者。

2. 高龄老年患者脑出血急性期高血压应如何处理?

答:脑出血后血压升高是对颅内压增高情况下为保持相对稳定的脑血流量的脑血管自动调节反应,当颅内压下降时血压也会随之下降,若不考虑颅内压而使用强降压药,常可导致相对性脑血流量不足,会致脑组织缺血缺氧,加重神经损害。高龄老年患者若收缩压180mmHg以上或舒张压120mmHg以上时可选用静脉滴注硝普钠、硝酸甘油、乌拉地尔等,以达到快速降压目的,安全且方便。此外,应根据血压随时调整药物剂量,但注意降压过程应呈阶梯性。

3. 什么是蛛网膜下腔出血?

答:蛛网膜下腔出血分原发性和继发性两类,由多种病因所致脑底部或脑及脊髓表面血管破裂的急性出血性脑血管病,称原发性蛛网膜下腔出血。因脑实质内、脑室出血、外伤性血管破裂等导致血液穿破脑组织流入蛛网膜下腔者,称为继发性蛛网膜下腔出血。蛛网膜下腔出血约占急性脑卒中的10%，占出血性脑卒中的20%。其中，原发性蛛网膜下腔出血多因脑血管病引起，高龄老年患者应在维持生命体征（呼吸、血压、脉搏）平稳情况下，立即行脑血管病病因检查（如CTA、MRI、DSA等）及积极抢救治疗。

帕金森病

帕金森病（PD），又称震颤麻痹，是一种高龄老人常见的运动障碍性疾病，病理特征为黑质多巴胺能神经元变性缺失和路易小体形成。此病表现为运动迟缓、静止性震颤、肌强直和姿势步态异常等运动症状和嗅觉减退、便秘、睡眠障碍等各种非运动症状。其病因和发病机制十分复杂，目前普遍认为帕金森病并非单一因素所致，可能为年龄老化、环境因素及遗传等多因素交互作用所致。

● 典型表现

1. **发病年龄**　多于50岁以上发病，发病率随年龄增长而增加。男性多于女性，起病隐袭，缓慢进展。

2. **运动迟缓**　是所有帕金森病患者的共同感受。表现为多种动作的缓慢、在持续运动中运动幅度和速度等下降、随意运动减少。由于手臂肌肉的强直，患者上肢不能做精细动作，表现为书写困难，字越写越小，呈“小字征”。面部表情肌少动，表现为面无表情、不眨眼、双眼凝视，称为“面具脸”。

3. **静止性震颤**　常为本病的特征性症状，多从一侧肢体远端开始，并逐渐扩展至四肢，但上肢震颤通常比下肢明显，表现为“搓丸样”“数钞样”动作，下颌、口唇、舌头、颈部等受累较晚，震颤在静止时明显、精神紧张时加剧、活动时减轻、睡眠时消失。

4. **肌肉强直**　当患者处于放松体位时，四肢及颈部主要关节等被动运动呈“铅管样”抵抗或因肢体震颤呈现“齿轮样”感觉；高龄帕金森病患者常因肌强直严重而出现腰痛、肩关节、髋关节疼痛，易被误诊为骨关节病或其他疾病。

5. 步态异常 表现为行走时起步困难，迈步时步距缩短，身体前屈，上肢自动摆臂动作减少或消失，以极小的步伐向前冲，不能立即停下脚步，有欲跌倒感，称为“慌张步态”，是帕金森病患者特有的体征。

6. 辅助检查

（1）血液、脑脊液、CT、MRI 检查无特征性所见。

（2）经颅超声 TCS 显示黑质异常高回声。

（3）PET、SPECT、特定的放射性核素检测：脑内多巴胺功能显著降低。

● 治疗措施

1. 药物治疗 目前在帕金森病的各种治疗方法中仍以药物治疗最有效，主要包括：左旋多巴及其复方制剂（如美多芭、息宁）、多巴胺受体激动剂（如森福罗、泰舒达）、单胺氧化酶 B 抑制剂、儿茶酚胺氧位甲基转移酶（COMT）抑制剂、抗胆碱能药物（如安坦）、金刚烷胺等。

2. 手术治疗 适用于药物治疗无效、不能耐受或出现异动症患者，并非对所有的患者都有效，故不作为首选治疗方法。目前开展的手术有苍白球毁损术、丘脑毁损术、脑深部电刺激术等。

3. 康复治疗 对改善帕金森病症状有一定作用，包括语言锻炼、面肌锻炼、四肢及躯干的锻炼、松弛呼吸机的锻炼、步态平衡及姿势恢复锻炼等。通过对高龄患者进行语言、进食、走路及各种日常生活的训练和指导可提高其生活质量。

● 照护方法

1. 去除诱因 对有帕金森病家族史及有关基因携带者，有毒化学物品接触者，均应视为高危人群，须密切监护随访，定期体检，并加强健康教育，重视自我防护。改善饮用水质量。高龄老人慎用吩噻嗪类、利血平类及丁酰苯类药物。重视老年病（高血压、高血脂、高血糖、脑动脉硬化等）的防治，增强体质，延缓衰老、防止动脉粥样硬化，对预防帕金森病均能起到一定的积极作用。

2. **运动指导** 适度运动,每天≥30分钟的适度体力活动。如打太极拳、散步等有氧代谢健身活动。

3. **照护指导** 长期卧床的高龄患者,应加强生活护理,注意清洁卫生,勤翻身拍背,防止坠积性肺炎及压疮等并发症。

4. **用药指导** 用药应坚持“剂量滴定”和“个体化”原则,兼顾近期疗效和远期疗效及不良反应,避免突然撤药。

5. **饮食指导** 应结合患者情况,饮食喜好,注意食品的配比结构,主副食、荤素以及花色品种的搭配。多食富含纤维素和易消化的食物,多吃新鲜蔬菜、水果、多饮水;多食含酪胺酸的食物如瓜子、杏仁、芝麻、脱脂牛奶等可促进脑内多巴胺的合成;适当控制脂肪的摄入,蛋白质饮食不可过量。

● 照护问答

1. 长期应用左旋多巴制剂疗效会发生变化吗?

答:通常在服药初期效果特别明显,称为“蜜月期”,服药2~8年后都会发生药物疗效的波动变异甚至消失,常见的有“剂末”恶化和“开—关”现象。“剂末”恶化:其发生随服药时间的延长而增加,即每次服药有效时间缩短,下次服药前1~2小时症状又恶化,再次服药则恶化症状消失。“开—关”现象:大多于服药一年以上发生,与服药时间、剂量无关。处于“关”状态时相对症状突然加重或突然短暂性少动,此现象持续10余分钟至数小时,然后突然转为“开”状态时突然恢复良好状态。针对第一种情况,可适当调整服药的剂量、时间与方法,如多次小剂量服药。针对第二种情况,可将药物减量或停用1~2周,使多巴胺受体复敏,亦可改用DA受体激动剂、抗胆碱能制剂等其他类药物。此外,还可能出现异动症等现象。

2. 帕金森病能手术治疗吗?

答:目前高龄帕金森病患者的外科治疗有两种方法,即神经核团毁损术和脑起搏器疗法。

(1)神经核团毁损术:又称:“细胞刀”,是用电烧灼法破坏脑内功能异常兴奋核团。

(2)脑起搏器疗法：治疗是把脑起搏器刺激电极植入大脑特定部位,通过慢性电刺激来达到治疗效果,是一种可逆性的神经调节治疗,不破坏脑组织,不影响今后其他新的方法治疗。它比毁损术好,还能保护脑黑质组织,起到对症治疗作用,延缓帕金森病的病情进展。但无论哪一种外科治疗方法,均无法根治帕金森病,仅能缓解症状,需慎重考虑。

多发性神经炎

多发性神经炎,也称多发性神经病、多发性末梢神经炎,主要表现为四肢远端对称性的感觉、运动和自主神经功能障碍。病理改变主要是周围神经轴索变性、节段性脱髓鞘及神经元变性。引起多发性神经炎的病因很多,如中毒、营养缺乏或代谢障碍、感染、变态反应及癌症等。高龄老人也可发病。

● 典型表现

周围神经的损伤,常是完全性的,一般均有周围神经的感觉、运动和自主神经纤维的共同症状。其临床表现可因病因而不同,可为急性、亚急性或慢性经过,但多数经过数周至数月的进展过程,病情发展由肢体远端向近端,病情缓解则由近端向远端。

1. **感觉障碍**　肢体远端对称性感觉异常(如针刺、蚁走感、烧灼样疼痛、麻木、感觉过敏、感觉减退等),逐渐向肢体近端发展。常为手套—袜套式分布,深浅感觉均可受累。

2. **运动障碍**　肢体远端对称性肌力下降,轻重不等,可为轻瘫以及全瘫。病程较久则出现以肢体远端为主的肌肉萎缩、肢体挛缩及畸形(如垂腕与垂足)。肌张力低下,四肢腱反射减弱或消失。

3. **自主神经功能障碍**　病变部位皮肤粗糙、菲薄、干燥、发凉、苍白或青紫,少汗或多汗,指(趾)甲粗糙、松脆,甚至溃烂。

4. **辅助检查**

（1）血常规：白细胞数可轻度升高，脑脊液一般无改变，少数可见蛋白增高。营养障碍性贫血、糖尿病患者则有相应的血液指标异常。

（2）肌电图和神经传导速度检测：有助于这组疾病的确诊，并可鉴别脱髓鞘和轴索损害两种病理生理类型。如果仅有轻度轴突变性则传导速度可正常。当有严重轴索变性及继发性髓鞘脱失时则肌电图呈神经源性病损改变，传导速度减慢。

（3）神经活检：可见周围神经节段性髓鞘脱失或轴索变性，对确定神经病损的性质和程度可提供准确的证据。

治疗措施

1. **病因治疗** 根据不同病因采用不同方法。糖尿病所致者应调整控制糖尿病的药物用量、严格控制病情发展。重金属及化学品中毒所致者应立即脱离中毒环境、阻止毒物继续进入体内，及时应用特殊解毒剂治疗。药物所致者（如异烟肼中毒）应立即停药，加大输液量、利尿通便，大剂量维生素 B_6 有重要的治疗意义。酒精中毒所致者，禁酒是治疗的关键，并应用大剂量维生素 B_1 肌内注射。结缔组织疾病及变态反应所致者可应用皮质类固醇治疗。因营养缺乏及代谢障碍或感染所致者，应积极治疗原发性疾病。

2. **一般治疗** 急性期应卧床休息，特别是累及心肌者。适当增加营养。

3. **药物治疗** 各种原因引起的多发性神经炎，均应早期足量地应用维生素 B_1、维生素 B_2、维生素 B_6、维生素 B_{12} 及维生素 C 等。尚可根据病情选用 ATP、胞二磷胆碱、辅酶 Q_{10}、辅酶 A、地巴唑、神经生长因子等药物。疼痛剧烈患者可选用止痛剂、普瑞巴林、卡马西平、苯妥英钠以及阿米替林等。

4. **其他治疗** 恢复期可用理疗、针灸、按摩及穴位注射及康复治疗，以促进肢体功能恢复。瘫痪患者勤翻身、应用夹板支架等维持功能位，防止关节挛缩、畸形。

照护方法

1. 生活指导 应生活规律、戒烟戒酒。加强锻炼,增强抗病能力,避免直接感染和伴发或继发于各种急性和慢性感染的感染。尽量避免化学品和重金属的直接接触。服用易致此病药物时,勿过量,勤观察,并辅以相应的营养神经药物,一旦出现不适,立即停药并给予相应处理。由代谢性疾病和内分泌障碍引起者,积极治疗原发病。

2. 饮食指导 注重饮食全面合理,既要保障营养全面,又要防止营养过剩而导致肥胖。忌烟、酒。根据病因适当增加营养,给予高蛋白、富含B族维生素、容易消化的食物,以及新鲜蔬菜、水果等。忌食辣椒、胡椒粉等刺激性调味品。

3. 护理指导 重症患者应做好护理,四肢瘫痪者应定时翻身,按摩瘫痪肢体,早期做被动或主动锻炼,防止肌肉萎缩。有垂手、垂足时可用夹板或支架固定于功能位置,以防止肢体发生挛缩或畸形。日常护理及照护过程中肢端需保暖,又要预防烫伤。

照护问答

不同病因的多发性神经炎有什么特殊临床表现?

答:不同病因的多发性神经炎的特殊临床表现有:

(1)糖尿病性多发性神经炎:常有糖尿病史和糖耐量试验异常,往往以下肢远端感觉异常或疼痛为突出症状,深感觉和踝反射可减弱或消失。

(2)药物中毒性多发性神经炎:大多发生于服用大剂量呋喃类、异烟肼类药物或有机磷农药的患者。如每日服用异烟肼4~8 mg/kg,多发性神经病发生率为7%,服用16~24 mg/kg发生率为44%,以对称性、远端感觉障碍为主要表现。服用呋喃西林类后数周,尤其肾功能不良者,可产生疼痛性多发性神经病。

(3)长期酗酒:可有感觉性多发性神经病,一旦伴有Wernicke脑病和Korsakoff综合征者则为酒精中毒性多发性神经炎。

(4)尿毒症性多发性神经炎:以伴有肾功能衰竭及血中尿素氮

含量增高为特点,肾移植和透析疗法可使周围神经症状明显减轻。

(5)麻风性多发性神经炎:特点为周围神经增粗,周围神经活检可发现麻风杆菌。

老年期痴呆

老年期痴呆是指60岁以上的老年人持续出现广泛的认知功能损害,表现为记忆、计算、思维、定向障碍,伴有情感障碍、人格改变、社会功能和日常生活能力减退。以阿尔茨海默症与血管性痴呆多见。

阿尔茨海默症是痴呆症的最常见类型,是一种中枢神经系统原发性退行性变性疾病,早发性常起病于65岁之前,退化速度相对较快,大多数患者较早地出现失误、失写、失读和失用。临床可观察到的阿尔茨海默症起病于65岁之后,是高龄老人的常见疾病,以进展缓慢,通常记忆损害为主要特点。

脑血管痴呆症是由遗传和环境因素共同导致的。遗传影响间接地通过高血压、心血管病和糖尿病起作用,其中每一种病都会提高脑卒中的危险。每发生脑卒中一次,就发生一次衰退,多次脑卒中会造成多个脑细胞死亡区,导致心理能力一步步地衰退。环境影响,如吸烟、饮酒过量、盐分摄入过多、饮食中蛋白质过低、肥胖、不活动及心理压力等,也会提高脑卒中的危险。

◎ 典型表现

阿尔茨海默症典型的表现是进行性的认知功能广泛减退。

1. 轻度 常以近记忆障碍为首发及最明显症状。经常遗忘物品,记不清具体的年月日,忘记重要的约会等,可伴有轻度的焦虑和抑郁。常出现人格改变,患者变得自私、固执、淡漠,对周围环境兴趣减少,对周围人较为冷淡,甚至对亲人漠不关心。

2. 中度 患者不能独立生活,记忆障碍严重,经常丢三落四,说完就忘,可出现错构和虚构。除了时间定向障碍外,出现地点定向障碍,容易迷路走失,言语能力和理解力明显下降,可出现失认、失用等。患者精神行为障碍比较突出,出现妄想,最常见被窃妄想,因找不到自己放置的物品,而怀疑他人偷窃;行为紊乱,如拾捡破烂、乱拿他人物品;情绪波动明显,睡眠障碍;有时可出现突发的攻击性行为,情绪失控。

3. **重度** 记忆力、思维及其他认知功能严重受损,忘记自己姓名和年龄,不认识亲人,语言表达能力进一步退化,行动能力逐渐丧失,最终生活不能自理,只能终日卧床,大小便失禁,需要照护者为其穿衣、洗澡、喂饭、刷牙等。

血管性痴呆的起病相对较急,一般在脑卒中后痴呆症状变得明显;病程呈波动性、阶梯式加重;智能障碍可呈"斑片状",即只累及部分认知功能,如命名、计算等;情感症状也较常见。少数缓慢起病的患者,可先出现情绪改变,然后才表现为记忆和智能减退。大多数患者能意识到自己的智能减退,对疾病有自知力,因此产生焦虑和抑郁情绪。严重痴呆患者则可出现情绪不稳、情绪暴发及失控。部分患者可在疾病的晚期出现人格改变。

● 治疗措施

由于病因未明,目前阿尔茨海默症尚缺乏特效的治疗方法,治疗遵循早治疗、早干预的原则。包括药物治疗、心理治疗和康复治疗等。药物治疗仍是当今治疗的主体,主要目的是改善认知功能、延缓疾病的进展、提高日常生活能力、延长生存期、减少照护者照料负担等。

1. **一般支持治疗** 注意患者的饮食营养、大小便、睡眠等日常生活情况,适当进行运动和物理治疗。积极治疗躯体疾病,如高血压、心脏病等。

2. **药物治疗** 胆碱酯酶抑制剂(如多奈哌齐、卡巴拉汀、加兰他敏等)作为阿尔茨海默症治疗一线药物,对轻、中度患者认知和非认知症状均有效。N-甲基-D-天门冬氨酸受体拮抗剂(美金刚)可用于治疗中重度阿尔茨海默症,可单独使用,也可联合胆碱酯酶抑制剂使用。轻、中度血管性痴呆患者可用胆碱酯酶抑制剂治疗,对改善认知功能、日常生活能力有一定效果。

3. **心理治疗** 主要采用支持疗法、认知疗法和行为指导,尽可能维持患者的社会功能和日常生活能力,保证患者的安全和一定的生活质量。对早期的轻症患者,应加强社会心理支持和日常功能训练,对重症患者应以护理和生活照顾为主。

● 照护方法

一旦患有老年痴呆症,应积极进行治疗。除药物治疗以外,老年痴呆患者的照护除了安全的管理,日常进食、生活等的照护外,早期积极的心理护理、训练可以延缓病情的发展,提高高龄老人的生活质量。

1. **耐心倾听及交流** 患有老年痴呆的高龄老人因记忆力下降会反复提出同样的问题或出现语言障碍,与高龄老人交流时要耐心倾听,不要随便打断高龄老人的讲话,说话时语调要低,语速要缓慢,声调要温和,语言清晰、语句要简单,使他们感到是在平静、安定的环境中交谈。

2. **理解和尊重高龄老人** 患有老年痴呆的高龄老人各方面功能都在不断减退,但仍然保存着一定的自尊心,渴望被他人关注、理解和尊重。有的高龄老人会出现各种怪异的行为或冲动,如不停地揉搓衣角、乱扔东西、收集各种废品,不分场合地发怒、叫喊等,不要批评或与其争论,简单、生硬地阻止会使高龄老人的人格和自尊受到很大伤害。可以尝试让其做一些平和的重复的动作(如叠衣服、擦桌子等)转移注意力。当高龄老人说错话、做错事,要考虑是否是疾病所致,充分地理解、尊重高龄老人,才会让他们有安全感。

3. **认知训练** 可以利用家里日常用品,让高龄老人通过视觉、听觉、味觉、嗅觉、触觉等去感知物品的各种特性。也可通过瓜果蔬菜的图片进行训练,将这些图片逐一展示给高龄老人,请高龄老人说出这些瓜果蔬菜的名称、颜色、大小,甚至营养成分及生长季节。亦可将每张图片一一对应写上编号,通过提问编号让高龄老人回答图片上的物品名称,以此增强记忆能力,提高认知功能。

4. 回忆往事训练 每个人一生都有很多经历,帮助高龄老人回忆过往美好、幸福的时光,不仅可以增强高龄老人对生活的愉快体验,也可以刺激高龄老人的记忆功能。可以找一些高龄老人早年用过的物品、照片,或者喜欢的歌曲,和高龄老人一起聊一聊,如果高龄老人感到回忆困难时,可给予提示。尽量避免回忆伤心事,以免引起高龄老人强烈的情绪波动。

5. 肢体协调训练 照护者可以带着高龄老人参加一些力所能及的活动和训练。如搭积木、原地拍球、掷排球、手指捻起细小物品等,使身体和智力得到锻炼。

● 照护问答

与高龄阿尔茨海默症患者交流时要注意些什么?

答:首先要以患者为中心,痴呆患者表现有不同的言语障碍,如重复性语言,自言自语,甚至随着病情加重无法说出自己的需求,这就要求照护者要有极大的耐心和爱心,与患者保持尽可能的交流,而不能用简单、粗暴的方式排斥,以避免伤害他们的自尊心。当高龄老人不能很好地理解言语时,照护者可以通过手势或其他非言语交流方式,如肢体语言、抚摸、微笑等配合简单语言沟通,让其了解照护者的意图,不可强迫执行。

老年期抑郁症

老年期抑郁症,泛指存在于老年期(≥60岁)这一特定人群的抑郁障碍,包括原发性(含青年或成年期发病,老年期复发)和见于老年期的各种继发性抑郁。它是以持久的抑郁心境为主要临床表现的一种精神障碍,其主要表现为情绪低落、沮丧失望、活动能力减退、迟滞和躯体不适等,且不能归同于躯体疾病和脑器质性病变。同时患者常患有轻度认知障碍（≥ 60 岁为 8%，≥ 80 岁为 40%）甚至表现为假性痴呆。高龄老人罕见首发的抑郁症。

典型表现

老年期抑郁症有阳性家族史者较少，神经科病变及躯体疾病所占比重大，躯体主诉或不适多。疑病观念较多，较突出；体重变化、早醒、精力减退等因年龄因素变得不明显。老年期抑郁症的临床表现往往不太典型。具体表现为：对日常生活丧失兴趣，无愉快感；精力明显减退，无原因的持续疲乏感；动作明显缓慢，焦虑不安，易发脾气；少言寡语，主动与他人交谈的次数减少；自我评价过低、自责或有内疚感；严重时感到自己犯下了不可饶恕的罪行；思维迟缓，思考问题困难，重则双目凝视，情感淡漠，呈无欲状，对外界动向无动于衷；反复出现自杀观念或行为；失眠或睡眠过多；食欲缺乏或体重减轻。高龄老人躯体不适症状繁多，需重视抑郁症状的躯体化倾向。

治疗措施

老年期抑郁症的药物治疗一方面是抗抑郁，另一方面兼顾认知功能改善。符合抑郁症诊断的患者治疗需依据规范化治疗程序选用药物。个别酌情并用抗焦虑药、抗精神病药和促智药等，国内外极个别如严重消极自杀言行或抑郁性木僵患者也选用改良电休克治疗。

1. 对早期轻度的高龄抑郁障碍患者，可以选择单一心理治疗，而对中度抑郁症患者，建议药物治疗加心理治疗。对于伴有精神病性症状或严重消极抑郁症患者，则不建议辅助心理治疗。对认知完整的老年抑郁症患者可采用人际间心理疗法、问题解决疗法和认知行为治疗等。

2. 老年期和晚发抑郁患者常常共患躯体疾病。躯体疾病会增加发生抑郁的风险，而抑郁的发生也会增加罹患内科疾病的概率或延缓内科疾病的康复。因此，在针对抑郁障碍治疗的同时需进行相关躯体疾病治疗。

● 照护方法

高龄老人抑郁会随年龄增长而加剧,往往是因身体疾病和疼痛而生,并导致认知能力衰退。对已患疾病的治疗、抗抑郁药物,来自家人、朋友的支持,个体、家庭和团体治疗都有助于缓解抑郁症。

1. **基础护理** 首先做好高龄老人的基础护理。如饮食护理,少食多餐,补充水分和营养;保证充足的睡眠;系统接受抗抑郁药物的治疗。

2. **密切观察,严防自杀** 老年期抑郁患者易产生悲观厌世、无助感、无望感、无用感,会出现自杀企图和自杀行为。照护者及时识别自杀行为的先兆,避免老人独处,拿走或藏好危险物品,如长绳类、刀剪类、玻璃器皿、药品等,发现高龄老人有自杀企图时需及时寻求专业指导和救助。

3. **心理辅导** 要以真诚、支持、理解的态度,耐心地协助高龄老人。鼓励高龄老人说出自己的想法和感受,在了解高龄老人痛苦体验的基础上,给予尊重和支持,使他体会到自己是被接纳的、安全的,而不是无用、无望的,认识到自己生存的价值,改善高龄老人的情绪。

4. **同龄互助** 社交隔离和环境变化也会引发心理能力衰退,鼓励高龄老人参与社交活动,与周围环境保持良好接触,认知功能通常也能够有一定的恢复。

● 照护问答

说生不如死,是真的想死吗?

答:不少高龄老人身患多种疾病,有的经过多方治疗,自认效果不佳,也担心自己将长期卧床不起,害怕病重时会遭受各种痛苦,无人照料,会给家人带来太重的负担等。看着周围的老朋友一个个去世离开,丧亲等情况也会出现,身心的折磨导致情绪极度低沉,感觉每天生不如死,出现自杀意念和行为几乎是必然与合理的。与其他年龄段的患者相比,老年抑郁障碍患者对待自杀的意念往往更为坚决，行为隐秘难现，自杀的成功率更高。因此，对于患有抑郁症的老年人，只要证实其存在自杀意念，就必须严加照护，及时求助精神卫生专业机构，不可忽视。

老年期疑病症

高龄老人身体的各个系统和器官逐渐发生器质性或机能性改变，常身患各种疾病。疑病症是老年期较为常见的心理障碍之一。高龄老人对自身的健康状况或身体的某一部分功能过分关注，担心或相信自己患有一种或多种躯体疾病的持久的先占观念，恐慌不安。高龄老人诉躯体症状，反复就医，但担忧的程度与其实际健康状况不符，医生对疾病的解释或客观检查常不足以消除他们固有的成见。

● 典型表现

高龄老人疑病症表现的躯体症状多样而广泛。通常对某躯体部位的敏感性增加，对一般人所觉察不到的内脏活动，如心跳或躯体微不足道的疼痛、酸胀都很敏感。常伴有失眠、焦虑和抑郁等症状。大部分患者常有疼痛症状，但老年人对这种疼痛描述不清，有时甚至诉全身疼痛，但查无实据。疑病症的高龄老人在求医时总是喋喋不休地诉说自己的病痛，对自己臆想中患有的疾病坚信不疑，并会找出一些很小但很有特征的症状来，唯恐医生疏忽大意。尽管客观检查并没有相应的阳性结果，医生耐心的解释也很难消除其疑病的信念，但是高龄老人各种躯体的不适感却是客观存在的，这种不适感使高龄老人痛苦不已，这时高龄老人常常表现出焦虑、烦躁、抑郁，对任何事缺乏兴趣，失眠、食欲不振等。

● 治疗措施

老年期疑病症的防治关键是针对心理冲突进行系统的心理治疗为主，酌情给予药物治疗为辅。心理治疗前先排除器质性疾病。

1. **支持性心理疗法**　向患者提供必要的知识，鼓励和提高患者与疾病斗争的自信心,给患者以指导,提供如何对待疑病症、处理好各种关系和改善社会生活环境的方法。

2. **认知疗法** 疑病症的高龄老人遇事往往过多地考虑悲观或者不幸的一面,要在帮助高龄老人正确评价自我的基础上,改变不良认知,调节心理不适。

3. **药物治疗** 老年期疑病症患者临床上除了各类心理治疗外,疑病症所引起严重的焦虑、抑郁等症状,要适当进行药物治疗。

● 照护方法

1. **心理支持** 作为照护者,首先要有同理心,体会高龄老人的情绪与想法,理解高龄老人的立场和感受,并站在高龄老人的角度思考和解决问题,给予高龄老人心理支持。

2. **积极的心理暗示** 对于心理易感性和依赖性比较明显的高龄老人,积极的心理暗示效果较好。如让高龄老人进行慢走或身体锻炼,每次予以耐心的鼓励,让高龄老人发觉自己的身体在好转。

3. **转移注意力** 鼓励高龄老人多和他人沟通,做一些力所能及的家务活,增加一些高龄老人感兴趣的活动,如养花、下棋、绘画等。

● 照护问答

高龄疑病症患者反复就医就是为了折磨家人吗?

答:高龄疑病症患者反复就医并不是为了折磨家人,高龄老人和照护者都需要认识到疑病症的本质并不是躯体疾病,而是一种心理障碍。在人格特征上,比较关注自身健康,敏感、以自我为中心、过度自爱自怜、兴趣狭窄、富于联想,容易接受暗示的人一般为发病的基础。患有老年期疑病症的患者身体上的一些轻微不适都会使他们怀疑自己得了“重病”,由于科学仪器检查不到这些“心病”症状,焦虑、恐惧、紧张、烦躁、抑郁和无奈终日伴随着患者。如果家人不理解,就会使患者感到十分失望、抑郁和愤怒,严重者会有自杀倾向。

第八节　常见外科疾病照护

胆 石 症

胆石症是最常见的胆道系统疾病，分为胆囊结石和胆管结石。随着年龄的增长，其发病率明显增加。据文献报道，国内 80 岁以上的老年人患病率为 23.8%。一般认为，胆汁潴留，胆汁理化成分的改变和胆道感染是胆石形成的三个主要因素，并且多数是三者综合作用的结果。胆石症患者若饮食不当或治疗不及时，可导致胆囊炎或胆管炎急性发作，引起化脓、坏疽、穿孔甚至发生感染性休克，部分患者还可引起癌变，造成严重后果。

● 典型表现

1. **症状隐匿**　高龄老人发病症状隐匿、模糊和不典型，易误诊和漏诊。同时因重要脏器功能减退和代偿能力降低，对感染的应激性和抵抗能力下降，易合并感染，发展为重症而导致死亡。

2. **主要症状**

（1）胆囊结石：消化不良等是最常见的胃肠道症状，表现为在中上腹或右上腹产生饱闷感，有时尚可有胃灼热、嗳气及腹胀，常被误诊为“胃病”。胆绞痛是其典型表现，表现为结石嵌顿于胆囊壶腹部或颈部，胆囊内压升高，胆囊强力收缩而发生绞痛。疼痛还可向肩胛和背部放射，多伴有恶心和呕吐。如果结石压迫胆总管还可出现黄疸，感染加重时会出现发热等症状。

（2）胆管结石：肝外胆管结石表现为胆道梗阻、继发感染症状；梗阻合并感染可引起肝细胞损害，甚至可发生胆源性肝脓肿和胆汁性肝硬化；胆石嵌顿于胆总管壶腹部可引起胆源性胰腺炎；肝外胆管结石的典型临床表现为胆总管结石的“三联征”,即腹痛、寒战高热和黄疸。

3. 辅助检查

(1)B 超检查：是一种无创性检查方法,对胆囊结石的正确诊断率在 96% 以上,能显示胆囊、肝内外胆管及结石,是首选的诊断方法。

(2)上腹部 CT、磁共振胰胆管造影、内镜下逆行性胰胆管造影也可做出比较正确的诊断。新近有学者报告,诊断胆道梗阻时,磁共振胰胆管造影准确性不亚于内镜逆行胰胆管造影。

● **治疗措施**

1. 药物治疗　溶(排)石药物治疗有鹅去氧胆酸和熊去氧胆酸,用药期间注意肝功能。增进胆汁排泌的利胆药物有 33% 硫酸镁、胆宁片以及中医中药等。

2. 手术治疗　针对高龄老年患者手术治疗宜早不宜迟,择期手术更佳。

(1)胆囊结石：手术方法以腹腔镜胆囊切除术和小切口开腹胆囊切除术常用。腹腔镜胆囊切除术以创伤小,痛苦少,恢复快,效果佳等优点尤其受到广大患者的青睐。传统的开腹胆囊切除术方式,近几年已做了较大的改良,其中小切口胆囊切除术更易被患者所接受。

(2)肝外胆管结石：也以手术治疗为主。手术方法颇多,医生会根据不同患者的情况建议选择有利的手术方式。

● **照护方法**

1. 饮食指导　急性发作时应禁食,可由静脉补充营养。慢性或急性发作缓解后,可食清淡流质或低脂、低胆固醇、高碳水化合物饮食以及富含维生素 A、维生素 C、B 族维生素、维生素 E 的食物。适量膳食纤维,刺激肠蠕动。少食多餐,多饮水,每天饮水量 1500~2000ml。食物温度适当,不宜过热过冷。忌食刺激性食物和酒类。

2. **自我防护**　如有右上腹隐痛不适,采用右侧卧位,服用解痉药物和消炎利胆片等。如发生上腹剧痛,应到医院治疗,不要自己随便应用“止痛药”。出现黄疸时,应立即就医检查,查明黄疸原因,以作相应处理,切勿拖延。

3. **运动指导**　锻炼身体的方法很多,高龄老人应该根据自己的全身情况选择,但应避免疲劳,保证休息与营养,锻炼要持之以恒,坚持不懈才能增强体质。同时注意讲究卫生,预防肠道寄生虫。

● 照护问答

1. 胆囊切除是治疗胆囊结石的首选方法,哪些患者需要胆囊切除?

答:对于有症状和/或并发症的胆囊结石,应及时行胆囊切除。对无症状的胆囊结石患者,遇有下列情况,应及时考虑手术治疗:结石直径超过2~3 cm,年龄超过50岁、有肿瘤家族史、胆囊壁厚大于1 cm,胆囊瓷器样改变者应视为胆囊癌高危因素;合并糖尿病者在糖尿病已控制时;高龄老人和/或有心肺功能障碍者等。

2. 无症状性胆囊结石患者怎么办?

答:对于高龄老人患有无症状性胆囊结石,如果患者胆囊功能良好,胆囊壁没有增厚,也没有炎症,可暂时不治疗。但必须每隔3~6个月做一次B超检查。因为结石对胆囊有一个持续性的刺激,可反复引起胆囊炎。所以,定期做B超检查,及时了解病情是很必要的。

肠梗阻

凡肠道内容物流通发生障碍统称为肠梗阻,是临床外科常见疾病。根据肠梗阻发病原因可分为机械性:如肠腔内蛔虫或异物堵塞,肠壁肿瘤或炎症造成的狭窄,肠外束带或嵌顿形成腹股沟疝造成的压迫等；动力性(也称为肠麻痹)：如腹膜炎时炎症和毒素抑制肠管蠕动,形成的肠梗阻；血运性：如肠系膜血管栓塞,可引起肠功能紊乱和肠壁缺血；以及手术后肠壁粘连引起的粘连性肠梗阻等。高龄老人的肠梗阻,发病常隐匿,诊断困难,病情发展迅速,如治疗不及时,可导致预后不良。

● **典型表现**

1. 一般情况　高龄老人由于机体反应差,对痛觉感应和应激反应迟钝,表现为症状、体征常不典型,且程度时轻时重,导致误诊率高。

2. 主要症状

(1)腹痛：患者表现为阵发性绞痛,疼痛多在腹中部,腹痛发作时可伴有肠鸣,自觉有"气块"在腹中窜动,有时能见到肠型和肠蠕动波。听诊为连续高亢的肠鸣音,或呈气过水音、金属音。

(2)呕吐：早期呕吐呈反射性,此后呕吐随梗阻部位高低而有所不同,一般是梗阻部位愈高,呕吐出现愈早、愈频繁。

(3)腹胀：腹胀多在梗阻发生一段时间后出现,其程度与梗阻部位有关。高位肠梗阻腹胀不明显。低位肠梗阻及麻痹性肠梗阻腹胀显著,遍及全腹。

(4)停止自肛门排气排便：完全性肠梗阻发生后,患者多不再排气,排便。但梗阻早期,尤其是高位肠梗阻,可因梗阻以下肠内尚残存的粪便和气体,仍可自行或在灌肠后排出。

(5)休克：早期单纯性肠梗阻患者,全身情况无明显变化,后期可出现脉搏细速、血压下降、面色苍白、眼球凹陷、皮肤弹性减退和四肢发凉等征象。

3. 辅助检查　一般在肠梗阻发生4~6小时,X线检查即显示出肠腔内气体,立位或侧卧位：可见多数液平面及气胀肠袢。肠梗阻的部位不同,X线表现也各有特点。如空肠黏膜环状皱襞可显示"鱼肋骨刺状"；回肠黏膜则无此表现,结肠胀气位于腹部周边,显示结肠袋形。

治疗措施

1. **基础治疗** 基础治疗包括一般治疗，患者静卧，安慰患者消除紧张情绪，禁止饮食和饮水。胃肠减压：胃肠减压是治疗肠梗阻的关键环节。通过胃肠减压，可以吸出胃肠道内的气体和液体，减轻腹胀，降低肠腔压力，减少肠腔内的细菌和毒素吸收，改善肠壁血循环，有利于改善局部病变和全身情况。镇痛镇静剂：如注射阿托品或度冷丁，必要时 6 小时重复，但必须慎重，尤其是高龄老人，因为镇痛镇静剂使用后会掩盖肠梗阻的严重程度。其他治疗包括：

（1）纠正水电解质紊乱和酸碱失衡：不论采用手术和非手术治疗，纠正水电解质紊乱和酸碱失衡都是重要的。最常用的是静脉输注葡萄糖及等渗盐水，同时补充钾盐。

（2）防止感染和中毒：应用抗肠道细菌包括抗厌氧的抗生素。

（3）中医治疗：对肠梗阻有一定辅助疗效，如复方大承气汤。

2. **手术治疗** 高龄老人急性肠梗阻因全身情况常常较为严重，所以手术原则和目的是：在最短的时间内以最简单的方法解除肠梗阻或恢复肠腔的通畅。具体手术方法要根据肠梗阻的原因、性质、部位及患者的全身情况而定。

照护方法

1. **去除病因** 加强卫生宣教，积极治疗便秘、腹股沟疝、肠肿瘤等疾病。

2. **饮食指导** 针对高龄老人饮食结构应多样化，多吃新鲜蔬菜以及动物性食物，增加大豆类制品和乳类食物，包括一定量的粗粮、杂粮、粗杂粮；并遵循吃少，吃好，少荤多素，清淡为主的原则。腹部手术肠功能恢复后从流质逐渐到半流质、软食，并且宜清淡、易消化。

3. **功能锻炼** 增加腹肌的功能锻炼，如仰卧起坐，收腹运动等。平时多做提肛运动，对高龄老人可因人而异：广播操、太极拳、散步等，同时要掌握适度。对腹部手术患者提倡早期活动以促进肠道功能的恢复。

● 照护问答

1. 什么是胃肠减压?哪些疾病需要胃肠减压?

答:胃肠减压是将一根橡皮管从鼻孔插到患者胃内,利用负压吸引将胃肠道的液体和气体吸出,以降低胃肠道压力。对消化道穿孔患者,减少消化液继续流入腹腔,有利于炎症局限和穿孔部位的愈合。对腹腔脏器炎症尤其是胆囊炎、胰腺炎的患者,有利于患病的胆囊、胰腺休息,促进炎症的控制及吸收。对胃肠道手术患者,有利于胃肠吻合口愈合。对肠梗阻的患者,会减轻腹胀,降低肠腔压力,减少肠腔内的细菌和毒素,改善肠壁血循环,有利于改善局部病变和全身情况。

2. 为什么腹部手术患者提倡早期活动?

答:腹部手术后如果镇痛效果良好,原则上应该早期床上锻炼,争取在短期内起床活动,早期起床活动应根据患者的承受度,逐步增加活动量。早期活动有利于增加肺活量,减少肺部并发症,改善全身血液循环,促进切口愈合,减少因静脉血流缓慢并发深静脉血栓形成的发生率,也有利于肠蠕动和膀胱收缩功能的恢复,从而减少腹胀和尿潴留的发生。但有休克、心力衰竭、出血、严重感染等过度衰弱等情况,以及施行过有特殊固定、制动要求的手术患者,则不宜早期活动。

腹 外 疝

腹外疝,是指由于腹壁强度降低和腹内压力增高致腹腔内脏器或组织连同腹膜壁层,经腹壁薄弱点或孔隙而向体表突出所形成。常见腹外疝有腹股沟疝、股疝、脐疝等。腹外疝的发生将严重影响高龄老人的生活质量,应该及时治疗。

● 典型表现

1. 可复性肿块 在站立、行走、咳嗽或劳动时出现,平卧、休息或用手能将肿块推向腹腔而使肿块向腹腔内回纳消失。根据肿块出现的部位如经腹股沟管突出,可进入阴囊的为斜疝;腹股沟内侧端、耻骨结节上外方出现的为股疝。脐部出现的为脐疝等。

2. **疼痛** 不论在任何部位,如出现肿块突然增大同时伴有明显疼痛不能回纳者称嵌顿性疝。高龄老人由于机体反应差,对痛觉感应和应激反应迟钝,易发展为绞窄性疝而危及生命。

治疗措施

1. **保守治疗** 高龄老人由于年老体弱或伴有其他严重疾病而禁忌手术者,白天可在回纳疝内容物后,将医用疝带一端的软压垫对着疝环顶住,阻止疝块突出。若疝块突出伴疼痛,则短时间内(一般在6小时内)照护者应立即将患者送医院由专科医生帮其回纳,以免发生嵌顿和肠坏死。

2. **手术治疗** 是治疗疝的最有效方法。对腹股沟疝的手术方法有传统的疝修补术,无张力疝修补术和经腹腔镜疝修补术。对脐疝的手术方法是切除疝囊,缝合疝环。目前针对高龄老人由于体质虚弱,同时伴有一种或者多种慢性疾病,因此采用局麻下行无张力疝修补术较为适宜。

照护方法

1. **去除诱因** 积极治疗慢性支气管炎引起的慢性咳嗽,多吃富含有纤维素的食物以便大便通畅。及时治疗前列腺肥大、膀胱结石等泌尿系统疾病以及肝硬化腹水。腹部手术操作要轻柔,避免损伤腹壁神经和切口感染等。

2. **饮食指导** 注意饮食调理,宜食清淡、富含纤维素且容易消化的食物,以及新鲜水果、蔬菜(芹菜、青菜等)。因蔬菜、水果可使大便松软,并刺激肠蠕动,使大便易于排出,从而降低腹内压。忌食辛辣等刺激性食物。

3. **体育活动** 每天做2~3次仰卧起坐,以及弯腰活动,有助于增加腹壁肌肉的力量。但其活动的次数因人而异,不做硬性规定。

● 照护问答

什么是无张力疝修补术?无张力疝修补术有哪些优点?

答:20 世纪 80 年代,Lichtenstein 等依据腹横筋膜缺损和破坏是导致腹股沟疝根本原因的学说,用局部植入人工合成高分子网片的方法代替传统修补的方法,即叫无张力疝修补术。无张力疝修补术具有不扰乱局部正常解剖关系,无缝合张力,创伤小,患者术后疼痛和不适感较小,恢复快,复发率低等优点。

痔　疮

痔疮,是指直肠下端黏膜下,肛管和肛缘皮肤下层的静脉丛瘀血、扩张和迂曲所形成的柔软静脉团。痔疮是个常见病,其发生与腹内压增高、便秘和排便用力屏气等有关。痔疮可发生在任何年龄,临床上把痔疮分为内痔、外痔、混合痔三种。高龄老人的发病率明显高于其他年龄段,且病程迁延数年,体征大多以单个痔核巨大和表面黏膜糜烂为主。

● 典型表现

1. **便血**　无痛性间歇性便后出鲜血是内痔或混合痔早期的常见症状。在饮酒、便秘及进食刺激性食物后易发生。

2. **痔块脱出**　第二、第三、第四期的内痔或混合痔可出现痔块脱出,轻者在排便时脱出,便后自行回复。严重者在咳嗽、活动时脱出甚至痔块持续性地脱出于肛门外。高龄老人肛门局部静脉回流差,血管硬化增生,肛门括约肌功能下降及痔静脉泵功能下降和痔垫下移,病程迁延,导致痔块长期突出。

3. **疼痛**　单纯性内痔无疼痛,只有坠胀感。当合并有血栓形成、嵌顿、感染等情况时才感到剧烈疼痛。

4. **瘙痒**　痔块脱出时黏液分泌物流出,刺激肛周皮肤引起瘙痒。

治疗措施

1. 综合治疗 综合治疗是高龄老年患者的最佳治疗方法。在痔疮的初期和无症状静止期,只需增加纤维性食物,改变不良的大便习惯,保持大便通畅,不需要特殊治疗。温热水坐浴和提肛运动可改善局部血循环。肛管内注射入油剂或栓剂,有润滑和收敛作用,可减轻局部的瘙痒症状。血栓性外痔有时经局部热敷、外敷消炎止痛药物后,也可缓解症状。若症状严重,同时出血,可服用中药如肉苁蓉、赤小豆、当归等。食疗,如猪羊的大肠、鳖肉等亦有一定疗效。

2. 其他治疗

(1)注射疗法:治疗第一、第二期出血性内痔效果良好。胶圈套扎法:以第二、第三期内痔最适宜。

(2)微波治疗:适用于第一至第三期内痔以及混合痔。

(3)手术治疗:手术是治疗痔疮的一种简单有效方法,痔单纯性切除术适用于第二、第三期内痔和混合痔,痔环切除术适用于严重的混合痔(环形痔),血栓外痔剥离术适用于血栓性外痔等。

照护方法

1. 去除诱因 保持良好的大便习惯,定时排便,防止大便燥结,避免长期坐立,积极及时治疗前列腺肥大和盆腔巨大肿瘤及治疗肛周感染等。

2. 饮食指导 痔疮患者应多食新鲜蔬菜,尤其是带有粗纤维的蔬菜(芹菜、青菜之类)以及水果。因蔬菜、水果可使大便松弛,并刺激肠蠕动,使大便易于排出。平时少吃辛辣刺激性食物,如辣椒、酒等。有些高龄老年患者不吃油腻,这会使大便特别干结,难以排出。因此,这些患者饮食要增加些油脂食物或菜中多加些麻油,保持大便通畅,预防痔疮的发作。

3. 卫生清洁 注意肛门清洁卫生,用温热水或 1∶1000 高锰酸钾液肛门坐浴每天 2~3 次,每次约 15~20 分钟,同时作提肛运动。

● 照护问答

如何预防痔疮的产生与复发?

答:预防痔疮的方法很多,只要患者注意在日常生活中认真去做,不仅可以预防和减少痔疮的发生,对于已患有痔疮的患者,也可以使其症状减轻,防止痔疮的复发。

(1)体育活动:加强自身锻炼,增强机体的抗病能力,常做提肛运动,有助于预防痔疮的发生与复发。

(2)合理饮食:多吃水果和富含纤维的食品,不吃辛辣食物及含有酒精的食物。

(3)培养良好的生活习惯:要养成良好的工作和生活习惯,例如不在如厕时长时间看书看报,避免久坐或久站。久坐或久站的人应当适当增加活动次数。保持肛门周围清洁,积极治疗其他疾病(如:血液疾病、肝硬化、肿瘤等)。

尿 失 禁

尿失禁,又称小便不禁,是由于膀胱括约肌损伤或神经功能障碍而丧失排尿自控能力,使尿液不自主地流出。尿失禁按照症状可分为充溢性尿失禁、反射性尿失禁、急迫性尿失禁及压力性尿失禁4类;根据病因又可分为,①先天性尿失禁,如尿道上裂。②创伤性尿失禁,如女性生产时的创伤,骨盆骨折等。③手术性尿失禁,成人为前列腺手术、尿道狭窄修补术等。④其他因素尿失禁,如各种原因引起的神经源性膀胱等。

● 典型表现

1. 充溢性尿失禁 是由于下尿路有较严重的机械性(如前列腺增生)或功能性梗阻引起尿潴留,当膀胱内压上升到一定程度并超过尿道阻力时,尿液不断地自尿道中滴出。该类患者的膀胱呈膨胀状态。

2. 真性尿失禁 是由完全的上运动神经元病变引起,排尿依靠脊髓反射，患者不自主地间歇排尿（间歇性尿失禁），排尿没有感觉。

3. 急迫性尿失禁 可由部分性上运动神经元病变或急性膀胱炎等强烈的局部刺激引起，患者有十分严重的尿频、尿急症状。由于强烈的逼尿肌无抑制性收缩而发生尿失禁。

4. 压力性尿失禁 是当腹压增加时（如咳嗽、打喷嚏、上楼梯或跑步时）即有尿液自尿道流出。引起该类尿失禁的病因很复杂，需要做详细检查。

5. 相关检查

（1）测定残余尿量：以区别因尿道阻力过高（下尿路梗阻）与阻力过低引起的尿失禁。

（2）膀胱尿道造影：如有残余尿，行排尿期膀胱尿道造影，观察梗阻部位在膀胱颈部还是尿道外括约肌；站立膀胱造影，观察后尿道有无造影剂充盈，尿道功能正常者造影剂被膀胱颈部所阻止，如有关排尿的交感神经功能受到损害则后尿道平滑肌松弛，造影片上可见到后尿道的近侧 1~2cm 处有造影剂充盈，因这部分尿道无横纹肌。

（3）膀胱测压：观察有否无抑制性收缩，膀胱感觉及逼尿肌无反射。

（4）闭合尿道压力图：必要时行膀胱压力、尿流率、肌电图的同步检查，以诊断咳嗽—急迫性尿失禁，逼尿肌括约肌功能协同失调以及由括约肌无抑制性松弛引起的尿失禁。

（5）动力性尿道压力图，用一根特制的双腔管，末段有二孔，一孔置于膀胱内，另一孔在后尿道，尿道功能正常者在膀胱内压增加时（如咳嗽时）尿道压力也上升，以阻止尿液外流。有少数压力性尿失禁患者，膀胱内压增高时，尿道压力不上升，从而尿液外流。根据上述病因、临床表现和辅助检查确诊。

● 治疗措施

1. 保守治疗

（1）运动疗法：有学者统计分析，约有 70% 的压力性尿失禁患者可通过加强盆底肌张力的锻炼而使症状得到减轻或获得纠正。其方法为：每日进行45~100次紧缩肛门及阴道运动，每次5秒；平躺在床上，每天至少进行仰卧起坐运动2次；平卧在床上进行快捷而有规律的伸缩双腿运动，每日3次；提倡蹲式排便，蹲式排便有益于盆底肌张力的维持或提高。

（2）中医针灸疗法：针刺中极、关元、足三里、三阴交等穴位，也可提升盆底肌的张力，从而改善膀胱功能。

2. **手术治疗** 保守治疗适于轻度尿失禁患者，对于中、重度的患者，必须采取手术治疗。传统的手术方法一般采取阴道前壁修补，远期疗效差，且仅限于轻度尿失禁患者。目前，国内外学者采用无张力“尿道悬吊术”“膀胱颈悬吊术”治疗女性压力性尿失禁取得良好效果。

● **照护方法**

1. **定时排尿** 对功能性尿失禁者最好让患者养成定时排尿的习惯。排尿时，嘱患者站立或坐在排尿椅上多等待几分钟。

2. **制定膀胱训练计划** 指导患者每日数次阴部肌肉收缩和放松锻炼。保证每天饮水量2000~2500 ml，睡前限制饮水，减少夜间尿量。观察患者排尿反应，协助定时排尿，开始2~3小时1次，以后逐渐拉长间隔时间，以帮助其恢复控制功能。

3. **失能老人** 失能老人可行走者，照护者日间应定时带患者如厕，即使没有尿意，也可让其做一下排尿动作以诱导其培养条件反射功能和随意排尿能力。

4. **神经性、痴呆性失禁患者** 夜间可用外引流法接尿，女性患者可用成人纸尿裤包裹臀部，尿湿后及时更换清洗，也可用女式便壶紧贴外阴接取尿液或用吸乳器连接胶管尿袋接尿。男性患者可用尿壶接尿或用阴茎套连接尿袋接取尿液，此法不宜长时间使用，应每日更换，注意局部卫生。

5. **长期尿失禁的高龄老年患者** 可用导尿术留置导尿，避免尿液浸湿皮肤发生皮肤破溃，每周更换导尿管一次，避免受压扭曲等造成引流不畅。每日用消毒棉擦洗尿道口 1~2 次,保持局部清洁,预防感染。每日予生理盐水冲洗膀胱 1~2 次,预防尿渣沉积、尿路不畅。每日早晚、便后及时用温水清洗会阴,保持局部清洁干燥,预防尿路感染。

● 照护问答

高龄老人如何预防尿失禁的发生?

答:高龄老人应该从以下几点来预防尿失禁的发生:

(1)个人卫生:高龄老人也要注意个人卫生,特别是要保持外生殖器局部的清洁卫生,经常更换内裤,防止尿道感染。

(2)合理饮食:高龄老人的饮食要富有营养,多食含纤维素丰富的食物,保持大便通畅,防止因便秘而引起的腹压增高。

(3)运动锻炼:高龄老人有条件的可以在照护者的帮助下进行适当的体育锻炼和盆底肌群锻炼。

(4)原发病治疗:积极治疗各种慢性疾病,特别是及时治疗可引起腹压增高而导致尿失禁的慢性疾病。

前列腺增生

前列腺增生是高龄老年男性最常见的泌尿系统疾病。其发病机制不甚清楚,已知与雄性激素有关。前列腺增生导致后尿道延长、受压变形、狭窄和尿道阻力增加,引起膀胱高压并出现相关下尿路症状。产生下尿路症状的因素除了增大的前列腺体积压迫尿道外,还与膀胱颈部的动力改变,膀胱逼尿肌的退行性变化以及膀胱神经病变等有关。

● 典型表现

1. 尿频　尿频是前列腺增生最早期的症状,一般在 50 岁以后出现症状,随着年龄的增加,逐渐加重。其特点是日间排尿次数超过 8 次,夜间排尿超过 2 次,而每次尿量不多。有时出现尿急的症状,容易尿湿衣裤。

2. 排尿困难 排尿困难是前列腺增生最重要的症状,常被认为是高龄老人的自然现象而未引起重视。起先排尿迟缓,断续,尿后滴沥。病情加重后排尿费力,射程缩短,尿线细而无力,最后尿滴沥,甚至急性尿潴留,不得不进行导尿处理。

3. 其他 高龄老年前列腺肥大患者可合并血尿、膀胱结石、肾盂积水、肾功能不全、腹股沟疝和痔疮等。

4. 辅助检查

(1)直肠指诊:可触及前列腺的大小、质地、有无结节、肛门括约肌张力等情况。

(2)尿常规:可以确定是否有血尿、蛋白尿、脓尿、尿糖等。

(3)血清检查:血清中前列腺特异性抗原升高应排除前列腺肿瘤。

(4)尿路造影。

(5)其他:B 型超声、CT 等影像检查可证实前列腺增生存在。

● 治疗措施

1. 随访 此为患者未出现明显症状时采取的治疗方式,包括健康知识教育、生活方式的指导、随访等。

2. 药物治疗 药物治疗是针对已出现明显排尿困难的高龄老人,目的是缓解患者的症状,延缓疾病的进展。

(1)α-受体阻滞剂:以坦索罗辛、多沙唑嗪、特拉唑嗪为代表,能松弛膀胱颈部、前列腺平滑肌,降低尿道阻力,改善排尿症状,适用于有下尿路症状的患者。其不良反应有困倦、体位性低血压等。

(2)5-还原酶抑制剂:是一种抗雄激素药物,以非那雄胺(保列治)为代表,能缩小前列腺体积,服用 6 个月以后达到最佳效果,适用于有前列腺体积增大伴下尿路症状的患者。如此药与 α-受体阻滞剂联合使用效果更佳。

(3)中药和植物制剂:癃闭舒、舍尼通等对缓解下尿路症状也有不错的疗效。

3. **外科治疗** 部分高龄老年患者最终需要通过外科治疗来解除下尿路症状，改善生活质量。

（1）外科手术指征：①下尿路梗阻症状明显，已经影响患者的生活质量，经药物治疗无效时。②反复尿潴留或残余尿量超过60ml。③已经出现并发症者，如反复血尿、尿路感染、膀胱结石、腹股沟疝、继发上尿路积水以及肾功能损害等。

（2）开放前列腺摘除术：此法可完整摘除增生的前列腺，效果良好，以往广泛使用。缺点是创伤较大。

（3）经尿道前列腺切除术：包括前列腺电切、汽化电切、等离子电切、钬激光切除等，经尿道将增生的前列腺切除，不需要皮肤切口，故与传统的开放手术不同。该法创伤较小，效果肯定，目前已广泛开展。新近开展的腹腔镜前列腺剜除术具有良好的治疗前景。

（4）其他治疗：微波治疗、射频治疗、支架治疗、导管扩张治疗、针刺消融治疗等属于微创治疗，但疗效无法与手术治疗相比。

● 照护方法

1. **饮食指导** 高龄老年患者应忌酒和辛辣、酸、凉等刺激性食物，这样可以减少前列腺充血与水肿，有助于排尿通畅。经常食用干贝、草莓、栗子、饴糖、芡实、胡桃等食品，可起到帮助缓解因前列腺增生造成的尿频以及夜间尿失禁等症状。此外，要养成多饮水习惯，即每日水的摄入不应少于1500ml，不能因为排尿不畅而不饮水，这样反而会加重病情。

2. **合并用药** 高龄老年患者常合并其他全身性疾病，需要同时使用多种药物，应该帮助评价用药的情况，必要时请其他专科医生指导用药。

3. **训练指导** 指导膀胱排空的技巧，如重复排尿。精神放松训练，把注意力从排尿的欲望中移开。膀胱训练，鼓励患者适当憋尿，以增加膀胱容量和排尿间歇时间，有一定的效果。

4. **运动指导** 可做加强会阴、直肠、膀胱、尿道部位肌肉功能

的体操,有助于排尿。具体方法:

(1)俯卧:患者俯卧,两手臂枕于头后,两腿伸直并稍分开,用力收缩臂部肌肉,同时肛门紧缩上提,呼吸3~6次,然后放松肌肉,重复3~5次。

(2)仰卧:患者仰卧,两手枕头,两腿分开,膝关节屈曲,脚撑床面,用力将背、腰、臂部向上挺起,同时收缩会阴、肛门部肌肉,呼吸3~6次,然后放松肌肉,重复3~5次。

● 照护问答

1. 前列腺增生患者长期服用非那雄胺(保列治),前列腺体积会越来越小吗?

答:非那雄胺(保列治)是一种抗雄激素类药物,能导致前列腺细胞凋亡,使前列腺体积缩小。当凋亡与增殖达到平衡后,前列腺体积不再缩小。研究表明:服用非那雄胺(保列治)3~6个月后,前列腺体积缩小20%,延长用药并不能使前列腺进一步缩小,但能维持其体积稳定。

2. 对于前列腺增生患者来说,是不是越早手术越好?

答:研究表明:前列腺增生患者年龄越大,前列腺增加体积所需时间越长。说明高龄老人前列腺增生进展十分缓慢,手术应该严格掌握适应证。不是所有前列腺增生患者都需要手术,更不是越早手术越好。

下肢静脉曲张

下肢静脉曲张,是指下肢浅表静脉发生扩张、延长、弯曲成团状,晚期可并发慢性溃疡的病变。静脉壁软弱和静脉瓣膜缺陷以及浅静脉内压升高,是引起浅静脉曲张的主要原因。单纯性下肢静脉曲张以大隐静脉曲张多见,单独的小隐静脉曲张较为少见,以左下肢多见,但双下肢可先后发病。本病多见于长时间负重或站立工作者。高龄老人此病的发生率明显高于其他年龄阶段的人群。

典型表现

高龄老年患者由于其自身特点,长期的下肢静脉曲张容易出现皮肤破溃及静脉炎,严重影响其生活质量。

1. 主要表现

(1)患肢常感酸、沉、胀痛、易出现全身疲劳和乏力的症状。

(2)患肢浅静脉隆起、扩张、变曲,甚至迂曲或团块状,站立时更明显。

(3)肿胀:在踝部、足背可出现轻微的水肿,严重者小腿下段亦可有轻度水肿。

(4)并发症:①皮肤的营养变化:皮肤变薄,脱屑,瘙痒,色素沉着,湿疹样皮炎和溃疡形成。②血栓性浅静脉炎:曲张静脉处疼痛,呈现红肿硬结节和条索状物,有压痛。③出血:由于外伤或曲张静脉或小静脉自发性破裂,引起急性出血。

2. 辅助检查

(1)深静脉通畅试验(Derthes 试验):用来测定深静脉回流情况,下肢静脉曲张患者的深静脉往往是通畅的。

(2)隐静脉瓣膜功能试验(Trendelenburg 试验):用来测定大隐静脉瓣膜的功能,单纯性下肢静脉曲张患者的大隐静脉瓣膜功能丧失。

(3)交通静脉瓣膜功能试验(Pratt 试验):用于检测交通静脉瓣膜功能。

(4)超声多普勒和血管造影:超声多普勒或静脉造影示大隐静脉迂曲扩张,瓣膜功能不全。

治疗措施

1. 非手术治疗　主要包括患肢穿弹力袜或用弹力绷带,使曲张静脉处于萎瘪状态,弹力袜的压力应远侧高而近侧低,以便血液回流。此外,还应适当卧床休息、抬高患肢,避免站立过久等。非手术疗法仅能使病变暂停进展,适用于下列情况:①病变局限、程度较轻而无症状者。②估计手术耐受力极差者。

2. **硬化剂注射和压迫疗法** 适用于单纯型病变,亦可作为手术的辅助疗法,以处理剥脱不尽的曲张静脉。

3. **手术治疗** 是处理下肢静脉曲张的根本办法。激光腔内闭合术是近年来应用于临床的新方法,具有创伤小、恢复快、费用低、疗效好的特点。其他还有高位结扎大隐或小隐静脉;剥脱曲张的大隐或小隐静脉;结扎功能不全的交通静脉等。

● 照护方法

1. **自我保健** 高龄老人避免久坐或久站,久站后应平躺抬高下肢,加强下肢运动。久坐后每隔半小时走动几步或原地活动小腿,促进下肢静脉回流。有条件可穿医用压力弹力袜。养成每天步行半小时的习惯。睡眠时两腿宜稍微抬高,使足部高于床面30cm左右。

2. **防护措施** 已有静脉曲张的尽量减少腹压的因素,如患有咳嗽、便秘等疾病,应积极治疗。避免使用可能压迫血管的物品,禁止用力按摩腿部。患者应禁止日光浴,避免用太热或太冷的水洗澡。严重的下肢静脉曲张需要卧位休息,用弹力绷带缠缚下肢,以预防曲张的静脉结节破裂出血。

3. **饮食指导** 少吃高脂肪食物,少吃糖,少吃咸食,多吃富含纤维素的饮食。

● 照护问答

1. 防治下肢静脉曲张要“三宜三忌”?

答:下肢静脉曲张患者在生活中有“三宜三忌”。三宜是:一宜快速步行,快速步行时静脉血管就像抽水泵一样将处于曲张状态的静脉中的血液往心脏输送,使曲张静脉的新陈代谢加快,静脉也能较快恢复正常。另外,快速步行后,最好能抬高双腿,躺下休息片刻;二宜作爬行运动锻炼;三宜穿长筒弹力袜,这样能使皮肤表面产生保护力,促使曲张的静脉不再向外膨胀,从而保护曲张的血管。三忌是:一忌长时间站立,因为这样易使下肢血液循环不畅；二忌下肢活动过少或下肢长时间下垂不动，比如跷二郎腿就会阻碍下肢血液回流；三忌用收缩血管的药物，如麻黄素等。需要注意的是，以上方法只是治疗下肢静脉曲张的辅助方法和术后恢复方法，要从根本上治疗下肢静脉曲张，必须进行手术。对于下肢静脉曲张患者来说，只要没有禁忌证，都应进行手术治疗。

2. 下肢静脉曲张的高龄老年患者能泡脚吗？

答：下肢静脉曲张患者是可以泡脚的。因为泡脚有利于加快血液运行的作用，进而促进血液回流，缓解症状。但要注意的是：每晚睡前泡脚的时候，一定要注意严格控制水温，水温一般与体温相仿，浸泡时间不宜过长，一般控制在30分钟以内。

骨关节炎

骨关节炎，是非炎症性的以关节疼痛、肿胀等为主要症状的慢性疾病，主要病变是关节软骨退行性变和继发性骨质增生，是导致患者伤残、生活质量下降的主要原因之一。根据有无明确的发病原因，可分为原发和继发性骨关节炎。骨关节炎常常是指原发性骨关节炎，多见于中老年人，其发生受遗传和体质的影响，肥胖、女性绝经后容易发病，起病慢，病程长，反复发作逐步加重。

● 典型表现

1. 疼痛 初期为轻微钝痛，逐步加重。活动时疼痛加剧，休息后可以缓解。部分患者出现在静止或晨起时疼痛，稍微活动后减轻。疼痛有时与天气变化、潮湿受凉等因素有关。

2. 肿胀，关节积液 患者关节可以出现不同程度的肿胀、积液，休息、治疗后可以缓解，可反复发作。

3. 关节喀喇音或摩擦声 关节活动时可有摩擦声，伴突然剧痛，关节不能活动，但缓慢活动后可缓解。

4. 关节畸形，功能障碍 关节逐渐出现活动困难，发展到最后可出现关节畸形，例如膝关节屈曲挛缩，O形腿或X形腿，严重影响行走。

5. **辅助检查**

(1)实验室检查：血沉、抗“O”、黏蛋白、类风湿因子等均正常。

(2)X线检查：X线诊断分为四度。Ⅰ度：可疑的关节间隙狭窄和可能的唇状增生；Ⅱ度：肯定的骨刺和可能的关节间隙狭窄；Ⅲ度：多个中度骨刺和肯定的关节间隙狭窄，有些硬化及可能的骨端畸形；Ⅳ度：大骨刺，明显的关节间隙狭窄，严重硬化，肯定的骨端畸形。

● 治疗方案

对于高龄老人的骨关节炎，主要的治疗措施是减轻疼痛、防止加重。

1. **非药物治疗** 心理治疗、康复治疗、物理治疗等，其中物理治疗有超声、电磁、红外线、按摩等。

2. **中西药物治疗**

(1)西药治疗：利用环氧化酶-2选择性抑制剂(美洛昔康)、破骨细胞选择性抑制剂(福善美)、软骨保护剂(维骨力)、关节内注射透明质酸、硫酸软骨素等药物。

(2)中药治疗：多应用培补肝肾、活血化瘀、祛风除湿类单剂或复方药物内治、外用或综合应用。如柔肝方、补肾方、健脾方、参麦注射液、小针刀技术、针灸、拔罐等。

3. **关节冲洗、注射治疗** 对关节有积液者，进行穿刺冲洗，无感染者同时注入透明质酸、硫酸软骨素等药物。

4. **关节镜治疗** 对中期关节炎患者进行关节镜下关节清洗、减压、滑膜、骨赘切除等。

5. **手术治疗** 对晚期关节炎患者可进行骨赘切除、关节固定、人工关节置换术等。

● 照护方法

1. **早期预防** 肥胖、关节外伤和弯腰负重等都是骨关节炎的诱因，肥胖者应该减肥，适当参加体育锻炼。锻炼以防止关节僵硬为目的,注意劳逸结合;绝经后女性应使用雌激素替代,加强营养,特别是中年以后即进行有效的补充钙剂等都有利于预防骨性关节炎。

2. **中期预防** 中期骨关节炎因出现临床症状,因此要避免或减轻病变局部的疲劳及进行适当的治疗,可以全身或者局部应用某些保护软骨,促进软骨再生的中、西药,有利于延缓骨性关节炎的进展。

3. **晚期预防** 此时的骨关节炎已经进入晚期,预防可以着重于减少患者病残的发生,不加重关节软骨损伤的锻炼仍是有益的,可以增加关节活动度。

照护问答

1. 高龄老人骨关节炎关节腔内可以注射激素吗?

答:经过长期观察和研究发现,骨关节炎关节腔内注射激素,激素对软骨的损害反应随着注射次数的增加而加重,故目前在一般情况下不主张使用,尤其是高龄老人,多次反复注射后会加重骨质疏松;但是对症状严重的高龄老人,在早期治疗时和其他保护软骨的药物短期联合使用,可快速减轻疼痛,达到早期改善关节功能的目的。

2. 老龄老人骨关节炎患者运动应该注意什么?

答:适当锻炼对保持和改善骨关节炎患者的关节活动以及增强受累关节肌力有利,但对于高龄老人切记锻炼不能过度。高龄老年骨关节炎患者的关节锻炼应该注意:

(1)患膝或髋关节骨关节炎的患者,应避免作负重的运动锻炼。

(2)保持关节活动度的运动:患者主动进行,循序渐进,每日锻炼3次以上。

(3)预防肌肉萎缩的运动:如肌肉的反复收缩、舒展运动。

(4)增加耐力的运动:如散步、太极拳等运动。当然不同患者应着重不同锻炼,如颈椎、腰椎骨关节炎,经常进行颈、腰旋转、屈伸运动,手骨关节经常做抓、握锻炼等。

股骨颈骨折

股骨颈骨折,是指股骨头下至股骨颈基底部之间的骨折。是老年人最常见的骨折,尤其是高龄老人骨质疏松,肌力减弱,反应迟缓,自御能力差,髋部轻微外力即可发生骨折。股骨颈因其特定的解剖特点,骨折后可发生骨折不愈合、股骨头坏死、髋关节畸形及功能障碍,高龄患者发生率高。高龄老人大多体弱,骨折后长期卧床,容易引起一些危及患者生命的合并症,如肺炎、尿路感染、压疮、下肢静脉栓塞等。

● 典型表现

1. **外伤史** 老年人有一侧臀部着地或盘腿跌伤史。

2. **畸形** 患肢多有内收、屈髋、外旋及短缩畸形。

3. **疼痛** 髋部除有自发疼痛外,活动时患肢疼痛更为明显。高龄老人常常诉感膝内侧疼痛。

4. **肿胀** 股骨颈骨折多系囊内骨折,骨折后出血不多,又有关节囊和丰厚肌群的包围,因此外观上局部不易看到明显肿胀。

5. **功能障碍** 移位骨折患者在伤后就不能坐起或站立,但也有一些无移位的线状骨折或嵌插骨折的患者,在伤后仍可短时站立或跛行,对这些患者要特别注意,不要因遗漏诊断而使无移位的稳定骨折变为有移位的不稳定骨折。

6. **辅助检查** 髋关节X线正侧位片可明确诊断,如X线片为阴性,需作CT、MRI检查,以进一步明确诊断。

● 治疗方案

高龄老人股骨颈骨折后,应早期合理治疗,尽量缩短卧床时间,尽早恢复下肢功能,避免发生危及患者生命的合并症。治疗可选择非手术治疗和手术治疗。

1. **非手术治疗** 无移位骨折或外展嵌顿型骨折,可采用患肢外展皮肤或皮牵引6~8周,卧床3~6个月后扶腋杖下地行走。同时合理饮食,在床上进行适当肢体活动,防止并发症的发生。

2. 手术治疗 有移位骨折或不稳定型骨折,可选择手术治疗。手术有闭合复位内固定,人工股骨头置换或全髋关节置换术。手术治疗方案应根据患者具体情况,包括年龄、体质、内科疾病、骨折移位程度以及患者的要求等情况而定。其中年龄是最关键的因素,由于高龄患者的骨折愈合率低,人工关节置换后,骨折愈合问题不复存在;长期卧床并发症多,人工关节置换后,可早期活动,以利于合并症的预防;高龄老人活动量小,生存期较短,假体最佳试用期可以满足患者的需要。因此,人工关节置换是高龄老人股骨颈骨折较佳的治疗选择。

照护方法

高龄老人股骨颈骨折在护理与术后康复上,除了一般的骨折护理和术后康复外,更应注意:

1. 预防保健 首先要买一个防压疮气褥,可以防止压疮发生,否则必发生压疮;鼓励老人每天咳嗽,可以防止肺炎;嘱老人多饮水,防止尿路感染和结石;高龄老人应特别注意,要每天按摩腿部,帮助活动脚趾并嘱老人主动活动膝、踝关节及脚趾,预防下肢静脉血栓;如果有大便干燥,用开塞露 6~10 支一次性从肛门挤入就可以解决。卧床肠蠕动减慢,饮食以半流食为主,尽量不要喝骨头汤,多吃蔬菜、瘦肉、蛋、奶、鱼。根据不同治疗方案与术式,除了鼓励早期床上活动外,在全身情况允许下尽早起床活动,利用扶拐在患肢不负重情况下进行功能锻炼 3~6 个月。

2. 饮食调理 加强营养,注意补钙。可以多吃虾米皮、鲜牛奶、骨头汤、芝麻酱、鱼等含钙较多的食品。患者如户外活动少,容易缺少维生素 D,不利于钙质吸收和骨折处的愈合,可以给患者补充维生素 D。还要多吃新鲜的蔬菜水果、适量蜂蜜水,保持大便通畅。

3. 康复锻炼 骨折初愈时开始功能锻炼,如果还不太方便下床的,可以在床上做一些上下肢的反复运动,可以坐在床边的患者，在小腿下端固定一个 2~3 kg 的沙袋或重物，让小腿抬起来，放下去，这样可以锻炼长久卧床而没有运动的腿部肌肉，以利于后期的恢复行走。如果患者已经能够下床了，但还不能独立行走的时候，可以下到床边，手扶住床头，做一些原地踏步的动作，这样为下一步功能恢复打下基础。在通过以上锻炼后，患者如果已经可以拄拐行走的时候，就要及时进行扶拐行走锻炼，每天慢慢在室内走一会儿，逐渐就可以弃拐正常行走了。以上功能锻炼方式是逐步进行的，尤其是高龄老人，千万不能操之过急，以免造成二次损伤。在初期锻炼的时候一定要有人协助进行。

● 照护问答

1. 骨质疏松就是缺钙吗？

答：这是一个认识误区，引起骨质疏松表面上看是由于钙缺乏，但实际上大部分是由于钙吸收不足、利用不全所致。造成钙吸收不足的主要原因是运动量过少，激素代谢紊乱等。钙只有在合适的量和一定水平的激素作用下才能被骨骼吸收、利用。例如年轻人骨折和卧床一段时间，就会出现骨质疏松，但骨折愈合后，随着运动量的增加，骨骼中的钙就会逐渐增加。当然，如果体内有关激素水平失调也同样影响钙的钙吸利用。骨质疏松患者千万不要盲目补钙，要根据自身情况在医师指导下选择合适的补钙药物和补钙方式。

2. 高龄老人股骨颈骨折后为什么易发生股骨头坏死？

答：这主要与股骨头、颈的解剖结构和血液供应特点有关。股骨头、颈在关节囊内，骨皮质表面没有滋养血管进入，其血液供应只有三个来源：

（1）旋股内、外侧动脉的分支内侧颈动脉、后侧颈动脉、外侧颈动脉及前侧颈动脉，四条分支均于粗隆间线区穿过关节囊，于股骨颈基底部进入，供应股骨头、颈的大部分血液。

（2）骨干营养动脉，一般只达股骨颈，与股骨头内血管很少有吻合支。

（3）圆韧带动脉，只供应卵圆窝小区域，不进入股骨头，且常有变异和缺如。

股骨颈骨折后，股骨头血液供应严重受损，不但骨折愈合困难，而且股骨头容易坏死。

第九节 常见皮肤疾病照护

手足癣

手足癣是最常见的浅部真菌病，中医称“鹅掌风”。我国江淮流域以南地区的发病率较北方高，以成年人多见，高龄老人也可患此病，一般表现为夏重冬轻或夏发冬愈。手足癣主要通过接触传染，用手搔抓患癣部位或与患者共用鞋袜、毛巾、脚盆、手套等是主要的传播途径。手足癣按临床表现可分为水疱鳞屑型、角化过度型和浸渍糜烂型三种类型。

典型表现

1. **水疱鳞屑型手足癣** 好发于指（趾）间、掌心、足侧及足跖。皮损初起为深在性水疱，如针尖大小，疱壁厚，不易破，水疱散在或群集，自觉瘙痒，数天后水疱干燥吸收出现脱屑，皮损可不断向周围扩散，病情稳定时以脱屑为主。水疱鳞屑型在水疱抓破后若继发细菌感染，可形成脓疱及引起湿疹样改变。

2. **角化过度型手足癣** 好发于足跟及掌趾部。表现为皮肤干燥，皮损角质增厚，表面脱屑，纹理加深，易发生皲裂、出血、疼痛。一般无瘙痒，此型顽固而难以根治。

3. **浸渍糜烂型手足癣** 好发于指（趾）缝，以 4~5 和 3~4 指

（趾）间最为常见。表现为皮肤浸渍发白，基底为鲜红的糜烂面，可有渗液。常有不同程度的瘙痒，如继发细菌感染可有臭味。浸渍糜烂型因瘙痒而经常搔抓者可继发细菌感染，引起局部红肿，疼痛，行走困难，并发下肢丹毒、蜂窝组织炎、淋巴管炎和淋巴结炎等。

4. 手足癣皮损 多由一侧传至对侧，常以一种类型或几种类型同时存在，也可以从一种类型转为另一种类型。如夏季呈水疱鳞屑型，冬季则表现为角化过度型。若治疗不彻底往往迁延不愈，严重影响高龄老人的生活。

5. 诊断 手足癣做真菌镜检或培养可确诊。

● 治疗措施

1. 局部治疗 手足癣以外用药物治疗为主，坚持用药是治疗成功的关键，一般 1~2 个月为 1 个疗程。经外用药物治疗效果不佳者，可考虑内服药物治疗。外用药物治疗需根据不同临床类型选择不同的方法。水疱鳞屑型应选择较温和的水剂和霜剂，如克霉唑霜、联苯苄唑霜等；浸渍糜烂型可给予硼酸溶液湿敷，至渗出不多时可用粉剂，如咪康唑粉；皮损干燥后可用霜剂、水剂等；原则上不宜选用刺激性大、剥脱性强的药物。如有继发感染，首先要控制细菌感染，局部用 0.1% 利凡诺溶液湿敷，再使用抗真菌药物。角化过度型无皲裂时用较强剥脱剂，如复方苯甲酸软膏或酊剂；有皲裂时应选择较温和的油性基质制剂，如特比奈芬软膏，必要时可采取封包疗法。

2. 内服药物治疗 可选择伊曲康唑和特比奈芬等药物。

● 照护方法

1. 个人防护 照护者要注意高龄老人的个人卫生，不宜共用脚盆、毛巾、鞋子等生活用品。勤换鞋袜，换下的鞋袜可放在太阳下晒干或通风处晾干。好发季节应加强高龄老人的保护，如穿透气功能好的鞋袜，使足部尽量保持干燥。经常保持手部干燥，尽量避免各种化学物质对手部皮肤的损伤。

2. **消灭传染源**　高龄老人应及时、彻底地治疗已患的足、甲、体、股癣，同时，应避免接触传染源。

● 照护问答

1. 为什么手足癣在冬天好转，到了夏天会加重？

答：因为真菌最适宜生长的条件是温暖潮湿的环境，所以在春末夏初，尤其是梅雨季节会加快生长繁殖，导致手足癣的发病。到了干燥寒冷的冬季，不利于真菌生长，手足癣症状就会自行减轻或好转。等到春暖花开、湿热的季节来临，手足癣重又“死灰复燃”，所以会加重。

2. 癣与湿疹有什么区别？

答：首先应该明确，癣为真菌感染，而湿疹的发病与过敏有关。虽然癣与湿疹都有水疱、丘疹、红斑、鳞屑等损害，但是癣一般单侧发病，慢慢扩大并累及对侧，皮损与正常皮肤界限清楚，真菌学检查可呈阳性。湿疹一般对称发病，皮损形态多样，界限不清，真菌学检查呈阴性。含激素的外用药治疗湿疹有效，而治疗癣不仅无效，且会加重疾病。

接触性皮炎

接触性皮炎，是指由于皮肤和黏膜接触某种致敏物质后，在接触部位发生的急性或慢性的炎症反应。接触性皮炎分为刺激性皮炎与变应性接触性皮炎两种，高龄老人也会患接触性皮炎。接触性皮炎常见的病因与动物性，如动物的毒素等；植物性，如生漆等；化学性，如香料、塑料、杀虫剂和洗涤剂等有关。

● **典型表现**

1. **病史**　患者常有明确的过敏原接触史，潜伏期不定，可短至数分钟发病，长至数小时、数天甚至几周。

2. **临床表现**　常发生在直接接触的部位，比较局限，境界清除，损害为红斑、丘疹、水疱、大疱，严重时可出现坏死溃疡。患者自觉有明显瘙痒或灼痛感。祛除过敏原后皮疹可痊愈。

3. **辅助检查** 斑贴试验阳性。

● 治疗措施

1. **去除病因** 寻找过敏原,去除并避免再接触。

2. **局部治疗** 根据皮损情况,选择适当剂型和药物。有水疱渗出时用3%硼酸溶液、生理盐水等湿敷;皮损干燥的无明显渗液,可用糊剂或软膏;轻度红肿、水疱、丘疹而无渗液时用炉甘石洗剂或粉剂。

3. **全身治疗** 服用第一、第二代抗组胺药,如赛庚啶片、氯雷他定等任选其一。严重者可内服皮质类固醇激素如泼尼松等。

4. **中医中药** 原则以清热、凉血、祛风、除湿为主。

● 照护方法

1. **去除诱因** 照护者应该仔细观察可能引起皮肤过敏的外界因素,尽量避免高龄老人再接触。

2. **防止感染** 保护患处皮损,如遇有继发感染时,可用抗生素治疗。

3. **注意事项** 照护者要告知高龄老人尽可能不要在皮疹发生的部位进行搔抓、机械刺激和肥皂烫洗等。怀疑有毒物质接触皮肤时应用大量清洁流动水冲洗皮肤,防止皮肤吸收中毒。

● 照护问答

过敏体质是否遗传?

答:接触极微量的变应原即可发生强烈的变态反应,在医学称为过敏体质。过敏体质者易受外界因素的影响,使体内某种结构和机能发生不同程度的改变。具有“过敏性体质”的人可发生各种不同的过敏反应及过敏性疾病,如有的患湿疹、荨麻疹,有的患过敏性哮喘,有的则对某些药物特别敏感,可发生药物性皮炎,甚至剥脱性皮炎。但是偶尔对某种已知因素发生高反应性,不能称作“过敏体质”。某些“过敏体质”者缺乏组织胺酶,对引发过敏反应的组织胺不能破坏,而表现为明显的过敏症状。造成上述免疫学异常的根本原因，与遗传密切相关。

带状疱疹

带状疱疹，是指由水痘—带状疱疹病毒感染引起皮肤和神经性疾病，祖国医学称蛇缠疮。水痘—带状疱疹病毒初次感染后，在临床上表现为水痘或隐性感染，以后病毒进入皮肤感觉神经末梢，移动至脊髓神经节潜伏。高龄老人由于组织器官功能日趋衰落，身体免疫力低下，原先潜伏在体内的病毒容易被激活，从脊髓神经节移行至周围神经纤维至皮肤而发生带状疱疹。

● 典型表现

1. **集簇性水疱** 带状疱疹好发于春秋季节，老年人多见。临床表现多先有轻度发热，全身不适，食欲不振以及患部皮肤灼热感或神经痛等前驱症状。初起时，患部发生红斑，继而出现集簇粟粒至绿豆大的丘疱疹群，然后迅速变为水疱。疱壁紧张发亮，内容物清澈，以后逐渐混浊。新水疱群陆续出现，各水疱群之间皮肤正常。水疱沿一侧皮神经带状分布排列，一般不超过人体正中线。以后水疱干涸、结痂，痂皮脱落后遗留暂时性红斑或色素沉着，皮疹一般2周左右消退。

2. **神经痛** 神经痛为本病的特征之一。一般在神经痛的同时，或稍后即发皮疹。但亦有在神经痛4~5日之后才发生皮疹的，因而易误诊。疼痛的程度往往随年龄增大而加剧，约半数老年人皮疹消退后，可遗留顽固性神经痛，持续数月或更久。皮疹好发于肋间、面部、颈部、腰部、腹部、四肢。如侵犯三叉神经眼支则引起眼睑下垂，侵犯耳部引起面瘫。因应用大量激素、或患肿瘤、或免疫力低下的极少数患者皮疹可以泛发全身，常伴高热、肺炎、脑损害，病情重笃，可致死亡。

3. **诊断** 根据集簇性水疱，带状排列，单侧性分布，伴有明显神经痛等特点，诊断不难。但当疱疹未出现之前或者表现为顿挫性时,应注意排除偏头痛、肋间神经痛、急性阑尾炎和坐骨神经痛等疾病。

● 治疗措施

1. **抗病毒治疗** 本病为病毒感染引起,可用抗病毒药阿昔洛韦片、泛昔洛韦片口服。中药清热解毒口服液也具有抗病毒的效果。

2. **对症治疗** 用芬必得、卡马西平止痛。口服维生素能起到营养神经的作用。高龄患者可早期使用小剂量激素,如泼尼松 15 mg / d,10 日后减量,逐渐在 3 周内减停,可以减轻神经根的损伤,避免发生严重的神经痛后遗症。局部治疗可以涂炉甘石洗剂、阿昔洛韦软膏。可以采用物理治疗,局部照射如氦氖激光消炎止痛等。

3. **饮食调理** 患者的饮食以清淡为主,忌食辛辣刺激性食物。为了增强体质需补充营养,鱼肉虾蟹等高蛋白食物都可以吃,鸡蛋牛奶也可食用。

4. **适当运动** 大多数患者因有神经痛而不想或不敢活动,这是错误的。带状疱疹只影响皮肤感觉神经,对肌肉、运动神经没有影响。尤其老年患者疼痛病程较长,如果长期不动,肌肉会萎缩,所以要动员老年患者尽量步行,活动四肢,避免肌肉萎缩。

● 照护方法

1. **疼痛照护** 带状疱疹由于有后遗神经痛,尤其在高龄老人中常见,所以在照护高龄老人中一定要详细解释,早期发现,及时治疗是可以消除后遗神经痛的。家属及照护人员一旦发现高龄老人皮肤有疼痛,但没有扭伤、摔倒等外伤史的话,一定要仔细检查皮肤有无皮疹,如有丘疱疹成簇分布的话,应立即去医院检查,有助于早期诊断,及时治疗。

2. **皮肤监护** 由于高龄老人皮肤老化,变薄,皮肤胶原纤维、弹力纤维减少,患带状疱疹时皮肤疱疹很容易被洗澡洗破,继发感染。所以皮肤有疱疹时患处尽量不要洗浴,以擦身清洁为主。

● 照护问答

1. 带状疱疹会不会复发?

答：患过带状疱疹的高龄老人一般以后不会再患此病，即使以后接触带状疱疹患者也不会得病，因为人体已经产生抗体。如果高龄老人没有生过带状疱疹，接触了患带状疱疹的患者，也不要惊慌，因为病毒只有在你免疫力下降的情况下，才能致病。所以接触过患带状疱疹的患者，立即用洗手液洗手即可。

2. 患了带状疱疹要不要补一补?

答：带状疱疹是由病毒感染引起，所以高龄老人在发病2~3周内，身体的血液中以及体内、皮肤内有病毒，不能吃人参、阿胶、虫草、鹿茸等补品，只能吃一般性清淡饮食，多吃蔬菜水果。3周后才可适当考虑进补，以提高机体免疫力，有助于机体的康复。

湿 疹

湿疹，是一种具有多形性皮疹及渗出倾向，伴有剧烈瘙痒，易反复发作的过敏性炎症性皮肤病。患者有过敏体质是本病的主要因素，与遗传有关，可随年龄、环境而改变。情绪紧张、激动、失眠、劳累可加重。外界环境干燥、湿热、化妆品、油漆、化纤面料也可诱发湿疹。湿疹在高龄老人中并不少见，应引起重视。

● **典型表现**

1. 急性湿疹 发病一般迅速，皮疹呈多形性，起初在红斑水肿基础上出现密集性粟粒大小丘疹、丘疱疹或水疱。疱破后出现点状糜烂、渗出、结痂，损害易融合成片，中心较重，且向周围扩散。

2. 亚急性湿疹 为红肿、渗出等急性炎症减轻后出现。皮疹以小丘疹、鳞屑和结痂为主，仅有少量丘疱疹，水疱及糜烂，瘙痒剧烈，亦有轻度浸润。

3. 慢性湿疹 可由急性、亚急性湿疹转变而来，表现为皮肤粗糙、抓痕、结痂、浸润肥厚。瘙痒剧烈,且呈阵发性,遇热或夜间时症状较重,反复发作。

高龄老人常易患慢性湿疹和局限性湿疹。局限性湿疹如肛门湿疹、阴囊湿疹、乳房湿疹、手部湿疹、耳后湿疹、下肢静脉曲张性湿疹等,可严重影响生活质量。根据高龄老人皮疹多形性、易渗出、多对称、痒剧烈、易复发等,且有过敏体质史,血液中免疫球蛋白(IgE)升高,血液嗜酸粒细胞升高等,诊断不难。

● 治疗措施

1. 一般治疗 详询病史,尽量找出可能病因加以去除。血液检查寻找皮肤过敏原,有食物组、吸入组两种,尽量找出过敏原。平时避免外界各种刺激如抓、烫、过度擦洗,避免腥辣、刺激和易过敏的食物。

2. 外用疗法 外用药物中糖皮质激素药膏是高龄老人湿疹的首选一线药物,也是皮肤科安全、高效的一类外用药。一般使用弱效、中效外用药如(确安奈德软膏、丁酸氢化可的松软膏、糠酸莫米松乳膏),短中期使用。如特定患者需长期用药,目前可以配合使用非激素类外用免疫调节剂(他克莫司软膏、吡美莫司软膏)。

3. 内服疗法 可用口服抗组织胺药,如西替利嗪片、氯雷他定片、扑尔敏片等止痒。严重急性泛发性湿疹可以短期服用泼尼松20mg/d,见效后逐渐减量。

● 照护方法

1. 皮肤护理 高龄老人皮肤变薄,皮肤屏障功能减弱,皮肤角质层不完整,导致皮肤水分丢失过多,易出现皮肤干燥,脱屑,瘙痒。所以皮肤保湿剂至关重要,良好的保湿措施可保持皮肤足够的含水量,以促进皮肤屏障功能的修复。

2. 洗澡注意事项 高龄老人内衣要选择纯棉、淡色、质地柔软的织物。平时洗澡次数减少,水温适中,36℃即可,要不凉不烫。洗澡时间不要太长,5 分钟左右,不超过 10 分钟为宜。洗澡后马上涂润肤露，这样可以在皮肤表面形成一层脂质保护膜，达到锁水功能，以促进皮肤屏障的修复。

● 照护问答

1. 使用皮质激素会不会引发不良反应?

答：激素的出现是人类医学史上一大重要的创举，外用糖皮质激素是治疗高龄老人湿疹的首选一线药物，也是皮肤科安全、高效的一类外用药物。事实上人体器官每天也会分泌出一定量的激素以维持机体平衡，激素并不可怕，可怕的是盲目地滥用激素。激素分弱效、中效、强效、超强效4种，目前对于高龄老人来说，皮肤科医生都使用弱效、中效药膏，短中期使用。长期使用或滥用糖皮质激素也会引发不良反应，需在医生指导下合理使用。

2. 皮肤过敏原报告阳性怎么办?

答：皮肤过敏原试验是一种比较常见的皮肤科化验，它分吸入组、食物组两种。吸入组里包括：花粉(树、花、草)、螨虫、灰尘、蟑螂排泄物等易引起呼吸道过敏的物质。食物组里包括鱼、虾、蟹、花生、牛奶、鸡蛋、羊肉、牛肉等常用食物。如果试验呈阳性，应该尽量避免接触该类物质。过敏性体质患者都应该做一下过敏原测试，有助于预防湿疹。

药　疹

药疹，又称药物性皮炎，是指药物经各种途径进入人体内而引起的皮肤、黏膜的炎症反应。药疹是常见的药物不良反应，住院患者中发生率2%~3%，临床表现多样，可与许多皮肤病表现类似，应引起高度重视。

● 典型表现

1. 全身表现　常急性发病，轻者可无全身症状，仅表现为各种类型的皮疹。重者可在发疹前后出现不同程度的全身症状，如：发热、内脏损害和过敏性休克等。

2. 皮肤表现

(1)发疹型：皮疹表现为弥漫性鲜红色斑或半米粒大至豆大红色斑丘疹，密集对称分布。皮疹数目多，范围广泛，形态如猩红热样或麻疹样。

(2)荨麻疹及血管性水肿型：其皮肤特点为发生大小不等的风团，这种风团性皮疹较一般荨麻疹色泽红，持续时间较长。自觉瘙痒，可伴有刺痛、触痛。

(3)剥脱性皮炎或红皮病型：其表现为全身皮肤鲜红肿胀，伴以渗液、结痂，继之大片叶状鳞屑剥脱，渗液有臭味。黏膜亦可有充血、水肿、糜烂等。

(4)大疱性表皮松解坏死型：即药物引起的中毒性表皮坏死症，是药疹中最严重的一型。其特点是发病急，皮疹初起于面、颈、胸部，发生深红色、暗红色及略带铁灰色斑，很快融合成片，发展至全身。斑上发生大小不等的松弛性水疱及表皮松解，可以用手指推动，稍用力表皮即可擦掉，如烫伤样表现。黏膜也有大片坏死剥脱。全身中毒症状严重，伴有高热和内脏病变。如抢救不及时，可死于感染、毒血症、肾衰竭、肺炎或出血。

(5)固定性药疹型：本型是药疹中较常见的一种疹型。其形态也很特殊，易于识别。皮疹特点是局限性圆形或椭圆形红斑，鲜红色或紫红色，水肿性，炎症剧烈者中央可形成水疱。愈后留色素沉着，发作愈频则色素愈深。皮疹大小一般0.2 cm至数厘米不等。皮疹可发生于全身任何部位，尤以口唇及口周、龟头、肛门等皮肤黏膜交界处，指(趾)间皮肤、手背、足背、躯干等处多见。

(6)多形红斑型：特点为豌豆大至蚕豆大，圆形或椭圆形水肿性红斑或丘疹，中央常有水疱，边缘带紫色，对称性发生于四肢。

(7)药物超敏综合征：是药物引起的特异质反应，特点是发热、皮疹及内脏器官损害特别是肝炎的三联症状。

(8)湿疹样型：常由于外用药引起，局部接触敏感，发生湿疹样皮炎后，再内服或注射同一类似药物，则可发生泛发的湿疹样皮损。

（9）光敏皮炎型：皮疹形态如湿疹样，以露出部位较为严重，但远离暴露日光部位亦有发生。

（10）苔藓样疹型：皮疹广泛，侵及四肢躯干。鳞屑显著，伴有湿疹样变，愈后有明显色素沉着，停药后皮疹逐渐消退，亦有的成慢性，持续很长时间。

（11）紫癜型：为针头大至豆大或更大的出血性紫斑，皮疹平或可稍隆起。

（12）血管炎型：皮肤损害可表现为紫癜、瘀斑、结节、坏死，亦有呈结节性多动脉炎样病变。全身性者可表现有发热、关节痛、水肿、蛋白尿、血尿或肾衰竭，很少发生肌炎、冠状动脉炎、肺炎及胃肠出血。

（13）泛发性脓疱型：皮疹常开始于面部及褶皱处，以后泛发。为针头大至半粒米大浅表非毛囊性无菌脓疱，散在、密集，急性发病。

（14）痤疮样疹：表现为毛囊性丘疹、脓疱，损害类似寻常痤疮。

● 治疗措施

治疗原则：争取早期诊断并确认致敏药物，停用致敏药物，促进体内药物排泄和解毒，并及时采取对症治疗。若患者出现过敏性休克、喉头水肿和支气管哮喘的患者应立即进行抢救。

1. 对症治疗

（1）轻型药疹：包括皮肤瘙痒、单纯荨麻疹、单纯红斑丘疹反应，可停药观察、多饮水，必要时对症处理。

（2）重型药疹：如泛发性麻疹样或猩红热样型，泛发性固定红斑型、荨麻疹样型、多形红斑型。多有明显的症状，如瘙痒、发热等，宜给予中等量皮质激素，如口服泼尼松 30~40 mg/d 或等量的地塞米松、氢化可的松静脉滴注。

（3）严重型药疹：如重症多形红斑型、大疱性表皮松解型、剥脱性皮炎型等，皮损广泛而炎症严重，易出现严重并发症，病死率高,须及时抢救。

2. 全身治疗

(1)皮质激素:早期给予足量激素,应静脉给药、最好维持24小时。如泼尼松,一般用量为1.5~2.5 mg/(kg·d),应足量,病情在3~5天内控制,维持1~2周,再逐级减量。

(2)维持有效的循环血容量。

(3)注意酸、碱和水电解质平衡。

(4)慎重选用抗生素。

(5)加强支持治疗。

(6)血浆置换疗法。

(7)静脉滴注免疫球蛋白。

3. 局部治疗

(1)无糜烂者,可用扑粉。

(2)大泡者,皮肤出现大水泡的可抽吸疱液。

(3)糜烂渗出者,可予以湿敷。

照护方法

1. 药疹预防　用药前应询问患者是否有过敏体质或药物过敏史。用药要有针对性,不要滥用抗生素。用药种类能用单方解决问题,就不宜多种药物联合使用。药物用量不宜过大,时间不宜过长,要定期检查有关指标。如有药疹的先兆,如皮肤瘙痒、发疹,要及时停药观察。对于过敏体质者,不要使用与致敏药物结构相似的药物,以防药物交叉过敏。要让患者明确致敏药物,或建立过敏卡,以后患病时要告诉医生,以避免再次发生药物过敏。

2. 保护眼睛　重型药疹常有眼损害,多表现为结膜炎、角膜炎,极易并发角膜溃疡,双眼损害而导致失明。分泌物多者应用生理盐水洗眼,每日1~2次,然后滴眼药水,每天数次,临睡前涂眼膏,并予以无菌纱布遮盖。1周后要经常钝性分离结膜,防止结膜黏连。

3. 大疱性表皮松解型药疹　应安置于烧伤病房。给予抽吸疱液，保留疱壁，要清除糜烂创面上的坏死表皮及附着物。创面尽量采用干燥暴露疗法，但受压部位可给予油性多的凡士林油纱布保护。

● 照护问答

如何抢救过敏性休克？

答：在给高龄老人用药过程中，如果出现过敏性休克的必须立即就地抢救，分秒必争。

（1）立即肌内注射0.1%肾上腺素0.5~1.0 ml，病情严重者可静脉给药。

（2）先用地塞米松5~10 mg肌内注射或溶于注射用水10 ml中静脉注射，然后再静脉给予氢化可的松200~300 mg，加入5%葡萄糖盐水500 ml中静脉滴注。

（3）吸氧：如有呼吸道梗阻则可考虑气管插管或气管切开。

（4）血压下降者，可给予升压药，如多巴胺和间羟胺等药物。

荨 麻 疹

荨麻疹，系指多种不同原因所致皮肤、黏膜血管反应性疾病。表现为瘙痒性风团，俗称“风疹块”。常见病因包括：食物中动物性蛋白质，如鱼、虾、蟹以及食品添加剂；常见药物如抗生素、血液制品、疫苗等；感染，如细菌、病毒、寄生虫病、真菌等的毒素；动物皮屑、羽毛、尘螨、灰尘及挥发性化工原料，植物花粉；物理因素，如忽冷忽热、摩擦、压迫、机械刺激；内脏疾病，如红斑狼疮、癌肿、传染性单核细胞增多症、风湿病、内分泌紊乱等；精神因素，如精神紧张、情绪波动等；遗传因素，如家族性寒冷性荨麻疹、遗传性血管性水肿等染色体显性遗传。荨麻疹也是高龄老人易罹患的一种常见疾病。

● 典型表现

1. **急性荨麻疹** 起病急，先感觉皮肤瘙痒，很快出现风团，呈扁平水肿性隆起损害,为红色、粉红色、白色,可融合成片,一般2小时内消退。但新的风团又不断出现,此起彼伏,自觉剧痒、灼热,一般经历数天至3周后逐渐痊愈。有感染的可出现中毒症状。累及呼吸道的可出现喉头水肿、窒息。累及胃肠道的可以出现恶心、呕吐、腹痛和腹泻等。

2. 慢性荨麻疹 风团反复发生,时轻时重,部位不定,有的夜间加重,病情迁延1个月以上,甚至达数年之久。

3. 辅助检查 血常规可有嗜酸粒细胞增多,有急性细菌感染时白细胞总数及嗜中性粒细胞增多。皮肤过敏原检测可以找到相关过敏物质。

4. 诊断 根据皮肤反复出现来去迅速的风团,剧痒,退后不留痕迹。血液嗜酸粒细胞增高,皮肤过敏原阳性,就可以明确诊断。

● 治疗措施

积极寻找和去除病因,避免各种诱发因素,以内服药治疗为主。

1. 急性荨麻疹 可用氯雷他定、西替利嗪、扑尔敏片等抗组胺药口服。严重皮疹泛发可以短期口服泼尼松治疗。

2. 慢性荨麻疹 可以选用2~3种抗组胺药联合使用。维生素C片、葡萄糖酸钙片或中药防风通圣丸口服。

● 照护方法

1. 调整饮食 高龄老人要多吃蔬菜、豆制品,注意避免或少食动物性蛋白和含有多种添加剂的食物。最好做个皮肤过敏原检测,明确过敏原的食物就应该避免再食用。

2. 室内通风 高龄老人的居所要注意保持室内空气流通,照护人员要勤开门窗、勤打扫室内卫生,去除灰尘,粉尘螨,动物皮屑,最好不要在室内放置开花的植物。新装修的房子要通风换气一段时间,必要时请专业技术人员测室内空气挥发性化学物质。

● 照护问答

照护者在护理高龄荨麻疹患者时需要关注哪些情况?

答:高龄荨麻疹患者皮疹广泛发作时可以出现头晕、血压过低症状，荨麻疹发生在口腔、喉咙的可出现呼吸困难。发生在内脏可以出现腹痛、腹泻等症状。照护者在照护高龄老年荨麻疹患者时，应注意观察上述症状，如果出现以上症状应立即通知医生或及时去医院就诊，可立即肌注或静注地塞米松 5 mg，必要时甚至皮下注射肾上腺素进行抢救治疗。

冻伤与冻疮

冻伤，是指人体遭受低温侵袭所引起的组织损伤。冻伤的发生除了与寒冷有关，还与潮湿、局部血液循环不良和抗寒能力下降有关。冻伤分为两类：一类称非冻结性冻伤，是由 10℃以下至冰点的低温，潮湿加上患者末梢血液循环不良，引起局部缺血、缺氧，导致血管麻痹而出现静脉瘀血，组织水肿，甚至坏死，如冻疮等。另一类为冻结性冻伤，由冰点以下低温所造成，如局部冻伤和全身冻伤。高龄老人发生冻疮或冻伤多因照护不当所致。

● 典型表现

1. **冻疮** 多见于初冬、早春季节。皮损常对称分布，好发于手指、手背、足趾、足跟、耳郭、鼻尖、面颊等身体末梢和暴露部位。皮损呈局限性、隆起性、水肿性紫红色斑，多为圆形，境界不清，压之可褪色。早期自觉麻木，皮损出现后自觉瘙痒、灼热，尤其在受热后加剧，在出现糜烂、溃疡时有疼痛感觉。严重时局部可产生水疱、大疱，破溃后形成糜烂或溃疡，愈后留色素沉着或萎缩性疤痕。这些症状可延续 1~2 个月，至天气转暖方痊愈，有些患者到来年冬春季会在原发部位再度复发。

2. **冻伤** 全身冻伤：患者有寒战，四肢发凉，皮肤苍白或青紫。体温下降时，全身麻木，四肢无力，嗜睡，神志不清进而昏迷。局部冻伤：耳部、鼻部、面部或肢体受到冷冻作用发生的损伤。按其程度分为四度。

（1）I 度冻伤：伤及表皮层。局部红、肿、痒、痛、热，约 1 周后结痂而愈。

(2)Ⅱ度冻伤:伤达真皮层。红、肿、痛、痒较明显,局部起水泡,无感染结痂后2~3周愈合。

(3)Ⅲ度冻伤:深达皮下组织。早期红肿并有大水泡,皮肤由苍白变成蓝黑色,知觉消失,组织呈干性坏死。

(4)Ⅳ度冻伤:伤及肌肉和骨骼。发生干性和湿性坏疽,需植皮和截肢。

● 治疗措施

1. 冻疮 可针对其病因,积极做好预防措施。在皮损出现时不宜立即烤烘或热水浸泡,患处皮肤瘙痒,不能用手抓搔,否则易使表皮破烂感染,加重病情。皮损未破者可选用促进血液循环的药物,常用辣椒酊、貂油、1%樟脑酊等。皮损已破者需应用有保护、消炎、防止继发感染的药物,如绿药膏、硫黄鱼石脂软膏等。病情较严重者可口服烟酸、硝苯地平等扩血管药物。另外,红外线、紫外线、氦氖激光微波等理疗也可促进冻疮的愈合。

2. 冻伤 迅速将冻伤的高龄老人移入温暖环境,脱掉或剪掉潮湿冻结的衣服,鞋袜。如手套、鞋袜冻结在肢体上时,不要强行脱下,可以一同浸入温水中,待解冻后再取下。将冻伤部位浸泡在38~42℃温水中,30分钟左右擦干保温。复温后要注意高龄老人保暖,伤肢抬高,防止受压,以利静脉血液及淋巴液回流,减轻组织水肿,防止加重组织损伤。除合并有腹部伤者外,对清醒患者,可给予热茶、热糖水、热牛奶饮料或姜汤等。颜面冻伤时,应用上述同样温度的水浸毛巾做持续湿敷,用两条毛巾不断更换。复温时局部疼痛剧烈者,可口服止痛片。患者心跳呼吸停止,要及时进行心肺复苏术急救。Ⅱ~Ⅳ度冻伤的高龄老人要及时到医院治疗。

● 照护方法

1. 去除诱因 防寒保暖对高龄老人至关重要。在寒冷季节对易受冻部位要加强保暖,还可涂些油脂。避免过久地处于寒冷潮湿的环境。如有营养不良、贫血等疾病需积极治疗,改善全身情况十分必要。

2. **饮食指导** 冬季怕冷者可多吃些热性祛寒的食品,如羊肉、狗肉、辣椒、生姜、肉桂等温热性食物。在温暖的环境中可给患者饮少量热酒,促进血液循环及扩张周围血管。但寒冷环境中不宜饮酒,以免增加身体热量丢失。

3. **体育活动** 高龄老人可以在气温合适和身体状况允许的情况下参加一些力所能及的活动,以提高耐寒能力。在冻伤的急性期,必须避免伤肢运动。急性炎症一旦消散,应尽早活动指(趾)关节,防止关节僵直,有助于肌张力恢复,保护肌肉和韧带的灵活性。

4. **注意事项** 忌用火烤、热水烫等加热措施复温。禁用冷水浴、用雪搓、捶打等方法。

● 照护问答

有冻疮病史高龄老人如何采取预防措施?

答:有冻疮病史的高龄老年患者对于此病要防患于未然,冬春季节尤其要重视全身及局部保暖,如尽早使用口罩、手套、防风耳套、围巾等。鞋袜要温暖宽松,保持手足干燥。饮食要有充足的脂肪、蛋白质和维生素,保证身体有足够的热量。平时应经常自己按摩手足及耳郭,促进手足和耳的血液循环。此外,在入冬前用紫外线照射原来患冻疮的部位也能起到预防作用。

瘙 痒 症

瘙痒症,是指一种具有皮肤瘙痒而无原发皮损的皮肤病。老年人因皮脂腺功能减退、皮肤干燥,加之过度热水烫洗,易泛发全身瘙痒,称为老年瘙痒症,给患者造成巨大的痛苦,严重影响老年人的生活质量。据统计,老年性皮肤瘙痒是高龄老人最常见的瘙痒性疾病,随着老龄化加重,老年瘙痒症越来越受到关注。

● 典型表现

1. **发病季节** 老年皮肤瘙痒症主要发生在老年人群中,尤其是高龄老人,病情随年龄增加逐渐加重。秋、冬、春季容易发病。

2. **病变部位** 多数患者首先发生在小腿部位,表现为小腿皮肤经常有瘙痒感觉,晚上瘙痒症状更明显。部分患者瘙痒可以逐渐扩展到前胸、后背、腰部、大腿和上肢等部位。

3. **皮肤瘙痒** 主要特点是瘙痒的皮肤外观没有异常,即没有皮疹,没有红肿。可有皮肤干燥、细薄脱屑。瘙痒感觉为阵发性,没有固定的部位。瘙痒的程度因人而异,轻者数十分钟可以自行缓解;严重者可持续数小时,甚至彻夜难眠。搔抓后局部可有红色抓痕、脱皮,严重时可抓破出血。停止搔抓后,印记很快消退,没有红肿,没有隆起皮肤的丘疹等,但可以留有干燥性血痂。

● 治疗措施

多数老年瘙痒症的发生,与皮肤过度清洗、气候干燥等因素有关,是完全可以预防的。

1. **保护皮肤表面的天然保护层** 不要用过热的水洗澡或洗脚,不要用搓澡毛巾反复搓擦皮肤,不要用硫黄等碱性肥皂或浴液等清洗皮肤。

2. **修复皮肤表面的保护层** 多使用护肤用品,如各种保湿作用的护肤品可有效预防或减轻瘙痒症的发生。补充B族维生素、维生素E、维生素A以及必要的胆固醇等对预防老年瘙痒症也有一定效果。

3. **避免刺激因素** 避免某些药物,如可能诱发皮肤瘙痒症的阿司匹林等,减轻精神压力和避免紧张等不良情绪,也有助于预防皮肤瘙痒症。

● 照护方法

1. **皮肤护理** 老年性皮肤瘙痒症与不恰当的皮肤护理有着密切的关系。因此,在照护过程中要注重皮肤的护理,照护者应掌握正确的皮肤护理方法,从根本上预防疾病的发生。

2. 饮食调配 针对老年性皮肤瘙痒患者的特点，在照护过程中，要合理搭配饮食。老年性皮肤瘙痒症患者日常饮食要清淡，忌海产品及辛辣性食物，

3. 心理关怀 皮肤瘙痒症是较为常见的老年性皮肤病，严重影响患者的身心健康和生活质量，不仅给患者生理上带来不舒服，还会造成一系列的心理变化，包括烦躁、焦虑、情绪低落等。因此，照护者应该加强对患者的心理护理，帮助患者认识疾病的发生、发展是很重要的。

4. 健康教育 指导老年患者生活起居要有规律，保持充足的睡眠。注意气候影响，特别是避免寒风侵袭、被褥太暖或炎夏季节时汗液的刺激，及时更换衣着，减少气候对皮肤的刺激。

5. 生活指导 合理穿衣，指导患者选择纯棉、宽松柔软的衣物，避免选择有刺激而引起皮肤瘙痒症的衣物。注意居住环境的调节，保持室内空气新鲜、流通。四季均注意室内环境湿度，秋冬季节可同时使用加湿器，相对湿度保持在 50%~60% 为宜，以防诱发和加重皮肤瘙痒。避免接触或吸入环境中的特殊物质如花粉、尘螨等。

● 照护问答

如何防治手足皲裂？

答：皲裂是主要发生在手足的常见皮肤病，以冬季多见，常发生于从事露天工作和经常接触脂溶性、吸水性或碱性物质的人员。皲裂发生后，可将皲裂处厚硬的皮肤稍微削薄一点，可以减轻疼痛。削薄后浸泡于热水中 10 分钟，以使皮肤滋润，擦干后立即外涂 10% 尿素霜或 15% 硫黄水杨酸软膏。

银 屑 病

银屑病，俗称“牛皮癣”，是一种常见的慢性炎症性皮肤病，常反复发作，在高龄老人中并不少见。银屑病的病因目前不明，可能

与遗传、感染、精神因素、气候、饮食、外伤、免疫功能紊乱等有关。银屑病的病程有进行期、禁止期、退行期,根据临床表现可分为寻常型、脓疱型、关节病型和红皮病型,其中以寻常型为最常见。

● 典型表现

1. **寻常型银屑病** 典型表现为边缘清楚的红色斑丘疹、斑块、表面覆有较厚的银白色鳞屑,将鳞屑轻刮除后为一红色发亮的薄膜称为薄膜现象,再刮之可见点状出血称为奥氏征阳性。形态上可有点滴状、斑块状、钱币状、地图状等。患者自觉有不同程度的瘙痒。一般冬重夏轻。常发于头皮、背部、四肢伸侧和臀部,亦可见于龟头、口唇、甲板等部位。

2. **脓疱型银屑病** 多发于掌跖,常以无菌性浅在小脓疱为特征性损害,有局限型和泛发型之分。

3. **关节病型银屑病** 除了银屑病的皮损外,还常累及关节。

4. **红皮病型银屑病** 一般是由于寻常型银屑病治疗不当引起,主要表现为全身皮肤弥漫性潮红、浸润、肿胀,伴有不同程度的脱屑。

5. **辅助检查** 脓疱型银屑病患者常有末梢血白细胞总数升高,电解质紊乱及血钙降低;关节型银屑病可有受累关节的X线改变;红皮病型可有低蛋白血症。

● 治疗措施

1. **局部治疗** 是治疗寻常型银屑病的常规而有效的方法之一,常用的药物有焦油、蒽林、维A酸制剂、皮质类固醇制剂和泊三醇软膏等。

2. **全身治疗** 对病情较严重、局部治疗效果不好的患者可考虑内服药物治疗。常用的有免疫制剂如甲氨敌呤、羟基脲等;皮质激素常用于红皮型和脓疱型银屑病;维A酸口服主要用于严重银屑病的治疗;环孢菌素A用于常规治疗无效的银屑病;其他药物还有转移因子、雷公藤、普鲁卡因静脉封闭等。

3. **物理治疗** 有光疗、光化学疗法和浴疗。浴疗包括硫黄浴、中药浴等。光疗为主要有紫外线疗法。光化学疗法主要有补骨脂长波紫外线疗法（PUVA）。

4. **透析疗法**　适用于治疗特别困难的患者。

5. **中医中药**　主要以活血化瘀为基本原则，可用平肝活血方、祛风活血方等。

● 照护方法

1. **去除病因**　避免各种激发和诱发因素，如外伤、刺激等，有细菌感染者需及时用抗生素治疗。

2. **饮食指导**　急性发病期患者禁食辛辣刺激性食物及高脂、高糖饮食，避免饮酒。中药治疗应警惕重金属中毒，如砷、汞等中毒。

3. **心理指导**　注意解除思想顾虑，消除精神创伤，不要过于劳累，必要时可以做心理疏导、行为治疗等。

4. **注意事项**　照护者要重视高龄老人在药物治疗过程中应注意停药后病情可出现反跳，特别是药物治疗时要按照医嘱定期到医院复查肝肾功能及血常规。

● 照护问答

为什么糖皮质激素内服治疗银屑病有较好效果，但却一般不提倡使用？

答：如果内服糖皮质激素常因其用量较大可出现各种不良反应，而且停药后可造成严重的银屑病复发或变为脓疱型银屑病。所以，糖皮质激素一般仅在严重的红皮病或脓疱型银屑病中应用，原则上应短期、少量地使用。

皮肤皲裂

皮肤皲裂是由于表皮增厚、干燥和局部劳作等各种原因引起的皮肤干燥和皲裂，多见于寒冷、干燥季节。一般于掌面、十指尖、手侧、足侧、足跟等处，可见长短不一、深浅不等的裂隙，伴有疼痛，严重者可影响高龄老人的日常生活和工作。

● 典型表现

1. **发病原因** 干燥、摩擦、外伤等可促使皮肤皲裂发病,某些皮肤病如慢性湿疹、手足癣、掌跖角化症、鱼鳞病、手背和手指伸侧的冻疮等,在某些情况下均可产生皲裂。舌裂可能由于B族维生素缺乏等引起。口角或唇裂可能与维生素缺乏、念珠菌或链球菌感染有关。肛裂则常由于慢性炎症引起。

2. **局部表现** 皮肤皲裂初起手足皮肤微觉发紧,变硬,以后皮肤变粗糙增厚,失去润泽,继之可出现深浅不等裂隙,有明显痛感甚至影响手足活动、皮损由皱裂至龟裂至皲裂,严重者皲裂可至深部肌层,为长短深浅不一的裂口,在皮肤较厚处更深,疼痛难忍,并可伴有出血。

3. **病情分度** 根据皲裂的深浅程度,一般可分为三度:I度表现为:皮肤干燥有皲裂,仅达表皮,无出血、疼痛等症状;II度表现为:皮肤干燥,裂隙由表皮深入真皮上层,有轻度刺痛,但不引起出血;III度表现为:皮肤干燥,裂隙达真皮深层及皮下组织,有明显疼痛和出血。

● 治疗措施

1. **病因治疗** 如果伴有其他皮肤病时必须同时积极治疗,如慢性湿疹应配合内服抗过敏药或除湿止痒的中药,局部加用皮质激素类软膏;如手足癣应配合抗真菌药物;如冻疮应配合冻疮膏等药物;黏膜皲裂需补充维生素及抗感染等治疗。

2. **局部处理** I度、II度皮肤皲裂可以外擦15%尿素脂、复方尿囊素霜或10%硫黄水杨酸软膏等,每日1~2次。III度皮肤皲裂先用热水浸泡20分钟左右,使皮肤滋润,用刀片将皲裂处厚硬的表皮稍削薄,可以减轻疼痛,削薄、拭干后外擦15%尿素脂、复方尿囊素霜或10%硫黄水杨酸软膏等,每日1~2次。

● 照护方法

1. **祛除诱因** 由于冬季气候寒冷干燥,出汗较少,皮肤易干裂起皱,因此高龄老人应特别注意手和足部的防寒保暖,经常用温热水泡洗,外搽油脂性护肤品,以免发生冻疮而加剧皮肤皲裂。

2. **饮食调理** 平时生活中还应注意饮食多样化,多吃水果和蔬菜,多饮水,适量摄入富含蛋白质的食物,保持皮肤的水分和弹性,在干燥寒冷的季节宜多吃油脂类食物,这样就可预防手足皲裂的发生。病程较长的老年患者应该增加营养,适当多吃一些猪肝、猪皮、羊肉、阿胶、鱼肝油丸之类食品。

3. **运动指导** 平时要多到户外活动,经常摩擦手、脸,活动手足关节,促进血液循环,增强皮肤的耐寒能力。

● 照护问答

高龄老人如何加强防护,减少皮肤皲裂?

答:在气候寒冷干燥季节高龄老人要注意保暖,平时生活中要保持皮肤清洁,局部皮肤清洗时应避免使用碱性过强的肥皂、碱水及其他洗涤剂。冬季经常用温水浸泡手脚,浴后擦干,并用油脂性护肤品,保持皮肤滋润。

第十节 常见五官疾病照护

老年性白内障

老年性白内障,也叫年龄相关性白内障,是最为常见的一种白内障类型。它是指 50 岁以上的中老年人开始发生的晶状体混浊,随着年龄增加,患病率明显增高,80 岁以上高龄老人患病率为 100%。由于其主要发生于老年人,以往习惯称之为老年性白内障。本病的发生与环境、营养、代谢和遗传等多种因素有关。高龄老人一旦患上老年性白内障,视力受到不同程度的损伤,将严重影响到他们的日常生活，应该及时治疗。

● **典型表现**

1. **皮质性白内障** 这是白内障中最常见的一种类型。根据其临床发展过程及表现形式，皮质性白内障可分为4期：

（1）初发期：最早期的改变是晶状体皮质有空泡和水隙形成，最终成为晶状体全面灰白色混浊，此期白内障并不影响视力，病程发展缓慢。

（2）膨胀期：晶状体纤维水肿和纤维间液体的不断增加，使晶状体发生膨胀，厚度增加。如果有青光眼的患者，很容易诱发青光眼的急性发作，在这个时期，视力下降会比较明显。

（3）成熟期：这一阶段以晶状体全部混浊为其特点，患者视力会下降到手动或者只有光感，眼底不能窥入。

（4）过熟期：如果成熟期白内障未及时手术，白内障则进入过熟期，此期易发生核下沉或晶体脱位等并发症。

2. **核性白内障** 核性白内障往往和核硬化并存。晶状体核颜色与核硬度有一定的相关性，即颜色越深，核越硬。此型白内障发病时间较早，40岁左右开始，进展缓慢。

3. **后囊下白内障** 主要特点为后囊膜下浅皮质混浊。病变一般从后囊膜中央区开始，呈小片状混浊。因此，后囊下白内障即使病程早期，或病变范围很小很轻，也会引起严重的视力障碍。

● **治疗措施**

1. **药物治疗** 尽管有多种抗白内障药物在临床中使用，但治疗效果不确切，常用的有谷胱甘肽、维生素C、障翳散和白内停等。

2. **手术治疗** 手术是治疗白内障的最基本、最有效的方法。目前主要采用白内障超声乳化联合人工晶体植入技术。白内障超声乳化手术是目前应用于临床较为成熟的治疗白内障的有效方法，其优点包括：手术时间非常短、微创技术伤口小、恢复很快、术后并发症少。所以，只要患者视力在0.5以下，影响到正常的工作生活就可以考虑手术了。手术越早对眼睛的损伤越小，也减轻了患者的病痛。

照护方法

高龄老人出现视力下降后,需及时到医院就诊,如果经医生诊断为白内障后,则应在眼科随诊,到视力下降至可以行白内障手术的标准或者老人感觉到影响自己的生活时,就可以考虑行白内障手术。如果患者进行了白内障手术,应该注意以下事项:

1. **饮食指导** 照护者要让患者多吃水果及蔬菜,少吃刺激性食物,忌烟酒,保持大便通畅。

2. **运动指导** 患者术后应多休息,避免过度劳累。特别是避免剧烈运动,尤其是低头动作,或者搬重物等活动。

3. **定期随访** 高龄老年患者的照护者不要认为手术后就万事大吉,应加强观察,注意术眼有无疼痛,视力有无变化。术后遵医嘱,定期复查,包括视力、人工晶状体及眼底情况。术后3个月应到医院进行常规检查,并作屈光检查,有屈光变化者可验光配镜加以矫正。

照护问答

1. 糖尿病患者可以进行白内障手术吗?

答:糖尿病患者必须在血糖控制稳定的情况下,一般空腹血糖8.0 mmol/L以内,并且各项术前辅助检查(包括血尿常规、凝血时间、肝肾功能、心电图、胸片)符合手术标准,方可以手术治疗。

2. 白内障是不是等到成熟了再手术比较好?

答:经常有高龄老人会问,是不是等到白内障"长熟"了才可以做手术?其实不是这样的,几十年前使用晶状体囊外摘除手术治疗白内障,需要晶体核长到一定硬度才可以将核完整摘除。但是,目前在临床中常使用的手术方法是超声乳化技术,此种方法进行手术时,借助超声、抽吸、灌注系统将乳糜状物吸出,然后植入人工晶体,使患者重见光明。如果白内障长熟了,那么晶体硬度增高,将会增加手术的难度和风险,所以尽量不要拖到这个时期再手术。

青 光 眼

青光眼,是高龄老人常见的一种眼科疾病,主要是由于高眼压引起的视神经受损的疾病。特征性表现为视野缺损,严重的可导致失明,是一种终身疾病,随着年龄的增加,青光眼的发病率也在逐步增加。就目前的医学治疗手段来说,无法使萎缩的视神经恢复功能。因此,青光眼的早期发现,及时有效的治疗是完全可以预防和控制的。

● 典型表现

高龄老人患青光眼的症状多表现为急性闭角型青光眼和慢性闭角型青光眼。

1. **急性闭角型青光眼**　急性发作时,出现明显的眼痛、伴有剧烈的偏头痛、畏光、流泪、恶心呕吐等全身症状。视力明显减退,可仅存光感;瞳孔可散大,眼球坚硬如石,眼压多在 50 mmHg 以上(正常眼压范围数值 11~21 mmHg)。体征有眼睑水肿、结膜混合性充血、角膜水肿、前房浅、眼底视网膜动脉搏动、视盘水肿,因角膜水肿眼底多看不清。

2. **慢性闭角型青光眼**　常缺乏自觉症状,会有视物模糊、视野缺损,如果检查不仔细可被漏诊或误诊。临床上没有眼压急剧升高的相应症状(一般在 40~50 mmHg),也没有瞳孔变形、虹膜萎缩等急性发作的表现。体征有局限性的虹膜周边前粘连,视盘在高眼压的持续作用下逐渐形成凹陷性萎缩,视野也随之发生进行性损害。

● 治疗措施

青光眼是慢性和进行性为特征的,治疗目的是尽可能阻止青光眼的病程进展,最终减少视神经损害,保持视觉功能。主要方法有药物治疗、激光治疗和手术治疗,也可以联合采用。

1. **药物降眼压**　如果眼睛局部滴用 1~2 种药物可以控制眼压

在安全水平，视野和眼底变化不再进展，则可长期选用药物治疗，如毛果芸香碱、卡替诺尔、拉坦前列腺素等。

2. **激光降眼压** 激光主要适用于缓解期的闭角型青光眼，或早期无视神经损害的闭角型青光眼。激光治疗具有安全性高、损伤小、操作方便等优点，如激光周边虹膜切开术，选择性激光小梁成形术等。

3. **手术降眼压** 主要手术方法为小梁切除术，即人为开创一条滤过通道，将房水引流到结膜瓣下，以缓解升高的眼压。

4. **视神经保护** 青光眼视神经损害的原发因素不仅仅是眼压，自身免疫损伤、代谢障碍、毒性产物等也可损害视神经。因此，青光眼的视神经保护治疗就显得尤为重要，神经保护剂的药物有甲钴胺和葛根素等。

● 照护方法

1. **保持良好的心境** 高龄老年青光眼患者的性格特征表现为焦虑、急躁、抑郁，情绪波动能够诱发急性闭角型青光眼的发作。因此，高龄老年患者要保持心情舒畅、避免生气和情绪激动，以免加重病情。

2. **饮食调理** 饮食要清淡，多吃富含维生素的食物，保持大便通畅；过度限制饮水或过量饮水都不可取；咖啡、浓茶会造成神经功能紊乱，所以青光眼患者应避免饮用。

3. **适当锻炼、戒烟戒酒** 适当的锻炼可促进眼部微循环的改善，并降低眼压。烟酒可以引起视神经血管痉挛和视神经缺血，加重视神经的损害，应戒烟忌酒。

4. **生活习惯调整** 青光眼伴有严重视野缺损的高龄老年患者应注意：看电视要开灯，尽量少在暗处活动，以免暗处瞳孔散大诱发闭角青光眼的发作。

5. **控制饮水** 避免短时间内大量饮水，高龄老人一次饮水量不超过 500 ml 为宜。否则，由于大量饮水血液稀释，使眼内房水增加，致使眼压增高，容易引发青光眼的急性发作。

照护问答

1. 青光眼的发病与哪些因素有关?

答:青光眼的发病主要与下列因素有关:

(1)年龄和家族因素:随着年龄的增加,青光眼的发生率也在增加。青光眼有遗传性,有家族史的人发生率增加7~10倍。

(2)其他疾病因素:近视患者发生开角型青光眼的危险性高;远视患者发生闭角型青光眼的危险性高;糖尿病患者发生青光眼的危险性高于正常人。

(3)青光眼与情绪密切相关:情绪激动、焦虑和无规律性易导致神经功能紊乱,会促使青光眼的发生和发展。

2. 如何正确滴眼药水?

答:照护者或青光眼患者掌握正确滴眼药水的方法很重要,方法正确与否会直接影响治疗青光眼的疗效和预后。眼药水不要放在高温或阳光直射的地方;滴药前要查看名称、有效期,了解用法、用量、注意事项、禁忌证等,如有疑问一定不能使用,待咨询医生后再使用;滴药时可选择坐位或卧位,眼药水瓶口与眼睛相距1~2 cm,避免瓶口接触眼睛。滴药后闭上眼睛至少5分钟,并用手指轻轻按压眼内角鼻泪管处,至少2分钟,以减慢药液的排泄。如需同时滴用两种以上眼药,应间隔5~10分钟,再使用另一种药物。

老　视

老视,俗称老花眼,是一种生理现象,不属于疾病,是人们步入中老年后必然出现的视觉问题。随着年龄增长,大约从40~45岁开始,出现眼调节能力逐渐下降,从而引起患者视近困难,会看不清书报中的小字,必须加凸透镜才能有清晰的近视力,这种现象称为老视。老视眼的发生迟早和严重程度还与其他因素有关,如原先的屈光不正状况、身高、阅读习惯、照明以及全身健康状况等。

● 典型表现

1. **视近困难** 患者会逐渐发现在往常习惯的阅读距离看不清楚小字体,看远相对清楚,然后会不自觉地将头后仰或者把书报拿到更远的地方才能把字看清,而且所需的阅读距离随着年龄的增加而增加。

2. **视近不能持久** 因为调节力减退,患者要在接近双眼调节极限的状态下近距离阅读,所以不能持久。同时由于过度调节会引起过度的集合,也是产生不舒适的一个因素,故看报易串行,字迹成双,最后无法阅读。某些患者甚至会出现眼胀、流泪头痛、眼部发痒等视疲劳症状,老视是高龄老年人产生视疲劳的主要原因。

3. **阅读需强照明** 强的光线增加文字间的对比度,使患者瞳孔缩小,可帮助提高视力。

● 治疗措施

1. **配戴老视眼镜** 矫正老视眼的最常用方法是配戴老视眼镜,借凸透镜的力量代替调节从而把近点移到习惯阅读的距离以内。为了能够把眼镜配得合适,首先要了解患者习惯阅读距离并且要测定眼的屈光度和调节程度。根据这些情况给予适当的矫正镜片,不但要补足近距离阅读所需要的调节力,还要有足够的保存力量。

2. **手术矫正** 虽然通过手术矫正老视并不十分完善,但随着手术技术不断研究和进步,手术方式出现多样化的发展趋势。根据手术部位不同可分为角膜屈光术、可调节的晶状体植入和晶状体摘除手术以及巩膜屈光术等治疗。

● 照护方法

1. **合理用眼** 高龄老年患者不要过度用眼,近距离阅读不宜过久,注意劳逸结合。照护者要注意为高龄老年患者提供合适的阅读照明环境。

2. **科学配镜** 选择正规的配镜机构,进行正确的老视眼镜验配。不少老年人觉得老花眼不是什么大问题,就在路边摊随便试试,购买了低价劣质的老花镜,这样的眼镜有可能存在质量隐患,也可能与老人实际所需的度数不相符合,时间久了会引起视疲劳、眼痛等不适症状,有损眼部健康。因此,建议有老视的老年朋友到正规的配镜机构,验光后进行老视眼睛的验配。

3. **调整度数** 老视眼镜的度数需要及时调整,老视的度数会随着年龄的增长而增加。因此,在原有老视眼镜不能满足近距离阅读需要时,就应该到正规配镜机构重新测量老视的度数,再配镜。

● 照护问答

近视的高龄老人会不会有老花眼?

答:有,近视的高龄老人也会发生老视。随着年龄的增长,近视的人眼内睫状肌的调节能力以及晶状体的弹性都会减弱,也会出现老视的问题。所以,我们在现实生活中常会看到:戴着原来近视眼镜的老年人,在看书写字时,往往需要把近视眼镜摘掉。还有的人即使摘掉眼镜,看近处仍然不合适,还需要把目标移近或放远些。所有这些实际上都是因为在近视眼的基础上,又发生了不同程度的老花所引起的。

耳　聋

通常一个人的听力会随着年龄的增长而逐渐减退。耳聋的原因有遗传、感染、药物应用不当、免疫性疾病、生理机能退化、某些化学物质中毒等。高龄老人耳聋非常多见,其原因多与血管硬化,骨质增生,导致内耳血液循环障碍,以致听觉器官退变等有关。

● 典型表现

1. **双侧感音神经性耳聋** 高龄老人耳聋大多是双侧感音神经性耳聋,双侧耳聋程度基本一致,呈缓慢进行性加重。

2. **高频声响听力下降** 听力下降多以高频听力下降为主,老人首先对门铃声、电话铃声、鸟叫声等高频声响不敏感,以后逐渐对所有声音敏感性都降低。

3. 言语分辨率降低 有些老人则表现为言语分辨率降低，主要症状是虽然听得见声音，但分辨很困难，理解能力下降。这一症状开始仅出现在特殊环境中，如公共场合、有很多人同时谈话时，但症状逐渐加重引起与他人交谈困难，老人逐渐不愿讲话，性格也逐渐变得孤独。

4. 重振现象 部分老人可出现重振现象，即小声讲话时听不清，大声讲话时又嫌吵。他们对声源的判断能力下降，有时会用视觉进行补偿，如在与他人讲话时会特别关注对方的面部表情和嘴唇动作，以此来弥补听力的不足。

5. 耳鸣 多数老人伴有一定程度的耳鸣，多为高调性，开始时仅在夜深人静时出现，以后会逐渐加重，持续终日。

● 治疗措施

1. 科学检查 高龄老人有耳聋症状应先去医院就诊检查，排除其他的致聋因素，如外耳中耳内耳的病变，感染或药物应用不当等，在确诊为老年性耳聋后再采用下述治疗措施。

2. 药物治疗 老年性耳聋可先行药物治疗。可应用扩张内耳血管的药物，降低血液黏稠度和溶解小血栓的药物，以及 B 族维生素、能量制剂等药物进行治疗。

3. 助听器 药物治疗无效者可配用助听器。助听器是一种帮助聋人听取声音的扩音装置，它主要由微型传音器、放大器、耳机、耳模和电源等组成。助听器种类很多，有气导和骨导、盒式与耳级式（眼镜式、耳背式和耳内式）、单耳与双耳交联等。助听器的选择需要经过耳科医生或听力学家详细检查后才能正确选用。初用助听器者要经调试和适应过程，否则难以获得满意效果。

● 照护方法

1. 注意营养，适当保健 高龄老人要特别重视多补充锌、铁、钙等微量元素，尤其是锌元素，这些微量元素对预防老年性耳聋有显著效果。富含锌的食物主要有海鱼、鲜贝类等，经常食用对预防老年性耳聋很有好处。此外，可选用一些富含多种维生素和微量元素的保健品,也可选用具有活血化瘀等作用的银杏叶制剂、丹参制剂,以改善微循环,达到保健和治疗的目的。

2. 情绪稳定,戒烟戒酒 老年人的血管弹性差,情绪激动很容易导致耳内血管痉挛,如果同时伴有高血黏度,则会加剧内耳的缺血缺氧,最终导致听力下降。尼古丁和酒精会直接损伤听神经,长期大量吸烟,饮酒会导致心脑血管疾病的发生,致内耳供血不足而影响听力。因此,高龄老人有耳聋的应该戒烟戒酒。

3. 远离噪声,加强锻炼 在老年性耳聋患者中,城市居民比农村居民多,这可能与城市环境噪声大有关,长期在噪声环境中工作生活的高龄老人发病率也较高。因此,老年人要尽量避免长期的噪声刺激,遇到突发性噪声时,要尽快远离,以减少噪声对双耳的冲击和伤害。经常参加体育活动能够促进全身血液循环,内耳的血液供应也会随之得到改善。锻炼项目可根据各人身体状况来选择,散步、慢跑、打太极拳等都可以,贵在持久。

● 照护问答

老年性耳聋患者有什么食补食疗方法?

答:老年人的饮食要“近三黑远三白”。三黑指的是蘑菇、黑木耳、黑米,三白指的是盐、糖、脂肪,盐的日摄入量以< 6g 为宜。特别注意少吃过甜、过咸,含胆固醇过多、纤维素过少的食物,防止高血压、动脉硬化、糖尿病导致的内耳血管病变而加速耳鸣、耳聋的进展。食补食疗建议:

(1)多吃含铁丰富的食物:缺铁会造成贫血,运输氧的能力降低,耳部养分供给不足,可使听觉细胞功能受损。含铁丰富的食物有:动物性食物有:动物肝、动物血液、瘦肉等。植物性食物有:紫菜、海蜇皮、黑芝麻、黄花菜、黑木耳、苋菜、香菜、木耳菜、豆制品等。

(2)多补充含锌丰富的食物:锌参与核酸、蛋白质的合成,与碳水化合物、维生素 A 的代谢等有关。含锌丰富的食物有:牡蛎、动物肝脏、粗粮、干豆类、坚果、蛋、肉和鱼等。

（3）多吃富含维生素C、维生素E的蔬菜、硬干果：维生素C、维生素E能提高超氧化物歧化酶的作用，提高人体对氧的利用率，改善末梢血流量，对内耳起保护作用。新鲜绿叶蔬菜含维生素C多。黑芝麻、植物油、核桃、花生等含维生素E多。

（4）适当摄入富含维生素D的食物：老年性耳聋者大多有血钙偏低症状，血钙偏低与缺乏维生素D有关，维生素D能促进人体对钙的吸收利用。含维生素D多的食物有：动物肝脏、蛋类、蘑菇和银耳等。

（5）多吃有活血作用的食物：扩张血管、改善血液黏稠度，有利于保持耳部小血管的正常微循环。有活血作用的食物有：黑木耳、韭菜、红葡萄酒、黄酒等。

鼻出血

鼻出血，是指血液由鼻腔流出，常由鼻、鼻窦及其邻近部位局部病变、外伤，以及某些影响鼻腔血管状态和凝血机制的全身性疾病引起，是鼻科常见症状和急症之一，也是高龄老人常见疾病。鼻出血的严重程度与出血速度、出血量有关，有时出血并不多，但患者看到鲜血从鼻孔流出会高度紧张、惊慌失措也会加重病情。

● 典型表现

1. 鼻腔出血 高龄老人鼻腔出血的表现各异，有的从前鼻孔流出，看到的是鼻孔在流血，而有的是出血从后鼻孔流入咽部再经口吐出，也有患者是前后鼻孔同时出血。大部分为一侧鼻腔出血，少数表现为双侧鼻腔出血，有时一侧鼻腔出血可经鼻咽部流向另一侧鼻腔而表现为双侧鼻腔同时出血。出血量少时仅为涕中带血，出血量大时血液从两侧鼻腔涌出。卧床的高龄老人由于头后仰，鼻出血时血液大部分向后流入咽部而被咽下，然后呕出，小部分经口吐出，表现为口鼻同时出血。

2. 全身表现 出血量少时，患者无明显不适。出血量大，速度快,患者可有心慌、面色苍白、口渴、出冷汗、烦躁不安等休克或休克前期症状。

● 治疗措施

对高龄老人鼻出血的处理应采用综合治疗。首先是止血,在达到止血的目的后,再进行对病因的检查和治疗。

1. **确定出血部位** 首先要安慰患者,消除其紧张情绪,并仔细检查,确定出血的具体部位。

2. **吐出咽下的血** 照护者应该嘱患者自己或帮助患者将流入咽部的血尽量吐出,以免咽下后刺激胃部引起呕吐而加重鼻出血。小量出血者取坐位或半卧位,大量出血疑有休克者,应取平卧低头位。

3. **局部止血法** 照护者可用一手拇指和示指紧捏老人两侧鼻翼根部,压住鼻中隔前下方,同时头稍前倾,张口呼吸,这样捏几分钟,一般都可达到止血的目的。家庭有消毒棉的,照护者可将消毒棉卷成 6~7 cm 长,棉卷放入出血侧鼻孔,再按上述方法捏住鼻翼,效果会更好。如同时用凉毛巾或冰袋冷敷患者鼻背、鼻根、后颈部和前额部,可加速止血过程。经以上处理,仍不能止血时,应到医院急诊治疗,可先试行填塞止血海绵,将明胶海绵上置少许云南白药,放入出血一侧鼻腔,并将鼻翼压向鼻中隔,3~5 分钟后血可止住。如无明胶海绵,也可将浸有 1% 麻黄素的棉片或沾有止血药的棉片放入患侧鼻腔,并压迫数分钟,帮助止血。用棉片时需注意不能放置时间过长,以防继发感染引起再出血。在止血的同时还要针对病因进行治疗。如出血量特别大,要立即予以补液,必要时考虑输血,以防发生休克。

4. **全身治疗** 必要时给予镇静剂、止血剂如维生素 K_1 等。

5. **特殊治疗** 高龄老人鼻中隔前下部反复出血者,可行鼻中隔黏膜划痕术,也可行鼻中隔黏膜骨膜下剥离术。

● 照护方法

1. **涂抹软膏** 当鼻出血被控制后,在鼻内涂一些软膏、油性物质或用少许抗生素、类固醇软膏代替。

2. **纠正不良习惯** 对经常喜欢挖鼻孔的高龄老人应该告知其危害性,并及时纠正挖鼻孔的不良习惯。

3. **增加空气湿度** 高龄老人居住的房间比较干燥的,建议使用加湿机来增加居室的空气湿度,有助于预防鼻出血。

4. **加强营养** 高龄老人的饮食应该清谈、易消化,必要时补充一些复合维生素和微量元素。

5. **治疗原发病** 鼻出血止住以后应积极查找病因,对鼻腔及鼻窦的肿瘤性疾病、高血压、全身凝血功能障碍等引起的鼻出血,应积极治疗原发病。

● 照护问答

高龄老人在家中突发鼻出血有什么处理方法?

答:首先是保持镇静,若惊慌失措和精神紧张,也会加重鼻出血。一旦发生鼻出血,可以用干净的脱脂棉充填鼻腔止血,如没有脱脂棉也可用手指压迫鼻翼两侧5分钟。另外让患者低头(注意不是仰头)并举起上肢,以增加上腔静脉的回心血量,从而减少鼻腔供血以达到止血的目的。也可同时用冷毛巾敷鼻部而使鼻血管收缩达到止血目的。此外,有高血压的高龄老人应立即测量血压,若血压过高会加重鼻出血,临时加用降血压药物可使鼻出血好转或停止。对于出血量过多,出血速度快,采用上述方法止血效果不佳者,应及时送医院进一步治疗。

鼾 症

阻塞性睡眠呼吸暂停低通气综合征(OSAHS),又称鼾症,俗称打呼噜,是一种以睡眠过程中频繁的呼吸暂停、血氧饱和度下降和睡眠紊乱为特征的临床综合征。对机体的影响复杂而广泛,易导致心脑血管病变、神经精神紊乱甚至夜间猝死等一系列并发症。OSAHS 的发病原因主要是由肥胖、鼻腔阻塞性疾病、扁桃体过度肿大、舌根下坠、烟酒不良嗜好以及发育不全等因素引起。年龄超过 80 岁的高龄老年患者发生猝死的几率极高。

● 典型表现

1. 危险因素 男性是女性的 2 倍，体形肥胖，其他包括舌体、扁桃体肥大、鼻中隔偏曲、下颌骨后缩。长期酗酒或使用镇静剂、内分泌疾病如肢端肥大症、甲状腺功能减退，以及一些特殊遗传病和唐氏综合征等。目前的医学研究报告显示，高龄老人、高血压及心血管疾病患者的发病概率较高。

2. 临床表现 大多数患者肥胖，表现为大声、习惯性打鼾，每晚目击的呼吸暂停（睡眠过程中经口鼻或口呼吸气流中断，每次暂停时间至少 10 秒以上）发作在 30 次以上，夜间唤醒，睡眠期间的窒息发作，夜尿、晨起头部胀痛、注意力不集中，白天嗜睡。

3. 体格检查 患者可有口咽软腭偏低、扁桃体肥大、悬雍垂粗大、舌根后移、咽侧部软组织增厚或其他鼻腔的鼻咽部阻塞性病变。

4. 辅助检查 动脉血气分析，尤其在睡眠监测期间显示血氧饱和度明显下降。发病时间长者血液红细胞或血红蛋白可不同程度地代偿性增多，肺功能可有不同程度的通气功能障碍。

● 治疗措施

1. 一般治疗 节制饮食，减轻体重；坚持锻炼，增强肌张力；避免饮酒，防止肌肉松弛。有鼾症的高龄老人睡觉时宜采取侧卧位，以免舌根后坠。

2. 原发病的治疗 肥胖者需积极进行减肥治疗（包括运动、药物、手术减肥等）；甲状腺功能减退者，应纠正甲状腺功能低下；肢端肥大症患者可手术切除垂体瘤或药物控制肿瘤分泌生长激素。针对原发病的治疗能明显改善鼾症的临床表现。

3. 非手术治疗

（1）药物治疗：尽管已有多种药物用于治疗 OSAHS，但至今未见特效和安全的药物。

（2）鼻腔持续正压通气：治疗效果良好，是高龄老人及有严重并发症的 OSAHS 患者首选的治疗方法。

（3）人工装置：下颌骨前置复位器、鼻瓣扩张器等有一定作用，但因使用时有不适感，患者多不愿接受。

4. 手术治疗 除特殊情况外，一般高龄老人不主张手术治疗。阻塞平面以口咽部为主，选用咽成型术；阻塞平面以鼻腔为主，选用鼻中隔矫正术、鼻甲部分切除及鼻息肉或肿瘤切除术；对于威胁生命的肺源性心脏病、慢性肺泡性换气不足、重度夜间心律失常以及难以控制的白天过度嗜睡的患者应行气管切开。

● 照护方法

1. 去除病因 照护者首先要让高龄老年患者树立战胜疾病的信心，保持良好的生活习惯，戒除烟、酒等不良嗜好。

2. 饮食指导 注意饮食调理，宜食清淡、易消化的食物，多吃新鲜蔬菜、水果，忌食高脂肪、高热量等食物。避免暴饮暴食、饮食过快等不良习惯。

3. 运动锻炼 经过适当地有针对性的运动，可以增强体质、减轻体重，增强肌张力，增强心肺功能和体力，能够达到使疾病发作频率减少的目的。

4. 睡眠指导 要养成经鼻呼吸的习惯，睡眠时取侧卧位可使一些高龄老人呼吸暂停明显减少或消失。为避免失眠，仰卧时可在睡衣背部上方缝一球形物。低枕并穿硬领衣睡觉，这样可使下颌伸直，防止颈部弯曲。卧室温度不宜过高，被褥不要太厚。养成按时睡眠习惯，睡前不要喝浓茶、咖啡等兴奋性饮料，因为过度兴奋后会带来抑制而致反应迟钝，使鼾症加重。

● 照护问答

怎样减少高龄老人睡眠时打呼噜？

答：高龄老人白天不要过度劳累，身体的过度疲劳会导致精神和肌肉的紧张与疲惫。如果白天比较疲劳，睡眠前应该先放松一下身心，如按摩、足浴、洗温水澡等，这样睡眠时就会比较安稳，鼾声会减轻。其次是睡前尽量避免剧烈的活动,睡前可散步、听轻音乐。戒除不良嗜好如烟、酒等,吸烟、饮酒以及镇静性药物会使肌肉组织更加松弛,气道堵塞更加明显,鼾声就更明显。注意睡眠体位,仰睡或趴着睡会让舌后坠、口鼻呼吸不通畅,侧睡时会让松弛的肌肉组织倾向一侧,避免堵塞呼吸道。另外,肥胖者通常颈部、咽部软组织脂肪较多,肌肉组织比较松弛,呼吸道狭窄,睡眠时呼吸困难,因此必须通过减肥,控制体重,减少身体内多余的脂肪,减轻呼吸道的堵塞,缓解鼾声。

牙 周 病

牙周病,是指牙齿支持组织,包括牙龈、牙骨质、牙周韧带和牙槽骨因炎症所致的一种疾病,是口腔的常见病、多发病。它是人群中最广泛流行的慢性感染性疾病,也是导致高龄老人牙齿丧失的首位原因,在世界范围内均有较高的发病率。牙周病严重危害人们的全身健康,是糖尿病和心、脑血管疾病,呼吸和消化系统疾病发病的危险因素。因此,高龄老人牙周病的早期治疗和预防尤为重要。

● **典型表现**

1. **刷牙出血** 刷牙出血是牙龈存在炎症的最早发现的症状。

2. **牙龈肿痛** 有个别位置的牙龈因为急性的炎症导致脓肿的产生,也会出现牙龈肿痛的症状。

3. **持续性口臭** 口臭是高龄老人常见的口腔疾病,引起口臭的原因有很多,牙周炎是一个重要的原因。牙周炎会引起牙龈出血,组织发炎,致病菌产生的代谢产物都会造成口臭。

4. **牙龈发胀、痒或不适** 牙周病会导致牙龈肿胀,一般情况下这种肿胀和组织破坏是不会产生疼痛的。但是,有些患者会感觉牙龈的某个部位有胀痒感或不适感,甚至用牙签或手指去触碰时有舒适感。

5. 牙齿松动、脱落 牙齿的松动就是炎症严重到一定程度的表征，有些牙齿松动在治疗过后是可以缓解的，而有些则可能效果不明显，这样的牙齿在嚼东西时或多或少都会影响高龄老人的生活质量。高龄老人发现有个别牙齿自行脱落时，一定要及时去医院进行牙周检查。

6. 牙缝越来越大 牙周病会引起牙龈和下方牙槽骨的退缩，造成牙间本应由牙龈和牙槽骨占据的空间暴露出来，使患者感觉牙缝越来越大。

● 治疗措施

1. 去除局部不良因素 去除局部不良刺激因素，定期（至少每半年做一次超声洁牙和喷砂洗牙）清除牙结石菌斑，积极治疗全身性疾病。

2. 龈翻瓣术治疗 较严重的牙周炎可行龈翻瓣术，龈增生过度者可行增生龈切除术。

3. 拔除 对于Ⅲ度以上松动的牙齿应给予拔除，拔牙后应及时进行种牙或镶牙修复。对于Ⅱ度松动牙应通过各种治疗措施给予保留：如牙周牙髓联合治疗后连冠固定修复；松动牙连续结扎固定等。

4. 抗生素治疗 高龄老人牙周炎，如表现为牙龈肿痛等急性症状时，如果患者肝功能正常，可口服甲硝唑片 0.2g，每日 3 次，饭后服用，连服 2~5 天。症状较重者，可同时增加头孢呋辛片 0.25 g，每日早晚各 1 次口服，也可选用奥硝唑或替硝唑，再加 1 种抗生素联合使用。另外，可选用奥硝唑漱口水或康复新漱口水，每日 3 次漱口。

5. 咬合调整或咬合重建 高龄老人几乎都需要进行咬合调整或咬合重建，原因是牙齿经过几十年的咬合磨耗，可能出现障碍合、创伤性牙尖突起，要经过专业医师的调和磨改，尽可能恢复到正常咬合。高龄老人严重的牙齿磨耗或多颗牙齿缺失，丧失了正常的咬合关系，已造成颞下颌关节疾病者要通过镶牙、种植牙等措施进行咬合重建,恢复咬合关系和咬合咀嚼功能。

6. 指导患者建立良好的口腔卫生和保健。

● 照护方法

1. 刷牙 刷牙是简便易行、经济实惠的控制菌斑方式。最常用的刷牙方法是水平颤动法,老年牙周病患者应坚持每日早、中、晚3次刷牙,每次2~3分钟。牙刷应选用刷头小、刷毛软、刷把直的保健牙刷,刷时应注意力度适中,不遗漏牙位,上牙向下刷,下牙往上刷。

2. 邻面清洁措施 指清除牙齿邻面菌斑和残余食物的器械和方法,包括牙签、牙线、间隙刷等。

3. 按摩牙龈 牙龈按摩可促使牙龈上皮角化增厚,血液循环加快,增强牙龈对刺激的抵抗力。除刷牙按摩外,手指按摩和锥状橡皮按摩器效果更好。用洗净的示指放在牙龈上,从根向冠方轻柔按摩,或旋转按摩,龈乳头及根分叉外露的牙龈可使用锥状橡皮按摩器。每牙按摩1~2分钟。

4. 叩齿 叩齿是中医健齿养生的方法,它可以给牙周膜和牙槽骨一定的刺激,兴奋牙周组织的神经、血管和细胞,促进牙周组织健康。牙周病患者叩齿时力量要小,频率要慢,以不酸困为度,每日早晚各1次,每次做3~5次。

● 照护问答

1. 高龄老人使用的牙刷、牙膏为何要经常更换?

答:牙刷毛间经常有食物、细菌残留寄生,会加重牙周、牙龈的感染,所以每1~3个月要更换一支新牙刷。牙膏要选择有脱敏、防龋功效的含氟牙膏或其他药物性牙膏,每3个月最好更换一次牙膏的品牌,防止产生耐药性。

2. 高龄老人因牙周病多牙松动怎么办?

答:松动度在Ⅱ度之内的牙齿经调和、磨改,牙周、牙髓联合治疗后应力争保留松动牙,保留的方法是结扎固定、连冠修复和咬合重建,对无法保留的松动牙应给予拔除。

3. 高龄老人牙周病造成牙齿缺失后选择什么方法修复？全口假牙戴不住怎么办？

答：高龄老人牙周病致牙缺失后应及时修复，如无种植牙禁忌证，首选修复方法是种植牙。可缺一种一。多牙缺失可用种植固定冠桥修复。全口牙缺失，可选择做传统全口可摘种义齿，如果传统的全口假牙脱位不好使用，可改用全口种植固定义齿或种植覆盖可摘义齿，后者比较经济美观适用。

牙齿缺失

一口完美的牙齿不仅具有咀嚼食物，帮助消化的功能，也具有协调美观和帮助发音的作用。然而，随着年龄的增长，由于龋齿、牙周炎、长期磨耗、外伤以及系统性疾病等因素的影响，高龄老人普遍存在牙齿缺失的现象。所谓牙齿缺失是指牙列的完整性遭到破坏，影响人体健康、美观，如果高龄老人长时间不镶牙会产生多种不良后果。最常见修复缺失牙的方法有3种，即活动义齿、固定义齿和种植义齿，它们各有优缺点。

● 典型表现

1. 牙缝变大，易塞牙，引发龋齿　牙齿缺失后，前后上下的牙齿会往缺牙的空隙移位，牙缝慢慢变大，易塞牙，不及时清理可进一步引发龋齿。

2. 牙齿脱落　牙槽骨一旦没有牙齿支撑，会逐渐吸收，周围的牙齿根基会变浅，让牙齿变长，并逐渐松动脱落。

3. 消化不良　缺牙后很多食物都嚼不碎了，只能囫囵吞枣，进而影响食物消化。

4. 影响发音　多颗前牙缺损、缺失严重影响发音，说话“漏风”，吐字不清，影响语言学习。

5. 面部塌陷　牙齿在牙弓中的缺损、缺失，不仅造成面容的缺陷、影响美观，还对人的生理、心理、口腔功能产生一定的负面影响。

6. 颞下颌关节功能紊乱 多颗牙多区域牙齿缺失后造成牙槽骨吸收,咬合垂直距离过短引起颞下颌关节病等。

● 治疗措施

缺失牙修复目前主要有以下3种方法,即活动义齿、固定义齿、种植义齿,它们各有所长,根据高龄老人的具体情况合理选择。

1. 活动义齿 它由卡环(俗称"钢丝钩")、基托、人工牙、支托组成,其原理是通过卡环"钩住"剩余牙齿来稳定假牙,基托连接人工牙来修复缺失牙。卡环与基托是多出来的附加结构,影响美观、发音,会有异物感。另外,整个假牙每天必须取下清洁刷洗几次,否则食物会进入假牙与牙龈之间,或黏附于假牙表面上,引发口腔疾病,甚至产生口腔异味。可见,活动义齿缺点较多,麻烦不少。

2. 固定义齿 口腔专科医生称之为"固定桥",老百姓多称其为"烤瓷牙"。具体做法是把缺失牙两边的健康牙磨小,变成"桥墩",然后做牙套套住两边磨小的牙齿,来架住缺失的牙齿(又称桥体),这种方法无须每天取下来清洁,咀嚼功能较强,但有一个致命弱点,即为了修复缺失牙,需要磨削两边的健康牙齿,未镶缺牙而先损好牙,实在可惜。如果恰好邻牙本身就有问题,如龋齿、隐裂或者已经做过根管治疗需要做牙套保护,选择这种方法比较合适。

3. 种植义齿 俗称"种植牙",其原理是在缺失牙的部位将纯钛的种植体植入牙床内。3个月后,种植体通过表面的生物活性涂层与周围骨质发生骨融合,然后在种植体上安装牙冠或牙桥,其结构与感觉类似于天然牙齿,无须取戴,咀嚼功能强,既克服了活动义齿的不美观、不舒适、每天需清洗的缺点,又不需要磨削缺牙部位相邻的健康牙。目前这种镶牙法,成为口腔医学界公认的缺失牙的首选修复方法。其缺点就是费用较高。

● 照护方法

1. **彻底清洁义齿** 义齿清洁不当会产生异味、影响饮食、降低肠胃功能；滋生细菌、引发口腔溃疡或其他口腔及内脏疾病。

2. **义齿与口腔黏膜的密切贴合** 义齿若贴合不当会产生咀嚼疼痛，无法正常进食，产生摩擦造成局部肿痛、溃疡，引发龋齿、牙周病、义齿性口炎等疾病。

3. **义齿正确的清洁方法** 在流水下（或用专用假牙清洗液），用软毛或软布轻轻擦洗清洁义齿。不能用热水或酒精浸泡、冲洗，否则会导致损坏、变形，降低使用寿命。牙刷容易磨损义齿，产生刷痕，隐藏细菌造成口腔感染。

● 照护问答

1. 牙齿缺失修复是固定义齿好还是活动义齿好？活动假牙戴不住怎么办？

答：活动义齿患者可自行摘戴。镶假牙过程中对真牙的切磨较少，制作方便，费用低，易于清洁，但体积较大，戴入口腔有异物感，对咀嚼功能的恢复有限，咀嚼时容易松动。固定义齿是黏固在口腔中剩余的真牙上，不需摘戴，稳固、舒适、美观，对发音无影响，但镶牙前对天然（真）牙的切磨较多，费用比活动义齿高，人们常说的“烤瓷牙”就是其中的一种。但镶固定义齿首先要考虑高龄老人的缺牙情况，同时也要考虑缺牙隙两侧真牙的情况。缺牙隙两侧的真牙应有足够的高度，牙根稳固，就可以安装固定义齿。对于真牙松动、牙周组织萎缩、倾斜错位的老年患者来说，最好不要选择固定义齿修复。高龄老人全口假牙因为牙槽脊吸收变得低平，全口假牙常常脱位甚至根本无法使用，解决的方法是采用种植固定义齿或种植覆盖义齿，就能有效地解决假牙脱位问题。

2. 高龄老人能不能种牙，种牙后为何要定期复查？

答：高龄老人如果没有种植牙的禁忌证，完全可以种牙。种植牙不会像普通活动假牙在吃饭或说话时可能发生脱落造成堵住气管或食道的危险。人工牙根深植于牙槽骨内，对牙槽骨有功能性刺激，能保护牙槽骨结构，避免其萎缩。健康的牙齿可以完全保留，不需要磨掉邻近健康的牙齿。人工牙根种植义齿通过基桩上的固位装置,将上部义齿固定,有良好的固位和稳定作用可增加舒适感,有很好的咀嚼力。人工种植牙可以有很长的寿命。另外,种植牙外形美观,就像天生牙齿一般,说话时面部表情就像原来一样自然,可以增加高龄老人的自信心。种牙后必须定期复查,患者要认真刷牙,清洁食物残留,每半年至一年到医院拍片,及时发现种植体周围炎等情况,及时处理。

口 腔 溃 疡

口腔溃疡,是指口腔黏膜由于某种病症而造成组织缺损和凹陷,是口腔黏膜的一种基本病变。口腔溃疡是高龄老人的常见病,也是许多疾病在口腔中的表现。高龄老人临床上常见的口腔溃疡主要有:复发性口腔溃疡、创伤性溃疡、癌肿溃疡和比较少见的结核性溃疡等。

● **典型表现:**

1. **复发性口腔溃疡** 最常见的一类是轻型阿弗他溃疡,约占该病的 80%,溃疡不大,一般直径 2~4 mm,圆或椭圆形,周界清晰,孤立散在,数目不多,每次 1~5 个不等。好发于角化程度较差的区域,如唇、颊黏膜。发作时溃疡有“凹、红、黄、痛”特征。即溃疡中央凹陷,基底不硬,周边围有约 1 mm 的充血红晕带,表面覆有浅黄色假膜,灼痛感明显。此病具有复发性、周期性、自愈性特点。

2. **创伤性溃疡** 往往有明显的局部刺激因素,如龋齿所致的残根、残冠的尖锐边缘,假牙、尖锐牙尖等。这种溃疡发生部位及形态与刺激因素吻合,开始时可能仅有轻微疼痛或肿胀,时间久后,形成溃疡,周围有炎症性反应,溃疡基部较硬,甚至组织增生。继发感染则疼痛加重,局部淋巴结肿大、压痛,并出现功能障碍,但如果任其发展,则有癌变可能。

3. **癌性溃疡** 高龄老人久治不愈的唇、舌部,颊部溃疡要引起重视,尤其是边缘不规则的深度溃疡应高度怀疑癌性溃疡。癌性溃疡容易出血,初期不痛,后期渐有痛感并加重。癌性溃疡一般经久不愈,并且逐渐发展,侵害周围组织,引起口腔内的功能障碍。病理检查可见癌变细胞。

● 治疗措施

1. **复发性口腔溃疡** 主要是局部治疗结合全身治疗,以延长间歇期,缩短发作期,缓解病情。局部治疗主要目的是消炎、止痛,促进溃疡愈合。

(1)消炎类药物:含漱剂有1∶5000氯己定洗必泰溶液,苯扎氯铵溶液1∶5稀释,每天3次漱用。此外还有膜剂、软膏、含片、散剂等。

(2)止痛类药物:有0.5%~1%普鲁卡因液、0.5%~1%达克罗宁、0.5%~1%地卡因液,用时涂于溃疡面上,连续2次,用于进食前暂时止痛。

(3)烧灼法:10%硝酸银液或50%三氮醋酸酊或碘酚液,蘸涂于溃疡面可使溃疡面上蛋白质沉淀而形成薄膜保护溃疡面,促进愈合。其他还有局部封闭和理疗等。全身治疗包括免疫抑制剂、免疫增强剂、免疫调节剂等对因治疗。

2. **创伤性溃疡** 首先应去除局部刺激因素,如拔除残根、残冠,修改或拆除不合适的假牙以及磨改锐利的牙尖或切嵴等。此外,溃疡局部可用消炎止痛药,以防止感染和止痛,如2%龙胆紫、2.5%金霉素甘油、各种抗生素药膜等局部涂或敷贴;中药粉外敷,如养阴生肌散、锡类散等;也可用达克罗宁液、普鲁卡因液等含漱剂。

3. **癌性溃疡** 治疗主要包括手术治疗、放射治疗、化学治疗等多种手段。根据不同的部位采取不同的治疗方法。需要指出的是,高龄老人有不明原因的经久不愈的溃疡,应尽早去医院检查,以便早期发现,早期治疗。

● 照护方法

高龄老人可以在以下几个方面加强自我保健,预防口腔溃疡

的发生:

1. **避免吸烟喝酒** 因为抽烟会使上、下唇外侧受致癌物质长期刺激,可发生癌变。而酒能溶解烟雾中的致癌物质,促进黏膜吸收。所以避免抽烟喝酒是防癌的重要措施。

2. **保持良好的口腔清洁习惯** 常刷牙,要及时治疗残根、残冠,去除不合适的假牙,避免对口腔黏膜的长期刺激,预防癌变。

3. **少食或不食辛辣或刺激性食物** 多吃新鲜蔬菜水果和富含维生素的食物,高龄老人尽量少食或不食辛辣及刺激性食物。

4. **活动锻炼** 高龄老人适当地参加户外活动,锻炼身体,可以提高机体对疾病的抵抗力。注意生活起居有规律,保持心情舒畅,避免过度劳累和紧张。

5. **定期口腔检查** 最好每半年一次,对于口腔疾病应尽量做到早期发现、早期治疗。

● 照护问答

1. 为什么高龄老人假牙磨烂牙龈需早治?

答:高龄老人在全口义齿使用过程中通常会出现牙龈磨破或疼痛不适,原因可能是基托边缘过长,牙槽嵴有明显的倒凹,与骨头尖、硬区等相应的基托组织面缓冲不够,牙槽骨萎缩,义齿不稳定,基托变形等。咬合时牙龈相应部位受到创伤而出现破溃、糜烂、疼痛,如果不及时处理,除了影响进食外,还会出现牙龈增生,甚至癌变,所以需要尽早治疗。

2. 哪些情况下要警惕可能是口腔溃疡癌变?

答:(1)颜色改变:口腔黏膜变成白色、褐色或黑色,尤其变粗糙、变厚或呈硬结,出现口腔黏膜白斑、红斑,很可能已发生癌变。

(2)溃疡大(一般良性小于10 mm)、深、经久不愈:口腔溃疡的愈合通常不超过两周,如超过两周仍不见好,需要引起重视。

(3)疼痛明显:早期一般无痛或仅有局部异常摩擦感,溃破后疼痛明显,随着肿瘤进一步侵犯神经,可引发耳部和咽喉痛。

(4)功能障碍:肿瘤可能侵犯张闭口肌肉和下颌关节,导致开闭口运动受限。所以建议高龄老人如果出现上述几种情况，则需要警惕并及时就诊检查。

第十一节 常见妇科疾病照护

外阴阴道疾病

绝经后老年女性，由于雌激素水平降低，外阴、阴道壁萎缩，黏膜变薄，上皮细胞内糖原减少，局部抵抗力降低，易受细菌感染而发病。常见萎缩性阴道炎，又称老年性阴道炎及外阴上皮非瘤样病变。主要症状为外阴瘙痒及阴道分泌物增多、灼热感，疾病进一步发展可引起阴道狭窄，甚至闭锁，严重影响高龄老人的生活和健康，应该积极进行预防和治疗。

典型表现

1. **分泌物异常** 外阴灼热不适、瘙痒，阴道分泌物增多、稀薄、呈淡黄色，严重者呈脓血性白带，有臭味。

2. **泌尿道症状** 由于阴道黏膜萎缩，易感染，感染常常可侵犯尿道而出现尿频、尿急、尿痛等泌尿系统的刺激症状。

3. **妇科检查**

（1）萎缩性阴道炎：可见阴道黏膜呈萎缩性改变，皱襞消失，上皮菲薄并变平滑，阴道黏膜充血，有小出血点。有时有表浅溃疡，溃疡面可与对侧粘连，检查时粘连可因分开而引起出血。高龄老人粘连严重时造成阴道狭窄甚至闭锁，炎性分泌物引流不畅形成阴道积脓或宫腔积脓。

（2）外阴上皮非瘤样病变：其典型特征是外阴萎缩，小阴唇变小、甚至消失,可与阴蒂粘连。大阴唇变薄,阴蒂萎缩而其包皮过长,皮肤颜色变白、发亮、皱缩、弹性差,常伴有皲裂及脱皮。病变对称,可累及会阴及肛周而呈蝴蝶状。早期病变轻,皮肤红肿,出现粉红或象牙白色丘疹,丘疹融合成片后呈紫癜状。晚期皮肤菲薄、皱缩似卷烟纸或羊皮纸,有皮下出血,呈对称性分布,阴道口挛缩狭窄。严重者排尿困难,尿液浸渍外阴菲薄皮肤,造成糜烂和刺痛。

● 治疗措施

1. 萎缩性阴道炎 治疗原则为补充雌激素,增强阴道抵抗力,抑制细菌生长。

(1)增强阴道抵抗力:针对病因给予雌激素制剂,可局部用药,也可全身给药。妊马雌酮软膏局部涂抹,每日2次;或雌三醇乳膏,第1周内,局部每天使用1次,然后根据缓解情况逐渐减低至维持量,每周使用2次。

(2)抑制细菌生长:可用1%乳酸或0.5%醋酸液冲洗阴道,每日1次,增加阴道酸度,抑制细菌生长繁殖。阴道冲洗后,局部应用抗生素治疗。

2. 外阴上皮非瘤样病变

(1)一般治疗:保持外阴清洁、干燥,禁用刺激性药物或肥皂清洗外阴,忌穿化纤内裤,不食辛辣和过敏食物。对瘙痒症状明显以致失眠者,加用镇静、安眠和抗过敏药物。

(2)局部药物治疗:可用丙酸睾酮局部涂擦,或丙酸睾酮制剂与1%或2.5%氢化可的松软膏混合涂擦患部。瘙痒顽固、局部用药无效者可用曲安奈德混悬液皮下注射。

(3)物理治疗:常用的方法有聚焦超声治疗、激光、冷冻等。

(4)手术治疗:对病情严重或药物治疗无效者,需根据高龄老人全身情况行表浅外阴切除或激光治疗。

● 照护方法

1. 高龄老人发生阴道炎时不要因外阴瘙痒而用热水烫洗外

阴，清洗外阴时宜使用弱酸配方的女性护理液。

2. 患病期间每日换洗内裤，内裤要宽松舒适，选用纯棉布料制作。

3. 外阴出现不适时不要乱用药物。因为引起老年性阴道炎的细菌多为大肠杆菌、葡萄球菌等，不像育龄期女性以霉菌性阴道炎、滴虫性阴道炎最多见。因此，不要乱用治疗霉菌或滴虫的药物，更不要把外阴阴道炎当作外阴湿疹而乱用激素药膏，这样会适得其反。

4. 由于高龄老年妇女阴道黏膜菲薄，阴道内弹性组织减少，炎症粘连严重时造成阴道狭窄甚至闭锁，炎性分泌物引流不畅易感染。因此，高龄老年妇女尤其应该注意局部卫生，以减少患病机会。不要使用肥皂等刺激性强的清洁用品清洗外阴或各种药液清洗外阴。清洗外阴时应用弱酸配方的女性护理液。选用的卫生纸应为带有“消准”字样的合格产品。高龄老年妇女的清洗盆具、毛巾不要与他人混用。

● 照护问答

高龄老人外阴瘙痒常见原因有哪些？

答：首先是感染引起，高龄老人常见萎缩性阴道炎。其次是虱子、疥疮也会引起局部瘙痒。此外，外阴上皮非瘤样病变除了瘙痒为主要症状外，还伴有外阴皮肤发白。由于化学过敏或者受到化学品刺激，如肥皂等直接刺激或者对这些物质过敏，引起接触性皮炎，出现瘙痒症状。再者高龄老年妇女平时的不良卫生习惯也是原因之一，例如不注意局部清洁，皮脂、汗液、阴道分泌物，甚至尿、粪浸渍等长期刺激，以致引起瘙痒。平时穿着不透气的化纤类内裤，也会诱发瘙痒。最后是其他病症和皮肤疾病也可引发瘙痒。如糖尿病、黄疸、贫血、白血病等慢性病及维生素 A、B 族维生素缺乏，也可能会引发外阴瘙痒的症状。

妇科肿瘤

随着年龄的增长,老年人肿瘤的发病率相应增加。宫颈癌、子宫内膜癌、卵巢癌是高龄老人妇科恶性肿瘤中发病率最高的三大疾病。老年癌症患者的总体生存率随着年龄的增长而逐渐下降,其主要原因为大多数老年患者就诊较晚,同时常常伴有其他内外科的疾病,以致不能得到及时治疗。此外,高龄老年妇科肿瘤患者,除具有老年肿瘤一般的特点外,还具有其自身的特殊性。

● 典型表现

常见的妇科肿瘤有外阴肿瘤、阴道肿瘤、子宫肿瘤、卵巢肿瘤和输卵管肿瘤。以子宫及卵巢肿瘤多见,外阴及输卵管肿瘤少见。高龄老人患有妇科肿瘤,通常有如下表现:

1. **阴道出血** 阴道出血常表现为不规则的出血或接触性出血。量一般不多,严重时可引起大出血。

2. **阴道排液** 多数患者有白色或血性、稀薄如水样或米泔状、有腥臭味的阴道排液。合并感染则有脓血性排液、恶臭。

3. **下腹部肿块** 通过盆腔检查,可以触及增大的子宫及肿块。肿块过大可以在腹部触摸到,可以是囊性感或实性感,软硬程度不同。

4. **下腹部疼痛** 肿瘤可以引起下腹疼痛,如肿瘤蒂扭转、破裂、发生炎症、出血,出现腹水等,均可出现不同程度的下腹痛。增大的肿瘤可以压迫肛门,有坠胀感。

5. **胃肠道症状** 老年女性如果常有腹胀,排除消化系统疾病后,首先应该想到卵巢癌。

6. **妇科检查** 早期患者妇科检查可无异常发现。晚期可有宫颈肿物、子宫增大或盆腔肿块。影像学检查、局部组织活检可明确诊断。

● 治疗措施

高龄老人妇科恶性肿瘤的治疗应该根据全身情况,采取以手术为主的综合性治疗。依据指南，选择最适合患者的治疗方式，个体化的微创精准治疗。

1. 手术治疗 随着医疗技术水平的提高，年龄已经不是制约手术治疗的主要因素，因此，不应该由于年龄因素而错过手术治疗的最佳时期。老年妇科肿瘤患者要加强围手术期管理，多学科合作，以降低术后并发症、保证围手术期安全。

2. 放射治疗 适合于部分宫颈癌及子宫内膜癌的患者，是将内照射和外照射结合，内照射针对宫颈原发病灶，外照射针对原发病灶以外的转移灶。

3. 化学治疗 常用的药品有顺铂、卡铂、紫杉醇等，利用这些药品阻止癌细胞对人体的侵袭，最终杀死癌细胞。化疗会伤害人体的正常组织结构，使患者身体出现不适，因此要根据高龄老人的全身情况，谨慎选择。

4. 生物治疗 就是从人的免疫系统入手，通过分子生物学、细胞工程学技术，增强癌症的免疫活性。有细胞治疗和非细胞治疗两种。相比较来说，生物治疗的精准性更高。

5. 中药治疗 中药治疗是一种辅助治疗方式，与其他几种治疗方法相结合，能增强治疗的效果。

● 照护方法

1. 定期检查 老年人身体抵抗力低，反而容易患妇科疾病，特别是老年人患恶性妇科肿瘤的风险更大。因此，高龄女性更要定期行妇科检查，可以做到早发现、早治疗，提高生活质量，延年益寿。

2. 饮食调理 养成良好的饮食习惯，食用富有营养的高蛋白、高维生素的饮食和新鲜水果蔬菜。忌用烟酒、辛辣刺激食物和生冷、油腻厚味饮食，保持大便通畅。术后饮食调养以补气养血，如山药、桂圆、桑椹、枸杞、猪肝、甲鱼、芝麻、驴皮胶等。放疗时，饮食调养以养血滋阴为主，可食用牛肉、猪肝、莲藕、木耳、菠菜、芹菜、石榴、菱角等。若因放疗而出现放射性膀胱炎和放射性直肠炎时，则应给予清热利湿,滋阴解毒作用的膳食,如西瓜、薏苡仁、赤小豆、荸荠、莲藕、菠菜等。

3. **运动指导** 应根据高龄老人的身体的体质状况,适量参加一些体育活动,这些保健锻炼可以提高身体的免疫功能,达到防癌抗癌、促进机体康复的目的。

● 照护问答

绝经后子宫内膜增厚怎么办?

答:老年女性绝经后,卵巢功能衰退,子宫体积变小,内膜变薄至 4 mm 以下。如果增加至 5 mm 以上,尤其是 8 mm 以上,伴有阴道出血或没有症状,一定要到医院查明原因。子宫内膜癌是最常见的女性生殖道恶性肿瘤,终生风险为 2.7%(1/37)。科学家研究确认,一般绝经后阴道流血的女性,发生内膜恶变和癌前病变的比例在 8%~10%。内膜厚度越厚,恶变率越高。宫腔镜是最好的检查和评估工具。每年健康体检很重要,尤其是绝经后的老年女性朋友,体检能早期发现一些蛛丝马迹,及时治疗可把疾病消除在萌芽状态。

第十二节 常见恶性肿瘤照护

肺 癌

肺癌,是指原发于支气管黏膜上皮的恶性肿瘤。因绝大多数均起源于各级支气管黏膜上皮,源于支气管腺体或肺泡上皮细胞者少,因而肺癌实为支气管源性癌,包括鳞癌、腺癌、小细胞癌和大细胞癌几种主要类型。肺癌是当今世界上严重威胁人类健康与生命的恶性肿瘤,发病率在多数国家呈明显增高趋向。我国许多大城市,肺癌已在恶性肿瘤的发病率中占据第一位,且肺癌的长期存活率仍非常低,5 年生存率仅 8% 左右。

典型表现

1. **原发肿瘤引起的症状** 刺激性咳嗽,痰中带血或间断血痰、如侵袭大血管可引起大咯血。若肿瘤造成较大气道阻塞,患者可出现不同程度的阻塞症状,如喘鸣、胸闷、气促、胸痛和发热等。

2. **肿瘤胸内蔓延的症状** 主要为压迫胸内血管或神经所致,如胸痛、呼吸困难、声音嘶哑、胸肩痛、上肢水肿或静脉曲张、上肢运动障碍、同侧上眼睑下垂、瞳孔缩小、眼球内陷、面部无汗等。

3. **远处转移症状** 锁骨上、颈部等淋巴结肿大。转移到头颅内可出现头痛、呕吐、眩晕、复视、平衡失调、偏瘫、癫痫发作等,骨转移时可有相应骨骼的疼痛,肝转移时有肝肿大及疼痛。

4. **非转移症状** 即肺癌的肺外表现如杵状指、肥大性骨关节病、多毛症、柯兴综合征(肩背肥厚)、高血糖或低血糖等。

5. **辅助检查**

(1)脱落细胞学检查:即查找痰中癌细胞,约 80% 可为阳性。

(2)胸部 X 线、CT 或磁共振检查:更可明确肿瘤位置、大小及范围,《肺实性结节处理指南 2019》指出:肺结节≤ 4 mm 无须随访;> 4~6 mm 随访 12 个月,如果不变则无须进一步随访;> 6~8 mm ,6~12 个月随访;如果不变则 18~24 个月时随访;> 8 mm,3 个月,9 个月,24 个月时分别随访,或增强 CT、PET 以及穿刺活检。

(3)支气管镜:可发现大气道的肿瘤,结合活检阳性率可达 80%~90%。

治疗措施

1. **手术治疗** 手术是治疗肺癌的首选方法。主要分为传统的开胸手术和微创的胸腔镜手术。当病灶局限、无淋巴结转移时,应积极争取手术治疗,切除受累的肺叶、肺段,可达到根治的目的,提高患者的5年生存率。对高龄老年患者来说,在无手术禁忌证的前提下,进行胸腔镜肺癌手术,使患者术后恢复快,并发症少,住院时间短,效果与开胸手术相同。

2. **放射治疗** 特别适用于高龄体弱,同时合并有其他疾病已不适宜手术治疗或拒绝手术治疗的患者。对缓解临床症状有一定效果,长期存活率可达20%以上。

3. **化学治疗** 高龄老人不是化疗的禁忌证,但对高龄老人不推荐化疗。如果患者已有胸外转移或估计不能手术切除的肿瘤或手术切除后局部远处复发,评估能够耐受化疗带来的不良反应,可以进行试验性化疗。化疗后若病灶明显缩小,更可提高手术的成功率。化疗宜多药联合应用,有可能增加肿瘤细胞的杀伤率,减少肿瘤耐药株的产生,可全身化疗也可局部治疗。

4. **生物靶向治疗** 生物靶向治疗是目前作为二线治疗用药较为热门的研究方向,随着研究的深入和新药的开发,治疗效果也会进一步提高。

5. **其他治疗** 包括中医中药及生物(如基因)治疗等。

● 照护方法

1. **心理照护** 首先了解患者饮食、睡眠及心理状态,切实做好心理护理,使患病高龄老人处于良好的心理状态和机体状态,以利于提高治疗效果。同时应注意冬季以及季节交替过程中的保暖,防止受凉感冒,戒除吸烟等不良嗜好,以减少对呼吸道的不良刺激。

2. **饮食调理** 食物中长期缺乏维生素A、β胡萝卜素和微量元素如锌、硒等,则易发生肺癌。维生素E、维生素B_2的缺乏及不足在肺癌患者中更为突出。患者在消化吸收能力允许的条件下应尽可能补充各种营养素,如优质的蛋白质、碳水化合物、脂肪、无机盐和多种维生素。可选用牛奶、鸡蛋、瘦肉、动物肝脏、豆制品、新鲜的蔬菜水果等。

3. **观察病情** 注意观察病情变化,对咯血量较多的老人应备好抢救物品，防止窒息。对晚期肺癌患者可适度使用止痛剂，提高高龄老人的生存质量。

照护问答

1. 什么是靶向治疗？

答：近年来，随着基因组、蛋白组学的发展和大量靶向药物的研究和应用，肺癌的治疗已经从传统的标准化"一刀切"治疗模式走上了以基因为导向的个体化治疗之路。肺癌的分子分型在指导临床治疗方案和药物选择以及建立分子分型个体化治疗模式方面扮演着越来越重要的角色。肿瘤的发生与发展是一个多基因参与的、多步骤的、复杂的生物学过程，通过生物信息学的研究方法利用肿瘤基因进行分子分型来指导临床靶向药物治疗，为癌症治疗开辟了新的道路。靶向药物治疗已经体现了良好的临床效应，逐渐成为非小细胞肺癌临床标准治疗的一部分，但还是面临着靶向药物最佳治疗时机、容易耐药、与化疗之间的权衡利弊等尚待解决的问题。

2. 高龄老年肺癌患者术后如何进行呼吸训练？

答：高龄老年肺癌患者术后可以进行以下呼吸训练，有助于机体康复。

（1）咳嗽技巧训练：

① 患者术后一苏醒就应该鼓励其有效咳嗽，高频拍背有助于肺部小细支气管分泌物的排出。

② 照护者指导患者深吸气，然后短暂地屏气使气体在肺内得到最大的分布。关闭声门，进一步增强气道中的压力，当肺泡内压明显增加时，突然将声门打开，这样高速的气流可使分泌物移动并排出。

（2）呼吸训练：

① 深呼吸：照护者嘱患者麻醉清醒后，每隔 2 小时左右深呼吸 15 次，直到 48~72 小时胸腔引流管拔除为止。

② 腹式呼吸：让患者仰卧，两手分别放于胸、腹部，膝关节屈

曲。深吸气时,尽可能使腹部膨起,放于腹部的手随着腹部的隆起而抬高,被确认为吸气有效。然后将空气慢慢地吐出,放于腹部的手向内上方压,帮助膈肌上移。使用腹肌咳嗽,双手合拢放于上腹部,帮助用力。

③ 辅助呼吸活动:随患者呼气动作,用手压迫胸廓,使吸气时胸廓扩张,增加吸气量和气流速度,并促进气管内分泌物移动,从而促进残存肺的扩张。

大 肠 癌

大肠由盲肠、结肠、直肠和肛管组成。大肠癌是指大肠黏膜上皮起源的恶性肿瘤,是最常见的消化道恶性肿瘤之一,也是老年常见的消化道肿瘤。由于人口老龄化等原因,老年人大肠癌的发病率呈上升趋势,其发病率随年龄而增长,60~75 岁达到峰值。据报道,近年来,上海市区 60 岁以上老年人大肠癌发病率呈上升趋势。

● 典型表现

1. 便血 肿瘤与粪便摩擦容易出血,是较早出现的症状。左半大肠癌出血量较多,多为肉眼血便,直肠癌由于常因肿瘤表面继发感染可有脓血大便。右半结肠大便为流体状态,肉眼血便较少见,大多数患者为隐血阳性。

2. 腹痛 腹痛早期即可出现,常为隐痛,老年人由于痛觉感觉迟钝,易被忽视。肿瘤生长至相当体积或浸润肠壁致肠管狭窄引起肠梗阻可出现阵发性腹部绞痛,并伴肠梗阻症状。肛门剧痛可见于直肠癌侵犯肛管引起,少数患者因肿瘤出现穿孔引起急性腹膜炎。晚期患者侵犯后腹壁可引起相应部位的剧痛。

3. 腹部肿块 部分结肠癌患者就诊时已可触及腹部肿块,仔细询问病史可发现患者以前已有大便习惯改变及腹痛等症状。肿瘤穿透全层致肠周继发感染或肿瘤穿孔引起局限脓肿,如位于盲肠及升结肠近侧,可被误诊为阑尾脓肿,应当引起注意。

4. 排便习惯的改变 常是最早出现的症状,排便次数增多,粪便不成形或稀便,病灶部位越低症状越明显。排便前可有轻度腹痛,随着病变的发展而引起轻度肠梗阻时,则可稀便和便秘交替出现。

5. 贫血 老年人多见,是癌肿出血、慢性失血所致。多见于右半结肠癌,在病程晚期,贫血与营养不良及全身消耗有关。此时患者伴有消瘦乏力、低蛋白血症等衰弱表现。

6. 实验室检查

(1)大便潜血试验:简便易行,目前多用于大规模人群大肠癌普查的初筛手段,但少数早期癌亦可呈假阴性结果而致漏诊。

(2)直肠黏液T抗原试验:又称半乳糖氧化酶试验,是检测大肠癌及癌前病变特异标记物的简便方法,有较高的敏感性和特异性,将其用于普查,与潜血试验筛检大肠癌有互补效果,但亦存在一定的假阳性和假阴性率。

(3)血清CEA的检测:癌胚抗原(CEA)是一个广谱性肿瘤标志物,它能向人们反映出多种肿瘤的存在,对大肠癌、乳腺癌和肺癌的疗效判断、病情发展、监测和预后估计是一个较好的肿瘤标志物,但其特异性不强,灵敏度不高,对肿瘤早期诊断作用不明显。可与其他指标结合,作为临床诊断参考。

(4)内镜检查和活体组织检查:内镜检查安全可靠,不仅能检测肿瘤部位、大小,形态和活动度,对可疑病灶能定向镜取组织进行活体组织检查,还能行息肉或早期微小癌灶切除,是目前大肠癌诊断最有效的手段。在大肠癌普查中,常作为评价各种初筛检效果的金标准。

(5)X线检查:结肠气钡双重造影可显示大肠黏膜局部变形,蠕动异常,肠腔狭窄,充盈缺损等,对诊断帮助。

(6)其他:如B型超声检查、CT断层摄影、磁共振成像、PET-CT、血管造影、同位素扫描等用于临床大肠癌诊断,效果评价不一。

● 治疗措施

1. 手术治疗 手术仍是治疗大肠癌最有效的方法,高龄老年患者在没有手术禁忌证的情况下仍然可以考虑手术治疗。大肠癌手术的基本原则是根治性、安全性、功能性的三性原则,其中,在肿瘤能够切除的情况下,首先要求遵循根治性原则,其次考虑到安全性,最后才尽量考虑功能性原则。JSC-CR2019 版指南建议采取多学科综合治疗协作组应由影像科、外科、肿瘤放疗科、肿瘤内科和病理科专家组成,应定期组织会议,讨论所有相关的患者,提出有效的个性化治疗方案。手术方式可以采取传统开放手术或腹腔镜微创手术。

(1)局部切除术:局部切除术指肿瘤所在区域的部分肠壁切除,切缘距肿瘤不少于 2cm,适于局限于黏膜或黏膜肌层的早期浅表型结肠癌。

(2)肠段切除术:肠段切除术指切除包括肿瘤在内的一定长度的肠管,一般要求上、下切缘距肿瘤不应小于 5.0cm。适用于部分限于黏膜下、浅肌层且无淋巴结转移的癌肿。

(3)根治术:根治术或绝对根治术是指手术彻底切除肿瘤并清除区域淋巴结,而组织学检查的各个切缘均无癌残留者。

(4)联合脏器切除术:结肠癌联合脏器切除术适用于邻近脏器受侵的病例,常作为根治性术式应用。

(5)姑息性肿瘤切除术:如已存在腹膜、肝及非区域性的远处淋巴结的转移,适用于无法行全部转移灶切除的情况。

2. 化学药物治疗

(1)适应证:术前、术中的辅助化疗,其目的主要在于提高生存率,对Ⅱ、Ⅲ期患者术后化疗约可使患者的 5 年生存率提高 5% 左右;晚期肿瘤手术未能切除或不能接受手术、放疗的患者;术后、放疗后复发、转移而又无法再手术的患者,其目的在于减轻痛苦、延长生命。已有的研究表明化疗可使 20%~40% 的患者肿瘤完全消失、缩小或稳定,但缓解时间一般只有 2.5 个月,长期缓解的患者少见,预期生存时间大于 3 个月者不多。高龄老人不是化疗的禁忌证,但对高龄老人不推荐化疗。

（2）禁忌证：骨髓造血功能低下，白细胞在 3.5×10^9/L 以下，血小板在 80×10^9/L 以下者；有恶病质状态的患者；肝、肾、心等主要脏器功能严重障碍者；有较严重感染的患者。

（3）化疗方案：单一药物治疗和联合药物化疗。近 20 余年来发现 CF（Leucovorin，醛氢叶酸或亚叶酸）可提高 5-FU 的抗肿瘤作用，使治疗直肠癌的缓解率增加 1 倍。近年来有 3 种治疗大肠癌的新药应用于临床，它们分别是：草酸铂（商品名有：乐沙定、草铂、奥沙利铂等），开普拓（伊立替康），希罗达。据研究用传统的 CF+5- 氟尿嘧啶方案可使Ⅲ期患者术后 5 年生存率比单纯手术组提高 5% 左右，而如今应用的新药预期可使 5 年生存率提高 10% 左右，但价格较昂贵。联合化疗具有提高疗效、降低或不增加毒性、减少或延缓耐药性出现等优点，已有不少联合化疗方案用于大肠癌的治疗。临床上常采用多种细胞毒药物或细胞毒药物与生化、生物调节剂联合应用，通常以 5- 氟尿嘧啶或其衍生物为基本用药，有效率报道在 10%~52% 不等，但大部分均在 20% 左右。

3. **中医中药治疗** 主要用于辅助治疗。

● 照护方法

1. **饮食调理** 老年人消化功能减退，应该多食用水果、蔬菜等富含膳食纤维的食物。纤维素能增加粪便量，稀释结肠内的致癌剂，吸附胆汁酸盐，从而能减少大肠癌的发生，具有预防和减少大肠癌的发生的效果。有研究表明，补充维生素 A、维生素 C、维生素 E 能使腺瘤患者的结肠上皮过度增生转化为正常。据研究，食用大蒜、洋葱、韭菜等也具有一定的抗癌作用。

2. **改变生活习惯** 腹型肥胖是独立的大肠癌的危险因素，适量运动可以影响结肠蠕动有利于粪便排出，从而达到预防大肠癌的作用。吸烟与饮酒均是大肠腺瘤的危险因素已经得到证实。目前研究认为，吸烟是大肠癌基因产生的刺激因素，但需要经过大约 40 年的时间才能发生作用，少量饮酒有利于预防大肠癌，原理有待进一步研究。

3. 肠道准备

(1)清洁肠道:

① 逆行肠道清洁法:亦称传统肠道准备法:具体方法为:术前3~5天进半流质食物,2~3天进流质食物。术前3天开始进缓泻剂,如50%硫酸镁30 ml或蓖麻油30 ml等,每晚洗肠一次,术前当晚清洁灌肠,直至排出大便为清水样。

② 顺行肠道清洁法:口服甘露醇,系肠道不吸收的渗透性泄剂,使肠腔扩张,刺激肠蠕动增快而加速排空,多用于青壮年,不适合用于老年人和已有肠梗阻患者。甘露醇可使肠道内产生大量沼气,术中使用电刀可引起爆炸,因此腹腔操作不应使用电刀、电凝。

③清洁灌肠:是用0.1%~0.2%肥皂水或者清洁液500~1000ml通过肛门,自肛管经直肠缓缓地灌入结肠,帮助患者排出粪便和积存的气体。其优点是对黏膜刺激性小,患者无痛苦且耐受性强,特别适合老年患者。

④ 全肠道灌洗:临床实际应用较少。

(2)肠道抗生素的使用:成人粪便中含有大量细菌,种类达百余种。它不仅存在于粪便中,而且大量黏附在肠黏膜表面,故单纯清洁肠道内容物并不能将肠内残存细菌数降至足以避免感染的程度,肠内使用抗生素因此成为必然。传统准备方法需口服抗生素3~5天,且主张联合应用肠道可吸收与不可吸收的两类抗生素,效果较好。在临床上清洁肠道的抗生素使用应遵循如下原则:短时、广谱、高效、低毒、肠道不吸收,术前2小时静脉推注一剂。

● 照护问答

1. 大肠癌手术为什么要做肠道准备?

答:大肠癌患者术前彻底清洁肠道,可避免粪便在肠腔内蓄积,减少术中、术后胀气,使肠道细菌数量减少。肠道准备包括两个方面,即清洁肠道和使用抗菌素预防感染。一般认为,大肠内含有大量条件致病菌,是大肠癌术后感染的重要原因。强调术中结肠内空虚、清洁、塌陷、无菌为其理想状态,且在肠道准备过程中不应影响机体的内稳态，不增加肿瘤转移的机会。

2. 人工肛门如何护理？

答：人工肛门护理包括两个方面，一是术后人造假肛腹壁口狭窄期的扩肛护理：术后由于疤痕的收缩，压迫假肛腹壁出口，引起排便困难。初期照护者协助指套扩肛，隔日一次，以食指能够完全进入为度。以后患者自己进行扩张，经过1~2个月，疤痕收缩期过去后就可好转。二是假肛周围皮肤的卫生护理：腹壁造瘘后，由于假肛无括约作用，大便频数，引起周围皮肤糜烂发炎。所以，保持腹壁造瘘部位周围皮肤干燥清洁十分重要，在夏天更应勤换敷料，经常清洗。

前列腺癌

前列腺癌是人类特有的疾病，患者主要是老年男性，新诊断患者平均年龄72岁，可见，高龄老年患者并不少见。引起前列腺癌重要的危险因素有遗传、高动物脂肪饮食等。腺癌是其主要病理类型，常起源于前列腺外周带，早期肿瘤被限制在前列腺包膜内，后期可侵犯尿道、膀胱、精囊，也可发生淋巴、骨、肺、肝等处转移。通常前列腺癌病程进展较缓慢，预后尚可，晚期则预后不佳。

● 典型表现

1. 常见症状　前列腺癌早期通常无症状，一些患者在做良性前列腺增生手术后被病理检查发现。当肿瘤侵犯或阻塞尿道、膀胱颈部时，会出现尿路刺激症、血尿、尿潴留、尿失禁等症状。发生骨转移时，会出现骨骼痛、病理性骨折、贫血等症状。局部浸润常被累及膀胱直肠间隙，这个间隙内包括前列腺、精囊、输精管、输尿管下端等脏器结构，可引起患者腰痛以及患者侧睾丸疼痛，部分患者还诉说射精疼。

2. 直肠指检　直肠指诊可触及前列腺结节。

3. 辅助检查

(1)血清前列腺特异性抗原(PSA)超出正常值(正常值0~4 μg/ml)。

(2)临床上大多数前列腺癌可通过前列腺穿刺活检获得病理学诊断。

(3)B超、CT、核磁共振等有助于前列腺癌的临床分级。

(4)骨扫描(ECT)可早于X线检查发现前列腺癌的骨转移病灶。

● 治疗措施

1. 手术治疗 前列腺癌根治性切除术是治疗局限性前列腺癌最有效的方法,适用于可能治愈的前列腺癌。除传统的手术外,现在多可应用腹腔镜微创手术,可以达到与传统开放手术一样的效果。对严重心肺功能不良、凝血功能不良、已有转移、预期寿命不足10年等患者,是前列腺根治术的禁忌证。

2. 放射治疗 适合各期前列腺癌患者,具有疗效好、并发症少的优点。早期肿瘤患者行根治性放疗,效果与根治性手术相似。转移性癌可以行姑息性放疗,以减轻症状,改善生活质量。

3. 内分泌治疗 主要包括去势治疗和抗雄激素治疗。适应于转移性前列腺癌、局限性前列腺癌但无法行根治性切除或放射治疗、配合前列腺癌根治切除或放疗的辅助治疗、复发性前列腺癌无法再行局部治疗者,能延缓前列腺癌的进展。

(1)去势治疗:去势包括手术去势、药物去势、雌激素治疗。手术去势即睾丸切除术,可使雄激素水平迅速且持续下降。药物去势是指使用人工合成的黄体生成素释放激素,降低雄激素水平,常用药物为抑那通等。雌激素能抑制雄激素活性,还能直接抑制睾丸产生雄激素,常用药是己烯雌酚,可以达到与去势相同的效果,但心血管方面风险较大。

(2)抗雄激素治疗:药物通过竞争雄激素的靶细胞,抑制前列腺癌细胞的DNA合成,使癌细胞凋亡。常用药物是氟他胺。临床上常将手术去势和抗雄激素治疗联合运用，以最大限度阻断雄激素。

照护方法

1. **健康教育** 对高龄老人进行前列腺癌健康知识教育，了解前列腺癌的高发因素是遗传和高动物脂肪饮食，及早预防。老年男性应接受每年一次的体检。肛门指检是简单、有效的筛选检查，可疑者应查血清前列腺特异性抗原，做到早期发现，早期治疗。

2. **生活指导** 增加户外运动、晒太阳。绿茶可能是前列腺癌预防因子，应常饮绿茶。饮食宜清淡，少吃动物脂肪，多吃水果、谷类、蔬菜，适当喝红酒。生活方式的改变会降低发病风险。

3. **食疗验方** 具有抗癌、增强体质的食疗验方：

（1）兰花参汤：白兰花 6 g，人参 3 g，蒸熟食汤。

（2）核桃甲鱼：甲鱼 1 只，核桃连壳 10 枚，加香菇、金针菜、黑木耳、冰糖、佐料煮食。

（3）箬叶枣汤：青箬叶 60 g，红枣 10 枚，煮汁，喝汤食枣。

4. **定期随访** 前列腺癌患者应定期随访，随访的指标有前列腺特异性抗原、直肠指检、经直肠 B 超、骨扫描与腹部 CT。根治术患者前列腺特异性抗原、直肠指检每 3 个月检查 1 次，2 年后每 6 个月 1 次，5 年后每年 1 次。内分泌治疗患者每 3 个月检查 1 次，包括肝功能的检查。

照护问答

1. 为什么治疗前列腺癌常采用内分泌治疗方法?

答：前列腺癌病程进展较为缓慢，且多为老年人，特别是高龄老人，当确定前列腺癌诊断时，多不能接受根治性治疗。研究发现，前列腺癌细胞大多数依赖雄激素，直接去除雄激素可抑制癌细胞生长。已知 90% 雄激素来自于睾丸，去势手术（即睾丸切除术）能迅速持续地使雄激素降低至极低水平，从而有效地阻止了癌细胞的代谢，使癌细胞凋亡。该手术简单易行，缺点是对来自于肾上腺的10%雄激素不起作用。故抗雄激素治疗是必要的,它能阻断雄激素受体,抑制癌细胞的生长。去势手术和抗雄激素治疗二者联合运用,可以最大限度地阻断雄激素。临床研究证实,前列腺癌的内分泌治疗可以延缓癌症的进展。

2. 前列腺癌根治术后照护应注意哪些事项?

答:前列腺癌根治术后照护者应注意以下事项:

(1)前列腺癌根治术后1周是患者恢复的关键期,患者术后常规留置引流管,家属应观察引流液量和颜色的变化,如引流液量逐步减少,颜色变淡则表示恢复良好。

(2)尿量在术后应维持在1500~4000 ml/d,术后几天可能是淡血性,如能逐步变成淡黄色为恢复良好。

(3)术后1周内常见并发症:出血、发热、疼痛、感染、淋巴瘘、淋巴囊肿、尿瘘、下肢深静脉血栓,照护者应及时观察患者变化,及时和医生护士沟通。

(4)常规在肛门排气后(一般术后3天左右)可考虑少量多次进食流质饮食,包括米汤、菜汤和少油的鱼肉汤等。之后根据病情恢复,逐步过渡到半流质饮食,包括米糊、稀饭、烂糊面、馄饨、藕粉等,可以加入适量蔬菜和少量荤菜,1周后是否进食普食,应咨询医生。

(5)应按医生要求,照护者要鼓励高龄老年患者适当下地活动,活动时注意安全,避免发生摔倒等意外事件。

(6)高龄老年患者长时间卧床,需要定期翻身、拍痰以防压疮和肺炎,不能下地活动时应加强下肢小腿到大腿的肌肉按摩,避免下肢静脉血栓。在床上翻身、适度活动和上下床时注意避免牵拉引流管和导尿管,以防滑脱。

恶性黑色素瘤

恶性黑色素瘤,是指皮肤和其他器官黑色素细胞产生的肿瘤。病因不明，其发生可能与基因、环境及基因 / 环境共同或黑色素瘤家族史等因素有关。恶性黑色素瘤可发生于老年人。起源于黑素细胞的恶性黑色素瘤多见于老年人，生长缓慢，恶性程度较低。

典型表现

恶性黑色素瘤好发于躯干、头颈部、四肢、消化道和泌尿生殖道黏膜。其主要症状，包括出血、瘙痒、压痛、溃疡等，一般来讲，黑色素瘤的症状与发病年龄相关，年轻患者一般表现为瘙痒、皮损的颜色变化和界限扩大，老年患者一般表现为皮损出现溃疡，通常提示预后不良。根据恶性黑色素瘤的发病方式、起源、病程与预后的不同，可分为两大类，又可分为 3 型。

1. 原位恶性黑色素瘤

（1）恶性雀斑痣：恶性雀斑痣少见，好发于 60~80 岁男性，几乎均见于暴露部位，尤其是面部，少数可位于前臂或小腿。损害生长缓慢，往往经数年或数十年，约有 1/3 损害发展为侵袭性恶性黑色素瘤。当皮损面积达 4~6 cm，原有损害部位出现硬结是已侵入真皮的标志。

（2）浅表扩散性原位黑色素瘤：本病是白人中最常见的恶性黑色素瘤，约占 70%，可发生于任何部位皮肤，而尤常见于背上部与小腿。损害生长迅速，常在 1~2 年内即发展为真皮侵袭性生长，其特征是出现结节、溃疡或易出血，预后较差。

（3）肢端雀斑样原位黑色素瘤：肢端雀斑样原位黑色素瘤多见于黑人与黄种人，国内报告也以此型为多见，发病可能与外伤有关。好发于掌跖、甲床和甲周无毛部位，尤其足跖。此瘤在原位生长时间较短，很快发生侵袭性生长。早期皮损为深浅不一的色素增深斑，边缘不规则且不清楚。如病变位于甲母质，则甲及甲床可出现纵向色素条纹。

2. 侵袭性恶性黑色素瘤

（1）结节性黑色素瘤：结节性黑色素瘤开始为隆起的斑块、

结节或深在结节,黑色或青黑色,很快增大并有破溃,或增生如蕈样、菜花状。由于侵袭生长较快,故预后较其他型差。5 年存活率为 50%~60%。

(2)痣细胞恶变:目前尚无一致意见,但可以肯定,恶性黑色素瘤可发生于先天性痣细胞痣与发育不良性痣。国内资料统计,约有一半恶性黑色素瘤发生在痣细胞痣的基础上。一般而言痣细胞痣恶变的指征是:黑痣突然增大,隆起,色素加深,表面结痂,易于出血,自觉瘙痒或疼痛。大部分恶变是来源于交界痣或复合痣,偶可为皮内痣。

(3)恶性雀斑样痣性黑素瘤:恶性雀斑样痣性黑素瘤是由恶性雀斑样痣发生侵袭生长而来,多见于老年人面部,常在原有损害的基础上出现一个或数个蓝黑色结节,表示已向真皮内侵袭性生长。虽然其整个生长过程较为缓慢,但一旦发展为恶性黑色素瘤,则其预后并不比其他型黑色素瘤好。转移多倾向于局部淋巴结,5 年存活率为 80%~90%。

(4)浅表扩散性黑色素瘤:浅表扩散性黑色素瘤系从浅表扩散性原位黑色素瘤发展而来,或称湿疹样癌性黑色素瘤。有的损害发硬并出现丘疹或结节,有时呈疣状,如有溃疡和出血,则为晚期征象,5 年存活率为 70%。

3. 无色素型恶性黑色素瘤 初为正常肤色丘疹或结节,以后增大成蕈状或菜花状,形似鳞癌。多见于女性,发展快,约有 2/3 可转移,转移后常找不到原发灶。

4. 诊断标准 对于可疑皮损可采用 ABCDE 标准进行判断。A 代表不对称,B 代表边界不规则,C 代表色彩多样化,D 代表直径大于 6mm,E 代表皮损隆起、进展。如果皮损符合 ABCDE 标准,高度怀疑为恶性黑素瘤,需要取活检进行组织病理学检查以便进一步确诊。组织病理:黑素细胞异常增生,肿瘤细胞胞质中有色素颗粒。在侵袭性恶性黑素瘤中,肿瘤细胞向真皮或皮下组织浸润生长。

治疗措施

1. **手术治疗** 对早期未转移的损害应手术切除,应根据病变深度确定切除皮损周边正常皮肤的范围,如果是指(趾)恶性黑素瘤,可采用截指(趾)术。应切除受累淋巴结,但预防性淋巴结切除仍有争议。

2. **化学疗法** 肢体动脉灌注抗有丝分裂药物治疗肢体黑素瘤有一定疗效。对于发生广泛转移者可采用联合化疗和放射治疗。

3. **其他** 生物化学治疗和分子靶向治疗具有很好的发展前景。值得关注的是,临床试验研究发现恶性黑色素瘤作为高免疫原性肿瘤,肿瘤浸润淋巴细胞(TIL)治疗首先于恶性黑色素瘤治疗中获得初步成功,TIL 具有高杀瘤活性和高靶向性特点,在进展期恶性黑色素瘤治疗中具有明显优势。

照护方法

1. **避免日晒** 尽量避免日晒,使用遮阳屏是重要的一级预防措施,特别是对那些高危人群,加强科普宣传教育,提高“三早”,即早发现、早诊断、早治疗,更为重要。

2. **避免刺激** 不宜应用腐蚀性药物或反复多次冷冻等方法刺激黑痣,因为黑痣常因外伤刺激而发生恶变。据报道,约有30%~50% 的恶性黑色素瘤与外界刺激有关。对发生在容易摩擦部位的色素痣,应取活组织病理检查,宜尽早切除。

3. **掌握色痣恶变的信息** 色痣如果出现下列情况提示恶变可能,照护者应立即送高龄老人去医院进一步检查:①色痣体积增大,色素或深或变浅。②色痣呈放射状向周围扩展。③色痣无故疼痛或不适,表面有少量的渗出物。④色痣区域淋巴结肿大,隐约可见蓝黑色。⑤患者解蓝黑色尿。

照护问答

1. 恶性黑色素瘤的预后如何?

答:黑色素瘤的预后依赖于诊断时的分期。局部、无淋巴结及远处转移的黑色素瘤预后较好,早期,非常表浅的病损5年治愈率可为100%。Ⅰ、Ⅱ期女性存活率高于男性。躯干、头颈部原发黑色素瘤比四肢的黑色素瘤差,年老者预后较年轻者差。Ⅲ期黑色素瘤具有明显不同的预后,溃疡和淋巴结转移数量多提示预后差。Ⅳ期黑色素瘤重要的预后因素是远处转移的位置,内脏转移比非内脏(皮肤及远端淋巴结)转移预后差。此外,预后还取决于是否为早期诊断和早期治疗。

2. 恶性黑色素瘤患者要如何注意饮食?

答:恶性黑素瘤患者的饮食要注意:

(1)宜多食新鲜蔬菜水果:新鲜蔬菜水果中含有大量的维生素A、维生素C、维生素E等。近年来研究发现,它们具有抗氧化作用,可清除自由基,阻断致癌物亚硝胺的合成,抑制鳞状上皮细胞的变性及癌细胞的发生,还具有增强机体免疫功能、促使溃疡愈合等作用。

(2)饮食多样化,蛋白质摄入要适量:患者在放化疗时会引起消化道反应导致消化功能减弱,或肿瘤增加机体消耗而引起营养不良,甚至恶液质,许多患者就盲目地采用高蛋白膳食。殊不知高蛋白的膳食会增加胃肠道的负担,使胃肠消化吸收功能更弱,并且对肿瘤的治疗不利。

(3)养成良好的饮食习惯:定时定量,少食多餐,有计划地摄入足够的热量和营养。

(4)低脂饮食:长期高脂肪膳食易导致黑色素瘤、大肠癌、乳腺癌等。恶性黑色素瘤患者治疗后常会出现恶心、呕吐、消化功能差等表现,故应采取低脂肪饮食。

(5)忌烟酒:烟酒可促使细胞分裂加快,增加恶性肿瘤易感性;同时可使人体免疫力下降,加速病情发展,对癌症患者不利。故戒烟、戒酒有助于癌症患者治疗和康复。

第十三节 常见特殊病症照护

肌 少 症

肌少症，为一类进行性、广泛性的骨骼肌量和肌力减少以及骨骼肌功能减退，导致机体功能和生活质量下降甚至死亡的综合征。在全球其发病率逐年增高，目前已成为威胁高龄老人健康，影响高龄老人生活质量的重要危险因素。高龄老人肌少症不仅会增加残疾、跌倒、骨折的风险，降低生活质量，还会增加罹患糖尿病、骨关节炎、冠心病等疾病的危险。

● 典型表现

1. **发病年龄** 本病多见于高龄老人，增龄和肌少症的发病成正相关。多种慢性疾病（如内分泌疾病、神经退行性疾病、炎性疾病、恶病质等）、营养不良和少动或制动都与肌少症有关。

2. **主要表现** 高龄老年患者活动能力下降，日常动作（如行走、坐立等）完成困难，甚至平衡障碍，易跌倒等。

3. **肌肉数量减少** 高龄老年患者易发生骨质疏松症或骨折，且因肌肉数量与骨密度呈同步变化，其发生可能性可达正常肌量人群的 3 倍。

4. **肌肉功能减退** 患者体重、去脂体重明显降低，活动及握力等力量表现明显下降，下肢屈肌衰退较伸肌显著，而下肢肌力的显著减退直接影响到平衡功能。因此易导致高龄老人摔倒、失能等一些不良后果的发生。

5. **肌少症的诊断** 欧洲和国际肌少症工作组采用符合（1）+

(2)和/或(3)。

(1)骨骼肌重量指数(SMI):即双能X线吸收法(DXA)测定的骨骼肌重量与身高平方的比值。DXA是目前评估肌量最常用的方法,可较精确区别全身和局部肌肉脂肪和骨骼量。

(2)肌肉强度:通过测量握力法体现,最常使用的是简易握力测定法。

(3)肌肉功能:目前最常用的是日常步数评估法,能很好地反映机体功能,有一定的预测价值。

● 治疗措施

高龄老人肌少症可防可治,因此早期诊断和有针对性地处理非常重要。运动锻炼,充足营养和慢病管控可延缓和减少肌少症的发生和发展。

1. **运动治疗** 坚持每周5次有氧运动。每天运动时间不少于30分钟,每周总运动时间达150分钟以上。同时进行3次持续20~30分钟的抗阻运动。

2. **营养治疗** 足够的热能摄入是保证肌肉质量的必要条件,尤其需要足量优质蛋白质。如牛奶、鸡蛋、牛肉、鸡肉、花生、黄豆等食物。能量供应105~146 kJ/(kg·d),分3餐均匀摄入。在营养治疗中还要强调补充维生素D。

3. **中药** 健胃补脾,四君子汤,八珍汤等。

4. **其他治疗** 包括使用肌酸、丙酮、雌激素、生长激素和血管紧张素、转换酶等。

● 照护方法

1. **去除诱因** 治疗和肌少症相关的各种慢性疾病,改善临床症状,树立战胜疾病的信心。

2. **生活照护** 肌少症患者日常生活自理能力下降,因此防止跌倒要放在重要的位置。平时活动时最好有人看护搀扶或自行使用拐杖或代步等。

3. **饮食调配** 高龄老人如咀嚼功能异常的要佩戴义齿。饮食要温热，易于消化富含热量、高蛋白、精细与粗纤维适量调配。对于能量摄入不足的高龄老人应予以营养支持，推荐口服营养液补充。

● 照护问答

1. 什么是抗阻运动？高龄老人的抗阻运动有什么益处？

答：抗阻运动是指肌肉在克服外来阻力时进行的主动运动。阻力可由他人、自身的健肢或器械（如哑铃、沙袋、弹簧、橡皮筋等）进行，能恢复和发展肌力，广泛用于各种原因所致的肌肉萎缩。按照运动方式的不同，可简单地分为耐力运动（即有氧运动）和力量运动，后者就是抗阻运动。抗阻运动相比有氧运动，氧耗量少，对高龄老人骨骼肌力量恢复及生活质量提高有益，对肌少症的预防和治疗可起到更加积极的作用。对于高龄老人而言，减少跌倒及骨折发生是维持健康的基本保证，而腿部肌肉力量的维持最为关键。抗阻运动可增加高龄老人股四头肌肌力及爆发力，可有效预防高龄老人跌倒及发生骨折。

2. 高龄老年患者的饮食需注意什么？

答：高龄老人组织器官功能日益减退，特别是他们牙齿大都有缺失，口腔牙齿切割食物的功能减退，胃肠道消化吸收功能也较差。因此，高龄老人的饮食和营养摄取需要特别照顾，根据高龄老人的生理特性及各项营养需求制定方案，原则上应该少量多餐，以点心补充营养，以豆制品取代部分动物蛋白质，主食加入蔬菜一起烹调，限制油脂摄取量，少加盐、味精、酱油，善用其他调味方法，少吃辛辣食物，白天多补充水分，每天服用一颗复合维生素等。

老年衰弱症

衰弱，是一种重要的老年综合征，是高龄老人因生理储备下降而出现抗应激能力减退的非特异性状态，涉及多系统的生理学变化,包括神经肌肉系统、代谢及免疫系统改变,这种状态增加了死亡、失能、谵妄及跌倒等负性事件的风险。高龄、跌倒、疼痛、营养不良、肌少症、多病共存、多药共用、活动功能下降、睡眠障碍及焦虑、抑郁等均与衰弱相关。衰弱是高龄老人失能的前兆,是介于生活自理与死亡前的中间阶段,极易发生跌倒、失能、急性病住院、医源性问题以及死亡等临床事件。衰弱的患病率随年龄而增加,65 岁以上老年人中衰弱症的患病率为 7%,80 岁以上高龄老人衰弱症的比例高于 20%,90 岁以上高龄老人的比例则高达 30%~40%。

● 典型表现

衰弱症的典型表现主要有五项:疲劳感、步速慢、无力、不明原因体重下降和低体能。其中,疲劳感是失能和死亡强有力的独立预测因子;步速慢是反映预后不良的最佳预测指标,步速每提高 0.1 m/s,衰弱症的风险下降;无力是疲劳、失能、患病率和死亡率的有力预测因子,握力差的老年人发生衰弱症的风险比握力正常的老年人高 6 倍;不明原因的体重下降是指 1 年内体重下降 > 5%;低体能则意味着体力活动少。衰弱症是缓慢、逐渐发展的,其早期表现为疲劳和步速慢,一旦发生就意味着有更多的相关表现。衰弱症作为临床事件的前期状态,可独立预测 3 年内跌倒发生率、日常生活活动能力(ADL)受损程度、住院率和死亡率。衰弱症是一种即将发生失能等临床事件的危险状态,需要及时识别与干预。

● 治疗措施

衰弱症的药物治疗目前还在积极探索中:

1. **积极治疗基础疾病** 如心衰、糖尿病、慢性感染、恶性肿瘤、抑郁和痴呆等。

2. **维生素 D 的补充** 对于有维生素 D 缺乏的老年人,补充维生素 D 可减少跌倒和髋关节骨折的发生,减少死亡率。维生素 D 还能改善肌肉功能。

3. 药物治疗 一些临床试验表明即使对于没有心衰的患者，给予血管紧张素转换酶抑制剂治疗能够阻止机体器官功能的减退和骨骼肌肌力下降。

● 照护方法

积极预防和治疗衰弱症将会对高龄老人、家庭和社会产生很大的益处，尤其衰弱症早期或衰弱前期的干预，可有效逆转和阻止衰弱。即使对于重度衰弱症，我们也要积极治疗，尽量减少其并发症，改善预后。下面有几种非药物治疗方法有较好的效果。

1. 抗阻力训练和有氧运动 迄今为止，锻炼被证实是衰弱症最有效的干预方式。适当的有氧运动可以改善机体器官的功能，尤其骨骼肌、内分泌、免疫系统、心血管系统等的功能。已有很多证据表明，衰弱症高龄老人进行抗阻力训练，如1周进行3次锻炼，每次45~60分钟，能够产生明显的积极效果，改善他们的运动能力，如步速提高、平衡能力增强、跌倒发生减少等。

2. 营养支持 营养干预可以改善衰弱症高龄老人的营养不良和体重减轻，减少并发症。有研究显示，补充蛋白质，可以增加肌容量，改善肌力。营养补充与抗阻力训练有协同作用。

3. 减少多重用药 多重用药被认为可能是衰弱症发生的原因之一。因此，减少不必要的药物既可以降低医疗费用，又能避免药物的不良反应。

● 照护问答

老年衰弱症和衰老是一回事吗?

答：衰弱症是指一组由机体退行性改变和多种慢性疾病引起的机体易损性增加的临床综合征，核心是高龄老人的生理储备减少或多项指标异常，外界较小刺激即可引起临床事件发生。老年衰弱症往往是一系列慢性疾病、一次急性事件或严重疾病的后果，高龄、跌倒、疼痛、营养不良、肌肉减少症、多病共存、多重用药、活动功能下降、睡眠障碍和焦虑抑郁等均与衰弱相关。

衰老是生物有机体随着时间推移自发产生的一种必然过程，

是一种复杂的自然现象，表现为结构的退行性改变和功能衰退，适应性和抵抗力降低。从生理学上讲，衰老是从受精卵开始一直发展到老年的个体发育史。从病理学上讲，衰老是应激和劳损、损伤和感染、免疫反应衰退、营养失调、代谢障碍以及疏忽和滥用药物积累的结果。另外，从社会学角度看，衰老表现为个体对新鲜事物失去兴趣、超脱现实和喜欢怀旧等。所以衰弱症和衰老是两个不同的概念。

多器官功能衰竭

老年多器官功能衰竭是指老年人（年龄≥60岁）在器官老化、功能低下和患有多种慢性疾病的基础上，由某种诱因激发，在短时间内出现2个或2个以上器官同时或序贯发生功能不全或衰竭。多器官功能衰竭是高龄老人常见的危重疾病，一旦发生，则来势凶猛，病情进展迅速，是导致高龄老人死亡的重要原因。

● 典型表现

1. 老年人群，尤其是高龄老人器官储备功能降低，在原有器官功能衰退的基础上发生功能衰竭，一般起病隐袭，病程迁延漫长，可反复发作。

2. 多表现器官功能衰竭的临床症状，高龄老人症状不典型，仅表现为淡漠、食欲减退及精神异常，容易漏诊。

3. 以各种感染为诱因，其中肺部感染为首要诱因。另外，各种慢性疾病急性发作也为诱因。

4. 老年多器官功能衰竭分三期：Ⅰ期（衰竭前期）：有关器官在功能老化和慢性疾病基础上已有组织和功能改变，相应指标介于正常和异常之间；Ⅱ期（衰竭代偿期）：有关器官已不能维持正常功能，但尚有代偿能力，对治疗反应良好；Ⅲ期（衰竭失代偿期）：各器官明显衰竭，对治疗反应差，已进入不可逆阶段。

5. 对老年多器官功能衰竭的诊断：凡年龄≥60岁，患有2种以上器官慢性疾病和/或2种以上器官功能不全，兼具有以下2个以上的（肺、心、脑、肾、胃肠、肝脏）器官功能衰竭，即可诊断。

治疗措施

1. **定期全面检查** 及早识别，定期追踪监测的化验指标，这些指标对老年器官功能衰竭的发生、发展有预先诊断的价值。

2. **严格控制感染** 尤其是肺部感染，是高龄老人的健康杀手，老年人肺部感染死亡率高，因其症状不典型可误诊或漏诊。

3. **监测血压** 及早纠正低血压和低灌注状态，预防心脏功能衰竭。

4. **监测肾功能** 血清尿素氮、血肌酐的升高。监测尿量，在低血容量纠正后应用利尿剂，限制液体入量。

5. **营养、支持治疗** 是提高抢救成功率的重要措施，予以足够的热量和蛋白质，不宜使用外源性脂肪。

6. **其他** 适当应用糖皮质激素可防止线粒体呼吸功能衰竭，在合并肺部呼吸窘迫综合征时可减轻毒性物质对肺的损伤。合理应用抗生素，避免药物滥用，避免多重用药。

照护方法

1. **保持呼吸道通畅** 维持足够的气体交换，及时有效地清除气道内分泌物，做好体位引流，定时翻身、拍背。

2. **氧疗护理** 采取半卧位、纠正低氧血症，给予高流量（$>50\%$）吸氧，甚至纯氧吸入，注意气体湿化，防止气道干裂损伤。若不能缓解，可予机械通气。

3. **输液要谨慎** 适量，控制单位时间内的输液速度，防止液体过量。在输液过程中注意观察高龄老人血压、心率、心律的变化。

4. **饮食指导** 合理调配膳食营养，增加机体抵抗力。多饮水，进食足够的热量和富含维生素的食物。恢复期给予高热量、高蛋白饮食，进行功能锻炼。

5. **心理指导** 高龄老人要保持情绪稳定，增强战胜疾病的信心，消除焦虑紧张和恐惧不安的情绪。

● 照护问答

1. 对高龄老人多器官功能衰竭为何要进行预见性护理?

答:高龄老人多器官功能衰竭往往因原发慢性疾病恶化或急性加重,从而由单一器官功能不全诱发多个器官功能不全或功能衰竭,并导致连锁反应,类似多米诺现象。所以要求照护者在观察原发疾病的同时,应注意多器官功能衰竭的发生,重视患者的过去,仔细观察,及时追踪化验结果,尽早预测患者可能发生衰竭的器官,做好积极治疗的准备,以利于器官功能的恢复。

2. 高龄老人多器官功能衰竭时怎样加强呼吸道的护理?

答:高龄老人多器官功能衰竭多以感染为诱因,而肺部感染为首位,预防感染尤其是预防和控制肺部感染最为重要。高龄老人由于年龄增长,免疫力降低,各组织系统器官老化,肺功能减退,极易患肺部感染。为预防肺部感染的发生,应保持房间内空气流通,室内温度应为18~22℃,湿度为50%~60%,注意保暖,预防感冒。长期卧床的患者,应经常翻身、叩背,以促进痰液排出,保持呼吸道通畅。对痰液黏稠的高龄老人应给予雾化吸入治疗。

第十四节 常见安全与意外照护

跌 倒

跌倒,是指人体失去正常的姿势,不自主地摔倒在较低的平面上(如地面、台阶等)。现有资料显示:每年约30%以上的老人有跌倒史,跌倒概率随年龄递增,高龄老人跌倒的年发生率可达

50%。有 5%~15% 的跌倒会造成脑部损伤、股骨颈骨折、脊椎压缩性骨折等相对较严重损伤。这些跌倒所致的损伤常致高龄老人卧床,长期卧床容易引起坠积性肺炎、压疮、尿路感染等后续疾病,这些后续疾病又可加剧原有疾病的发展,甚至危及生命。

● 跌倒原因

高龄老人跌倒的因素很多,常是多种因素相互作用的结果。

1. **环境因素** 老人居家或居住场所环境中如地面湿滑,外露接线板的牵绊,物品放置过高取拿不便,室内灯光太暗或太亮刺眼等都易致跌倒。或外出时人流拥挤,路面不平坦等,以及周围环境的危险、无序和老人不能适应环境是引起老人跌倒的主要原因。

2. **生理因素** 高龄老人由于中枢和周围神经系统的控制能力下降,感觉信息的传入不正常,肌肉力量下降,这些因全身机能退化,反应变慢,肌肉力量减退,下肢乏力、步态不稳等生理因素常常导致老人跌倒。

3. **药物因素** 老人,特别是高龄老人患基础性疾病较多,服用药物品种也多,对药物的耐受性和敏感性与成年人不同,极易发生不良反应。如抗高血压药、治疗糖尿病的药物、抗心律失常药、镇静药、催眠药、泻药、肌肉松弛药、抗精神病药和血管扩张剂等,以及任何影响人体平衡的药物均易引起跌倒。同时大量或多种药物混合作用也可增加跌倒的危险性,并随服药的种类增多,跌倒的概率呈指数级增长。

4. **病理因素** 老人常患有心脑血管等急、慢性疾病的病理改变可影响感觉神经的传入、中枢系统功能和骨骼肌肉力量协调等均是老人容易跌倒的病理因素。

5. **心理因素** 年龄越大越害怕跌倒,这种心理因素可限制老人的正常活动,降低老人活动能力,并导致功能缺陷,其跌倒的危险性随之增加。

6. **其他因素** 老人因过量饮酒,洗澡时间过长,突然改变体位等均可因短暂性脑缺血而导致跌倒。

● 照护方法

1. **应定期对老人进行体格检查** 体检可检测跌倒的倾向因素,以便事先制定预防老人跌倒的方案等。对曾发生过跌倒的老人,应耐心询问跌倒的细节,及时做好心理护理,解除老人跌倒的恐惧心理。在定期为老人做检查时,应告诉老人掌握自己有哪些跌倒的危险因素,给予预见性的指导,帮助老人建立信心,恢复老人行走功能。

2. **应帮助老人适应居住环境** 居住环境和周围环境安排不妥是引起老人跌倒的主要因素。家庭和养老居所应为老人创造舒适、稳定、安全的生活环境,高龄老人尽量避免或减少进入危险、无序的环境等,可有效防止跌倒。

3. **老人患病多尽量少用药** 老人,尤其是高龄老人患基础性疾病较多是极其普遍的,一方面要积极治疗原发性疾病,另一方面对患有多种疾病的老人应积极配合医生重点进行治疗,尽量减少用药种类。同时,老人跌倒致骨折与骨质疏松密切相关,因此,合理膳食与适当运动是必要的,适当补充维生素、钙片等也可防止骨质疏松。

4. **应帮助老人适当进行锻炼** 对高龄老人已有步态不稳、平衡功能稍差者,应定期给予指导,进行有计划的功能锻炼,以提高肌力,维持正确姿势。对知道自己跌倒的危险性在增加的老人,可采取相应的预防措施(如拐杖、助行器等),可以有效减少跌倒的风险和跌倒致骨折的发生率。必要时外出要有照护者陪护,以免发生跌倒等意外。

5. **注意不要限制老人正常的活动** 在预防跌倒、主观风险因素管理老人和重视病理因素对跌倒的影响同时,也应避免自觉或不自觉地将不必要的限制强加于老人,以免影响老人的正常活动和生活质量,正确的方法应不断鼓励和提高老人的自我管理能力和独立生活能力。

● 照护问答

1. 怎样预防高龄老人跌倒?

答：老人发生跌倒,可以是一种或多种原因所致。如多次跌倒可能是疾病导致,要及时去医院查明原因,或根据老人跌倒的风险进行评估。老人已患病情、用药发生变化时均应重新评估,对风险评估分值较高者,应采取相应的预防措施。预防措施包括：叮嘱老人穿防滑鞋；告知老人湿性拖地后避免不必要的走动；离床活动应有人陪护；指导老人避免睡前大量地饮水；老人常用物品固定放置；特殊药物的经常检查,有无过量服用；夜间保留柔和的照明或灯具开关方便。平时鼓励及帮助老人多从事有规律的增加肌肉及平衡能力的运动,以改善和保持平衡及运动功能而减少跌倒的机会。

2. 高龄老人跌倒后如何康复训练?

答：首先要正确使用助行器具。有的老年患者认为拐杖或助行器有损形象或花钱而拒用,从而错过了早期活动的机会。在康复过程中,若老人步态不稳,应有专人陪伴并请教医护人员,选用适当长度和稳重的手杖或助行器,注重加强下肢的运动锻炼。其次要选择促进平衡能力的运动。有一些老人为避免跌倒,选择卧床休息或静坐家中,缺乏必要的功能锻炼,会导致肢体运动功能更加衰退。应鼓励高龄老人通过规律的运动,提高反应能力、促进平衡能力,预防跌倒的发生。

走　失

高龄老人走失是指外出后找不到回来的路,因而不知下落。根据调研测算,中国每年走失老人约为50万人,平均每天约有1370个走失老人的案例发生。从年龄上看,80岁以上老人容易走失,比例达到80%以上。走失原因难以准确归类,但主要是迷路、老年痴呆和精神疾病。随着社会老龄化程度不断加剧,高龄老人的走失,已越来越受到社会的广泛关注。

● 走失原因

高龄老人发生走失的原因,主要有以下几个方面:

1. 高龄老人的自身原因 包括疾病、语言沟通困难、迷路等原因。除了记忆力障碍之外,走失高龄老人中的大多数都存在一定的身体健康问题,这些疾病没有得到及时的诊断和医治,增加了因疾病走失的风险。

2. 环境因素 包括家人照护和监管不周、陌生地域等,甚至还有遗弃现象,走失高龄老人 60% 以上配偶不在身边。特别是空巢高龄老人由于缺乏跟子女和亲友之间的交流,在感情上和心理上失去支柱,产生抑郁、焦虑等负性情绪,对老人的身心健康非常不利,可导致高龄老人“主动”走失。

综合起来常见原因包括:老人走失主要受幻觉、妄想的支配,或因对入住环境的不适应。患老年性痴呆的老人表现为记忆力下降、幻觉、反应迟钝,容易走失,应特别注意监护。

● 照护方法

照护者要详细了解高龄老人情况,对重点老人要重点观察。及时发现老人的心理变化,经常征求老人意见,了解老人的需求,满足老人的合理要求,解决老人心理问题。做好安全管理工作,经常巡视高龄老人的住所,将危重和有走失可能性的老人置于视线之内,及时发现问题。改善照护方式,加强对老人心理、精神上的支持,避免使用刺激性语言,对高龄老人做到心中有数。

对发生过走失的高龄老人,家属在经济条件允许的情况下,聘请专职照护人员,负责其日常生活。对没有专职照护人员照护的高龄老人,尽量让其在规定的范围内活动,减少外出,家属可为其制作卡片挂于胸前,注明名字、疾病、住址及联系电话,情况严重者给予佩戴手机定位表,以防走失。此外,家属应随时备有高龄老人的近照,以便在高龄老人走失时可以请他人协助寻找。必须指出的是,家属在预防高龄老人走失同时也要经常在生活习惯中寻找对策：

1. **建立有规律的生活** 保留高龄老人熟悉的环境及生活习惯，以增加他们的安全感。安排一些熟悉又可应付的活动，这样既可减少午睡或晚间游走的机会，亦可分散高龄老人离家的意图。陪伴外出，舒展身心，和他们一起到公园或商场内闲逛，或选择一些视线不会被阻挡而设计安全的步行途径，以便高龄老人能够“自由散步”。

2. **善用辅助用具** 利用图画或文字做提示，增加高龄老人辨认环境的能力，利用颜色或布帘隐藏出口，使高龄老人不易察觉。使用电子响闹工具，例如：感应门铃、离床警报器、走失警报器等，高龄老人离开住所时照护者能及时得知等。

● 照护问答

1. 经常走失的高龄老人如何快速寻找？

答：一些患者家属的成功经验是，为患者准备定位仪，可以在电脑上查出患者的位置。将印有电话和住址的名片放在患者衣服兜里不是最佳的选择，因为患者可能在走失后将衣服弄坏或弄丢，而且经常走失的高龄老人多数不懂得求助，家属联系卡并不能被发现。

2. 生活中该如何关爱高龄老人？

答：(1)耐心：说话要耐心，不能粗暴打断或制止老人说话。如果老人变得整天沉默寡言、闷不吭声，则要尽量抽些时间陪伴老人，缓解老人的不良情绪。

(2)细心：做事勤提醒，食物注意粗细结合、荤素搭配，设法丰富老年人的精神生活，多陪他们参加社会活动，平日要给老人阅读报刊和书籍。

(3)爱心：家中如果有什么事需要老人帮忙，说话时应客气、礼貌，尽量用商量的语气跟老人说话，切莫以“当家人”的口吻命令老人去“执行任务”。

外出陪护

高龄老人陪护是指照顾其个人卫生、健康，按照老人饮食的基础原则，科学合理地进食，保证老人的营养需求。外出陪护是其中之一，但更要特别注意保护高龄老人的人身安全，掌握老人各种特点，使老人安全舒适地外出活动。高龄老人由于身体的原因，病种多而复杂，病程长，在去医院就诊，或外出散步、旅游的时候，要求专职陪护的比例就越来越高。随着现代社会的发展，家中儿女工作、生活压力大，照顾高龄老人的需求也逐渐推向了社会，形成了陪护行业。

● 陪护原因

1. **生理特点** 高龄老人各器官功能衰退速度加快，出现生理性衰老，容易发生各种疾病及跌倒、压疮、坠床等安全危险，对外出陪护的需求随年龄增长而加大或成为必须。

2. **心理特点** 高龄老人的心理变化是指心理能力和心理特征的改变，包括感知觉、智力和人格特征等，常有烦躁不安、孤独寂寞、自暴自弃、极度恐慌、固执猜忌、依赖他人的心理特点，所以高龄老人应避免单独外出，外出必须有人陪护。

3. **环境变迁因素** 现代社会发展飞快，交通便捷，人流急增，环境变迁变化大，而高龄老人的适应能力在不断下降。高龄老人的外出乘车、过马路、购物、旅游、就诊看病等都需要更多的陪护。

● 照护方法

1. **老人要看天外出** 天气的好坏，气候的冷暖，直接影响高龄老人的生活起居和外出活动。过冷过热都不适合老年人的生理特点，太冷容易诱发疾病，而过热又容易导致老年人的体力不支。下雨天不适合出行，容易造成高龄老人的跌倒。日出后、日落前1~2小时内的时段最佳，冬天注意保暖，夏天注意防暑。

2. **备好老年人必须用品** 高龄老人自行外出或有陪护者都要

备好和提供老人必须用品。一是备好常用物品包,内有老花镜、放大镜、纸、笔、纸巾、吸管、报纸、水杯、常用和急救药物等;二是助行器具和手杖等;三是可升降两用座椅和轮椅等,随时供他们取用。

3. 最好是一对一模式 高龄老人的陪护最好是一对一模式,一个陪护人员如果陪护多名高龄老人,易致身体疲劳,照顾质量不高。一对一也有利于发挥陪护人员对高龄老人身心健康产生积极作用,如交谈聊天等。一对一的模式还可以减少交叉感染的机会。

4. 其他 高龄老人如能自行行走、身体素质良好的可以缓慢陪伴高龄老人外出。即使可自己行走,但行动也要缓慢些,由陪护人员搀扶外出,注意脚下路的坡度是否平坦。不能行走可用轮椅推行外出,轮椅外出应注意高龄老人的双脚跟及推行的速度。无论家属还是其他陪护人员要有责任心,尽量能连续性陪护照顾高龄老人,减少频繁更换陪护人员。

● 照护问答

1. 高龄老人旅游陪伴中如何防止意外?

答:由于高龄老人身体机能渐衰,动作迟缓,因此外出游览时行动宜小心谨慎。坐车、乘船、登机、爬山均需精心安排,最好有家人随行照顾。"历险"等项目应量力而行,适可而止。配备药物:高龄老人患慢性病较多,外出旅游时,除带好常服的药品外,还应备些特殊的急救药品,例如冠心病患者应随身携带硝酸甘油含片、速效救心丸等;高血压或糖尿病患者要带好降压降糖药物;应用胰岛素的糖尿病患者还要备好口服糖果,以便能及时应对低血糖反应或低血糖休克。

2. 高龄老人外出陪护中跌倒如何救治?

答:陪护高龄老人外出途中万一跌倒,要注意观察寻找跌倒的原因,如跌倒在凹凸不平的地面上,很可能与道路有关;如倒在厕所里,可能是排便引起的晕厥或脑血管意外。对高龄老人跌倒后的症状也要仔细观察,如口吐白沫、意识不清、抽搐不止,可能是颅脑损伤或癫痫发作;如面色苍白、脉搏细微,可能是直立性低血压反应;如口中呻吟不止,不让挪动肢体,则有可能出现关节脱臼或骨折。在急救时要慢慢搬动,切忌用力过猛。经简单现场处理后,要尽早送往医院诊治。

坠　床

坠床,是指卧床人摔倒至床下。高龄老人随着年龄的增加,机体各项功能减退,逐渐出现生理性老化,如视力、听力、记忆力明显下降,动作缓慢,大脑反应迟钝等容易发生坠床。在家庭照护中,烦躁的患者未使用约束带、行动不便的高龄老人未能及时使用床档或陪护人员对此不重视,擅自取下床档及约束带,使用气垫床使床面相对较高等都易造成坠床。坠床属于照护不良事件的范畴,在预料之外,为未预计到或通常不希望发生的事件。

● 坠床原因

1. **生理因素**　人体的基本功能会随着年龄的增长而逐渐衰退,如人体的稳定性、平衡能力等。在导致高龄老人坠床的生理因素中,感觉器官运动系统功能的变化至关重要。此外,高龄老人因年龄增长、机体自然衰老而导致运动器官功能降低,进而致使平衡能力下降,也是其坠床的主要原因。

2. **环境因素**　高龄老人在新搬家或住院后,对环境不熟悉,病床未固定、无护栏,床摇手未放回,也是引起高龄老人坠床的重要原因。

3. **药物因素**　有研究表明,使用镇静药、降糖药、利尿与降压药、抗抑郁药、化疗药、缓泻剂等可影响患者的神志、精神、视觉、血压平衡等,可使坠床的危险成倍增加。

4. **安全意识**　安全管理意识淡薄、安全措施不到位,也是引致高龄老人意外坠床的重要因素。

有下列疾病的高龄老人要重点提防坠床:气管切开的高龄老

人；颅脑损伤、颅内压增高、烦躁的高龄老人；谵妄、浅昏迷、肝昏迷高龄老人；精神疾患高龄老人，如癔症、躁狂症高龄老人；麻醉未清醒的术后高龄老人；使用特殊药物的高龄老人，例如：阿托品、氯胺酮等。

● 照护措施

1. 照护者在照护气管切开的烦躁患者时可适当使用约束带，并拉起床栏，避免坠床。同时，约束带的使用可避免患者拔出气管导管、导尿管、输液管等。需要注意的是每隔2小时松开1次，同时检查肢体远端的皮肤颜色、感觉、温度等。如果出现肤色苍白、青紫、变冷、麻木、肿胀、破损时，立即松开，请医务人员相应处理。

2. 加强观察，密切注意患者神志变化，采取安全措施。

3. 在医院时，麻醉未清醒的患者需要照护者24小时陪护，剧烈切口痛可适当止痛。

4. 特殊药物使用的患者，严格掌握剂量，并观察病情。如：使用阿托品时，观察患者是否出现皮肤干燥、面色潮红、瞳孔变大等“阿托品化”的体征，并及时报告医务人员，调整药物剂量。

5. 照护好谵妄、烦躁、昏迷、精神疾病患者。密切观察，加强探视。

6. 照护者在搬运高龄老人上下平车时，先固定平车脚轮，掌握重心，照护者要动作协调一致，平稳将患者放在平车上，拉起护栏。

● 照护问答

怎样减少或避免坠床的发生？

答：将用物放置于患者便于取用的位置：高龄老人卧床时，常用的物品应固定放置并便于取拿。睡觉时应使用床栏保护，下床前先放下床栏，嘱其切勿翻越。离床活动时最好有专人陪护，对于烦躁不安的患者，可使用约束带实施保护性约束，但要注意动作轻柔，松紧适宜，并注意观察患者局部皮肤，避免对患者造成伤害。劝说患者使用尿壶、便盆，必要时协助患者大小便。照护者对高龄老人要进行坠床相关知识的叮嘱：告知高龄老人上下床、起身速度应缓慢。久病卧床及服用降压药、安眠药的患者应遵循“起床三部曲”，尤其是在夜间：即醒后一分钟，再起床；起床后一分钟再站立；站立后一分钟后再行走，避免突然改变体位，以防止体位性低血压的发生。此外，照护者要扶住高龄老人亲临各处熟悉新环境，告之需要帮助时及时呼叫。

烫　伤

烫伤，是由高温液体、高温固体或高温蒸汽等所致的皮肤损伤，是医院急诊的常见疾病。烫伤(包括热力烧伤、电烧伤、化学烧伤)，在高龄老人意外伤害的原因中，烫伤有逐年增加的趋势。由于家用电器的日益普及，高龄老人电烧伤引起的伤害和死亡也是较常见的。在烧伤致死的人群中，老年人的死亡率是总人群的2~4倍，行动不便、受伤后容易发生并发症和引起原有疾病的加重，是导致高龄老人在灾难现场和救治过程中死亡率高的主要原因。

● 典型表现

1. **原因**　生活意外引起的热液和火焰伤是高龄老人烧伤的主要原因。高龄老年患者生活部分自理或完全不能自理肢体感知觉障碍者是烫伤高危人群。高龄老年患者由于皮肤功能退化，对不良刺激的反应和免疫功能下降导致皮肤损伤和疾病的发生率明显增高，在进行热疗时，即使正常的温度、时间、距离，仍可能造成烫伤。

2. **临床表现**　高龄老人烧伤的临床特点是创面多为深度(深Ⅱ度以上)、局部和全身反应严重、创面愈合时间延长、容易并发脓毒血症、肺炎和多器官功能衰竭或导致原有疾病加重，死亡率较高。所以，在治疗高龄老人烧伤时应特别注意控制休克，保护创面，供给充分的营养，预防吸入性和坠积性肺炎，以及预防多器官功能衰竭的发生。电烧伤不但可以引起局部的损伤，严重时会立即导致死亡。

照护方法

高龄老人的烫伤大多发生在居家环境中，针对不同的危险因素，采取相应的照护方法可避免或减少其发生。主要预防措施有：

1. **用电用火安全教育**　向高龄老人宣传用电用火安全知识，强调不要在电热器具和火源旁放置易燃物品；及时检修、淘汰陈旧的电器；经常维护供电线路和安装漏电保护装置；在不使用和离开时应关闭电源和熄灭火焰；不要在床上吸烟、点火及临睡前用火等。在购置新型的炊具和电热器具、燃气具时，应评估高龄老人是否能正确掌握使用方法，以消除安全隐患。

2. **避免用电用火时发生遗忘**　对记忆力明显减退的高龄老人，应尽量选择带有过热、超时断电保护或提醒功能的电器。选用有鸣叫提醒功能的炊具，在用火时使用定时闹钟或在显眼处挂上警示标志，可减少因遗忘引发的意外。

3. **防止热液倾倒**　在烹饪时不要急着移动盛有热液的容器，溶液不要超过容器的 2/3，容器要便于把持、轻便，控制热液的重量，以防因体力不够，把持不稳、颤抖而将热液倾倒、泼洒而导致烫伤。

4. **预防低温烧伤**　高龄老人，特别是患有糖尿病等损害感觉功能的疾病者，在使用热水时应先调试好温度，必要时需先使用温度计测温后使用；热水器应选用带温度显示的类型；热水袋的热水温度不宜过高并应用 2~3 层毛巾包裹，不能直接接触身体和长时间放在固定位置；使用热疗保健器械，如频谱仪、红外线治疗仪时，距离应保持 30~50 cm，时间不应超过 30 分钟，以避免发生烧伤。对有明显感觉功能减退、思维言语功能下降和肢体活动障碍的高龄老人，应特别注意用热安全。

5. **避免电热器具烧伤**　高龄老人应选择有明显温度标志、控温功能、高温警报和断电功能、操作简单的电热器具，以减少电热器具烧伤的机会。

● 照护问答

1. 高龄老人发生烫伤时如何紧急处理?

答:高龄老人一旦发生烫伤,患者或者照护者应该立即进行烫伤处理。对烫伤部位冷敷,并及时就医,以免烫伤部位发生感染造成严重伤害。但是,有的患者缺乏对烫伤的认识,并不了解烫伤的严重性,私自用牙膏等涂抹在烫伤部位,不仅容易导致烫伤部位创伤面的感染,而且会因为病情延误给患者带去更多的伤痛和医疗费用,甚至影响医生对烫伤病情的正确诊断。

2. 高龄老人低温烫伤有什么特点及如何治疗?

答:所谓低温烫伤,就是较长时间接触温度并不是很高的热源所致烫伤。在一般情况下,接触温度超过45℃的热源才可导致人体正常皮肤烫伤。

(1)临床特点:初期多有水泡,并且较小,外观颜色较深,这是水泡液多带血性或创面瘀血所致。水泡去除后,创面除瘀血外,可见基底苍白,渗出少,弹性差,痛觉迟钝或丧失。由于导致低温烫伤的大部分热源不直接接触体表,外层衣物可无明显损坏。烫伤早期创面常有完整水泡,初诊时容易误诊为Ⅱ度烫伤,而延误了处理时机。

(2)烫伤治疗:低温烫伤初诊时,一旦明确其低热热源长时间接触的特殊病史,即应考虑到可能出现的深部损伤,并及时去除水泡,检查创面基底情况,明确诊断后决定治疗方案。一般来说,直径小于2 cm的创面,通过换药使其愈合;直径大于3 cm的创面,通过换药短期内很难愈合,甚至长时间无法愈合,故需要手术治疗。

异 物 吸 入

异物吸入,是指气管或支气管内进入外来物,是高龄老人生活中常见急诊就诊的疾病。如果发现高龄老人有异物吸入史,或者疑似史,虽然无明显体征,或者出现不明原因支气管阻塞以及久治无效肺炎、肺不张，均需要进行支气管镜检查，进一步明确诊断。假如吸入的异物较大，堵住气管，患者可在几分钟内因窒息而死亡。

典型表现

1. **异物进入期** 患者多于进食中突发呛咳、以剧烈的阵咳为首发表现，并可出现气喘、声断、紫绀和呼吸困难。如果小而不滑的活动性异物，如瓜子、黄豆等，可在患者咳嗽时，听到异物向上撞击声门的拍击声音，手放在喉气管前可有振动感。如果较大的异物，可阻塞气管或靠近气管分支的降凸处，严重的可使两侧主支气管的通气受到障碍，出现呼吸困难，甚至窒息、死亡。

2. **安静期** 异物较小，刺激性不大，或者异物经气管进入支气管内，常表现为在一段时间内，患者咳嗽和憋气的症状很轻微，甚至消失，容易漏诊。

3. **刺激或炎症期** 通常植物类气管异物，含游离酸等化学物质，对气管黏膜有明显的刺激。豆类气管异物，吸水后膨胀，容易发生气道阻塞。通常异物在气道内存留越久，反应也就越重，早期为刺激性咳嗽，随后因气管内分泌物增多，伴有气管黏膜充血肿胀，患者出现持续性咳嗽、肺不张或肺气肿等症状。

4. **并发症期** 吸入的异物可嵌顿在一侧支气管内，久而久之，被肉芽或纤维组织包裹，从而使支气管阻塞、容易引起继发感染。长时间的气管异物，患者常出现类似化脓性气管炎的临床表现，如咳痰、咯血、肺不张或阻塞性肺气肿，出现严重的呼吸困难和缺氧体征。

治疗措施

异物在气道停留越久危害越大，故气管异物均应该尽快取出，以避免或减少发生窒息和其他并发症。

1. **急救法** 可采取以下急救方法，促使异物及时排出：

（1）折叠站位急救法：施救者站在高龄老人患者身后，双臂围绕患者腰部，一手握拳，拳头的拇指侧顶在患者的上腹部，另一手握住握拳的手,向上、后方向猛烈挤压患者的上腹部,挤压的动作要快速,压后立即放松。也可以施救者站在患者侧后方,一手臂置于患者胸部,围扶着患者,另一手的掌根在肩胛间区脊柱上,给予连续、快速而有力的四次拍击,使气道异物排出。

(2)折叠卧位急救法:让患者仰卧,施救者两腿分开跪在患者大腿外侧的地上,双手掌叠放在患者脐部稍上方,向下、前快速挤压,压后随即放松。或者让患者屈膝蜷身,面向抢救者,施救者用膝和大腿抵住患者胸部,掌根在肩胛间区的脊柱上连续有力四次拍击,使气道异物排出。如未能奏效,则应立即将患者送医院急救,在喉镜或气管镜下取出异物,切不可拖延。

2. **心肺复苏** 呼吸停止的应立即胸外心脏按压和进行口对口人工呼吸。

3. **其他** 有些较小的异物呛入气管后,患者一阵呛咳后,并没有咳出任何异物,却很快平静下来,说明异物已进入支气管内,支气管异物可能没有任何明显的呼吸障碍。但绝不可麻痹大意、心存侥幸,认为异物迟早总会咳出,因为异物一旦进入支气管,被咳出的机会是极少的。异物在肺内存留时间过长,不仅不易取出,还可引起支气管肺炎、肺不张、肺脓肿等严重疾病,影响肺功能。所以,凡是明知有异物呛入气管,在没有窒息的情况下,即使没有任何呼吸困难的表现,也应尽早去医院行胸部CT等检查,以便在气管镜下取出异物。

(1)如果患者一般情况较好,可在直达喉镜或支气管镜下,将异物及时取出。

(2)为预防术后喉头水肿,可给予抗生素或激素。

(3)患者如没有明显的呼吸困难,但是有支气管炎或肺炎等严重的并发症应先给予抗生素治疗。注意观察有无突发呼吸困难,待一般情况好转,再进行异物取出术。

(4)如果患者病情严重,出现极度呼吸困难,则需要进行气管切开、吸氧等抢救治疗。

● 照护方法

1. 正确防呛的进食姿势 高龄老人进食时上身要坐正，头往前微倾的姿势，便于顺利吞咽。桌子不能太高，桌面高度与肚脐平行，椅子要深，有椅背比较安全。偏瘫者椅子最好有扶手，手部及背部垫枕头使之坐正。

2. 饮食指导 选择适合高龄老人的饮食种类，一般以软质、易咀嚼的食物为宜。进食时调整好身体姿势，头不要向后仰，一次放入口中的食物要适量，并要细嚼慢咽，避免谈笑和进食过急。吞咽困难的高龄老人可选择流质饮食，如果发生呛咳的可能性大，可加入凝固粉（淀粉类）搅拌，使之呈糊状再食用。戴有假牙的高龄老人不要食用圆形、带黏性的食物。高龄老人进食最好选用低杯、深碗，必要时使用改良的餐具。

● 照护问答

什么情况下高龄老人容易发生异物吸入？如何预防？

答：（1）偏瘫、失语、活动受限的高龄老人，面部肌肉长时间处于松弛状态，咀嚼无力、吞咽困难，并且吞咽、咳嗽反射减弱，容易发生食物误入气管，引起噎呛。吃东西时说话、笑闹或进食太快，戴假牙的高龄老人进食时，不易感觉到食物的大小，易引起噎呛。

（2）支气管异物的预防，首先不要有口内含物的习惯。当高龄老人口中含有食物的时候，不要引逗他们哭笑、说话，以防将食物吸入气管。尽量少吃青团等糯米类食物，少吃瓜子、花生、豆类等易滑入气道或粘在呼吸道入口的食物。如果是老年痴呆患者，应该把容易吸入的小物品放在患者拿不到的地方。

（3）对于昏迷或全麻后未清醒的患者，要细心照护，预先取下已摇动的假牙，呕吐时，头应转向一侧，以免呕吐物吸入呼吸道。

误　食

误食，是指人体将不能食用的物品或他人的药品等吞入消化道的意外事件。高龄老人由于视力下降,对颜色分辨能力下降以及记忆力下降等原因有时会发生误食事件,造成消化道急性损伤,甚至发生中毒。高龄老人误食常常都是在不知情的情况下发生,误食的物品,常见有食品中的干燥剂、洗发水、洗衣液、消毒药水、药品、杀虫剂等有毒药品。如果大量误食有毒的物品会导致人体严重的急性中毒,甚至死亡。另外,由于误食被细菌及其毒素污染的食物可引起急性食物中毒。

● 典型表现

由于高龄老人误食的物品种类不同,其临床表现也不尽相同:轻者可以没有任何不适或者出现恶心、呕吐、腹痛等症状,严重者可以出现急性中毒症状。

1. **消化道症状** 依据误食物品的性质不同,如果是尖锐物品或者化学性强酸性、强碱性液体可以出现消化道急性损伤的症状,如口腔疼痛、消化道黏膜炎症,出现恶心、呕吐、腹痛和腹泻症状。

2. **中毒症状** 如果是误食药品,因误食药品的种类和数量的不同,临床表现各异。轻者出现该药品的药物不良反应,严重的可以出现药物的毒性反应。例如,误食大量镇静剂、安眠药的高龄老人会出现昏睡,昏迷,甚至死亡。如果是误食了被细菌及其毒素污染的食物则可以发生急性食物中毒,临床表现为:潜伏期短,一般可由几分钟到几小时,如果集体养老场所误食入"有毒食物"后于短时间内几乎同时出现一批患者,来势凶猛,很快形成高峰,呈爆发流行。发病患者临床表现相似,且多以急性胃肠道症状为主,病情严重的可出现脱水、休克、循环衰竭而危及生命。

● 治疗措施

1. **现场处理** 一旦高龄老人发生误食事件,首先要弄清楚误食物品的种类和性质。对于误食少量洗发水、洗衣液等对人体危害轻的物品的高龄老人,照护者可以让其多喝水,充分稀释,视高龄患者的全身情况决定是否送医院。如果是误食了纽扣、硬币之类的物品,在确认无气道阻塞的情况下,可大量食用韭菜,有助于异物从消化道排出。如果不能排出需送医院进一步处理。

2. 医院急救 对于误食的东西是尖锐物品、化学性强酸强碱性液体或其他剧毒物品，照护者应该立即拨打“120”急救电话，送患者去医院救治。

● 照护方法

1. 居家环境 居住环境的安全非常重要，要经常检查高龄老人居室环境安全，照护者应该将有毒物品及容易误食物品摆放在高龄老人难以触及的地方。一旦发生误食，迅速判断误食品种、误食量、误食时间。现场可采取催吐、饮水稀释等处理方法。对于发生中毒症状的，如果中毒较深，意识不清，首先要保持呼吸道畅通，防止呕吐物等造成窒息，同时拨打“120”急救电话。

2. 食品卫生 要加强食品卫生监督和食堂卫生，禁止食用病死禽畜肉或变质肉类。醉虾、腌制品等最好不吃，确保高龄老人的食品卫生、安全。

● 照护问答

高龄老人误服药物怎么办?

答：照护者一旦发现高龄老人误服他人的药物，首先要弄清楚误服药物的种类、数量以及高龄老人的全身情况。不管误服了什么药物，基本的处理原则是，想方设法尽快排出误服的药物和阻止药物的吸收，可以采取催吐、洗胃、导泻和解毒的处理。如果高龄老人出现药物的中毒症状或已知误服药物具有严重的毒性反应，应该立即送医院抢救。必须指出的是，送高龄老人去医院的时候，照护者应该带上高龄老人误服的药物和患者的呕吐物等，供医生抢救时参考。

急救车到达前应急处置

当家庭或现场有高龄老人突发急、危、重病，我们在向急救中心呼救的同时，如果坐等救护车的到来，会浪费最关键的抢救时间,可能使高龄老人病情加重、恶化,甚至死亡。所以,在救护车到来之前,发病现场的目击者就应该尽可能早地采取救护措施。对突发疾病的高龄老人应该掌握科学的急救知识,在急救车到来之前,进行切实可行的救治,就不会因为救助不当而造成事与愿违的悲剧。

● 原因

众所周知,创伤急救的黄金时间是伤后1小时内,猝死急救的最要害时间是心跳呼吸停止后的4分钟。如坐等救护车的到来,则一些危重患者的病情即会加重、恶化,甚至死亡。而像上海这样的大城市,救护车平均反应时间(从呼救至救护车到达事故现场或病家)要10分钟,业已超过了抢救猝死者的时间范围。因此,在呼救的同时,照护者就应给患者采取必要的现场急救,并将急救的“接力棒”往下传,有可能提高一些危重患者的生存率。

● 照护方法

按急救常规,现场目击者应做好以下几项工作:

1. 初步检查患者的神志、呼吸、心跳等体征。必须保持患者的正确体位,切勿随便推动或搬运患者,以免造成病情加重。例如:对脑外伤昏迷不醒者,家属抱着患者的头乱摇会造成颅脑损伤的加重;高空坠落伤者,搂头抱脚地搬运会使已受损的颈、胸、腰椎断裂而导致肢体瘫痪;对骨折者,不经固定的搬运,不仅可使患者痛苦加重,而且会使骨折端刺破局部血管和神经,从而引起出血增加和局部肢体萎缩。

2. 呼救的同时,目击者或者家人应积极施救,一直要坚持到救护人员或其他施救者到达现场接替为止。假如患者的病情没有危及生命,则家人应留在患者的身边,尽量给予其精神上的安慰,并进行必要的生活上的照顾,耐心等待救护车的到来。

假如患者病情危重,甚至已处于昏迷,由于舌根下坠堵塞气道入口处,则应首先考虑用仰头举颏法,使患者保持气道通畅;出血不止者,应及时止血、包扎;对于骨折者因不能搬动肢体可临时用木板、扫帚柄等给予肢体固定。假如发现患者心跳、呼吸停止，则应立即进行现场心肺复苏。待救护车来到后，应向救护人员具体地反映患者的病情（或伤情）和现场简单的救治经过，以保证急救的连续性和完整性。

高龄老人常见呼叫“120”的危重疾病及救护车到达前的应急处置。

1. 突发急性心肌梗死应急处置 急性心肌梗死是指由冠状动脉急性闭塞、血流中断所引起的局部心肌的缺血性坏死，临床表现可有持久的胸骨后疼痛、休克、心律失常和心力衰竭，并有血清心肌酶增高以及心电图的改变。由于这种疾病的发病急，发展快，如果不及时采取自救措施，很容易加重病情，甚至导致死亡。碰到心肌梗死的患者时，应在密切注意其生命征候情况的同时叫急救车。在急救车到来之前解松衣服，让患者保持半坐位或患者感到最舒服的体位，并保持绝对安静。让患者先含硝酸甘油（如果是心绞痛发作，5 分钟之内就会缓解）。如果剧烈疼痛持续，放射到左臂、左手背部，脸色苍白，脉搏紊乱，很可能是发生了急性心肌梗死。此时，可以选择以下姿势中的某一种（以患者感到最舒服为准）：有桌子的话，可让患者伏在桌上，两手当枕，垫在头下；叠高被子，让患者背靠，头部也倚在被子上；垫好枕头，让患者仰卧，并适度垫高脚跟。

2. 脊柱损伤应急处置 脊髓是支配四肢运动非常重要的神经中枢，位于脊柱的椎管内，受到脊柱的保护。在严重的车祸伤、高处坠落伤或者重物砸伤脊柱时，外来的巨大暴力可能导致脊柱骨折或者脱位，使脊柱失去了对脊髓的保护作用，脊柱骨折脱位后还常常冲击压迫脊髓，成为脊髓损伤的重要原因。此外，高龄老人颈椎本身存在骨质增生因素，在受到损伤时，即使没有骨折脱位，也可能出现颈脊髓损伤造成肢体瘫痪。此外，脊柱损伤后，不稳定的脊柱常常成为脊髓进一步损伤的原因，某些高龄老人虽有脊柱损伤，但不足以导致肢体瘫痪，却由于不正确的搬运方式，使不稳定的脊柱对脊髓造成损伤,导致高龄老人不可逆转的肢体瘫痪。因此,对于已有脊柱损伤可能导致肢体瘫痪的高龄老人,或者可能存在脊柱损伤的高龄老人,在转运时,应当由三人以上搬运,并避免脊柱受到扭曲等外力的影响。严禁粗暴的拖、拉、抱、背等不正确的姿势,最好在医护人员指导下正确搬运。

3. 大出血的应急处置 锐器刺伤或摔伤出血时应及时进行止血处理。静脉出血,最常用的方法是用纱布垫压迫局部,然后加压包扎,达到止血的目的。动脉出血由于压力高,出血迅猛,非常危险,应马上用止血带和替代物把伤处结扎,并迅速将伤者送往医院。最好不要在伤口上涂抹药物,尤其是带颜色的药水,如红药水、碘酒等。如果是较大的肢体动脉出血,且为运送伤员方便起见,应及时使用橡皮带、宽布条、三角巾、毛巾等止血。上肢出血时,止血带应结扎在上臂的上 1/3 处,禁止扎在中段,避免损伤桡神经;而下肢出血止血带应扎在大腿的中部。上止血带前,先要将伤肢抬高,尽量使静脉血回流,并用软敷料垫好局部,然后再扎止血带,以止血带远端肢体动脉刚刚摸不到为宜。使用止血带应严格掌握适度,如扎得太紧,时间过长,可引起软组织压迫坏死,肢体远端血液循环障碍,肌肉萎缩,甚至产生挤压综合征。如果扎得不紧,动脉远端仍有血流,而静脉的回流完全受阻,反而造成伤口出血更多。扎好止血带后,一定要做明显的标志,写明上止血带的部位和时间,以免忘记定时放松,造成肢体缺血时间过久而坏死。上止血带后每 0.5~1 小时放松一次,放松 3~5 分钟后再扎上,放松止血带时可暂时用手指压迫止血。

● 照护问答

如何正确拨打“120”急救电话?

答:时间就是生命,市民在拨打“120”时,如何准确表述,为急救赢取时间,这一点至关重要。呼救时,应向急救中心讲清如下几点:

(1)事故地点:讲清患者所在的具体地点,要求准确、明了。

（2）患者的具体病情或灾情：如出血、骨折、昏迷、急腹痛、中毒、交通事故等。

（3）联系方式：讲清呼救人的姓名、现用的呼救电话号码，以便联系。

（4）派人接应：呼救后，应派一人到交叉路口或联系地点等候，以便引导救护车进出。

（5）携带物品：带好患者的病历卡，如患者可能住院，则需带好其内衣、牙膏和其他生活必需品。

（6）移除障碍物：将楼梯或走道上影响搬运患者的杂物暂时搬掉，以便搬运患者。

（7）再次呼叫：当呼救20分钟后仍不见救护车到来，可再次向急救中心询问。

心肺复苏

心肺复苏，是指抢救生命最基础的医疗技术和方法，包括胸外按压、开放气道、人工通气、电除颤以及药物治疗等，目的是使患者恢复自主循环和自主呼吸。心搏骤停是指心脏泵血功能突然停止，心搏停止后即出现意识丧失、脉搏消失及呼吸停止，经及时有效的心肺复苏，部分患者可获存活。随着社会人口老龄化，高龄老人在院外突发心脏骤停的事件也随之增加，而心肺复苏至今仍是急诊医学中的难点，特别是高龄老人，因多器官功能衰退且并存疾病较多，故心肺复苏比较困难。

典型表现

高龄老人心跳呼吸骤停的病因仍以心、脑血管疾病，呼吸系统疾病为主，如冠心病、慢性阻塞性肺疾病、脑血管意外等相关疾病。但是，高龄老人以窒息为心跳呼吸骤停病因的比例较普通老年人高。由于高龄老人体质虚弱，或合并有其他疾病或常伴有呼吸道感染，老年人容易发生痰阻或气道内的异物梗阻产生窒息，致心跳呼吸骤停。临床表现为：

1. 突然意识丧失、昏迷（多于心跳骤停 10~20 秒内出现），面色由开始苍白迅速呈现紫绀。

2. 颈动脉搏动消失，触摸不到搏动（立即出现）。

3. 心音消失（立即出现）。

4. 血压测不出（立即出现）。

5. 呼吸骤停或呼吸开始抽泣样逐渐缓慢而停止（立即或延长至 60 秒后停止）。

6. 双侧瞳孔散大（30~40 秒后出现）。

7. 四肢抽搐（40 秒后可出现或始终不出现）。

8. 大小便失禁（60 秒后出现）。

以上各条以突然意识丧失、昏迷、紫绀和颈动脉搏动消失为最重要，且应以此考虑为心跳呼吸骤停，立即进行心肺复苏，以减少重要脏器功能衰竭的发生，提高心肺复苏的成功率。

● 照护方法

心跳呼吸骤停的患者要争取抢救的黄金时间。相关资料表明，心搏骤停后 2 分钟内及时抢救容易恢复，超过 4 分钟则可因脑干严重缺氧损害而死亡。如果遇到高龄老人需要心肺复苏时，第一目击者要积极参与抢救，不要只顾打“120”急救电话，那样将会错失抢救良机。心肺复苏步骤如下：

1. **判断心脏是否骤停** 现场判断心脏骤停的两个主要指标：一是意识突然丧失，对呼唤、拍打等各种刺激均无反应；二是无呼吸或仅仅是濒死样喘息（倒气）。

2. **准备心肺复苏正确体位** 把患者仰卧在坚硬的平整地板上，并跪在患者一侧，双膝靠近患者的肩与腰之间。如果心脏骤停的患者是俯卧姿势，施救者首先应将其转为仰卧位，转换体位时，应保持患者的头、颈、脊柱整体移动。如患者口中有呕吐物、活动义齿等异物，应立即清除，否则会阻碍稍后的人工呼吸。

3. **胸外心脏按压** 胸外按压的正确位置为胸部中央，即胸骨的下半部。先将左手的掌根置于患者胸部中央。右手的掌根置于左手的手背上，双手十指相扣。上身前倾，双臂垂直，双手的肘部伸直，以自身的髋关节为轴，用上身的力量，将患者胸骨向下，也就是向脊柱方向按压。按压后即放松，使患者的胸廓充分回弹，放松时，手掌一定不能离开胸壁，要重复按压和放松动作。胸外心脏按压要保持一定的力道，每次按压的深度，至少 5~6 cm；按压速度要快，至少 100~120 次 / 分钟。

4. 开放气道，人工呼吸 意识丧失后的患者很可能因舌头后坠而阻塞气道。采取仰额抬颏的方法开放气道，即左手扶住患者额头向上仰，用右手手指顶住患者下巴颏向上抬。深吸一口气，用左手的食指和拇指捏闭患者鼻翼，同时将嘴张大，并包住患者的口，将气吹入患者口中。反复两次，每次持续时间大约 1 秒。吹气时，能看到患者的胸壁起伏。如果患者口唇受伤或牙关紧闭，救护者可稍用力上抬患者下颏，使患者口闭合，再将自己的口罩住患者鼻孔，将气吹入患者鼻中。

5. 按压和吹气循环进行 以最快的速度循环做胸外按压和人工呼吸。徒手心肺复苏，一般是每做 30 次按压，俯下身做 2 次人口呼吸。持续 5 个周期的 30∶2 的心肺复苏（约 2 分钟）后，再次检查患者的反应和呼吸。如患者仍无反应和呼吸，应重复以上步骤，继续对患者进行心肺复苏抢救，直到急救医生或“120”医务人员赶到或患者心跳呼吸恢复。

● 照护问答

高龄老人心肺复苏有哪些注意事项？

答：（1）在发现高龄老人神志昏迷，呼吸停止，脉搏和心音消失，以及听不到血压等症状后，即应当机立断，立刻进行胸外心脏按压和人工呼吸，切不可等候其他人员或专业人员确诊，而错过最宝贵的抢救时机。

（2）进行抢救要沉着、冷静，随时观察患者变化。急救开始的同时，均应及时拨打急救电话和呼叫人员协助。

(3)进行胸外按压时应细致,忌暴力。高龄老年患者多数存在骨质疏松,避免过度用力造成胸骨骨折和肋骨骨折。

(4)有活动性出血,同时进行加压包扎。

(5)患者心跳恢复后,有可能再度停搏或发生心室纤维性颤动,抢救人员应留在现场,严密观察。

总之,高龄老人心肺复苏受到多因素的影响,进而导致心肺复苏率下降。但为了提高临床心肺复苏抢救成功率,及时挽救高龄老人的生命,应该及早、及时对心跳呼吸骤停的高龄老人实施心肺复苏。

第三章 用药照护

药物代谢特点

高龄老人随着年龄的增长,机体各系统的组织器官功能逐渐减退和衰弱,药物代谢能力较差,故高龄老人与年轻人相比,药物在体内的代谢过程存在一定的差异。因此,了解高龄老人用药后药物在机体内代谢动力学的特点,对提高药物治疗的疗效和避免药物的不良反应都是至关重要的。

● 药物的吸收

绝大多数的药物口服后通过简单扩散的方式吸收。高龄老人胃肠活动减退,胃酸分泌减少,胃肠血流量下降,然而对药物通过扩散方式吸收过程一般并无明显影响,如阿司匹林、扑热息痛和磺胺甲基异恶唑的吸收均正常。但是,对经主动转运方式吸收的药物如维生素 B_1,则随年龄的增长吸收减慢。

● 药物的分布

随着年龄的增长,人体的脂肪组织相对增加,总体液与非脂肪组织下降,加上肌收缩无力,心血管灌注量减少,血浆蛋白含量降低,这些改变对高龄老人的药物分布都会产生影响。据报道,80岁以上老人肌肉组织减少约 30%,机体水分比例明显减少,脂肪比例明显增多,致使高龄老人药物分布的特点是水溶性药物分布容积减少,脂溶性药物分布容积增大。例如使用脂溶性较大的药物安定时,一定要调整给药剂量和频次,防止蓄积中毒。另据报道,分别给年轻患者(16~40 岁)和老年患者(70 岁以上)肌注度冷丁(15 mg / kg),后者血清药物浓度也明显高于前者。

● **药物的代谢**

肝脏是人体主要的代谢器官,很多药物须通过肝脏转化成水溶性化合物后再经肾脏排泄。高龄老人由于肝脏重量下降,脂褐质(酶)合成减少,肝药酶活性降低,肝血流量减少,代谢和解毒功能明显降低,药物的转化速度减慢,容易受到药物的损害,同时自身调节和免疫功能低下也影响药物的代谢。据报道,65 岁老年人的肝血流量仅为年轻人的 40%~50%。而 90 岁以上高龄老人的肝血流量仅为年轻人的 30%。临床实验证实,老年患者使用利多卡因、吗啡等,药物的半衰期延长或血药浓度增高,会导致药物的不良反应增加,因此使用这些药物时需适当调整剂量。

● **药物的排泄**

多数药物主要通过肾脏排泄,而排泄速度也随年龄增大而降低。老年人的肾脏组织、肾血流量、肾小球滤过率、肾小管分泌功能等变化均可影响药物的排泄。40 岁以后,肾脏逐渐萎缩,重量减轻,肾血管硬化,导致肾血流量减少,肾小球滤过率下降。据报道,20 岁以后年龄每增 1 岁肾小球滤过率以约 lml / 1.73 m^2 的速度递减,在 70~80 岁时约有 1/3 的肾单位发生结构变化而失去功能,有效肾血流量减少为 47%~73%。80 岁以上高龄老人,肾小球滤过率可下降到 60%~70%,肾小管的分泌与吸收功能也同时减弱。因此,凡老年患者,特别是高龄老人,在使用主要经肾排泄的药物时容易蓄积中毒,临床上使用药物时应根据肾功能情况调整用药剂量和用药间隔时间。

喂 药 方 法

高龄老人作为一个特殊群体,机体组织器官和各系统的结构、生理功能、形态机能均出现不同程度的衰退,机体防御能力差,多系统疾病发生率明显增高,普遍存在用药品种多、用药复杂、长期用药等问题。老年人的慢性病,一般以口服药为主,据报道,约1/4的高龄老人同时服用4~6种药物。因此,掌握正确的服药方法,对高龄老人的用药安全,提高药物疗效,减少不良反应起着重要作用。

1. **按时服药** 高龄老人由于记忆力差,听力、视力减退,自我服药能力差,常常不能严格按照医嘱规定准确服药,照护者可利用图片、醒目的颜色、特定的器皿来帮助老年人对药物的记忆;或者由照护者将每天所服的药列出清单,将每次所服的药按早、中、晚分别装入袋中或用纸包好,每个药袋或药瓶上用醒目的字标明用法剂量,内服药与外用药应分开并标记鲜明,向老人讲解清楚,督促其按时服药。对思路清晰的高龄老人,适当暗示药物疗效,争取老人积极配合,使其真正做到按医嘱服药,避免老年人因健忘等原因发生漏服或多服药物的情况。

2. **温水送服** 高龄老人由于神经反射性活动衰退,吞咽肌群互不协调,常引起吞咽障碍;消化功能降低、咀嚼困难、唾液分泌减少,使高龄老人吞咽片剂或胶囊有困难。因此,照护者应该在服药时预先准备好适量的温开水,不建议用茶来喂药。对数量多且体积大或者形态特殊、质地较硬的药物,照护者应分次或切成小块后给药,以避免老人发生哽噎。

3. **喂药姿势** 喂药的姿势要合适,照护者在给高龄老人喂药时,尽量让高龄老人采取坐位或半卧位,以便于吞咽、防止误吸。特别是有些卧床高龄老人服用某些药物后,因唾液分泌和吞咽能力显著降低,药物极易黏附于食管黏膜上,导致局部溶解、渗透后损伤黏膜,引起刺激性疼痛,故服药后要让卧床高龄老人多喝水,有利于药物的吸收。特别是有偏瘫、吞咽困难的老人服药后,照护者应检验其口腔、牙缝是否有药片存留,防止误入气管发生吸入性肺炎。

4. 睡前服药 安眠药最好上床后服用,以防药物在老人上床前起作用而引起跌倒。如果是在夜间或睡眠中给高龄老人喂药,一定要把老人叫醒后再喂,以防似醒非醒服药造成呛咳,使药物误入气管发生意外。

5. 其他 由于高龄老人味蕾功能较差,可将味苦的药和蜂蜜、果酱同服;粉剂应装胶囊或加水混成糊状再服;口含片要放在颊与牙龈之间慢慢溶化,不要饮水;混悬剂、合剂,要摇匀后直接服用、勿稀释;高龄老人,尤其是行动不便者,肠蠕动缓慢,一部分人长期依赖泻药排便,使药物在肠道吸收减弱。对这些老年患者应鼓励其定时排便,通过睡前按摩腹部,喝蜂蜜水等方法,尽量减轻其对药物的依赖程度。

● 照护问答

什么叫药物的治疗效果?

答:药物的治疗效果是指根据药物作用所达到的治疗效果,可分为对因治疗和对症治疗,前者指用药目的在于消除原发致病因子,彻底治愈疾病,或称治本,例如抗生素药物杀灭体内致病微生物等;后者指用药目的在于改善症状,或称治标,对症治疗未能根除病因,但对于诊断未明或病因未明暂时无法根治的疾病却是必不可少的治疗方法。例如,高龄老人患休克、惊厥、心力衰竭、高热和剧烈腹痛时,对症治疗可能比对因治疗更为迫切。

药物不良反应

药物不良反应,一般是指药物在治疗剂量下出现与治疗目的无关的作用,对于患者可能带来不适或痛苦,一般都较轻微,可以忍受。产生不良反应的原因是药物作用选择性差,一种药物有多种作用,当其中的某一作用用于治疗目的时,其他作用则成为不良反应。药物的不良反应有些是难以避免的,有些是可以设法纠正或消除的。

典型表现

1. **肝肾功能异常** 大多数药物都是由肝脏代谢、肾脏排泄的。由于高龄老人生理和心理等各方面均处于衰退状态,尤其是肝肾功能的减退,导致机体对药物的代谢和排泄等功能减退,药物的半衰期延长,易在体内蓄积,增加肝脏及肾脏的负担,从而引起肝肾组织损伤,引起肝肾功能异常,如:对乙酰氨基酚、氨基糖苷类抗生素等。

2. **体位性低血压** 随着年龄的增加,高龄老人动脉粥样硬化明显,血管运动中枢调节机能减弱,因而机体不能灵活地调节血压。当使用某些药物时,如血管扩张药、降压药、利尿药等,易发生体位性低血压,故高龄老人使用这些药物应慎重。

3. **尿潴留** 高龄老人使用抗帕金森病药、三环类抗抑郁药、M受体阻断药等易发生尿潴留。有前列腺肥大的老年患者更易使症状加重。建议高龄老人用三环类抗抑郁药时,开始时单位剂量应分多次服用,以后逐渐加量,可减少不良反应。患前列腺增生的高龄老人使用强效利尿剂,也要格外小心。

4. **永久性耳聋** 高龄老人内耳毛细胞数目减少,此时如果用了某些易在耳液中积聚的具有耳毒性的药物,如庆大霉素、链霉素、红霉素、呋塞米等,可导致永久性耳聋。此外,这种永久性耳聋常被误认为衰老所致,应引起重视。

5. **精神神经症状** 高龄老人脑组织对药物反应敏感,其原因是脑细胞数量减少,脑血流量下降和脑功能减退。因此,对中枢神经抑制药的反应敏感性增高,易引发神经衰弱、共济失调、失眠健忘、幻觉、抑郁或躁狂等,

照护方法

1. **制定个体化给药方案** 根据高龄老人的生理特点,各器官的功能状况,结合其所患疾病的种类,所患疾病的严重程度,制定个体化的用药方案。

2. **及时调整用药品种** 高龄老人常因患有多种慢性疾病而服

用多种药物,有些高龄老人会因为担心停药后病情可能反复或者影响疾病的痊愈存在仍然在服药的情况,这样会增加药物不良反应和不顺应性的危险。因此,应经常检查患者用药方案,停服无益或无病症的用药或有些治疗药物不良反应较大而患者不能耐受的应及时调整为不良反应较小的同类药物。

3. **注意停药不良反应** 有些药物停用后可引起一系列临床症状及体征,出现生理性停药反应或使原患疾病加剧。最常发生停药不良反应的药物是 β 阻断剂、激素和苯二氮卓类。

4. **提高用药依从性** 高龄老人一般都健忘,常常忘了服药或不按时服药。照护者应该根据医嘱协助和监护高龄老人的用药。按医嘱服药是提高疗效和减少不良反应的重要保证。

5. **控制嗜好和饮食** 高龄老人用药期间应控制烟、酒、糖、茶等嗜好,这些可能影响药物疗效,应按照各种药品的说明书注意饮食忌口,以免与药物发生反应。照护者指导高龄老人对膳食结构进行调整,合理的膳食有利于药效的发挥。

总之,高龄老人对从未用过的药要特别注意。如果出现不良反应,应及时停药。已引起过不良反应,特别是引起过敏反应等不良反应的药物,决不能再使用。此外,还应避免不按医嘱的长期用药,以免产生蓄积中毒。

● 照护问答

特异质反应是怎么回事?

答:少数特异体质的高龄老人对某些药物反应特别敏感,反应性质也可能与常人不同,但与药物固有药理作用基本一致,反应严重度与药物剂量成比例,药理拮抗药救治可能有效。这种反应不是免疫反应,故不需预先去敏化过程。引起这种反应的原因可能与先天性遗传异常有关,例如遗传性血浆胆碱酯酶活性降低的特异质高龄老人对琥珀胆碱高度敏感,使用后容易中毒,也可表现为恶性高热,应该引起重视。

药物成瘾性

药物成瘾性，是滥用药物的后果，指习惯于摄入某种药物而产生的一种依赖状态，撤去药物后可引起一些特殊的症状即戒断症状，又称药物依赖性。其主要特点是强迫性药物使用、持续性渴求状态和对药物渴求控制力的减弱。可分为精神依赖和躯体依赖。精神依赖是指患者对某种药物的特别渴求，服用后在心理上有特殊的满足；躯体依赖是指重复多次的给予同一种药物，使其中枢神经系统发生了某种生理或生化方面的变化，致使对某种药物成瘾，也就是说需要某种药物持续存在于体内，否则药瘾发作，产生戒断症状。

● 典型表现

临床上容易产生成瘾的药物有：

1. **镇静催眠药** 巴比妥类如苯巴比妥等，这类药易产生精神依赖，但长期大剂量使用可发生躯体依赖。速可眠、安眠酮、水合氯醛成瘾也非常多见。

2. **抗焦虑药** 这类药临床应用范围越来越广，致其成瘾者也逐渐增多。如安定、羟基安定、硝基安定、眠尔通、利眠宁等，其中以眠尔通成瘾性最大。

3. **镇痛药** 此类药应用比较广泛，疗效好，见效也快，但其成瘾性也快，使用2周即可成瘾，且具有异常强烈的精神、躯体依赖性。如吗啡、度冷丁以及可待因、美沙酮、镇痛新等药物。

4. **精神兴奋药** 中枢神经兴奋药苯丙胺，有减少睡眠、消除疲劳的作用，但有较强的成瘾性，一般小剂量即可成瘾。

5. **抗精神病药** 氯氮平对精神病的幻觉、妄想和兴奋躁动疗效好，但长期使用易成瘾。

6. **解热镇痛药** 去痛片、阿司匹林也有成瘾性，多呈现为病态嗜好。

7. 其他易成瘾的药物 凡是含有咖啡因的药丸或饮料,久服易成瘾;有些止咳糖浆含有可待因、阿片酊,久服也成瘾;女性激素替代疗法,久服亦成瘾,主要表现为心理上的依赖。

● 照护问答

高龄老人不能用有成瘾性的药物吗?

答:不是。对于有成瘾性的药物,只有在有充分的理由、充分的把握确定该病对这一治疗方法反应良好时,高龄老人才能使用这类药物。但是,必须在医生的指导下凭医生处方到正规医院取药,使用这些药物只能用其所需要的最短时间。

药物过敏

药物过敏反应,是指有特异体质的患者使用某种药物后对身体产生的一种变态反应。它与药物的剂量无关。药物过敏反应的发病率较高,主要有两种形式:一种是在用药当时就发生,称为即发反应;另一种是潜伏半小时甚至几天后才发生,称为迟发反应。轻则表现为皮疹、哮喘、发热等,重则发生休克,甚至可危及生命。

● 典型表现

1. 药物热 这是药物过敏反应最常见的表现之一。以高热为常见,且这种高热与患者的全身症状不成比例,也就是说,体温可以很高,但患者的全身表现不是太重。它的另一个特点是对各种退热治疗措施的反应不佳,如果患者仍在继续应用致敏药物,退热药很难使其体温下降;反之,如果停用致敏药物,即使没有其他退热措施,多数病例的体温也能迅速下降。

2. 药物疹 药物过敏反应中发生皮疹的十分多见。它常继药物热,或与药物热同时发生,也可先于药物热出现,常见的药物疹类型有荨麻疹和血管性水肿、猩红热或麻疹样皮疹、湿疹、紫癜、血管炎、剥脱性皮炎和固定性药疹等。

3. 休克 过敏性休克往往发生于注射药物时,可立即发生,也可在注射后短期内发生。如不能及时有效抢救,可导致全身各系统、各器官供血不足发生休克,甚至昏迷、死亡。

4. **血细胞损害** Ⅱ型药物过敏反应常导致血细胞减少,严重的可有血嗜酸粒细胞增多。

5. **肝、肾功能损害** 全身性药物过敏反应常伴有肝、肾功能损害。药物过敏反应伴有肝、肾功能异常是病情严重的一个标志。

● 治疗措施

一旦发生药物过敏反应,必须立即停药,并给予抗过敏的药物治疗。

1. 抗组胺药物 1~2 种口服,常用的有非那根和扑尔敏等。
2. 维生素 C+10% 葡萄糖酸钙静注。
3. 有皮疹且瘙痒的可局部外搽炉甘石洗剂。
4. 根据病情可考虑使用泻剂、利尿剂,以期促进体内药物的排出。
5. 病情稍重者可给予激素治疗,如泼尼松 20~30 mg,分 3~4 次口服,一般 2 周左右可完全恢复。
6. 严重病例予以氢化可的松、维生素 C、10% 氯化钾加入 5%~10% 葡萄糖液静脉滴注;输新鲜血液和血浆;选用适当抗生素以预防感染;重症药疹患者如有渗液,可用生理盐水或 3% 硼酸溶液湿敷,每日更换 4~6 次,待干燥后改用 0.5% 新霉素和 3% 糖馏油糊剂,每日 1~2 次;密切注意水与电解质的平衡。

● 照护方法

1. 用药前应详细询问患者有无药物过敏史,已有某种药物过敏史的人,应禁止使用该种药物。高龄老人必须在就医时将自己过敏的药物名称告诉医生并详细记载于病历上,作为医生用药时的参考。在使用上述易过敏药物时,除了行常规皮试外,注射后至少要观察半小时以上。

2. 服药期间忌生冷、油腻、刺激性食物,避免进食海鲜类,多饮水。发生全身性过敏反应时,照护者应让患者平卧,松开衣扣,头偏向一侧,注意血压变化,清除口鼻内分泌物,并尽早送医院治疗。

3. 停用一切可疑的致敏药物,切忌在已经出现药物过敏的先兆表现时继续用药。

● 照护问答

哪些药物容易引起过敏反应?

答:药物过敏在高龄老人中并不少见。目前常用药品中,青霉素类、破伤风抗毒素、复方新诺明、氨茶碱、胰岛素、糜蛋白酶、氯丙臻、安乃近、普鲁卡因、细胞色素C、碘剂等较易出现过敏反应。轻者可致皮肤过敏反应,如出现荨麻疹、药物热、消化道反应(如恶心、呕吐、腹痛、腹泻)以及呼吸道的一些症状等;重者可引起过敏性休克,如抢救不及时,可危及生命。目前临床上使用青霉素类、破伤风抗毒素以及辅助检查使用含碘的造影剂等,在用药前都必须做过敏试验,确定无过敏后才能使用。

服药时间选择

老年人随着年龄的增长,各重要器官的结构和功能随之减退,对药物的吸收、分布、代谢、排泄等作用减弱,药物不良反应及药源性疾病增加。在高龄老人用药过程中,要使药物发挥应有的疗效,除了把握对症用药、少而精、小剂量开始等基本原则外,用药时间的选择也至关重要。不同的药物均有各自的最佳吸收和作用时间,根据时间药理学、时间生物学原理及老年常见病的昼夜节律波动,选择最佳的服药时间,可以得到事半功倍的疗效。

1. **一般药物** 大多数药物都可在饭后15~30分钟服用,药物随食物缓慢进入小肠,有利于吸收,并可减少对胃肠道的刺激和不良反应的发生。

2. **哮喘用药** 哮喘多在凌晨发作,睡前服用止喘效果更好。

3. **降压药** 高龄高血压患者由于动脉硬化,血管顺应性差,血压变异性大,宜选择长效药物,最佳服药时间是晨起顿服,睡前服用降压药易诱发脑血栓、心绞痛及心肌梗死等。

4. **降胆固醇药** 宜在睡前服用，因为肝脏合成胆固醇峰期多发生在夜间，晚餐后服药有助于提高疗效。

5. **降糖药** 晚上临睡前不宜服用，上午8时用药，作用强而持久。糖尿病患者在凌晨对胰岛素最敏感，这时注射胰岛素用量小，效果好。

6. **激素类药** 皮质激素在上午6~8时，生理分泌高潮时服用为佳，不仅可提高疗效，还可以减少药物对正常内分泌功能的影响，减少不良反应，所以早上7时一次性给药疗效最好。

7. **助消化药** 宜在饭前或饭后5分钟服用，前者促进消化液分泌，后者使之充分与食物混合，有助于消化。

8. **强心药** 心脏病患者对西地兰、洋地黄、地高辛等药物在凌晨时最为敏感，此时药物作用比其他时间要高40倍，故宜在凌晨服用。

9. **维生素类药** 除了维生素K用于止血时，应及时给药外，其他维生素宜在两餐之间服用，随食物缓慢进入小肠以利于吸收。

10. **催眠、缓泻、驱虫、避孕及抗过敏药等** 一般在夜晚临睡前30分钟服用（作用快的泻药在早晨空腹时服用）。类风湿性关节炎患者最佳服药时间也在晚上，因为类风湿性关节炎是一种自身免疫性疾病，人的免疫活动有自身的时辰节律性，夜间或凌晨时，人体的免疫反应最大，患者的关节肿胀、僵直等症状以早晨最为严重，夜晚服药对控制早晨的发作尤为重要。

● 照护问答

昼夜节律对药物的作用有影响吗？

答：药物的作用常常会受到机体因素的影响，诸如年龄、性别、遗传因素、营养状态、特异质反应、疾病状态、心理因素以及昼夜规律等。昼夜规律对某些药物产生的药理作用强度也会有一定的影响。例如：有些患高血压的高龄老人在早晨几小时内血压最低，用抗高血压药物治疗时，上午较易出现体位性低血压；水杨酸钠在上午给药排泄较慢,而下午给药排泄较快。此外,健康成人上午8时口服氨茶碱时血药浓度高,很快达到治疗的浓度,而晚上8时服用则血药浓度较低,不能在短时间内达到有效的治疗浓度。

止喘气雾剂使用

慢性支气管炎是老年人的多发病和常见病,常发生在冬天,多在劳累后和肺部感染发生后,伴有咳嗽和大量的白色泡沫痰。气雾吸入是临床治疗慢性支气管炎和哮喘常用的治疗方法,主要作用是扩张湿化气道,稀释痰液,以利排痰。气雾剂作为一种药物新剂型,在气雾吸入中加入药物,使呼吸道的局部药物浓度达到治疗量,具有局部用药、简单方便、剂量小、起效快、不良反应小等优点,深受支气管哮喘和老慢支患者的喜爱。

● 作用机制

通过雾化吸入将药物从口腔内吸入,直接到达并集中于气道,不仅能立即扩张支气管,消除支气管黏膜的非特异性炎症,防止黏膜水肿,阻止黏膜分泌产生刺激性化学介质,降低气道高反应性从而达到治疗作用,还具有局部药物浓度高,疗效好,不良反应少,使用简便等特点。止喘气雾剂分为两类:

1. 主要用于控制急性发作,迅速舒张支气管,达到快速平喘的作用,如沙丁胺醇、特布他林等。

2. 用于减轻哮喘发作和预防哮喘反复发作,可每日定时应用,起到抗炎抗过敏的作用,如布地奈德、舒利迭等。

● 照护方法

1. 高龄老人在使用气雾剂时应严格遵照医嘱,控制喷雾剂量,千万不能因治病心切盲目加大剂量或缩短喷雾间隔时间。因为一些气雾剂对支气管平滑肌有高度的选择性,若过量使用,会造成支气管扩张过度而转为抑制,从而加重哮喘。

2. 对心肾功能不全者,气雾吸入过量可致水钠潴留,加重水肿。

3. 呼吸道突然湿化过度可引起呼吸道分泌物吸水臌胀阻塞气道，若不能咳出则会引起窒息。持续气雾治疗时，输气管位置不得高于气道入口，以免造成凝集水淹溺患者。

4. 老慢支患者、高龄哮喘患者如长期反复应用气雾剂，会产生一定的耐受性，止喘效果有所下降，建议交叉使用两种气雾剂或使用几个月后更换品种。

5. 照护者应注意保持气雾装置的安全、卫生，不用时妥善保管。

● 照护问答

如何正确使用止喘气雾剂？

答：使用时先将气雾剂摇匀，将瓶身倒置垂直，微仰头，张口，将喷头转动到合适口腔的角度，用力呼尽肺内空气。在开始吸气时揿动气阀，同时进行深而缓慢的吸气，尽量让喷入口内的气雾剂随着气流方向进入支气管深部，药物吸入后将口紧闭，屏气 5~10 秒，再用鼻慢慢呼气，间隔 2~3 分钟后进行第二次喷吸。待药液起效后，用半杯清水漱口，以免药液沉积在口腔和食管黏膜，破坏该处正常菌群的生长。

煎熬中药的学问

说到煎煮中药，可能很多人都会觉得这有什么好说的，大家都会，其实不然，煎煮中药是很有学问的，很多人对煎药是一知半解的，有些煎煮中药的方法甚至是错误的。所以在这里想给大家简单介绍一下在煎煮中药过程中的注意事项。

● 照护方法

1. **煎药器具** 首先煎药的器具最好是选用沙锅、搪瓷锅，不用铁器或铝锅。因为沙锅和搪瓷锅不会与药物发生化学反应，且沙锅加温是逐渐升高，温度散发也是逐渐而散。缺点是易破碎，尤其是烧热立即接触凉水，更易炸碎。现今各类煮食工具发达，选择耐烧的搪瓷锅罐或性质稳定的不锈钢锅亦可。但是，铁、铝、铜等容器因其性质不稳定易与中药的有效成分起变化,影响疗效,不宜用于煎煮中药。

2. **煎药用水** 除有特殊注明的酒、水、醋、蜜等外,自来水、深井水、泉水,或经检验无毒无污染的河水等均可用来煎药。自来水最好先存放 1~2 小时,使其去掉漂白粉或氯气味再泡药。除急需外,一般煎煮前必须用冷(温)水浸泡 1~3 小时。对于煎药用水的多少,要根据药剂量的大小、煎药时间长短、患者的耐受力而酌定。一般两煎剩余药液 500 ml 为好,首煎加水 800~1000 ml,煎好后沏药液 300 ml,二煎加水 400~500 ml,煎好后沏药液 200 ml,两煎药液合并,遵医嘱分次服或顿服。需要指出的是:凡煎药烧干药锅,不可再重新加水煎煮,煎药过程中水若少可酌加温水或开水。

3. **煎药用火** 火候要严加掌握,一般为武火煮开,文火慢熬,以防药液溢出锅外,并时时用筷子翻搅。但也并非各类药只有一种煎法,如解表药宜急火速煎;补益药宜文火慢煎。不管煎何种药物都要视加水多少、药剂大小和煎药器具大小酌情裁定。若水过多,容器大,火可适当大一些,反之火可小一点;若剂量过大,火要小一点,并勤翻搅,防止底部煎煳;若煎药器具过小,剂量过大,火猛必然溢出锅外,所以要灵活掌握火候,达到既煎出药液,又不致时间过长或过短。

4. 特殊药品的煎煮法

(1)先煎药:一般是指要先煎 30 分钟,如:鳖甲、龟板、穿山甲、玳瑁、水牛角、蛤壳、牡蛎、龙骨和代赭石等,即使炮制后捣碎,也应先煎 20~30 分钟,若生用要先煎 1 小时以上。

(2)后下药:如芳香类:薄荷、砂仁、豆蔻和沉香等以及久煎破坏有效成分的药,如钩藤、番泻叶、鱼腥草和青蒿以及因临床需要泻下时用的大黄等,均要在出锅前十几分钟放入。

(3)包煎药:对于布包的药物,多为含黏液质难以沏出的药,如车前子;有刺激咽喉的药物,如旋覆花、滑石、葶苈子、青黛、马勃、蒲黄和海金沙等。

（4）烊化药：多为胶类，以药汁冲化的芒硝和玄明粉较好化开。但是，阿胶、鹿角胶和龟板胶，有时用过滤的药汁不能完全熔化，要重新加热搅拌才能溶于药液。

（5）冲服药：多为药粉散剂或不宜入煎药物，如羚羊角粉、朱砂、琥珀和血竭等类药，用药汁或开水在服药时冲下。

（6）保存：汤剂在保存时要放到密闭的容器里，置于阴凉的地方（可存放2天左右）或冰箱的冷藏室（一般可存放5天左右）。

● 照护问答

价格昂贵中药如何煎煮？

答：价格昂贵中药，如人参、鹿茸、冬虫夏草和三七等，最好是将这些中药单独浸泡，单独煎煮。煎煮后沏出药汁，再与其他浸泡的中药同煎，也可另煎药汁与后煎药汁兑在一起服用。

服用中药有讲究

高龄老人往往身患多种疾病，日常服用一种或多种药物，然而，人到高龄，身体各脏器的组织结构和生理功能都有不同程度的退行性改变，会不同程度地影响了药物在体内的吸收、分布、代谢和排泄过程。因此，照护者在给高龄老人喂服中药时应该特别注意以下两点：

1. 掌握适应证 要严格掌握适应证，不要不按医嘱听他人说什么好就吃什么中药。高龄老人体虚多病，病情往往复杂多变，因此首先应明确是否需要进行药物治疗。对有些病证可以不用中药治疗的就不用，更不要滥用药物。不辨证就无法选择疗效好的中药，掌握了辨证之后，还需要知道哪些中药是治疗此证型的。辨证有误则药不对证，会使机体阴阳偏盛或偏衰，以致病情更趋严重。

2. 剂量要按医嘱 高龄老人肝肾功能多有不同程度的减退或合并多器官严重疾病，中药的剂量要严格按照医嘱。中药的剂量要因人而异,一般应从“最小剂量”开始。尤其对体质较弱,病情较重的患者切不可随意加药。虽然中药活性成分含量低,作用缓和而持久,但若剂量不当,高龄慢性病患者长期服用往往会产生不良反应。

● 照护方法

1. 不宜过度温热 温热药用来治疗寒证,高温下大量使用常会出现发热、出血、疮疡等病变。即使必须使用,也只能减少剂量,缩短疗程。

2. 不宜过度发汗 天热人体易出汗,此时再服大量发汗药,势必大汗淋漓,导致体内水分失衡,甚至出现休克等危重症状。因此注意夏天不能过度使用发汗药。

3. 不宜过度滋补 滋补药不易吸收,只有消化功能完善的人才能放心使用,否则会出现腹胀、不思饮食等现象。因此,高龄老人不宜过度滋补,尤其在夏天高温的天气,人的胃肠道功能低下,不宜使用滋补药和过度滋补。

● 照护问答

服用中药要忌口吗?

答:高龄老人在服用中药时需要忌口的食物如下:

(1)忌萝卜:中医认为萝卜有泄气的作用,由于中药处方里都会有温补类药物,如果合用则会降低药效。

(2)忌寒性水果:梨、山楂、菱角、柑子、百合、香蕉、甘蔗、柿子等为寒性水果,为了保障中药的疗效,使其更好地发挥其治疗作用,服用中药时应避免食用此类水果。

(3)忌浓茶:很多高龄老人爱喝茶,但是在服用中药时,是不宜喝茶的。茶叶里含有鞣酸,与中药同服时会影响人体对中药中有效成分的吸收,从而降低疗效。

(4)忌辛辣油腻食物:喝中药时,一定不要吃过油、过辛辣食物。对于难消化食物也尽量不吃,否则会加重消化系统负担,不利于身体的康复。

正确选用中成药

随着社会老龄化的加剧，高龄老人在老年人中所占比例的不断增加，他们对疾病的防治和自我保健的要求越来越高。然而，在疾病治疗过程中，不少高龄老人认为西药虽然服用方便，但是容易产生不良反应，他们往往选择中药的汤药或中成药治疗。由于中成药不需煎煮和服用方便，深受高龄老人的钟爱。其实，在为高龄老人选用中成药时，不仅要根据高龄老年患者机体本身的生理机能特点，还应该充分考虑老年疾病具有起病隐匿、多病症共存、多种病理变化同存、易反复、病程长的特点，应在医生的指导下正确选用中成药。

● 照护方法

1. 正确选用中成药　选用中成药时要注意辨证选药，防止中药西用或滥用。辨证施治是中医治疗学的精髓，是中医诊断和治疗疾病的独特方法。中成药是遵从“方从法出，以法统方”的原则制定出来的，针对某一证型，体现某一治法。因此，中成药选用，必须在辨证论治思想指导下，才能有的放矢，做到“药证相符”，方能保证疗效。大多数高龄老年患者在就诊时往往根据药物广告或病友的推荐，向医生要求开具某种中成药，他们只注意药品名称和自己的疾病，而对药物的组成、功效和适应证是否适合自己的病症则了解不透。殊不知中成药是由不同的中草药制成，有寒、热、温、凉性能不同，表现出不同的功效，而病情又有寒、热、虚、实、表、里的不同，若药虽对病却不对症，不仅起不到好的疗效，有时还会适得其反。中医对同一种疾病，因其分型不同，选择的药物亦不同。不同的疾病证型相同，也可选同种药物治疗。如鹿茸片具有补阳益血之功效，如果使用不当，就会导致热甚伤津，引起发热烦躁、口鼻出血、心神不定等欲补反伤的不良反应。

照护者对高龄老人经常使用的中成药,因为有了用药经验,自己去选用就不成问题了,但千万不可随意改变服用剂量,不要认为中药多吃点儿或少吃点儿都无所谓,吃不出什么问题。其实任何一种药物或多或少都有一定的不良反应,长期服用切不可轻视它的不良反应。对于未使用过的药物,务必在医生或药师的指导下,详细地了解药物名称、组成、功用主治、用法用量、注意事项等问题之后,再确定选用药物品种。

2. 中西药之间的配伍禁忌 一般情况下,中、西药同时服用不会产生不良反应,有的还会产生协同作用,如珍珠与氯丙嗪同服,可增强氯丙嗪对精神病的疗效,并可减轻氯丙嗪对肝功能的损害作用。但在有些情况下,中西药不宜合用,如地高辛与含钙类中药珍珠母或生龙牡等同用,能增强地高辛的强心作用,使之毒性增强,容易引起心律失常和传导阻滞。在服降糖药的同时,加服中药糖浆制剂,就会影响降糖效果。在应用含朱砂的中成药时,不要同时服用碘化物。长期服用含朱砂的药物后,汞在肝、肾等脏器内蓄积,亦可导致肝、肾功能损害。因此,含朱砂的药物不宜久服。

使用中成药应注意药物的禁忌,如服用云南白药,要忌食蚕豆、鱼类及酸冷食物。服用三九胃泰胶囊,忌食辛辣、油炸及酒类等刺激食品。

● 照护问答

1. 中成药之间也有配伍禁忌吗?

答:由于老年患者往往一人患有多种疾病,治疗时更应该注意各种药物间的相互影响,选用药品的种类宜少不宜多。尽管中成药之间的相互作用不像单味药那样显而易见,然而它确实存在,也更为复杂。应用正确会产生协同作用,应用不当也会产生不良反应,轻者降低疗效,重者给患者身体造成损害。如服用生脉冲剂等补气药时,应尽量避免与骨刺丸等破气药同用。补中益气丸补益中气,升阳举陷,若与木香槟榔丸等降气药同用,就形成一升一降,临床效果将事倍功半,甚至徒劳无益。

2. 服用中成药也会有不良反应吗?

答:多数中成药很少发生不良反应,但是由于个体的差异,临床上也发现服用中药后出现腹胀、恶心、药疹等症状。有滋补作用的中成药在感冒时应暂时停用。有些含糖量较高的成药,如雪梨膏,糖尿病患者应慎用。对诊断尚不明的疾病,切不要盲目服用中成药,以免造成不良后果。所以,在使用中成药时,也要注意不良反应的发生。

3. 中成药如何贮存保管?

答:中成药的贮存保管是安全用药的前提。即使自己家庭的储备药,也要注意避光、通风、密封。如出现蜜丸开壳、药片脱皮、潮解、变色或生斑、口服液或糖浆浑浊变酸等均不可再服用。同时还要注意使用日期,超过有效期的药不宜继续使用。应检查药物的质量,若发现药丸或药片发霉、生虫变质,膏药或药水出现白膜、变味,说明药物已变质霉烂,不能继续使用。

家庭药箱

随着社会发展,社会保障系统的逐步完善,以及医疗卫生知识的普及和人们生活水平的提高,“大病医疗、小病自疗”的现象已逐步受到重视。合理配备家庭药箱的确带来诸多益处,尤其高龄老人易出现慢性病的急性发作,如冠心病、心绞痛发作、老慢支急性加重,都需要几分钟内用药缓解症状,否则会出现生命危险,此时家庭药箱就可以发挥重要的作用。因此,有高龄老人的家庭应该合理配备家庭药箱。

● **物品配备**

1. 器械类 血压计、血糖仪、氧气袋:最好选择电子血压计,早晨起床后,测一下血压,便于及时发现异常。当高龄老人突发头晕、胸闷等不舒服的症状时,再及时测量一下,便于判断是否需要去医院就诊。血糖仪是糖尿病患者的必备之物,不舒服时可随时随地测量。心脏病患者或肺功能不好的患者，建议备上一个氧气袋。但要注意，氧气袋只能解决“一时之痛”，一旦症状缓解后，一定要到正规医院就诊。此外，体温计和小剪刀等都是必备用品。

2. **敷料类** 如酒精棉球、棉签和纱布等也是必须的用品。

3. **药物类**

（1）心脑血管药物：除了需遵医嘱服用的药物外，不妨备点硝酸甘油，一旦觉得有胸闷、心脏不适，或是出现了心绞痛，便立即含服。现在硝酸甘油还有了新型喷雾剂，只要喷上两下就管用，更加方便。如果高龄老人患有脑血管疾病，照护者可以备点安宫牛黄丸，如果发现高龄老人有脑卒中征兆，比如突然口齿不清、说不出话来，最好在送医院前先让患者服上一粒。

（2）消化类药物：高龄老人特别是卧床的老年人饭后容易胀气，可以备些吗丁啉这样的胃肠动力药。另外，便秘也是经常困扰老年人的问题，因此，应准备些通便药，如开塞露等。

（3）降压药：高血压患者应做好慢病的自我管理，按照医生处方备药，遵医嘱服药。

（4）解热镇痛药：家庭药箱中可配备1~2种常用的解热镇痛药，如阿司匹林、泰诺和芬必得等，可缓解头痛、关节痛等症状。如果感冒不要轻易用抗生素，更不要多种药物混合吃，以免发生药物叠加效应和不良反应。

（5）其他：家有患支气管哮喘的老人，应备解痉平喘的药物，尽量选择非处方药。不建议家庭药箱中配备抗生素，因为抗生素属于处方药，应在医生指导下合理使用。

● 照护问答

家庭药箱管理需要注意什么？

答：家庭药箱的管理要注意以下几点：

（1）照护者要把药箱放在老人床头，如果夜间发病，高龄老人一伸手就能拿到。

（2）内服药与外用药分开存放，并要有醒目的标志。

（3）备用的药品最好贴上自制标签，标明药品规格、剂量、简明用途和有效期等。

（4）家庭药箱的药品应定期检查更换，最好每3个月检查一次，及时更换过期、变质的药品。

第四章 康复照护

我国已进入人口老龄化快速发展阶段,80岁以上的高龄老人逐年递增。显然,高龄老人已成为医疗保健康复服务需求的一大群体,解决高龄老人的康复医疗问题已成为当今社会面临的重要内容之一。我们旨在针对高龄老人的功能障碍,通过积极有效的康复手段和措施来增强并维持他们的功能状态,以促进老人的功能康复和提高生活质量。针对高龄老人的特点,重点介绍日常生活中常用的康复辅具和康复措施,帮助照护者掌握相关康复辅具的原理、使用技巧和具体的康复措施,为高龄老人提供更为专业和优质的照护。

第一节 日常生活康复措施

助视器

随着年龄的增长,老人的视力逐渐下降,加上眼睛疾病的困扰严重影响着高龄老人的生活质量。流行病学调查显示:80岁以上的高龄老人视力达到1.0的仅有10%。高龄老人视力减退的原因既有生理因素又有病理因素，影响老人视力的因素主要包括：屈光不正、白内障、黄斑变性及青光眼等眼病。因此，在日常生活中高龄老人适当使用一些助视器，可以更好地改善老人的视功能和提高他们的阅读和社交能力。

助视器是针对改善低视力高龄老人视功能，提高其视觉活动的装置和设备的总称。助视器主要分为光学助视器和非光学助视器两大类。

1. **光学助视器** 光学助视器是一种借助光学性能的作用，以提高低视力老人视觉活动水平的设备，光学助视器又分为远用和近用两种。一般来说，老人使用的助视器包括：近视眼镜、远视眼镜、老花眼镜及放大镜等。除老人日常配戴的眼镜外，手持式放大镜是高龄老人常用的助视器，其优点是可以随意变化和调节阅读距离，小巧、携带方便。日常生活中，老人可以借助放大镜阅读书籍、报纸、杂志等，尤其是药品说明书等细小文字等。

2. **非光学助视器** 非光学助视器是通过改善周围环境的状况（如照明、控制反光、控制光线传达、加强对比度等）来增强老人视功能的设备或装置。高龄老人常使用的非光学助视器有特殊照明装置、阅读架等。

（1）可调节台灯（可调节床头灯）：照明对视功能障碍的高龄老人十分重要。低视力老人常常需要比较强的照明，但有时也需要中等或低程度的照明（如读书看报要求亮度高、聊天休闲最好照明柔和些）。对于一些视力尚存的高龄老人来说，可调节台灯（可调节床头灯）对他们的日常生活帮助很大。

（2）可调节阅读架：可调节阅读架主要是供高龄老人较长时间阅读时使用。阅读时，照护者使用可调节阅读架并调整至与桌面呈适当的倾斜角度让老人阅读，这不仅可以让老人采取舒适体位进行阅读，而且阅读的书籍或材料放置在阅读架上，老人的双手得到解放，可以自由活动。

照护方法

1. 验配眼镜 很多高龄老人眼睛老花后不验光直接买成品老花镜,虽然省事,但这种方法是不科学的。如果双眼老视的程度不一样,或者有散光、瞳距过大或过小等,买成品老花镜都会存在安全隐患,还有可能造成视力越来越差。所以,照护者应陪伴高龄老人到正规的眼科医院进行验光配镜。

2. 合理使用放大镜和阅读架 高龄老人阅读时,照护者让老人戴上验配的眼镜,将可调节台灯(床头灯)或家中照明灯打开,使光线充足。

(1)坐位:照护者为高龄老人选择合适的座椅,软硬度要适中,座位后放置靠垫。如老人双手灵活有力可以直接手捧报刊、书籍进行阅读,如遇微小字体或插图等,老人可以手持放大镜配合阅读。如老人双手活动不便的,照护者可将读物放置在阅读架上,并调节阅读架与桌面呈约 30~70° 角(以老人舒适为宜)进行阅读。

(2)躺位:患有瘫痪或腰椎间盘突出急性期的高龄老人可选择躺位阅读。照护者将阅读架架在床旁或放置于床上,并调节阅读架至老人舒适的角度,将读物放置在阅读架上进行阅读。当然,长时间躺在床上看书读报,不利于老人眼部健康,应适当控制用眼时间。

照护问答

1. 高龄老人验配老花镜有哪些误区?

答:(1)图便宜:街边购买的老花镜往往双眼的度数相同,而且瞳距固定。绝大多数高龄老人存在不同程度的近视、远视或者散光等屈光不正的情况,且双眼老视程度不同。如果随意配副老花镜,不但无法矫正老人的视功能,反而会容易出现眼疲劳等现象。

(2)不验光不检查:配老花镜前要到医院做眼睛的全面检查,要在排除白内障、青光眼以及一些眼底疾病之后,才能验光确定度数。

（3）老花镜一戴到底：高龄老人随着年龄增加，眼睛老视程度也会加深。一旦老花镜不合适就得及时更换，否则会给老人的生活带来诸多不便，还会加速眼睛老视的程度。

（4）放大镜代替老花镜：老人经常拿放大镜代替老花镜，而放大镜折合成老花镜相当于1000~2000度，长时间这样“纵容”眼睛，等再配老花镜时就很难找到合适的度数了。

2. 如何给高龄老人选择放大镜？

答：高龄老人使用的阅读放大镜更多的是手持式放大镜，前面一个圆形的放大镜后面一个手柄，这样的放大镜主要是便于携带，使用方便。手持式放大镜有带光源和不带光源的两种，带光源的放大镜在阅读时光线充足，不易眼疲劳。因此，建议给高龄老人挑选放大镜时选择大镜片和带光源的为宜。

助听器

人的自然衰老会导致听力的逐渐下降，这主要是由于耳蜗基底膜增厚、变硬所致，听力损失的发生率随着年龄的增长呈进行性上升。然而，高龄老人的听力下降还可能与部分慢性疾病有一定的关系，如糖尿病、高血脂、动脉粥样硬化等。听力的受损会引起老人社交能力和自信心下降，所以，适时佩戴助听器可以帮助听力受损的高龄老人走出自我封闭的世界，回归社会，提高生活质量。

助听器是帮助听力残弱者改善听力，从而提高言语交往能力的一种扩音装置。随着微电子技术的发展，助听器已日趋小型化、微型化。助听器有4种基本类型：盒式、眼镜式、耳背式和耳内（耳道）式，高龄老人可以根据自己的喜好和方便选择使用。

助听器原理：助听器的基本结构包括传音器、放大器、耳机、电源4个主要部分。助听器把声音信号转变为电信号送入放大器，放大器则将输入很弱的电信号放大后输出，这样老人就可以听到声音了。高龄老人验配助听器，一般给老人推荐耳背式。首先，耳背式的功率比较大,留余地的范围也大,即便是过几年听力再次下降了,还可以补偿;其次,耳背机比较好清理、好保养、好操作;最后,与同等性能的助听器相比,耳背机比较便宜,老年人更容易接受。当然,有的老年人比较爱美,不喜欢耳背机,觉得耳内式助听器放在耳朵里比较小巧隐形,听力损失又不重。如果老人没有中耳炎,动手能力又强,那就建议配耳内机了。

1. 耳背式助听器 耳背式助听器外形纤巧,有一个弯曲成半圆形的硬塑料耳钩挂于耳后,外壳借用皮肤或头发的颜色加以掩饰,放大后的声音经耳钩通过一根塑胶导声管传入耳膜的声孔中。

2. 耳内式助听器 耳内式助听器的外形更加精巧,可依据每个老人的耳甲腔或耳道形状专门定制,使用时直接放在耳甲腔或耳道内即可,不需要任何电线或软管,十分隐蔽。但耳内式助听器的输出功率不是很高,仅适用于轻度、中度及中重度听力损失的高龄老人使用。

● 照护方法

1. 耳背式助听器 耳背式助听器佩戴于耳背后,照护者给高龄老人佩戴时可以按以下的步骤操作:

(1)装电池:应确定助听器使用的正确电池型号,或询问验配师。装电池时检查电池的正负极安装是否正确,电池“+”标志应与电池盒内的“+”标志保持一致,关上电池仓,打开助听器。

(2)佩戴助听器:把助听器戴上,用食指和拇指将耳塞塞入并保持贴合,不然在使用中会产生啸叫。

(3)摘下助听器:将助听器提起挂在耳边,轻轻松开耳塞,然后和助听器一起取下。

(4)取出电池:关闭助听器,打开电池仓,取出电池。

2. 耳内式助听器 耳内式助听器使用时直接放在耳甲腔或耳道内,佩戴时可以按以下的步骤操作:

(1)用拇指和食指夹住助听器,将其圆锥部分小心放入耳道口。

(2)轻轻旋转助听器并用食指将助听器慢慢往里推进一些,

放置贴合正确。

（3）打开开关，调至合适音量。

照护问答

1. 如何为高龄老人选择合适的助听器？

答：（1）购买助听器前，应先到专业的助听器验配机构进行听力测试和咨询，并在专业人员的指导下进行助听器的选配。助听器价格不一，几百元到几万元不等，可根据高龄老人听力损失情况、经济能力和各种助听器的优缺点进行综合考虑。

（2）初期佩戴助听器时，声音应适当调小，以后逐渐增大；可先在室内使用，然后在室外使用，老年人佩戴助听器时需耐心，逐渐适应。

（3）每年定期到助听器验配中心测试听力并重新调试助听器，助听器正确使用、定期清洗、检测，可延长助听器的使用寿命。

2. 如何有效地与佩戴助听器的老人沟通？

答：照护者与佩戴助听器的高龄老人交流时应注意以下几点：

（1）缩短谈话距离：照护者与佩戴助听器的老人聊天最好是面对面，不要在另一个房间或者听不见照护者说话的地方讲话、交流。

（2）用平常适中的语调说话：交谈时照护者不需要特别大声叫嚷，大声叫嚷不但扭曲语音，难以辨认，而且也会令高龄老人感到不适。

（3）说话前先引起老人的注意：如在背后轻拍老人，让高龄老人有心理准备，方便集中精神听照护者说话。

（4）简化复杂的句子：复杂的句子往往令高龄老人难以理解，最好用简短清晰的语句，或将一个复杂的句子简化成几个短句与老人交流。

（5）允许多些时间交谈：高龄老人如精神状态良好，照护者可以多些时间陪他们说说话，关心他们的生活，增进彼此的感情。

声光门铃

一提起门铃,我们就会想起那悦耳的“叮咚”声,但对于大多数听力损失的高龄老人来说,那也许就是置若罔闻。声光门铃就是让听力下降的高龄老人可以“听见”的门铃。当门铃被按响时,它在响铃(音乐声)的同时,还能发出闪烁的灯光,即使老人听不到门铃声却可以通过灯光知道有客人来访,解决了普通门铃的不足,不再由于听不到敲门声而耽误许多重要的事情或引起不必要的麻烦。

声光门铃原理:声光门铃一般由发射器和接收器两部分组成。发射器装上电池并安装于门外,接收器则安装在室内比较显眼的位置。一般来说一个发射器可以带有几个接收器,可以穿透墙体。如果有人按响门铃,那么放置在客厅、卧室或厨房的声光门铃会同时响起铃声,闪起灯光,提醒家中的高龄老人有客人来访,亲戚朋友再也不会被拒之门外了。

● 照护方法

声光门铃主要是被运用到听力下降而视力尚可的高龄老人家庭中,高龄老人根据光的刺激就知道来客人了,声光门铃让他们“看到”了敲门声。声光门铃安装起来比较方便,给老人的生活带来了便利,照护者在给老人使用声光门铃时应注意以下事项:

1. 如家中购置的是安装电池或锂电池的声光门铃,照护者需定期更换电池或给电池充电,以防因电量不足而使声光门铃无法正常工作。

2. 照护者将声光门铃的几个接收器安装或放置在老人经常活动的房间,如客厅、卧室和厨房,也可以将其中的一个接收器让老人随身携带,以便老人不会错过每一次“铃声”。

3. 如声光门铃是多功能的,照护者可根据老人的喜好调节声光门铃铃声的长短和闪烁灯光的亮度和频率;如带有振动功能的,还可将其中的一个接收器放在枕头下,当老人睡觉时也可通过振动的方式将老人唤醒（此项功能根据高龄老人各自的身体状况选择性地使用）。

● 照护问答

声光门铃是选购无线门铃还是有线门铃？

答：无线门铃是利用无线技术（WiFi、蓝牙等）开发出来的一类门铃。一般无线门铃的有效传输距离约 40 m，具有安装简单、灵活且不需要布线等优点，但是传输距离可能受无线信号的影响较大。有线门铃则正好与之相反，门铃的发射器与接收器之间依靠电线连接，发射器发出的信号通过电线传输至接收器，因此信号比较稳定，但是布线比较麻烦。无线门铃和有线门铃各有优点，照护者可以根据高龄老人居所的实际情况进行选购。

交流沟通板

高龄老人常因脑卒中或老年痴呆症等疾病引起短暂或长期言语障碍，甚至失语。当他们无法用语言来表达他们的生理需求、心理需求和感受时，常常会出现紧张、焦虑等不稳定情绪和孤独无助感，照护者也会因无法明确老人的意愿而一筹莫展。因此，照护者除了在生活上给予老人无微不至的关怀外，更应采取积极有效的手段，比如利用交流沟通板与老人进行沟通交流，以缓解他们消极悲观的情绪，同时给予他们更好的照料和护理。

交流沟通板是比较常用的非电子辅助沟通系统。沟通板是将文字、线条画、照片或图片等符号放在一个板子上，这些符号可以单独呈现，也可以多个呈现。交流沟通板原理：有言语障碍的高龄老人可以通过交流沟通板与家人、朋友和照护者进行简单交流。老人可以把图片展示给对方，让对方领会他们想要表达的意愿。一般沟通板中所使用的版面设计都是以形象、生动的图片或具体的文字进行展示。为了方便保存和使用，照护者可以根据老人沟通时常用的符号加以整理和分类。

● 照护方法

1. 照护者可以根据高龄老人的日常需求和兴趣爱好自制交流沟通板,一般可以包括以下内容:

(1)日常生活方面:吃饭、口渴、吃药、大便、小便、睡觉、坐起、躺下、洗漱、梳头、穿衣、脱衣、开灯和关灯等。

(2)身体状况方面:胸闷、头晕、头痛、怕冷、发烧、输液疼痛、胃不舒服和便秘等。

(3)兴趣爱好方面:看电视、听音乐、读书、看报、赏花、下棋、散步和晒太阳等。

(4)情感需要方面:想见家人、想见朋友、想看医生、需要陪伴等。

2. 交流沟通板可以按不同方面的需求进行分门别类制作。沟通板上所使用的图片或文字最好颜色鲜艳,让高龄老人一目了然,排版也尽量简洁明了。

3. 交流沟通板应放置在高龄老人拿取方便之处,用时老人可以指点图示或文字,照护者就可以明白老人的需求。也可用于照护者询问老人时使用,老人可以点头或摇头表示自己的意愿。

● 照护问答

自制交流沟通板太麻烦,写字白板是否可以代替?

答:可以。如果照护的高龄老人有言语障碍,但是他的书写能力没有问题,那么就可以用写字白板来代替交流沟通板,一般买一块 A4 大小的白板就行。白板是一种可反复擦写的书写工具,采用环保笔书写,也被称之为无尘书写板,其优点是价格便宜,使用方便。缺点是每次老人交流时需要书写较为费时,不如使用交流沟通板来得直接与便捷。

多功能护理床

高龄老人常因骨折、脑卒中等一些疾病导致长期卧床,而长期卧床又将给老人带来如肺炎、压疮、下肢深静脉血栓、骨质疏松等多种并发症，这无疑让老人的康复雪上加霜，同时也给照护者的护理工作带来了诸多问题和不便。多功能护理床就是专为不能自理的患者、残疾人、瘫痪者及长期卧床的高龄老人的特殊需要而设计的。如今，多功能护理床已经不是医院的专属品，正逐渐走入家庭及一些养老机构，在高龄老人照护中起到了很大的作用。

多功能护理床原理：多功能护理床是采用了独特的双折面结构，床面为特殊的软垫，可以使床面随意调整成老人感觉舒适的状态，具有侧翻、起身、便溺等功能，这不仅改善了长期卧床高龄老人的生活质量，而且也解决了一系列护理难的问题。此外，一些多功能护理床还配有理疗磁垫，可刺激机体局部血液循环，起到保健作用。

照护方法

对于长期卧床、生活不能自理的高龄老人，照护者需要每天事无巨细、无微不至地照顾他们，如帮助他们翻身，进食、及时清理尿床等，否则一有疏忽，老人就有可能患上压疮、肺炎等并发症。因此，照护者在使用多功能护理床护理高龄老人时，需注意以下事项：

1. **翻身** 照护者将护理床的床体整体向左或向右侧翻约0~30°，根据老人的要求，调整翻身的角度。一些智能护理床还可以设置定时整体翻身。

2. **起背** 老人坐起时，照护者可调整床背板向上慢慢抬起0~75°，任意调节到最佳姿势。一些护理床随着老人坐起角度不断加大，护理床两侧床板会向内运动，呈半包围形式，可以避免老人在坐时向一侧倾倒。

3. **抬腿、屈腿** 多功能护理床可以帮助长期卧床的高龄老人抬高腿部0~38°或屈腿，获得有效的托举，有助于局部血液循环，缓解髋关节、膝关节的疲劳感。

4. **洗头、洗脚** 多功能护理床有可拆卸式床头或床尾功能的，照护者就可以拆卸床头或床尾，定期为高龄老人进行洗头、洗脚、按摩等日常护理。

5. **用餐** 老人用餐时，照护者将配套餐桌安装上即可使用。用餐完毕后，拆卸并推进床底部。

6. **便溺** 老人便溺时，照护者开启电动便盆让老人解便，也同时配合使用护理床的起背、屈腿功能，实现坐式大小便。老人解便后，照护者帮助做好清理工作。

照护问答

多功能护理床有哪些？如何选择购买？

答：多功能护理床有智能、电动、手摇三种。智能护理床价格昂贵，使用非常便捷、人性化。电动护理床具有起背防挤压、防下滑、防侧滑等功能，相比手摇护理床能给老人带来更大的方便，避免了侧滑、下滑等危险，使用方便，省时省力，但价格偏贵，电机容易损坏。手摇护理床具有护理床的基本功能，使用过程中较为费力，但价格便宜实惠。从经济和实用角度考虑，照护者可根据自家的条件来选择购买。

第二节 移动、活动康复措施

对于高龄老人来说，能到处活动是老人具有高质量生活的基础。但由于种种原因，特别是疾病、外伤等，导致高龄老人自由活动的能力受到了很大的限制。这时，我们可以利用一些辅助技术，如轮椅、步行器及拐杖等，可不同程度地增强或者替代老人的活动功能，帮助高龄老人实现一定程度的移动和活动的能力。

轮 椅

轮椅是高龄老人活动和康复的重要工具,它不仅是肢体伤残或行动不便老人的代步工具,更重要的是使老人借助轮椅进行身体锻炼和参与社会活动,扩大他们的生活范围。对于高龄老人来说,使用轮椅的常见原因为关节疾病、脑卒中后、身体不能保持平衡和频繁跌跤等。许多高龄老人虽然丧失了行走功能,但借助轮椅就可以自由活动,还可以通过轮椅锻炼身体,提高老年人对生活的乐趣和信心。

轮椅原理：轮椅一般由轮椅架、车轮、刹车装置及靠座四部分组成。轮椅根据功能分普通轮椅、电动轮椅和特殊轮椅。普通轮椅主要针对下肢残疾、偏瘫、胸以下截瘫者和行动不便的老年人,这种轮椅价格比较实惠,也比较实用；对于一些行动不便、认知正常、手有控制能力,又想扩大活动范围的老年人来说,电动轮椅是不错的选择；特殊轮椅主要包括助站式、平躺式、单侧驱动和竞技类,照护者可以针对老人的不同情况选择合适的轮椅。此外,随着科技的发展,智能轮椅已成功研制,它在电动轮椅的基础上,增加了口令识别与语音合成、动态随机避障、多传感器信息融合及导航控制等功能。

● 照护方法

高龄老人在使用轮椅过程中,照护者应注意以下几点：

1. 轮椅的展开和折叠

(1)展开：照护者双手握住把套向两侧轻拉,使左右车架稍许分开,在坐垫两侧用手心向下轻压至定位处,轮椅车即自行展开平放。展开时,切勿硬拉左右车架,以免损坏零部件。向下压坐垫时,请勿将手指握住左右支撑管,以免夹伤手指。

(2)折叠：照护者先将左右脚踏板翻起,用两手抓住坐垫两端向上提起,即可折叠。

2. 安全带使用 高龄老人坐上轮椅后,照护者务必帮助老人系好安全带,以防意外的发生。

3. 推行轮椅 如高龄老人认知和上肢运动功能均正常,可以适当让老人自行在平地上移动轮椅,但遇到上坡、下坡时,必须由照护者推行,以防意外情况的发生。如老人认知或上肢运动功能较弱,则需要由照护者推行轮椅。照护者站在轮椅的后面,双手握住把手,慢慢推行,注意前后左右的情况。

4. 上坡和下坡 上坡时,照护者应先告之老人,让老人手抓住扶手,后背紧贴轮椅的靠背,照护者身体前倾,一步步地用力向上推行。下坡时,嘱咐老人手抓住扶手,后背紧贴轮椅的靠背,照护者双手用力握住把手,缓慢向下推行。

5. 刹车 当高龄老人上下轮椅或推行中途停下休息时,照护者应将轮椅刹车,注意安全。刹车时,照护者站在轮椅的侧面,一手握住把手,一手关闭车闸。

● 照护问答

1. 如何帮助长期卧床的高龄老人从床移至轮椅?

答:照护者应先将轮椅移至床边,收起脚踏板,刹住轮闸固定轮椅,使轮椅与床尾呈45°角或与床尾平行,并按以下步骤操作:

(1)移枕。

(2)将老人移动至床沿侧,并使老人双腿垂下。

(3)一手托住老人肩颈部,一手托住后背,慢慢地让老人坐起并帮助其穿鞋。

(4)面对老人站立,双脚分开,请老人双手放在照护者肩上,照护者环抱住老人的后背与腰部,二人一同用力,帮助老人站立并辅助老人转身,坐上轮椅。

(5)放下脚踏板,松开刹车,推行轮椅。

2. 使用轮椅过程中应注意些什么?

答:高龄老人使用轮椅时要注意以下几点:

(1)应经常检查轮椅,定时加润滑油,保持完好备用。

（2）推行轮椅时，照护者应注意双手用力均匀，步履平直稳妥，避免颠簸，嘱咐老人手扶着轮椅扶手，尽量靠后坐，身体勿向前倾或自行下车，以免跌倒。

（3）推行轮椅时，照护者也需随时注意观察老人的情况，如老人有下肢浮肿、溃疡或关节疼痛，可将脚踏板抬起，垫以软枕；如遇天气寒冷外出时，可使用毛毯盖在老人腿上加以保暖。

（4）高龄老人乘坐轮椅时间不宜过长，轮椅坐垫要舒适，每隔30分钟协助老人站立或适当变换体位。

助 行 器

助行器为步行辅助器，是一类辅助人体支撑体重，保持平衡和辅助行走的器具。高龄老人行走时容易腰酸腿疼，走路不稳，这就需要一个助行器来辅助老人行走，以防意外发生。助行器适用于上肢有力量支持的、有意识去操作的高龄老人。

助行器原理：助行器是在拐杖的原理上设计而成的，其比拐杖更具有稳定性和使用的方便性。助行器主要有以下几种：

1. **交替式助行器** 可以扶架左右交替移动向前，交替迈步。适合于下肢肌力弱，平衡功能较差的老人。

2. **抬起式助行器** 框架结构不允许左右交替移动，必须由老人抬起框架或向前放，然后迈步和移动身体，移动性好，但速度慢。适合于下肢肌力弱，平衡功能较差，但上肢力量较强的老人。

3. **前轮式助行器** 容易移动，用于上肢肌力差，提起助行器有困难的老人。

4. **助行台（四轮式助行器）** 可以将肘部支托在台上以承担部分体重和保持身体平衡。适用于双下肢无力，上肢肌力较弱，手及腕力弱的老人。

● 照护方法

1. 照护者首先将助行器调节至适宜高度，一般以老人直立握住助行架的把手时肘关节弯15~30°的高度为宜。

2. 检查助行器装置是否完好。

3. 将助行器放在老人的正前方。

4. 照护者协助老人取坐位,穿长度适宜的裤子(不拖地)和鞋子(不穿拖鞋),让老人双足着地,躯干前倾。

5. 老人手扶把手,照护者协助老人站起,老人将重心平稳落至助行器上。

6. 老人移动助行器并迈步向前走路,起步时足尖抬高,着地时先足跟再足尖,取得平衡后双足落于助行器后腿连线水平位置中间,再迈下一步。

7. 如果老人有一腿不灵便,一般步行顺序为:助行器→患腿→健腿→助行器。

8. 老人步行时,照护者须陪伴左右。

● 照护问答

高龄老人在使用助行器时应注意些什么?

答:高龄老人在使用助行器要注意:

(1)老人迈步时不要过于靠近助行器,也不要离助行器太远,否则会扰乱平衡,有跌倒的危险。

(2)每次在使用助行器前,都应仔细检查助行器是否调整到适宜高度,检查螺丝是否出现松动,检查其橡皮垫有无磨损,以保障助行器的安全性。

(3)检查步行环境,地面平整应保持干燥,而且不宜过于光滑。

(4)在使用助行器时,应穿着合适的服装,不宜穿过长的裤子,也不宜穿着拖鞋,最好穿着防滑的鞋子进行练习。

(5)使用助行器应注意循序渐进,逐步增加练习强度。

拐　杖

拐杖,又名手杖、拐棍,是高龄老人"助走"的必备之物,它既可以稳步健身，又可以节省体力。高龄老人常因一些全身性疾病或骨关节的退行性改变以致走路时步履蹒跚，如果手边没有一个支撑物的话，老人很容易摔倒。因此，拐杖成为老年人身旁最亲近的东西，充当老人行走时的“第三条腿”。

拐杖原理：拐杖由手柄、支柱和橡皮底端构成。拐杖是一种辅助行走的简单器械，通常是一根木制或金属棍子，顶端配有把手，供老人手握行走，以稳定身体平衡。此外，也有三足或四足的拐杖，它加强了防滑作用，也加大了支撑面，很好地提高老人的平衡能力，可以在人群比较密集的地方防止被走路匆忙的人碰撞摔倒。还有带座拐杖，步行容易疲劳或步行能力差的老人可以选择带座拐杖，当老人行走途中感觉疲劳时，可以随时坐下休息片刻。

● 照护方法

1. **选择或调节拐杖的长度** 长度合适的拐杖，使高龄老人行走起来更舒服、更安全，也让老人的手臂、肩膀和背部得到充分锻炼。老人穿平底鞋站在平地上，站直后，两手自然下垂，取立正姿势，胳膊肘应有 20° 的弯曲，然后测出手腕部皮肤横纹至地面的距离。这个距离，就是拐杖的理想长度。

2. **平地上行走** 老人自己持杖，先向前移动拐杖，一腿前行，然后另一腿跟上，如此反复，身体保持平衡。如高龄老人一侧肢体不灵便时，可先由健侧手臂持杖前移，然后移患腿，最后移健腿，如此反复。

3. **上下楼梯** 如高龄老人一侧肢体不灵便的，可以采取以下方法上下楼。

上楼梯：健手持拐杖，站稳→拐杖上台阶→健腿上台阶→患腿跟上。

下楼梯：健手持拐杖，站稳→拐杖下台阶→患腿下台阶→健腿跟上。

4. **步行** 老人步行时，照护者须陪伴左右。

● 照护问答

1. 高龄老人在使用拐杖时需注意些什么?

答:高龄老人使用拐杖要注意:

(1)选择合适的拐杖,底部须附有橡皮垫。

(2)行走前检查拐杖是否稳固,橡皮垫是否脱落。

(3)穿着适当长度的裤子(不拖地)及防滑鞋。

(4)维持地面干燥,走道通畅,无障碍物,以免滑倒和绊倒。

(5)行走前先站稳,步伐不宜太大,照护者需谨防老人摔倒。

2. 哪些高龄老人需要配拐杖行走呢?

答:拐杖是高龄老人的第三条腿,尽管有些老人不喜欢拐杖,但如果有了以下四种情况之一的,最好还是赶紧配上一副。

(1)平衡力差患者:高龄老人运动机能减退,平衡能力下降,即使站立,也易晃动和跌倒。拄拐杖可提高其控制身体重心的能力。

(2)视力不好患者:视力下降、看东西模糊的老人,外出时需要拄拐杖,可以帮助其避开途中的障碍物及危险。

(3)骨质疏松症患者:对有骨质疏松的老人来说,用拐杖可减轻腰椎和关节负重的压力,减少磨损或者骨折的发生率。

(4)脑卒中患者:拐杖适合有一定站立和行走能力,但又需要获得平衡帮助的脑卒中患者。这类老人比较适合三脚、四脚拐杖,这样的多足拐杖支撑面广且稳定性好。

第三节 姿势、减压康复措施

姿势与防病

高龄老人许多生理功能逐渐减弱,肌肉萎缩,弹性减低,骨质疏松,强度及柔韧性减弱,脊柱弯曲度也增加,从而造成老人的身高降低，体重下降及体态的改变等。如果高龄老人能在日常生活中保持正确的姿势，就能延缓弯腰驼背的发生。

正确姿势：中国有句古话："站如松，坐如钟，行如风，卧如弓"，意思是站着要像松树一样挺拔，坐着要像座钟那样端正，行走要像风那样快而有力，睡卧时将躯体侧弯成"弓"形睡得更安稳，更有利于健康。虽然高龄老人的生理功能逐渐减弱，骨骼、肌肉、韧带也会变得松弛无力，不像年轻人那样朝气蓬勃，但是身体健康的高龄老人仍应保持正确的姿势，维持身体各器官的生理功能，防止形成老年性骨骼畸形。

● 照护方法

1. **坐姿** 坐姿在高龄老人生活中占有重要地位。老年人正确的坐姿应该是躯干保持挺直，两臂平稳放在体侧座椅的扶手上或放在双膝上，双肩平直不耸、不垂。头要正，眼要平视。两小腿与地面垂直，两脚平放在地面上，不能摆得太开，更不宜翘起"二郎腿"东靠西歪。以免由于不正确的坐姿引起脊柱弯曲、局部不适或肌肉劳损引起腰痛等。老人坐一段时间后，应起身活动一下，不宜久坐。此外，高龄老人入座时，动作要轻缓、平稳，切忌猛然坐下、突然起立。

2. **站姿** 站姿在高龄老人的日常生活中尽管不是主要的姿势，但对老人的活动能力与精神状态却有重要影响，躯干无畸形、无明显驼背等不良体型也是衡量老年人健康与否的重要标准之一。老年人在站立时，躯体应自然、平稳、端正，两上肢自然下垂，挺胸收腹，上身不要倾斜，两下肢均匀受力。这样的站姿有助于胸腔容积的扩大，有利于呼吸和血液循环。

3. **走姿** 一般来说，年纪越大，走动的速度会越慢，持续的时间也会越短。但是对具有步行能力的高龄老人来说，每天不妨多走动走动。各人走的姿势细微差别很大，但端正、平稳、自然是共同原则。高龄老人行走时，脊柱挺直，抬头，平视，收腹挺胸，上身稍前倾，两臂自然下垂，协调摆动，步幅均匀有力。这种走姿，不仅给人精神抖擞之感,而且随着行走时腹肌有节律的收缩,膈肌的上下运动加强,能使肺活量增加,肺功能得以加强。

4. **卧姿** 高龄老人的卧姿颇有讲究。最佳睡姿应该是右侧卧位,双臂自然伸屈,两下肢自然弯曲呈“弓”形,使全身肌肉得到最大程度的放松。这种卧姿,不仅血流趋于右侧,以减轻心脏的负担,而且还增加了肝脏的供血量,有利于肝脏的新陈代谢。对于餐后需要躺下休息的老人右侧卧位有利于胃内的食物向十二指肠推进,有助于胃肠的消化吸收,供给全身更多的营养。

● 照护问答

1. 良好的姿势会带给高龄老人哪些益处?

答:良好的姿势对高龄老人的身心健康有多方面的促进作用:

(1)改善器官功能:如果站立行走时不挺起胸来,胸腔受到挤压,胸腔范围缩小,肺活量下降。久而久之,不仅引起弯腰驼背,还会因吸入氧气不足出现心慌气短,长期如此还可能造成心脏及肺部疾病。

(2)减轻疼痛:高龄老人切忌出现窝在沙发里或身体半躺位的姿势。因为这时腰椎缺乏足够支撑,原有弧度被迫发生改变,椎间盘所受重力增大,久而久之可能导致肌肉劳损、脊柱侧弯,甚至诱发腰痛和腰椎间盘突出。

(3)增加自信:良好的姿势不仅给人一种身体健康、精神焕发的感觉,而且可以增加高龄老人的自信心。

2. 怎样理解高龄老人“行如风”?

答:“行如风”并不是让高龄老人一溜小跑,而是说在老人身体状态良好的情况下走路轻快一些。俗话说:“人老先老腿”,随着年龄的增长,腿脚的力量一年不如一年。因此,平时走路时老人可以有意识地进行锻炼,两腿可以尽量抬高,最好不要拖着地行走,这对防止腿部衰老和延年益寿有很大的益处。

压疮与减压

压疮又称压力性溃疡、褥疮,是由于局部组织长期受压,发生持续缺血、缺氧、营养不良而致组织溃烂坏死。压疮是长期卧床高龄老人康复护理中一个普遍性问题。而在社会老龄化的今天,如何预防和护理高龄老人的压疮已成为家庭照护中的一个重要课题。

典型表现

压力是引起压疮最主要的原因。由于长期卧床导致局部组织遭受持续性垂直压力,特别在身体骨头粗隆突处,极易造成压疮。此外,高龄老人的全身营养状况及皮肤抵抗力降低等因素也易引起压疮。压疮多发生于无肌肉包裹或肌肉层较薄、缺乏脂肪组织保护又经常受压的骨隆突处。主要有以下部位:

1. **仰卧位** 好发于枕骨粗隆、肩胛部、肘、脊椎体隆突处、骶尾部和足跟。

2. **侧卧位** 好发于耳部、肩峰、肘部、肋骨、髋部,膝关节的内、外侧及内外踝。

3. **俯卧位** 好发于颊部、肩部、女性乳房、男性生殖器、髂嵴、膝部、脚趾。

一般来说,压疮的创面周围伴有红、肿、热、痛局部炎症,如果还有化脓、恶臭症状者即可认定为局部感染征兆,伴发热则说明是感染引起的全身反应。多见于截瘫、慢性消耗性疾患、大面积烧伤及深度昏迷等长期卧床的高龄老人。

照护方法

处理压疮的关键是预防,特别要强调的是如果已发生压疮,照护者应预防其他部位发生新的压疮以及预防已愈合的压疮复发。减除压迫是预防压疮的关键,又是治疗压疮的先决条件。针对压疮的处理,照护者可以采取以下措施:

1. **定时变换体位** 照护者需要防止老人同一部位的长期持续

受压,一般采取交替变换体位的方法。卧位变换体位的间隔时间一般不超过2小时;坐位时应每隔20~30分钟协助老人撑起身体,使臀部离开坐垫30秒,以改善受压部位的血液循环。

2. 减轻骨突出部位受压 照护者可用软枕、减压垫等将骨突出部位垫高,特别是后枕部、肩胛部、骶尾部、髋关节、膝关节以及足跟和内外踝部。

3. 选择良好的坐垫和床垫 坐垫和床垫要具有一定的厚度和弹性,以增大称重面积,坐垫厚度约10cm为宜,垫子应具有良好的散热、吸汗和透气性能。目前市场上多种充气垫及气垫床等可以选用。减压床垫不仅起到预防和治疗压疮,同时也大幅度提升了长期卧床高龄老人的舒适度。

4. 改善全身营养状况 照护者需保证老人营养的全面均衡,多进食富含蛋白质和维生素的食物,提高机体的抵抗力有助于防治压疮。

5. 皮肤护理

(1)保持皮肤清洁和干燥:长期卧床的高龄老人每周擦浴或洗澡1~2次,会阴部每天清洁1次,大小便污染物随时清洁,特别需注意皮肤皱褶处的清洁卫生。

(2)每天检查皮肤:特别是压疮的易发部位,如出现局部发红、发紫、水泡或硬结等,照护者需要考虑可能发生压疮,并及时进行减压处理。

(3)避免老人皮肤外伤:如康复训练时应避免局部皮肤长时间的反复摩擦或牵拉。照护者在日常清理床面或座椅时也应注意是否有异物等,以免造成皮肤的机械性损伤。

(4)及时治疗各种皮肤疾病:特别是压疮好发部位的疖肿、湿疹等应及时治疗,同时,注意老人患处皮肤的减压保护。

● 照护问答

1. 有压疮的高龄老人照护中有哪些误区?

答:照护者应避免频繁、过度的清洁皮肤,不建议对局部已发红的皮肤进行按摩；避免使用碘酒或酒精等消毒剂擦拭皮肤；避免在局部创面使用冰敷、吹风机或烤灯；皮肤褶皱处避免涂抹凡士林等油性试剂；禁止使用气圈、橡胶圈等闭合性器具进行减压。

2. 如何为患压疮高龄老人增加营养？

答：预防营养不良是减少压疮的方法之一。营养不良的高龄老人因为蛋白质或其他营养物质摄入不足，极易发生压疮，而压疮一旦形成，很难愈合。因此，照护者应增加老人营养物质的摄入。每天的食谱需包括五谷、肉、奶、和纤维素食品，要避免偏食，多选高纤维食物，如蔬菜、豆类。口味要清淡，过浓、过甜或过咸都不合适高龄老人。

第四节 无障碍生活环境改造

为高龄老人提供居家生活便利的设计和改造我们称为“无障碍生活环境改造”，正所谓“不改变老年人，就改变环境”。无障碍生活环境改造的最大目的在于提高老人日常生活的独立度和方便度，同时也减轻了照护人员的护理强度。特别是针对功能障碍的或患病的高龄老人来说，无障碍的生活环境尤为显得重要，既维护了老人的自尊，保障了老人的安全，也减缓了老人失能的过程。当然，无障碍生活环境改造还要综合考虑家庭居所的实际建筑结构和经济情况而定。

● 基本要求

如果没有无障碍环境，再好的辅助器具也无法很好地运用。因此，在无障碍环境改造的设计过程中，我们需从被照护的高龄老人实际情况出发，充分考虑到他们因疾病或外伤等引起的功能障碍或生活上的不便之处，寻找适合他们的设计和改造方案。如老人的居家环境改造中,需要强调任何一个空间都要有足够的轮椅回旋区,地面高度要求“零高度差”,推拉门大于 90°,把手、扶手的安装和电源开关的位置也需因人而异等。

● 改造要求

1. 安装扶手 装扶手是居家无障碍生活环境改造的一项基本项目。卧室、餐厅、走道、卫生间、浴室等高龄老人活动的场所均需安装扶手。扶手不宜太粗或太细,粗细以老人握住时大拇指和中指能碰触为宜,一般直径为 28~36cm。扶手的高度应以老人髋部距地面的高度来安装,约离地面 75~80cm。扶手的材质选用触感温暖的木质或者合成树脂为宜。

2. 铺设防滑地板或地砖 地板打滑很容易使高龄老人摔跤,继而引起骨折、卧床,并因此产生一系列的并发症。因此,在环境改造中铺设防滑地板和地砖是非常有必要的一项措施,能有效避免老人摔跤的发生。当然,也可铺设专用防滑垫进行防滑处理,同时保持地面清洁干燥。

3. 屋门(房门)要求 屋门(房门)可以采用推拉门、折叠门或平移门,不应采用大力度的弹簧门。门上应安装玻璃以便照护者观察,并配有把手或拉手,推开角度须大于 90°,方便轮椅进出。此外,最好不设门槛,如有门槛建议以斜面过渡。

4. 拓宽过道 过道的宽幅最好有 105 cm 以上,以方便照护者搀扶老人通行或使用轮椅推行通过。

5. 卧室改造 把有阳光的房间留给高龄老人居住,房间尽量大些,留有轮椅进出和回旋的余地。在给老人选择沙发、椅子和床的时候,首先高度不宜过低,以免坐下和站起时不方便;其次软硬度要适中。家具在造型上选圆弧边角的比较好,减小磕碰时的伤害。老人经常使用的物品应收纳好,放置在其便于拿取之处。存于储物盒中的物品,要在外标注名称,让老人一目了然。床头配备呼救按钮,房间的隔音、采暖、换气等设备要到位,以确保房间的安静、清洁、温湿度恒定。高龄老人的卧室中,还可以放置几盆绿植,既能净化空气,还能给家里带来生机。

6. **卫浴改造** 如高龄老人使用轮椅的,需主要考虑轮椅使用过程中可能遇到的障碍,改造重点应突出关注老人在卫浴间移动的便利性和洗漱的易操作性。卫浴间的空间要比一般浴室空间大,要有轮椅活动的余地。

(1)洗面台:高度一般距地面 70~80 cm 为宜,使老人坐在轮椅上就能完成洗漱。

(2)浴室:浴室是老人意外摔倒的事故高发地。因此,浴室的地面要三保险防滑,防滑地砖 + 防滑拖鞋 + 防滑地胶。淋浴区的隔断门要采用平移式,既省力又防止倒地时身体将门堵住,无法推门进行救助,门移开后净宽不应小于 80 cm。浴室设计以淋浴为宜,墙壁安装扶手,内配置淋浴座椅,安装恒温开关或触控装置可避免老人因误操作而造成烫伤。浴室还可安装呼叫装置,可以让老人在发生意外时能第一时间向家人或照护者求救。

(3)坐便器:高度要与轮椅同高,坐便器旁安装扶手或抓握杆。

照护问答

1. 高龄老人的卧室是否可以铺上地毯?

答:地毯虽然柔软舒适,但并不太适合给老人使用,尤其是高龄的或是腿脚不太好的老人。首先它的厚度造成的与地面的落差,容易引起磕绊;另外,地毯容易藏污纳垢,照护者如不定期清理,容易滋生病菌,对于有呼吸道疾病或是过敏体质的老人,会引发病患。

2. 高龄老人晚上起夜怕黑怎么办?

答:照护者可以在老人的房间、走道、卫生间安装一些过渡性的地脚灯、小夜灯或感应灯,地脚灯、小夜灯或感应灯的光线应尽量柔和,这样既不会让老人晚上起夜时感觉过于刺眼,也不会因起夜时无照明而绊倒摔跤发生意外。

第五节 常见疾病康复照护

慢性阻塞性肺疾病康复

慢性阻塞性肺疾病(慢阻肺)指有害气体或有害颗粒引起气道、肺实质和肺血管发生慢性炎症,具有气流受限不完全可逆且呈进行性发展特点,是可以预防和治疗的疾病。2018 年由王辰院士团队完成的大规模人群研究“中国成人肺部健康研究”首项成果发表于国际权威杂志《柳叶刀》上,研究结果显示,我国慢阻肺患者已经超过 1 亿人,成为仅次于高血压、糖尿病的中国第三大常见慢性病。据统计,我国 60 岁以上老年人群患病率已超过 27%,高龄老人患病率更高。患慢阻肺的高龄老人轻者表现为气短、气喘、胸闷、慢性咳嗽、咳痰以及抑郁或焦虑等,影响高龄老人的日常活动和生活质量,严重者可导致呼吸衰竭而危及患者生命。慢阻肺已成为一个重要的公共卫生问题,应该引起全社会的高度关注。

● 康复措施

慢阻肺病程分为急性加重期和稳定期,康复治疗主要针对慢阻肺稳定期的高龄老年患者。目标为改善患者的呼吸功能,提高患者生活质量,降低反复感染的频率,延缓、阻止病情进展。慢阻肺治疗康复措施包括:呼吸训练、排痰训练、物理因子治疗、作业治疗、心理治疗、传统医学康复治疗、健康教育以及药物治疗等。

1. 物理因子康复

(1)氧疗:氧疗可以改善患者活动能力、睡眠和认知能力,提高患者生存率。使患者在作息、睡眠及活动过程中维持脉搏血氧饱和度大于 90%。

(2)超声雾化:使用超声雾化吸入器配合适量化痰剂进行治

疗,一般每天 2 次。

(3)其他:日光浴、冷水浴、超短波治疗、短波治疗、分米波治疗、紫外线治疗或直流电离子导入疗法等。

2. **药物对症康复** 解痉平喘药包括 β_2 受体激动剂、抗胆碱药、茶碱类及糖皮质激素,以及祛痰药等,中医辨证施治和太极拳、八段锦、五禽戏及防感冒按摩操等方法。

3. **呼吸训练康复** 建立有效的腹式呼吸模式,协调呼吸肌运动并减少呼吸肌的耗氧量,提高呼吸效率,改善气促症状。

(1)缩唇呼吸法:目的是增加呼气时气道阻力,延缓或防止小气道的塌陷,改善换气功能。

具体方法:让患者置于舒适放松体位,经鼻吸气,而后缩紧鼻唇并慢慢地呼气,如吹口哨样。一般要求吸呼比为 1∶2,但可因病情调整。每天起床后和睡觉前各做一次,每次 20~30 分钟。患者练习时需注意尽量保持自然呼气,勿过度用力呼气。

(2)放松练习:目的是放松紧张的辅助呼吸肌群,有助于建立腹式呼吸,减少耗氧量。具体方法:患者坐在桌前或床前,躯干稍前倾,两前臂平行交叉置于桌面或床头。前倾站位:头靠在前臂上方,放松肩带肌群及颈项肌群。每次 20~30 分钟,每天练习 2 次。

(3)缓慢呼吸:目的是减少解剖无效腔,提高肺泡通气量。具体方法:先呼气后吸气再呼气,呼吸比大约为 1∶2,呼吸频率为每分钟 10 次左右,3~5 次呼吸练习为一组,每天 5 组。

(4)膈肌呼吸训练:又称腹式呼吸训练。目的是增加膈肌活动范围,提高肺伸缩性,增加通气量。具体方法:将患者置于舒适和放松体位,经鼻缓慢深呼吸,同时使腹部缓慢抬高隆起,但应保持肩部放松和上胸部的平静,而后通过控制性的缓慢呼气,使抬高隆起的腹部也随之恢复原样。患者初次练习时,一般 3~4 次为一组,每天 5 组。一组完成后需休息片刻再练习,切勿使患者过度通气。

4. 排痰训练康复 排出呼吸道分泌物,降低气道阻力,有助于减轻和减少呼吸道感染。

(1)体位引流与胸部叩击、震颤:利用重力作用,依据病变部位而采用相应的体位。体位引流以餐前进行为宜,一般体位引流频率为上午、下午各1次,痰量多者则可增加至3~4次。每一个引流体位持续时间为5~10分钟,总时间不超过30~40分钟。照护者可结合患者体位引流,用半握拳的手对患者进行胸部叩击,促进痰液排出。胸部叩击部位为引流部位相对应的胸壁,或经肺组织—支气管—气管分布途径叩击相应胸壁,每组叩击时间为30~45秒,休息片刻后可再次叩击,期间患者可自由呼吸。

(2)咳嗽训练:患者坐位身体稍前倾是咳嗽训练的最佳体位,训练前需教会患者控制性腹式呼吸。咳嗽训练步骤:先进行深呼吸→达到吸气容量时短暂闭气→关闭声门→通过增加腹压来增加胸腔内压力→声门突然放开。

5. 运动训练康复 提高患者的运动耐力,改善肺功能,可减轻患者的症状,并提高其生活质量。

(1)上肢运动训练:①手摇车训练:以无阻力开始,逐渐递增功率,每阶段递增为5 W,速度50转/分钟,运动强度以患者运动时出现轻度气促为宜,持续时间为20~30分钟。②提重物训练:手持重物,以0.5 kg重量开始,做高于肩部的各个活动以后逐渐增加重量至2~3 kg,1~2分钟为一组,组间休息2~3分钟,反复练习,运动强度以出现轻度气促及轻度上臂肌群疲劳为宜。

(2)下肢运动训练:①运动方式:步行,骑车,慢跑,登山等。②运动强度:靶心率为60%~80%的最大功率时的心率。同时患者运动后不应出现明显的气促、气短或剧烈咳嗽,最大功率可由平板运动实验测得。③运动持续时间:准备期为10~15分钟,运动训练期为10~45分钟,恢复期为10~15分钟。④运动频率与运动周期:每周至少3次,6次为一个运动周期。⑤注意事项:运动处方个性化,运动中应注意呼气时放松,不应用力呼气,病情严重但适合训练者可边吸氧边运动。

● 照护方法

1. **生活指导** 居住环境应阳光充足，室内通风良好，温度保持在18~22℃，相对湿度保持在55%~60%，有条件的每日进行室内空气消毒一次。急性发作期伴有喘息时，应卧床休息，取坐位（如无禁忌）或半卧位；恢复期患者，指导和协助患者进行咳嗽训练。

2. **饮食指导** 给予高蛋白、高热量、高维生素、易消化的低盐饮食，忌辛辣刺激性、产气性食物。鼓励患者多饮水，每日饮水量在1500 ml以上。

3. **心理指导** 照护者应主动与患者沟通，耐心倾听，及时了解患者心理变化并给予指导。

4. **健康教育** 包括慢阻肺疾病相关的基础知识教育，戒烟及康复治疗的相关知识。

● 照护问答

高龄老人在面临换季和流感病毒流行期间，应该如何养肺？

答：适当运动，如散步、深呼吸、太极、八段锦，这些都是有益于春季护肺和提高人体免疫力的好方法。这里特别介绍一种中医功法——六字诀。六字诀包括吹、呼、嘻、呵、嘘、呬六个音的练习，这六个音分别对应调养了身体的六个部位。其中“呬”字音，可以影响到肺部纤毛摆动和呼吸的顺畅程度，发音时配合一定的肢体动作，可以锻炼肺功能。“吹”——肾、“呼”——脾、“嘻”——三焦、“呵”——心、“嘘”——肝、“呬”——肺。每天早晚各1次，每次15分钟，坚持锻炼就有效果。

冠心病康复

冠状动脉粥样硬化性心脏病，简称冠心病，指冠状动脉粥样硬化，伴或不伴管腔内血栓形成或痉挛，造成管腔狭窄或闭塞，引起心肌缺血或坏死的一种心脏疾病。冠心病的临床表现形式多样，传统分有 5 种临床类型：即隐匿型、心绞痛型、心肌梗死型、缺血性心肌病型和猝死型。目前我国冠心病的患病率及病死率均处于上升阶段，高龄老人的患病率则更高，年发病率为 120/10 万人口。冠心病患者发生或再发心肌梗死和猝死的比无冠心病病史的患者高 4~7 倍。因此，高龄老人一旦确诊患有冠心病必须引起高度重视，在医生的指导下，采取积极的康复治疗措施，提高生活质量。

● **康复措施**

冠心病的康复治疗应遵循冠心病防治知识依从性教育、药物治疗、手术治疗、运动锻炼等措施。

1. **药物治疗** 药物治疗是高龄冠心病患者病情控制的基础，应根据患者情况合理用药。常用药物类型有：硝酸酯类、β 受体阻滞剂、钙拮抗剂、ACEI、ARB 类以及抗血小板药、他汀类药物等。

2. **手术治疗** 主要是为了冠脉血运重建，包括经皮冠脉介入治疗（PCI）和冠脉旁路移植术（CABG）等。

3. **运动康复** 对高龄冠心病患者进行详细的临床评估，根据评估结果、危险分层、合并症、患者情况和项目目标的基础上，制定个性化的运动处方，开展有氧运动和抗阻运动。

（1）有氧运动：高龄老人可根据自身的健康状况经常参加一些有氧运动，如散步、交际舞、高尔夫球、医疗体操（如太极拳、气功）、园艺活动或在邻近区域购物、编织、手工缝纫等。也可以选择快步走、步行上坡、健美操等运动项目，锻炼身体。经常参加有氧运动可以使心率加快，心脏负荷增加，改善心肺功能。以每次运动时间 20~40 分钟，每周 3~5 次为宜。

（2）抗阻运动：高龄老人身体状况较好的，可在室内或户外经常做一些抗阻运动，如哑铃、拉力器、弹力带、举沙袋等，可增加心脏血液供应，改善骨骼肌和耐力。要求高龄老年患者缓慢、有控制地举起重物，抬举时强调充分伸展肢体；避免过度用力导致损伤。举重过程中在用力时呼气（如：沙袋举过头顶时呼气，放下沙袋时吸气），避免持续、用力地紧握。为了防止肌肉酸痛和损伤，最大限度降低受伤风险，初始负重量应能舒适地重复12~15次且无不适后，逐渐增加负荷量。

照护方法

1. 生活照料 指导患者养成良好的生活习惯，保持愉快平和的心情，避免疲劳、紧张、情绪激动。入冬后特别要注意保暖，出门时最好戴口罩，避免迎风疾走。照护者要积极帮助患者戒烟、戒酒。要养成良好的排便习惯，避免便秘（特别应避免闭气用力解便）。遵医嘱，按时按量服药。

2. 饮食指导 高龄冠心病患者应养成良好的饮食习惯，注意少食多餐、不易过饱，少食油炸、辛辣等刺激性的食物，以及避免饮用浓茶、咖啡等。多食富含维生素、易消化、清淡的饮食，平时就要以低盐、低脂、低糖饮食为主，不吃和少吃过咸的食品以及腌制食品，也不宜吃含脂肪量过高的食物，如动物的内脏、动物油、蛋黄、肥肉、鱼籽等。多吃绿叶蔬菜、水果以及含膳食纤维的食品，例如，西红柿、黄瓜、菠菜、白菜、西蓝花等。

3. 心理疏导 要向患者宣传疾病治疗的长期性和复杂性，紧张、焦虑、恐惧和不愉快的情绪会造成不良的心理刺激，加重病情。鼓励患者正确对待疾病，积极配合治疗，将疾病的发生、发展及预后及时告知患者，动员患者家属在居家或病房内营造祥和温暖的人际氛围，让患者在疾病面前有一种心理寄托，帮助患者建立战胜疾病的信心，提高生活质量。

照护问答

冠心病患者在什么情况下需要进行支架植入术?

答：冠状动脉内支架植入术是治疗冠心病的一种极其有效的方法。冠心病患者是否需要进行支架植入术治疗需要根据冠状动脉造影检查来决定，如果冠状动脉狭窄指数超出了70%，就需要进行支架植入术，或者患者有明显的心肌缺血表现，也需要植入支架。但是，植入支架并不意味着冠心病已得到根治，恰恰相反，为了防止冠心病进一步发展，特别是防止支架植入术后血栓、再狭窄等并发症,患者出院后服用相关药物非常重要。此外,冠心病患者做了支架植入手术之后一定要多休息,不能让身体过于劳累,而且情绪也要放松,不能太紧张,这样会影响到恢复效果。做了植入手术之后还要合理地饮食,饮食要以清淡为主,同时也需要限制食物的脂肪和糖分。必须指出的是,高龄老人在冠状动脉内支架植入术后要定期去医院复查。

糖尿病康复

糖尿病是由于胰岛素分泌绝对或相对不足,或靶组织细胞对胰岛素敏感度降低,引起糖等一系列代谢紊乱。糖尿病的典型表现为多尿、多饮、多食、体重减轻的“三多一少”表现。目前我国65岁以上老人糖尿病患者达到3550万人,其中,高龄老人占据较高比例。由于高龄糖尿病患者病程往往较长,罹患心血管疾病、失明、抑郁、认知功能障碍的风险显著增加。对于高龄糖尿病患者要及时采取各种治疗和康复措施。现代医学发现,运动疗法不仅可以增强胰岛素的敏感性,还可增加肌细胞膜胰岛素受体的数量,提高肌细胞对胰岛素的敏感性,而且,可改善脂质代谢和纠正脂代谢紊乱。因此,高龄糖尿病患者也应该根据健康状况,在药物治疗和饮食管理的基础上,选择适合的运动项目进行康复,提高他们的生活质量,达到延年益寿的目的。

● 康复措施

糖尿病的康复治疗应遵循糖尿病知识依从性教育、饮食指导、药物治疗、运动锻炼等康复措施。

1. 饮食指导 高龄糖尿病患者活动量相对较小,能量消耗少,饮食应严格实施糖尿病饮食,忌食高脂肪和高胆固醇、高糖、高热量的食物,多食新鲜的蔬菜和含糖低的水果。糖尿病饮食指导最基本的治疗措施:做到主食粗细搭配、副食荤素搭配,按患者的性别、年龄和身高计算标准。基本成分按比例分配,蛋白质的量按成人每日约占总热量的15%，脂肪提供的热量不超过全日总热量的30%，适当提高碳水化合物摄入量，多食高纤维素食物。

2. **药物治疗** 根据高龄老人的全身情况及药物作用效果的不同，合理选用口服降糖药物、GLP-1受体激动剂或注射胰岛素。常用的口服降糖药物有：促进胰岛素分泌剂（磺脲类、格列奈类、DPP-4抑制剂），双胍类，α葡萄糖苷酶抑制剂，胰岛素增敏剂。

3. **运动康复** 高龄糖尿病患者的运动锻炼应选择低至中等强度的有氧运动。运动锻炼可以增强呼吸、心血管功能和改善体内新陈代谢，纠正血糖、血脂代谢乱。常用的运动种类有散步、慢跑等低中等强度的运动。

（1）运动方式的选择：对于高龄糖尿病患者来说，一般的运动宜选择有氧运动方式。通过健康评估，选择适合自己且能够坚持不懈进行锻炼的运动项目非常重要。推荐选择轻度的有氧运动方式，包括散步、太极拳、五禽戏、气功和康复操等。

（2）运动时间和强度：运动时间应选在餐后60~120分钟时段运动效果最好，不宜在空腹的状态下运动，否则容易引发低血糖而晕厥。高龄糖尿病患者的运动强度不要太大，最好为自身感觉发热、出汗，但不能大汗淋漓、气喘吁吁。心率最好保持在HR=（200-年龄）×（60%~70%）为佳。运动时间因人而异，逐渐增加，每次一般控制在30分钟左右。运动时间过长或者超过60分钟易产生疲劳，甚至有可能增加关节和肌肉的损伤等。

（3）运动的频率与次数：每天1~2次，每周锻炼3~5天较为适宜。

（4）注意事项：高龄糖尿病患者在运动前先做好准备工作，对血糖、血压、心率等进行测量，在血糖、血压、心率基本稳定的情况下才能进行运动。运动时先做热身运动10~15分钟，运动过程中时刻关注身体的状况，若出现乏力、头晕、心慌、胸闷、气急等症状时应立即停止运动。运动即将结束时再做10分钟的恢复运动。

4. **心理康复** 首先要让患者认识到糖尿病是一种慢性终身性

疾病,精神紧张、焦虑或激动等因素都可使病情加重。让患者了解诱因、发生发展及预后,以及治疗的方法等,帮助患者树立起长期与疾病作斗争的信心,通过转移注意力的方法来改善患者消极的心情,帮助患者建立战胜疾病的信心,提高生活的质量。

● 照护方法

1. 生活方面

(1)预防低血糖的发生:预防发生低血糖的指导是按时进食,生活规律化。若不得已延迟吃饭,应预先吃点饼干、水果或巧克力等。运动前宜适当进食。平时随身带点糖果,防止低血糖的发生。

(2)做好防护,预防感染:糖尿病患者由于体内代谢紊乱,体质弱,抵抗力差,极易合并各种急性和慢性感染,且难以治愈。因此,要特别注意个人卫生,预防感染。

(3)随身携带治疗卡片:糖尿病患者外出旅游应携带记录糖尿病治疗内容的"糖尿病治疗卡片"。做好糖尿病病情记录,每日用餐时间及用餐次数应固定,按时服用药物,注射胰岛素。旅游应量力而行,防止过度疲劳。

2. 自我检测

(1)尿糖测试:尿糖的测试是一种简便易行、经济实用的监测糖尿病控制状况的方法,有斑式测纸法和尿糖纸法。

(2)自测血糖:血糖自我测试有试纸比色法和血糖监测仪法两种,与试纸比色法相似的是血糖监测仪,所测定结果更准确,可在显示屏上直接读出数字。

(3)自我测试尿酮体:当糖尿病患者出现血糖超过 13.9 mmol/L、伤风感冒或身体不适、极度紧张等,若酮体在"++"或 40 mg/dl 以上,要监测尿酮体。

3. 足部护理 糖尿病患者中足坏疽的发生率比非糖尿病患者高 17 倍。由于周围神经病变和动脉硬化等造成足部皮肤感觉不灵敏,以至于在不知不觉中伤害自己,正确的足部护理可使下肢截肢率下降50%。所有糖尿病患者应接受足部保健教育和指导，讲究卫生，保特足部清洁，每日检查足部，鞋要宽松。戒烟、戒酒，禁用刺激性药物等。

4. 眼睛保护 糖尿病患者眼部并发症为糖尿病性视网膜病变，是四大主要致育病因之一。因此，应定期做眼部全面检查，以早期发现眼部并发症，及时治疗。

● 照护问答

1. 为什么有些人会患糖尿病足？如何预防？

答：糖尿病足是指糖尿病患者由于合并神经病变及各种不同程度末梢血管病变而导致下肢感染、溃疡形成和/或深部组织的破坏。高龄糖尿病患者由于长期受到高血糖的影响，下肢血管硬化、血管壁增厚、弹性下降，血管容易形成血栓，并集结成斑块，而造成下肢血管闭塞、肢端神经损伤，从而造成下肢组织病变。而"足"离心脏最远，闭塞现象最严重，从而引发水肿、发黑、腐烂、坏死，形成脱疽。糖尿病足具有很高的致残性和致死性，其截肢率高达20%以上。

2. 预防糖尿病足关键做好以下几点：

答：(1)控制血糖：在饮食方面避免含糖量高的食物。日常定时监测血糖情况，定期服用降糖药或注射胰岛素，把血糖控制在正常范围内。

(2)戒烟戒酒：因抽烟会导致血管收缩，还会降低血液中的含氧量，而喝酒会加重下肢动脉硬化闭塞，因此，高龄糖尿病患者要戒烟戒酒。

(3)足部保护：鞋袜要注意选择合适的，可选择松、宽、软的布鞋；定时洗脚，保持足部干燥；正确修剪指甲，预防甲沟感染；冬天要注意足保暖。

(4)运动锻炼：甩腿，将一脚垫高2 cm左右，手扶椅子靠背，前后甩动另一只脚，重复10次；换另一只脚，再做10次。小腿及足部运动能够促进患者腿部血液循环，避免糖尿病足的发生。

骨性关节病康复

骨性关节炎(OA)是一种老年人常见的慢性关节病,也称退行性关节病。其特征是关节软骨发生原发性或继发性退行性变,并在关节边缘有骨赘形成。骨性关节病的病理变化以软骨变性及软骨下骨质病变为主,发病原因主要是关节软骨磨损和透明质酸合成减少,临床以关节疼痛、肿胀、僵硬和畸形为主要表现,根据年龄、临床表现、X线检查和实验室检查等可明确诊断。原发性退行性骨关节病是正常的关节无明显原因而逐渐发生退行性变;继发性退行性骨关节病是因各种原因引起软骨破坏、关节结构改变而造成的。据流行病学调查,此病的发病率随年龄增加而增加,女性多于男性,65岁人群中患病率达半数之多,高龄老人可达90%以上。骨性关节病是高龄老年人群的常见病、多发病,全身关节均可受累,尤其是负重关节、活动及磨损多的关节,以膝关节最为常见。高龄老人一旦患骨性关节病,常常出现明显的关节肿痛、活动障碍,直接影响日常的生活自理能力、身心健康和生活质量。

● 康复措施

骨性关节病的康复治疗方法有:物理治疗、药物治疗、关节介入治疗、手术治疗和运动康复等,常用的方法如下:

1. 药物治疗 补充钙剂、适量的镇痛剂及维生素,或采用药物导入等对症进行治疗,能使局部血管得以扩张,促进血液循环和新陈代谢,使机体生理功能得以改善,对骨组织起到了一定的抗退化衰老、消炎止痛、松解粘连等作用。

(1)非甾体类镇痛剂:有消炎和缓解疼痛的作用,不能阻止病程进展。吡罗昔康对关节软骨无不良影响,双氯酚酸对软骨代谢和蛋白聚合有促进作用等。

(2)软骨保护药物:利用药物保护软骨,常用药物有硫基氨基葡萄糖。

（3）肾上腺皮质激素：激素局部关节腔内注射或压痛点封闭，加透明质酸关节注射、冲洗术等。

（4）中医中药、针灸推拿等。

2. 手术治疗 晚期伴持续性疼痛、进行性关节畸形或严重功能障碍者，常用软骨下骨打孔、截骨矫形术或人工关节置换术等。

3. 康复训练

（1）物理因子疗法：①温热疗法：如热袋，同时结合中草药热敷，效果会更好，患者热敷可每天 2 次，每次 20~30 分钟。②红外线、蜡疗、磁疗、低中频电疗等可改善患者局部血液循环，缓解肌紧张和挛缩，消炎消肿，镇痛。

（2）功能康复训练操：①坐位抬腿：患者坐在椅子上，将腿伸直，坚持 3~5 秒放下。每组 10~20 次，每天 2 组。②坐位踩地：患者坐在椅子上，左右脚交替踩地，每次坚持 5 秒。每天 10~20 次，每天 2 组。③内收外放：患者坐在椅子上，双手掌背相对放在两腿之间，双腿内收夹紧，双手外展，持续对抗 10 秒，再将双手掌心相对放在大腿外侧，双腿外展，双手内收持续对抗 10 秒。每组 5~10 次，每天 2 组。④双足争力：患者取坐位，双足跟交叉，下腿向前伸，上腿下压，相互争力持续 10 秒，双腿交替重复 20 次，每天 1 组。

（3）平衡控制力训练：患者每天可以做一些加强平衡控制能力的训练。①独立地将一只脚放在另一只脚的正前方且保持 30 秒，每天 2~3 次。②双足交替踏台阶，重复此动作，每组 10~20 次，每天 1~2 组。③独立地抬起一条腿且保持 10 秒，每天 3~5 次。

（4）髋关节康复训练：①髋关节水平外展及内收：仰卧位，下肢抬离床面，向外展开或向内内收，至无痛范围，重复此动作，每组 20 次，每天 2 组。②髋关节屈曲：仰卧位，双手抱住一侧膝盖，使膝盖尽量贴近胸前，如果能将膝盖贴近对侧胸部，锻炼效果就更好了，锻炼时注意躯干及对侧下肢贴紧床面。每组 20 次，每天 2

组。③髋关节伸直：将一侧髋关节向后伸，做单膝下跪的姿势，身体重心降低，直至右大腿前方出现紧绷感，注意上身挺直，不能向前方倾斜。每组20次，每天2组。

(5)膝关节康复训练：①膝关节屈曲：坐位，足不离开床面，缓慢、用力，最大限度屈膝，保持10秒后缓慢伸直。每组10~20次，每天1~2组。②膝关节伸直：坐位或仰卧位，足垫高，使膝关节悬空，完全放松肌肉，保持30分钟。每天1~2次。

● 照护方法

1. 饮食指导 高龄老年人饮食应摄入营养丰富、高热量、高蛋白、高维生素及有利于钙吸收的食物，如维生素C、维生素D及含钙磷丰富的肝、蛋、牛奶、豆浆、豆制品、虾皮、芹菜、水果等。补充钙剂可给予钙片或高钙食物。

2. 生活指导

(1)鼓励患者生活自理：尽量让患者自己完成日常生活料理，如穿脱衣裤、上洗手间等。对日常生活能力较差的患者，必要时调整改善家居环境，以适应患者自我料理的需要。高龄老人可用拐杖或助行器等辅助器具，以减轻肢体负荷来补偿关节活动受限所带来的生活困难。戴保护关节的弹性套，如护膝等。

(2)鼓励老人适当运动：运动可促进血液循环，也可促进关节液在关节内流动。因此，鼓励高龄老人做些健身、养身运动，选择动作柔和、节奏舒缓的有氧运动，如散步、健身气功和太极拳等，时间一般为每次半小时左右，每周3次左右为宜。

3. 心理指导 要使患者了解本病是一组慢性退行性疾病，对生活质量和生命危害较小，非意外发生也不至于严重残疾。因此，积极的心态、合理的治疗、正确的锻炼和康复训练可明显改善疾病的预后，应注意长期坚持。此外，照护者要为高龄老年患者创造一个良好舒适的生活环境，给予他们更多的关爱，树立积极的心态，经常参与一些老年活动，可增加生活的乐趣。

4. 康复教育 让患者、照护者或家属掌握疾病相关知识，了解康复治疗与训练的重要性，鼓励患者建立与疾病做斗争的信心。照护者应辅助和督导患者按时服药和进行各种功能训练，并给予鼓励和体贴。日常生活料理要让患者自己努力去完成，由此而获得成就感。

● 照护问答

高龄老人经常感到小腿怕冷怎么办?

答：冬春季室内温度较低时，老人会感到小腿怕冷不适，老人自己可采用一定的手法进行锻炼，效果颇佳。

（1）揉穴：涌泉穴位于脚心部，每天早晚用手掌快速揉搓涌泉穴100次，接着揉搓各脚趾100次，直到有热感为佳，能帮助双脚保暖，还能起到暖肾、保肾的作用。

（2）揉膝：两足平行并拢，屈膝微下蹲，双手放在膝盖上，先顺时针方向旋转30次，再逆时针旋转30次，扭完双膝后，随意活动一下肢体。此法能疏通血脉以及预防、治疗下肢无力、膝关节疼痛等。

（3）甩腿：一手扶墙或扶树，先向前甩小腿，使脚尖向前、向上翘起，然后向后甩动小腿，前后各甩50~80次，可预防下肢软弱无力、麻木及小腿抽筋等。

脑卒中康复

脑卒中又称脑血管意外或脑中风，以局灶性或全脑神经功能缺失，持续时间超过24小时，可引起死亡的急性脑血管疾患的临床症候群。缺血性脑卒中包括脑血栓形成、脑栓塞和腔隙性脑梗死；出血性脑卒中包括脑出血和蛛网膜下腔出血。脑卒中是高龄老人的常见病，具有高发病率、高复发率、高致残率、高死亡率的特点。临床表现为突然发病、偏瘫、偏盲、偏身感觉障碍、交流功能障碍、认知功能障碍、心理障碍等，不仅严重危害高龄老人的身心健康，还给家庭和社会带来了巨大的经济负担。

康复措施

高龄老人脑卒中的康复治疗主要是以改善功能障碍为目的,根据不同的功能障碍给予不同的训练,偏瘫发生后只要生命体征平稳,48 小时后可进行有的放矢的康复训练。中枢神经系统结构和功能具有可塑性,90% 的神经学恢复一般在脑卒中后的前 3 个月内,这就是早期康复治疗的理论基础。早期康复训练,能明显改善患者的运动功能和日常生活能力,提高生活质量。

1. 良肢位摆放 尽早实施良肢位摆放,并且贯穿在偏瘫后的各个时期,可以有效预防肌肉痉挛、足内翻和肩关节半脱位等并发症的发生。每 2 小时变化 1 次体位,鼓励患侧卧位、适当健侧卧位、避免半卧位、少采用仰卧位,这样既可以增加患肢的感觉刺激,减少痉挛,又可以避免不良体位带来的压疮等并发症。

2. 关节康复 关节活动度训练遵循被动→辅助→主动的过渡模式进行,顺序由大关节到小关节,幅度从小到大。训练时以患侧为主,对于长期卧床的患者也要兼顾健侧肢体,活动的关节不仅是肢体的关节,还有脊柱的关节,活动频率一般为每天 2~3 次,每次 20 分钟。通过训练可以维持关节正常的活动范围,有效防止肌肉废用性萎缩,促进全身功能恢复。

3. 肌力康复 根据不同的肌力分级采用相对应训练方法。根据老年患者自身能力训练,每日 1 次,每次 20 分钟。

(1)被动运动:指患者肢体完全不能用力来进行肌肉的刺激,可应用推、揉、拿、捏等手法进行传递神经冲动的练习,以延缓肌肉萎缩及引起瘫痪肌肉的主动收缩。适用于肌力为 0~1 级的患者。

(2)辅助主动运动:指在外力的辅助下通过患者主动收缩肌肉来完成的运动或动作。适用于肌力为 1~2 级的患者。

(3)主动运动:指不借助外力,也无外部阻力的情况下,全部由患者主动用力完成的运动。适用于肌力达 3 级以上的患者。

(4)抗阻主动运动:指在运动训练时需克服外加的阻力进行的主动运动。适用于肌力已达到 4 级或 5 级,能克服重力和外来阻力完成关节活动的患者。通过肌力训练可提高人体的控制能力，调节平衡、站立、行走等功能，从而维持姿势稳定与协调。

4. 步行康复　方法有平行杠内训练、助行器步行训练、腋拐步行训练、手杖步行训练及轮椅训练等，经过训练增强患者的步行控制能力，待耐力增强后进行跨越障碍、上下台阶训练、复杂步行训练（肌力、耐力、稳定性及协调性）等，为患者进行室外活动奠定基础。纠正偏瘫患者错误运动模式的训练，改善步行功能，有助于改善生活质量和功能的全面康复。

5. 物理康复　针对不同的症状与体征给予匹配的物理因子治疗，一般均为每日 1 次，每次 20 分钟（高压氧 2 小时），10 次为 1 个疗程。

（1）对弛缓性肢体，利用低、中频电刺激疗法增强肌张力、兴奋支配肌肉的运动和感觉神经，以增强或代替肢体运动功能。

（2）对肿胀的肢体进行冷疗、气压治疗，可减轻水肿。

（3）关节疼痛、粘连的可给予音频电、超声波等治疗，起到止痛、松解粘连的作用。

（4）为了能及时改善脑循环，减轻继发性损伤，减轻脑水肿，促脑功能恢复，可采用高压氧治疗。

6. 心理康复　有心理障碍的患者一般不能积极主动地配合康复治疗，直接影响到康复效果。康复人员、家属以及照护者要及时给予患者宽慰与沟通疏导，从精神上鼓励，缓解不良情绪对患者心理的影响。

● 照护方法

1. 心理指导　首先要让患者认识到康复是个长期的再学习过程，要有合理的预期。病情轻的疗效好，病情重的则反之。患者要有主动参与意识，配合治疗，坚持训练，那么就可以保持或减轻功能障碍。针对有言语交流及吞咽功能障碍的患者，要多沟通，喂食及进水的速度要慢。

2. 预防感染　对长期卧床的患者做好翻身叩背工作，以预防肺部感染。留有导尿管的要保持局部清洁干燥,定时更换尿管尿袋,以预防尿路感染。做好患者的定时翻身,使用电动气垫床能不断变化受压部位,对预防压疮起着至关重要的作用。

3. **预防意外** 对于感觉差的患者,不用热水袋暖手暖脚及不睡温度太高的电热毯,防止烫伤。夹闭导尿管期间要记得开放,防止尿潴留引起膀胱黏膜的损伤。

4. **运动指导** 保持瘫痪肢体于功能位,并每日进行主动或被动屈伸运动及肌肉按摩,每晚用温热水泡手泡脚,促进肢体的血液循环,防止肢体挛缩、畸形。

5. **按时服药** 有基础疾病的患者要规范用药(如抗凝药、降糖药、降压药、降脂药等),以控制脑卒中危险因素。

● 照护问答

1. 高龄老人长期卧床的弊处是什么?

答:长期卧床的高龄老年患者容易出现深静脉血栓形成和肺栓塞、关节挛缩、关节活动受限、肌肉萎缩、肺部感染、泌尿道感染、骨质疏松、压疮、食欲不振、便秘、焦虑及抑郁等不良情绪的风险增加,甚至还可出现认知、记忆、判断力等功能障碍;肌力下降从而导致功能恢复潜力(特别是平衡功能)的下降、影响心肺功能、神经功能及免疫力。康复人员要和患者多沟通,让患者理解长期卧床的不良结果,家属、照护者应协助患者主动做些力所能及的床上活动、肢体屈伸活动、尽量自己翻身、坐位进食、下床如厕。另外饮食要丰富多样,尤其是增加优质蛋白质的摄入,不仅能强壮肌肉,又能提升机体免疫力,预防感染。

2. 突发脑卒中为什么要及时送医院治疗?

答:在缺血性脑卒中的急性期,时间就是大脑,就是生命,尤其在治疗时间窗内有适应证的患者经静脉溶栓或动脉取栓,使堵塞的血管及时再通,血液供应恢复,使变性的脑组织得到灌注,脑细胞水肿减轻,降低了致残率、致死率,给高龄老年患者带来了最佳预后。出血性脑卒中有效治疗方法较少,一般期望在发病早期通过控制血肿体积来改善预后。

帕金森病康复

帕金森病（PD）是以静止性震颤、肌肉强直、进行性运动徐缓、姿势步态异常为主要临床表现的神经系统退行性变性疾病。据流行病学调查，发病率随年龄增长而增加，65 岁以上人群中大约有 1.7% 的人患有此病，高龄老人的患病率则更高。帕金森病的病因迄今未明，发病机制十分复杂，可能与年龄老化、环境因素、遗传因素等有关。严重者可明显表现为肌张力铅管样或齿轮样强直、书写困难、面无表情、步行困难等症状，严重影响高龄老人的身心健康。

● 康复措施

帕金森病的治疗方法有药物治疗、手术治疗、物理治疗、作业治疗和步行训练等。近年来康复治疗又有新的进展，如运动想象疗法、行为观察疗法、虚拟现实、舞动疗法、康复机器人及游戏训练等。常用康复方法如下：

1. 药物治疗 对帕金森病的治疗，药物治疗作为首选手段，必须遵循“个体化”用药，常用有以下几类：

（1）抗胆碱能药：如苯海索，主要适用于伴有震颤的患者。

（2）多巴胺受体激动剂：如美多巴、息宁，通过补充多巴胺的不足，使乙酰胆碱与多巴胺系统重获平衡而改善症状。①左旋多巴：对运动障碍可获明显改善。②复方左旋多巴：如苄丝肼左旋多巴，对震颤、强直、运动迟缓等均有较好的疗效。③儿茶酚—氧位—甲基转移酶抑制剂：如托卡朋与复方左旋多巴联合用药，可控释剂效改善 PD 运动症状。

（3）其他药物：如金刚烷胺、单胺氧化酶 -B 抑制剂、COMT 抑制剂、DR 激动剂等。

2. 手术治疗 包括定向靶点毁损性手术和脑深部电刺激术

等,将起搏器放置脑内特定的核团上,通过电流来控制帕金森病的症状发作。

3. 训练康复

(1)放松训练:腹式呼吸可帮助身体放松,腹式呼吸的方法即缓慢用鼻深吸气,吸气过程中让腹部鼓起,然后用口吐气,呼气过程中腹部松弛。每日重复10次。

(2)姿势训练:每个动作保持10秒,每日重复10~20次。帕金森病患者颈部多数呈前倾姿势,加重后表现为驼背,可练习尽自己最大幅度地挺胸、抬头至后仰动作。重点是活动伸肌,如上肢外展、外旋;下肢外展、内旋。

(3)关节训练:高龄老人可根据自身健康状况在能力范围允许下,尽可能大幅度打开各关节活动度,每日重复10~20次。①坐位下外展双肩,屈肘用手掌触摸头枕部,再弯腰伸肘触摸对侧足尖,左右交替进行。②立位下双上肢平推墙面,双下肢分别向前、向后、向侧方交替迈步训练。③面向墙壁站立,双上肢上举沿着墙壁尽量摸高。

(4)平衡训练:加强对平衡控制能力的训练,如坐位和站立位静态平衡和动态平衡的训练。从简到难,5~10次为一组,每日5组。①坐位下双腿交叉伸腿、击掌。②立位下沿直线行走,交叉侧向移动。

(5)步态训练:重点是加快起动速度和步行速度,加大步幅及支撑面的训练,改善停止与转身动作,以保证躯干和上肢摆动之间的相互交替的协调,确保重心的顺利转移及步态中足跟—足趾的顺序触地运动。每日训练1~2次。

(6)语言训练 每组动作可训练5~10次,每日2~3组。①唇舌交替训练:如最大幅度打开下颌张嘴、噘嘴、咧嘴,舌头前伸、上抬、卷舌、舔唇绕圈等训练。②软腭抬高训练:可用棉签或细毛刷触碰、刷擦刺激软腭。③持续发声训练:深吸气后尽可能长时间地发音,通常用单元音训练。④发音、音量控制训练:在持续发声的基础上，尽量控制气息、音量的均一性。

（7）面部训练：面部需配合吞咽、表情等训练，也可通过冰块刺激，促进舌、面肌的运动。如对着镜子练习微笑、皱眉、眨眼、噘嘴、抿嘴、鼓腮和露齿等表情动作，如果吞咽困难，应做嘴、颊、咀嚼的开闭训练。每个动作维持 5~10 秒，每日可进行 3~5 次训练。

（8）全身训练：根据患者自身条件尽自己最大能力活动训练，每日重复 10~20 次。①头颈训练：头向上下、左右转动，颈部前后伸缩运动，每个动作可停顿 5 秒，切记动作缓慢。②躯干训练：包括背部伸展，腰椎屈伸、旋转，躯干侧屈等运动。③上肢训练：上肢上举、外展，左右交替拍打对侧肩部，前臂旋前，旋后训练。④手的训练：可做双手交叉握拳后击掌动作，手指抓放及一些精细动作训练。⑤下肢训练：包括伸髋、下蹲、分腿、踢腿等运动。

4. 中医治疗 每日可按揉头面部的四神聪、百会、风池、本神、颊车、地仓，双上肢的曲池、太冲、合谷、内关，双下肢的环跳、委中、太溪、解溪等穴。也可推拿按摩患者的伸展肌，牵引缩短僵直的肌肉，注意动作轻柔和缓，尽量保持关节的活动幅度。中药治疗可从补法入手，滋补肝肾、益气养血、调节阴阳。

● 照护方法

1. 心理指导 照护者要主动与高龄患者沟通交流，给予他们充分的关心和爱护，让他们有一个舒适的生活环境，并积极鼓励患者主动运动，树立战胜疾病的信心。

2. 运动指导 患者可进行一些低强度的运动，时间一般控制在半小时左右（不建议超过 1 小时），每周锻炼 3~5 次为宜，包括太极拳、八段锦、散步等有氧运动。

3. 生活指导 着装可选择拉链、按扣等方便患者自行穿脱的宽松舒服衣物。创造家庭安全环境，避免患者被磕撞或绊倒。睡前聆听音乐，改善帕金森病患者情绪状态，提高睡眠质量。

4. 饮食指导 均衡饮食，荤素搭配，膳食多元化。饮食宜清淡且助消化，确保每日充足的水分。多吃谷类和蔬菜瓜果，补充纤维素和维生素；适量吃奶类和豆类,补充身体钙质与蛋白质；少吃高热量食物和动物内脏等,避免饱和脂肪和胆固醇的摄入过多。

● 照护问答

1. 帕金森病只有动作迟缓和震颤表现吗?

答：帕金森病的临床表现可分为运动症状和非运动症状两大类。前者包括静止性震颤、运动迟缓、肌肉强直、步态异常：后者包括感觉障碍、睡眠障碍、神经精神状态、自主神经功能失调、认知功能障碍。帕金森病患者早期通常出现非运动症状,在帕金森病病理改变累及中脑水平,才表现出运动症状。

2. 帕金森病患者为什么会出现幻觉?

答：帕金森病患者出现幻觉通常是进展为痴呆的先驱症状。帕金森痴呆(PDD)发生在80%的患者中,年龄越大风险越大。和阿尔茨海默症(AD)相比,PDD主要影响执行功能和注意力,还有相对贫乏的语言、记忆力和计算力。因此PDD是使PD患者留住在养老院的最常见原因。当痴呆症状发生于运动障碍之前或是其发生1年以内的这类患者,通常会被认为是路易体痴呆。这些患者更易有幻觉和昼夜变化。

老年性痴呆康复

痴呆是在意识清晰的情况下全面持续性的智能障碍,是获得性进行性认知功能障碍的综合征。痴呆的发病率和患病率随年龄增长而增加,痴呆病因通常包括变性性如阿尔茨海默症(AD)等,非变性性如血管性、感染性、外伤性痴呆等。老年期尤以阿尔茨海默症、血管性痴呆最为多见。阿尔茨海默症由Alois Alzheimer于1907年首先报道。阿尔茨海默症起病隐匿,首发症状常为记忆力障碍,尤以近事遗忘明显,继续进展可出现精神症状和广泛认知功能障碍。临床上,老年性痴呆可分为三期,Ⅰ期(健忘期)：开始为近期记忆障碍并逐渐明显,意欲低下,计算力低下。Ⅱ期：定向障碍、失语、失行、失认等高级脑功能障碍，可出现幻觉、妄想、徘徊、攻击等人格行为变化。Ⅲ期（痴呆期）：失忆明显，不认识家人，大小便失禁，逐渐因瘫痪、压疮等合并症死亡。

目前，全球每3秒就有一例痴呆患者产生。现阶段的中国，阿尔茨海默症患者人数已居世界第一，同时也是全球增速最快的国家/地区之一。有关资料统计，目前中国痴呆症患者已超过1000万人，其中60%为阿尔茨海默症，65岁以上人群发病率为5%，80岁以上发病率超过30%，发病率随年龄增加而增高，女性多于男性。预计到2050年，中国痴呆患者将超过2000万人；75岁以上的老人10%患者为智能障碍，85岁以上的老人中1/3为失智老人，给社会、家庭带来巨大的负担。

康复措施

1. 综合治疗措施　本病迄今无特效治疗，通过药物治疗可能延缓部分患者病情进展及改善认知功能。

（1）药物治疗：乙酰胆碱酯酶抑制剂、NMDA受体拮抗剂、营养和保护神经药物等。

（2）免疫治疗：①主动免疫，AB多肽疫苗刺激产生抗AB抗体，促进AB清除。②被动免疫，是将体外产生的抗AB单克隆抗体应用于患者体内，促进大脑内AB转移或清除。

（3）基因治疗、对症及营养支持治疗。

2. 兴趣社交活动　对于高龄的老年性痴呆患者，治疗与康复的主要目标之一是改善生活自理和参加休闲活动的能力，扩大患者的活动范围，改善其生存生活质量。老年性痴呆虽然以智能的衰退表现为主，但也影响心理、社会行为等方面，而这些患者常伴有躯体性老年疾病，健康状况都比较差。因此，提升兴趣社交活动能力，对预防智能的衰退和其他躯体性疾病都有益处。同时，兴趣社交活动还可鼓励患者保持痴呆前的兴趣爱好，让患者通过看以前的照片、回忆以前做过的事，以减缓智能的衰退。鼓励患者参加社会性的活动，如唱歌、跳舞、绘画等。每天1次，每次25~30分钟。

这些活动都能发挥剩余残存功能和减缓病情进展的步伐。

3. **康复能力训练** 为老年性痴呆患者组织的康复活动,一般围绕记忆训练、注意力训练以及其他认知功能的训练等环节进行,采取有趣的活动或游戏的方式,以集体形式进行效果更佳。可通过现实环境向导、缅怀治疗、记忆训练活动、音乐治疗、美术治疗、感官刺激等多种方法提高其日常生活活动能力,减少对家人及照护者的依赖,改善患者的生活质量。具体训练方法包括:

(1)认知能力训练:可让患者进行图图匹配,将标有蔬菜、水果、动物的卡片打乱,让患者按种类进行整理;对忘记吃药的患者,可将药物放于闹钟处,设定闹钟提醒;可通过简单的算式来训练患者的计算能力,如100–7等于几。每天训练1~2次,每次10~15分钟。

(2)语言能力训练:对于发音不清楚的老年性痴呆患者,可教其简单的单词,也可给患者看实物,然后让患者叫出实物的名称。每天训练1~2次,每次10~15分钟。

(3)运动能力训练:运动能力训练包括肌力增强训练和关节活动范围训练,如肩关节、肘关节、腕关节等的训练。每天1次,每次20分钟。

(4)生活能力训练:生活能力主要包括自理,如进食、穿脱衣服、洗漱、打电话、理财等方面。训练每天1次,每次15~20分钟。

● 照护方法

1. **生活指导** 患者的穿着宜舒适、宽松,尽量鼓励和协助患者参与穿脱衣服的过程。关注高龄老年患者的饮食(进食无骨、无刺、易消化的食物)、行走、睡眠安全及排泄通畅等情况。对有记忆障碍的老人帮助其归类整理物品。对有定向障碍的老人应限制其活动范围,避免单独外出,以防迷路走失,可以在患者衣服里放置信息牌备用。对有认知障碍的老人照护者要给予充分的关爱和体贴。为了安全患者的床边应放置保护栏杆,保管好尖锐物品及药品。对有精神障碍的老人照护者要协助并督促患者服药,检查并确定是否将药全部服下，发现药物的不良反应要及时处理。

2. **心理调节** 家属和医护人员要关心爱护患者，注意尊重患者的人格，对话时和颜悦色，避免使用愚笨痴傻等词语。同时，根据不同患者的心理特征采用鼓励、安慰、暗示等方法给予开导。条件允许的话可采用音乐疗法作为消除心理障碍的辅助手段，达到缓解患者焦虑不安情绪的效果。

● 照护问答

出现哪些症状就该带老人去医院了？

答：高龄老人出现以下现象或症状就应该去医院做进一步的检查：

（1）记忆力逐渐减退，影响日常起居活动：比如炒菜时放两次盐、做完饭忘记关煤气。

（2）处理熟悉的事情出现困难：比如不知道穿衣服的次序、做饭菜的步骤等。

（3）语言表达出现困难：比如忘记简单的词语，说的话或写的句子让人无法理解。

（4）对时间、地点及人物日渐感到混淆：比如不记得今天几号、星期几、自己在哪儿。

（5）计算能力不行：用“100−7”自测计算能力，减7连续发问5个，答对3个说明计算能力尚可，若错5个则要小心。

（6）理解力或合理安排事物的能力下降：比如跟不上他人的交谈思路，或不能支付各种账单。

（7）不能把东西放在合适的位置：比如洗衣机是洗衣服的，患者却将熨斗放进洗衣机。

（8）性格转变：比如变得多疑、淡漠、焦虑或粗暴等，失去做事的主动性，对以前的爱好也丧失兴趣。

（9）情绪表现不稳：比如喜怒无常、时而淡漠、时而兴奋。

（10）判断力日渐减退：比如不能准确根据天气穿衣，导致冬天穿短袖，夏天穿秋裤。

肿瘤康复

肿瘤有良性与恶性之分，恶性肿瘤是指以细胞分化异常、增殖异常、生长失去控制为特征的一类疾病，肿瘤细胞直接侵袭周围组织或经过淋巴血循环形成远处转移，累及正常器官影响其功能，可导致器官功能衰竭，甚至危及生命。恶性肿瘤与衰老有着密切关系，据统计，恶性肿瘤患者中大于70岁的超过50%，与65岁以下人群相比，70岁以上人群发生肿瘤的风险增加11倍，肿瘤相关死亡风险增加16倍。高龄恶性肿瘤患者作为特殊群体，术后科学合理的康复，可以显著提高患者的生存时间和生活质量。

● 康复措施

恶性肿瘤的治疗康复措施主要根据各种不同的肿瘤进行选择。有手术切除肿瘤病灶；化疗放疗；靶向药物；癌痛镇痛；运动康复；中医理疗康复等。

1. 手术治疗 对早期或较早期实体肿瘤来说，手术切除是首选的治疗方法。

2. 化疗放射 化学疗法常常同时使用两种或以上的药物，称作“综合化学疗法”；放射线治疗的效果仅能局限在接受照射范围内。

3. 靶向药物 靶向药物治疗主要针对已经明确的肿瘤致癌位点的治疗。

4. 癌痛镇痛 肿瘤生长压迫神经、血管、内脏或肿瘤浸润周围组织，手术、放疗、化疗引起神经等组织损伤均可引起疼痛。肿瘤患者在治疗和康复期间都存在不同程度的疼痛，疼痛常伴有焦虑、恐惧等不良情绪反应，目前癌症疼痛的康复有：药物镇痛、物理疗法镇痛、中医针刺镇痛、心理疗法等。

5. 床上运动康复 高龄老人患恶性肿瘤术后康复期可采取一定方式的躯体运动方式来帮助消除癌性疲乏，减轻疼痛。对于卧床高龄老人来说，在床上可以做一些主动肢体活动，或在照护者的帮助下做一些被动肢体运动以及翻身训练等，达到增强体质和心肺功能的目的。对取半卧位的患者，照护者可教患者做呼吸操：①腹式呼吸：缓缓吸气，使腹部鼓起，然后再把气慢慢呼出。动作从容舒适，像熟睡之态，具有安定神经的作用。②胸式呼吸：深吸气，使胸不断扩张，然后不间断地慢慢把气呼出。③深呼吸：吸气时，依次鼓腹、扩张胸部、扩张上胸部，使胸、腹腔处于“饱和”状态，然后再逆序呼出气体。

6. **作业治疗康复** 在室内作业治疗可以锻炼其上肢灵活性，照护者可与其做些小游戏、小手工，增加对生活的信心。作业治疗应循序渐进因人而异，密切观察老年肿瘤患者的血压、心率等。对于术后机体功能好的老年患者，可进行日常活动训练，教患者或让患者生活自理，增加战胜病魔的信心。平衡功能训练、肌力训练、八段锦和太极拳都可以帮助患者改善心肺功能和增强体质，提高生活自理能力。

7. **器官功能康复** 肿瘤患者手术后器官功能残缺严重时，应尽早配备必要的功能性康复辅助装置，如轮椅、拐杖、功能性假肢、夹板、人工喉等。其中包括喉癌患者喉切除术后配置人工喉，或锻炼用食管发音恢复语言能力；乳腺癌后上肢水肿的恢复：抬高患肢；弹力绷带包扎；向心性按摩；热敷；物理因子治疗。

8. **中医理疗康复** 针灸在老年恶性肿瘤术后主要有穴位注射治疗、穴位贴敷治疗、毫米波照射治疗，具有疏通经络、调和阴阳、扶正祛邪的功效。如针灸可改善乳腺癌患者上肢水肿：①针刺中脘、中极、曲骨促进淋巴循环，减轻淋巴水肿。②针刺肩髃、阳池、尺泽、阳溪改善上肢疼痛以及促进运动。③针刺足三里、阴陵泉、三阴交整体改善水肿症状。

● 照护方法

1. **心理照护** 高龄老年患者因社会角色的转变，心理上产生落差，容易降低自我价值评价，在对待自己患恶性肿瘤的问题上，容易出现逃避的心理。术后因担心癌细胞扩散等紧张情绪影响,增加老年患者的自我负担,严重影响其生活质量。心理康复措施包括认知治疗、情绪疏导、音乐疗法、心理支持等。在日常生活中,对高龄老年患者要给予他们安静舒适的环境,尽量顺其心意,家属多些陪伴和交流。康复护理过程中,应明确影响老年肿瘤患者心理困扰水平的因素,护理人员需做好化疗前、中、后的评估,发掘产生负面情绪的心理机制,制定护理计划并实施个体化、专业化、系统化的干预措施,帮助患者缓解不良情绪。

2. **膳食营养** 注意补充高维生素、高蛋白质、清淡、易消化的食物。注意饮食均衡,不吃生冷油腻辛辣食物,戒烟酒。高龄老人在恶性肿瘤术后,因基础疾病和免疫力低下等原因,容易发生营养不良、感染等,因此膳食营养非常重要。

3. **生活指导** 高龄老人肿瘤术后的康复过程中要保持良好的生活习惯;积极锻炼身体,增强体质。康复中如果身体出现异常情况应该及时去医院检查和积极治疗。

● 照护问答

肺癌患者术后出现哪些症状提示复发?

答:高龄老人患恶性肿瘤经手术治疗切除肿瘤并不意味着已经治愈,医生常常会根据患者病情给予进一步的化疗、放疗等治疗,以预防复发。肿瘤复发常常有一些早期信号,肺癌复发的早期信号有:①咳嗽:频繁咳嗽,而且以刺激性的干咳为主。②咯血:如果肺癌复发的位置在气管或者支气管,或者肺癌侵犯到了气管、支气管,可以引起咳血丝痰或者咯血。③胸痛:如果复发的肺癌侵犯到了肺血管或者胸膜,可以出现胸痛。④呼吸困难:如果肺癌术后的高龄老人出现呼吸困难,可能出现了肺内的多发转移或者胸膜腔的转移。因此,肺癌患者术后康复过程中出现以上症状应该立即去医院进一步检查和治疗。

第五章 心理照护

第一节 心理调适

一般心理特征

伴随着人口老龄化,失能、空巢和独居等养老服务重点对象会大幅增加,不管在机体的生理还是心理方面,基本特征是衰老与衰退,与此同时,生理机能的加速退化会带来心理特征的相应变化。

1. **感知觉变化** 老年人的视、听、嗅、味、触觉有不同程度的衰退。视觉一般感受较明显,视敏度降低,“老花眼”严重,眼睛对于光线的刺激更敏感,眼角膜磨损程度高;听觉方面,耳聋、耳背现象普遍,与其交谈时,需提高声音分贝、多点耐心;高龄老人鼻子部位敏感度降低,有时出现鼻涕自己却感受不到,给生活带来一定困扰;味觉方面,高龄老人更少摄入重盐、高油的食物,偏好少盐、低油等健康的饮食;皮肤老化、松弛,触觉反应更迟钝,对热、冷、痛的感受度不敏感,阈限上升。

2. **心理运动反应迟缓** 心理运动反应是个体从感知到动作反应的过程及其协调程度,主要体现在灵活度、反应时间及与肌肉运动有关的活动。随着感知觉的衰退,动作运动迟缓、反应时间增加,若有器质性的病因,会进一步恶化。

3. 记忆力变化 一般记忆分为瞬时记忆、短时记忆与长时记忆,若想把短时记忆转化成长时记忆,需要对短时记忆的内容进行复述、加工、提取。高龄老人短时记忆的能力削弱,因而很难形成全新的长时记忆。临床表现为记忆力减退,对近事容易遗忘,但对以往或年轻时的事情记忆特别牢固,容易怀念过去,难以适应环境变化。

4. 智力变化 高龄老人的流体智力会随着年纪增长出现明显衰退,即以生理为基础的认知能力,受先天因素影响较大,随生理神经系统的老化而减退。但晶体智力受影响程度小,反而会随着年龄增加得到进一步提升,因为晶体智力主要依赖于已获得的经验和知识,阅历丰富的高龄老人,其获得持续发展的可能性更大。

5. 人格变化 一般情况下,人格较为稳定,其中的性格是核心成分。高龄老人的人格变化因人而异,个体差异较大。有的高龄老人如陈年的老酒,醇厚、淡雅,充满智慧,令人钦佩。有的高龄老人则敏感、多疑、固执、过于自我,封闭的生活圈,容易感到孤独。有不满情绪的高龄老人性格缺陷更为明显,不利于其身心健康。

孤 独 感

高龄老人易产生“孤独寂寞之感”。其原因一方面是,高龄老人的身体机能较之以往,衰老速度更快,身体状况的变化会改变高龄老人的活动范围。一般情况下,受制于身体状况的高龄老人,日常社交圈进一步缩小,与外界交往减少,缺少相应社会刺激源,易产生与社会隔绝的孤独感;另一方面,即使高龄老人儿孙满堂,但儿女们也有自己的小家庭,需要耗费很多精力照顾,尤其是处于中年阶段的子女们,可谓“上有老、下有小”,自身还面临“中年危机”的风险,缺少对高龄老人足够的陪伴。一个人在家的高龄老人,面对空荡荡的房子，也容易有孤零零被抛弃的感觉。

● 照护方法

如何缓解高龄老人的孤独感呢？可以从以下几方面入手。

1. **坚持适量运动** 俗话说，延年益寿没有巧，坚持锻炼是法宝。运动不仅可以强身健体，还可以帮助高龄老人提高心理健康水平，消除孤独感。对于高龄老人来说，散步、做简单家务是较可行的方式，每天坚持 40 分钟至 1 小时，长此以往可达到不错的效果。

2. **必要的社会交往** 高龄老人在身体允许的情况下，应尽可能保持与老友之间的联系，好朋友是个体重要的社会支持系统，除了运用电话、微信网络方式外，线下的交流也很必要，面对面地沟通会给高龄老人带去必要的情感支撑力。

3. **培养兴趣爱好** 高龄老人有点自己的兴趣爱好是好事儿，它能使高龄老人把注意力集中在自己感兴趣的事情上，丰富生活，增加生活乐趣。闲暇的时间不再是难挨的，因为当人集中精力做事情的时候，对时间的感受度会变化，在不知不觉中时间飞逝而过。

4. **子女抽空"常回家看看"** 高龄老人由于日常的生活范围有限，接触外界新鲜事物减少，再加上年老、体弱多病，对亲人、子女的牵挂和对过往好友的怀念，容易陷入消极情绪而无法自拔，内心的不平静感较重。若子女能多抽点时间，陪伴在高龄老人身旁，多聊一聊身边的事和人，对高龄老人来说，是莫大的精神慰藉，对孤独感的缓解会有明显的效果。

● 照护问答

哪种性格的高龄老人更容易有"孤独感"？需要注意些什么？

答：高龄老人本身的性格因素是孤独心理产生的重要原因之一，性格孤僻、固执、刻板、不愿与人交流的高龄老人，更容易有孤独感，不愿意表达自己想法或者拒绝和太多人接触，最后容易将负性情绪内化。作为高龄老人,自身要多充实自己的生活,不给自己留过多时间让孤独感受“侵入”。作为子女,也要和父母保持常联系、多陪伴,只有双方共同努力,才能尽可能摆脱不良孤独情绪的困扰。

无 用 感

心理学中的无用感,是一种较复杂的常见问题之一。患者的典型特征是心境低落,与所处的境遇不匹配,从闷闷不乐到悲痛欲绝,甚至发生木僵状态,严重者出现幻觉及妄想等精神病性症状。心境低落持续至少两周,在此期间至少有下述症状中的 4 项:

1. 对日常活动丧失兴趣,无愉快感。
2. 精力明显减退,持续疲乏感。
3. 精神运动性迟滞或激越。
4. 自我评价过低,自责、内疚感。
5. 联想困难,思考能力下降。
6. 反复想死,有自杀行为。
7. 失眠、早醒,或睡眠过多。
8. 食欲不振或体重减轻。

● 照护方法

80 岁以上的老人,身体机能加快衰老,对社会、家庭的贡献减弱,社会角色变化,会有成为家庭累赘、负担的担心,自我价值感降低而产生的无用感。若情绪调节不当,高龄老人会产生焦虑、抑郁甚至轻生的念头。因此,提前预防、及时调适很有必要。

1. **“家有一老,如有一宝”** 要让高龄老人相信,衰老的他们不仅不是子女的负担,而且还是家庭的幸运,高龄老人的健在有利于家庭和睦关系的维系,“多世同堂”“子孙满堂”想想都是很温馨的场景。高龄老人要消除“树老根枯”的悲观想法,接受晚年的自己。

2. 发挥余热，量力而行 高龄老人中也有一些是身体仍然很健朗、思维清楚的“资深导师”。对于这类高龄老人，可以继续发挥余热，担任一些社会角色，丰富生活的同时，富足精神，将积累的宝贵经验与年轻人分享，增加自身价值感。当然，工作必须力所能及、量力而为，不可勉强，讲求实效，不图虚名。

3. “活到老、学到老” 正如西汉刘向所说：“少而好学，如日出之阳；壮而好学，如日出之光；老而好学，如秉烛之明”。高龄老人的时间相对充裕、人生阅历丰富，适度学习能够延缓智力衰退、保持大脑灵活，对于预防老年痴呆有一定作用。同时，在学习过程中汲取到的营养，能使高龄老人增加获得感与价值感，保持与外界联系，所谓“常读常新”，即使是对同一本书的学习，也能在不同的阶段读出不一样的味道。

4. 合理饮食，规律作息 健康规律的生活方式有助于心理健康。世界卫生组织将老年人的科学生活方式归纳为：情绪平稳、科学饮食、适当运动、戒烟限酒。按此要求去做，其心脑血管病和糖尿病的发病率可下降69%~75%，老年常见病减少一半左右，会使人更长寿。高龄老人应以低盐、低脂、易吞咽、易消化食物为主，多进食蔬菜水果，均衡营养合理膳食，补充维生素C，提高身体免疫力。高龄老人所需睡眠时间相对缩短，应早睡早起，保证睡眠质量，保持豁达心情。

● 照护问答

高龄老人感叹“老了、没用了，只会给子女添麻烦”，情绪低落甚至抑郁，这种不良情绪该如何缓解？

答：一般有这种想法的高龄老人都有善解人意的性格特征，他们能体谅子女的不容易，不希望自己变成家庭中的负担，但往往容易忽视了自己。抑郁的不良情绪，可以将心理治疗、物理治疗和相关疗法相结合进行干预。通过倾听、理解、疏导等方式，使高龄老人产生安全感。观察高龄老人情绪表现但不流露出同情，以免强化其悲情愁绪。鼓励高龄老人诉述感受，把心中消极体验释放出来。另外,子女晚辈对高龄老人也应给予充分的关心和认可,让高龄老人感受到自己是被需要的。对于一些抑郁情绪较严重的高龄老人,可适当选用三环类药物进行抗抑郁治疗。

死亡与丧失

死亡是人的基本属性,是每个人都无法逃避的问题。对于高龄老人来说更是如此,上了一定年纪之后,一方面,身体健康状况面临更多挑战,身体功能衰退加重,有的高龄老人会说“一半身体在黄土之上,另一半已埋在黄土之下”;另一方面,若高龄老人身边的老伴儿、曾经的知己朋友早一步离世,对于在世的高龄老人来说,会承受很大的心理负担,心灵寄托与精神支柱的缺失,有时会压垮孤独的高龄老人。

丧失,即曾经拥有、现在逐渐失去的过程,高龄老人的丧失感则主要是以下两种类型:

1. **自我价值感** 有些高龄老人在刚退休前几年,会重新以退休返聘的身份投入工作中,而从80岁高龄开始,多数高龄老人选择彻底告别工作角色。如此一来,从以前的被别人需要到逐渐需要别人,曾经是儿女的支撑转换到儿女独立有自己的小家庭,忙碌的生活与工作节奏使得陪伴高龄老人的时间也很受限。此时的高龄老人在很多问题上感到无能为力,容易产生失落感与丧失感。

2. **健康状况** 年龄的增长,生理状态的老化,高龄老年人的躯体疾病渐渐增多,并且治愈的机会也越来越小,身体的不适本身就会让高龄老人心情不好,再加上依赖他人照顾的机会增多,更让高龄老人觉得自己在给家人增加沉重的负担,易产生无助感以及失去对生活的控制感。

● 照护方法

面对不可回避的死亡与丧失感受,照护者和高龄老人都应该做到以下两点:

1. 正确对待 应明确并接受正确的死亡观念，即“生老病死”是不可违背的自然规律，唯物辩证法认为死亡的本质在于社会性，是个人社会关系的断裂、社会价值的最终证明。伊壁鸠鲁说过：“一切恶中最可怕的——死亡，对于我们是无足轻重的，因为当我们存在时，死亡对于我们还没有来，而当死亡时，我们已经不存在了。”清晰对死亡的认识，帮助消除对死亡的恐惧、正确对待死亡，提高生活质量，珍惜当下生活。

2. 及早干预 政府、社会、照护者和高龄老人本人采取措施进行适当干预。政府可以增加养老支出，开办养老教育，推进社区养老，在宏观背景下尽可能实现“老有所依”；社会上，社区或民间组织可以开办“高龄老人活动社”，开展丰富的文体、保健、养生活动，让高龄老人有些事情可以去忙。心理咨询机构可专门针对老年人的心理问题进行思考，有针对性地帮助，并且在隐私保护、咨询手段、课程设计上用更多的心思。照护者或高龄老人本人要合理安排好自己的生活，规律的生活状态会带来积极的心理状态和情绪感受，“夕阳无限好”，只要调节好对衰老与丧失的心态，无论什么年纪，都是可以辉煌闪耀的。

● 照护问答

高龄老人为什么更容易小孩子气、乱发脾气？

答：人们经常说上了年纪的高龄老人“老了就小了”，思维方式从理智的成人式转变到感性的孩子式，会因为一点点事情开心许久，也会由于微不足道的事情陷入伤感情绪不能自拔，心态变得像小孩儿，缺乏安全感、考虑事情简单，更需要得到家人的帮助与关注。乱发脾气的高龄老人，其中一部分原因是对死亡的恐惧和丧失感加重的无奈，照护者要体谅到高龄老人的情绪感受，通过倾听、疏导、转移注意力等帮助排解。但也不可一味忍让，适时对高龄老人无休止的无理取闹说不，拒绝有时会起到更佳的效果，否则高龄老人会步步紧逼，不利于自身的健康，也会给照护者和家人带来伤害。要让高龄老人懂得：脾气可以有，但是一定要学会控制，不可一味要求他人迁就自己。

性心理问题

人的性意识与性能力,和身体机能一样,也会随着年龄的增长逐渐衰退。作为高龄老人,对于性心理认识的变化也是非常明显的。一方面,许多高龄老人对性生活持犹豫与排斥态度,受传统文化与社会舆论压力的影响,老年人性生活被描述成"不正经的",给高龄老人心理造成极大负担,性压抑较为普遍;另一方面,许多老年夫妻对彼此太过熟悉与了解,回归家庭后单调的、一成不变的生活状态更是磨灭了彼此之间的激情,加上"高龄老人不应该有性生活"的错误心理暗示,缺乏对性生活的兴趣。

● 照护方法

根据马斯洛的需求层次理论,生理需要是个体最基础、起基石作用的需要,性需求就是其中之一,适度的得到满足有利于更高层次需要的实现。夫妻生活是婚姻关系重要的组成部分,高龄老人应该根据自己的实际身体情况,调整性心理与状态,保持内心平衡,安享晚年。特别是对于丧偶的老年人,他们愿意的话,有权利选择再婚,应当抛弃旧的传统观念的枷锁,正大光明地去争取自己的权利。

同时,也应该看到,高龄老人的性表达方式不同于年轻人,彼此之间的陪伴、低声耳语、默契的微笑、关怀的举动等都是表达情感非常适宜的行为,不能用单一的所谓"性标准"去衡量所有年龄段人群。

● 照护问答

高龄老人的性别角色差异变小,家里的男性高龄老人变得"婆婆妈妈",这是普遍现象吗?

答:确实有一定普遍性。其中原因之一是女性的预期寿命普遍高于男性,高龄老人中更是如此。有数据表明,80 岁以上的女性占到所有高龄老人的50%~70%，随着年龄增大，女性占比率进一步增加。在此基础上，老年人中，女性的身体健康状况总体好于男性，对另一半承担了更多照顾任务，传统受保护的妻子角色发生转换，需要以更多精力担起"保护"丈夫的新角色。男性由于身体状况的制约，更多以顺从、适应予以回应，对妻子的行为多了更多认同与一些模仿。活动范围受限于家庭的小环境中，生活事务占据大部分时间，逐渐也变得有点"琐碎、婆妈"，性别角色差异弱化，气质趋于中性，只要适度，家庭和谐，不必过于担忧。

注意障碍

注意是一切认知活动的基础。注意是心理活动对一定对象的指向和集中，是伴随着感知觉、记忆、思维、想象等心理过程共同发挥作用的。注意障碍是指当进行一项工作时，不能持续注意，注意时间短，注意力容易分散，这些表现在高龄老人中较常见。

● 典型表现

随着老化程度的加深，高龄老人的注意难以持续较长时间，稳定性降低；注意力渐渐难以集中，注意的范围缩小，仅仅只能注意到较小范围内的信息，当注意力集中在某一事物时，不能再注意与之有关的其他事物。

注意力的老化和注意障碍，严重危害高龄老人的身心状态。伴着视力、听力的减退，很容易使高龄老人在室内外活动时发生危险。

● 照护方法

注意障碍是认知障碍的一个方面，如果可以纠正或改善高龄老人的注意障碍，那么记忆、思维等认知障碍的康复才能有效地进行。针对高龄老人的注意障碍，照护人员可采用以下注意力训练方法。

1. **猜测训练** 取两个杯子和一个色彩鲜艳的弹球，让高龄老人注意看照护者将一个杯子反扣在弹球上的过程,让其指出球在哪个杯子里,反复数次。无误后可改用两个以上的杯子和多种颜色球,方法同前,扣上后让高龄老人分别指出各颜色球被扣在何处。

2. 删除训练 在白纸上书写或打印汉字、字母、数字及简单图形等,让高龄老人握笔删去指定的汉字、字母、数字或图形等。

3. 时间感训练 给高龄老人秒表,要求高龄老人按照照护者指令开启秒表,并于10秒时自动按下停止秒表。以后延长至1分钟,当误差小于1~2秒时改为不让高龄老人看表。开启秒表后心算到10秒停止,然后时间可延长至1分钟。

4. 数字顺序训练 让高龄老人按顺序说出或写出0~10之间的数字;或给高龄老人数字卡片,让其按数字顺序排好。反复进行数次,无误后可改为按奇数、偶数或逢3的规律说出或写出一系列数字。

● 照护问答

对有注意障碍的高龄老人进行照护训练时需要注意什么?

答:照护者在有注意障碍高龄老人的康复训练时要注意:

(1)初始训练时,训练环境要安静、陈设简单,尽量减少高龄老人注意力分散。后期训练逐渐过渡、转移到日常环境中。

(2)训练过程中,在给予指令、建议、提供信息时,均应确定高龄老人是否注意,可以要求高龄老人将照护者所说的话复述一遍。

(3)通过语音和手势对高龄老人多鼓励、称赞,强化其注意的行为。

(4)训练要循序渐进,要有耐心,逐渐增加持续时间和难度。

记忆障碍

记忆是过去的经验在头脑中的反映。凡是过去感知过的事物,思考过的问题,体验过的情绪,操作过的动作,都能以映象的形式储存在大脑中，在一定条件下，这种映象又可以从大脑中提取出来，这个过程就是记忆。记忆障碍是指个人处于一种不能记住或回忆信息、技能的状态。记忆障碍是高龄老人轻度认知障碍的主要表现形式之一。

● 典型表现

1. **记忆减退** 记忆过程全面的功能减退，记不住新信息，对过去已经获得的信息不能回忆或重现。高龄老人常会说自己的记忆力变差了，记不住事儿，见到熟人叫不出名字，经常不记得戴的眼镜放哪儿去了。严重时会出现视空间定位障碍，如找不到回家的路、辨别不了方向。甚至会不认识自己的亲人。

2. **错构、虚构** 错构是指老年患者在回忆自己亲身经历的事件时，对时间、地点的记忆出现错误或混淆，会将此时间、地点内发生的事情回忆成在另外时间、地点发生的。虚构指患者对某段自身经历发生遗忘，而用完全虚构出来的故事填补和代替，并且坚信不疑。

3. **遗忘** 记忆障碍的临床特征有顺行性遗忘、逆行性遗忘和心因性遗忘。顺行性遗忘症患者表现为不能保留新近获得的信息，易忘近事，而远的记忆仍存在。逆行性遗忘症是指正常脑功能发生障碍之前的一段时间内的记忆均已丧失，患者不能回忆起紧接着本症发生前一段时间的经历。心因性遗忘具有选择性遗忘的特点，即所遗忘的事情选择性地限于痛苦经历或可能引起心理痛苦的事情，多在重大心理应激后发生。

● 照护方法

老年人记忆减退有其可塑性，通过记忆训练可延缓记忆障碍进程，甚至对提高记忆功能是有效的。

1. **视觉记忆训练** 将日常生活中熟悉的物品图片若干张进行分类，并以每次要求识记图片的多少作为训练难度的大小。要求高龄老人在图片出示完后 3~5 秒复述所显示图片名称。

2. **照片记忆训练** 呈现给高龄老人人物照片 5~10 张，每张照片呈现10秒,然后让高龄老人从供选照片(供选照片始终为需记忆照片的2倍)中选出前面见过的照片,可重复训练。

3. **地图作业训练** 利用简单的趣味地图,要求高龄老人找出由一个地点去另一个地点的路线,方法越多越好。

4. **复述故事训练** 由照护者读简短有趣的小故事,要求高龄老人在听完后回忆故事细节,并用语言表达清楚。

5. **彩色卡片拼图训练** 用零碎彩色卡片拼出已知图形。由易到难,训练高龄老人辨认色彩的同时锻炼其即刻和延迟回忆。

此外,还可在日常生活中进行训练,如让高龄老人记住一些日常用品并从超市买回来,带地图去指定地点游玩等,均可在一定程度上改善高龄老人的记忆力,提高生活质量。

● 照护问答

1. 为什么高龄老人更容易回忆起青少年时期和成年早期的经历,而不是老年期的生活呢?

答:高龄老人之所以更容易回忆起的是青少年时期和成年早期的经历,也许是因为这些事件是发生在充满新奇经验的生活剧变时期,这些事件在平淡的日常生活中显得很突出。青少年时期和成年早期也是个体同一性形成的时期,这时常常会发生很多对个人来说是有重大意义的经历,会留下深刻印象。

2. 记忆的正常老化与病理性老化如何区分?

答:记忆的正常老化和病理性老化有时是难以区别的,尤其在疾病的早期。因为成年人的记忆有随增龄而逐渐减退的趋势,一般50~60岁后开始减退,70岁后减退明显,高龄老人尤其明显,这是正常老化,是一种生理性变化,个体差异很大。而病理性老化是伴随疾病而引起的,属于异常老化,在高龄老人中更为多见,它往往是临床上某些疾病的早期症状。如老年期痴呆患者的记忆障碍常是首发和最明显的症状,心、脑血管系统有明显病理性改变的患者记忆较差。因此,在日常生活中需仔细观察高龄老人的记忆状况,定期进行临床检查。一旦发现高龄老人记忆减退速度加快，记忆障碍日益严重，如不认识回家的路或不认识熟悉的人等，要考虑病理性记忆障碍，需做进一步检查，明确诊断，及时治疗。

思维障碍

思维是人的一种最复杂的心理过程，是人脑对客观事物间接的和概括的反映。人类通过思维能认识事物的本质和内部联系，是高级的、理性的认识过程。思维障碍是精神科常见症状，高龄老人出现思维障碍的并不少见。

● 典型表现

思维随着增龄出现衰退较晚，特别是与自己熟悉的专业有关的思维能力在年老时仍能保持。但是高龄老人由于在感知和记忆方面的衰退，在概念、逻辑推理和问题解决方面的能力有所下降，尤其是思维的敏捷性、流畅性、灵活性、独特性以及创造性明显变差。思维障碍的表现形式多样，高龄老人思维弱化及障碍的表现形式主要有下面几种。

1. **思维迟钝、贫乏** 对有些事情联系较困难，反应迟钝，言语缓慢；不太想思考问题，词汇短缺，联想易间断，说话常突然中止。

2. **思维奔逸** 如对青少年时期、成年早期的事情联系迅速，说话漫无边际，滔滔不绝。

3. **强制性思维** 高龄老人会不由自主地偶发毫无意义的联系，或者反复出现那些难以排除的思维联想。

4. **逻辑障碍** 主要表现为对推理及概念的紊乱，思维过程繁杂曲折，内容缺乏逻辑联系。

● 照护方法

针对高龄老人的思维弱化和障碍，可进行以下的照护训练。

1. **阅读训练** 取一张当地的报纸让高龄老人阅读，首先问高龄老人报纸的名称，头版的大标题等，若回答无误，再让高龄老人指出报纸中的专栏如体育、商业、娱乐、广告等。

2. 排列数字训练 给高龄老人3张数字卡,让高龄老人将卡片数字由低到高的顺序排好;排序无误后,再每次给他一张数字卡,让他根据其数值的大小插入已排好的3张卡片之间。

3. 问题处理训练 给高龄老人纸和笔,纸上写有一件事情的几个动作步骤(如要刷牙,动作包括拿起牙膏牙刷、将牙膏挤在牙刷上、刷牙),询问老人先做什么后做什么;更换几种日常生活任务如服药、打电话等,视其如何解决问题。

4. 分类训练 给高龄老人一张列有10项物品名称的单子,并告诉他10项物品分别属于两类(如食物、家电)物品中的一类,让他进行分类;如多次分类无误,可逐步增加物品数量和种类。如老人不能完成,照护者可给予帮助。

● 照护问答

怎样让高龄老人思维更敏捷?

答:有一类老人被人们称为“超级高龄老人”,他们80岁时的大脑状态看上去只有50岁,研究发现他们大脑皮质层更厚,明显的混乱更少,拥有更充沛的神经元。普通高龄老人的大脑要修成“超级高龄老人”的大脑,估计会很困难,因为晚年会面临脑细胞的衰老、凋亡。但是如果能多动手、多用脑,终生学习,仍可以激活更多脑区,发挥大脑的代偿功能。因此,在日常生活中,照护者要让高龄老人时时能参与,如外出时学习认路;购物时认识商品名称及计算价格;回家后回忆所买东西,记流水账;独立完成简单的清洁工作等。

失 认 症

感觉到的物象与以往记忆的材料失去联络而变得不认识,即认识不能,称失认症。失认症的高龄老年患者无视觉、听觉、躯体感觉、意识及智能障碍,但不能通过某一种感觉辨认以往熟悉的物体,却能通过其他感觉识别。如患者看到手表不知为何物,但触摸手表外形和听到表走动的声音,立刻就辨认是手表。高龄老人常因大脑半球中某些部位的损害而对来自感觉通路中的一些信息丧失正确的分析和鉴别而产生失认症。

● 典型表现

1. **视觉失认** 视觉失认症是指高龄老年患者能够看到物体但不能够通过视觉来辨认。患者对辨认熟悉的场所、事物、颜色,各种容貌甚至他的亲人都变得困难甚至不可能。包括视觉空间失认症、面孔失认症、颜色失认症等。

2. **听觉失认** 能听到各种声音,但不能识别声音的种类。如闭目后不能识别熟悉的钟声、动物鸣叫声等。

3. **触觉失认** 患者的初级感觉、温度觉、痛觉及本体感觉正常,但不能通过用手触摸的方式去认识感觉到的熟悉的物体,如闭目后不能凭触觉辨别物品的形态,或光滑与粗糙。

4. **疾病失认** 患者对自身病情缺乏自知,不认为自己患病,对自己不关心、淡漠、反应迟钝等。

● 照护方法

对高龄失认症老人主要是针对脑部原发病的治疗及康复训练。照护者可采用以下方法对高龄老人进行适当训练。

1. **面孔失认训练** 面容失认时,可先用亲人的照片,让高龄老人反复观看,然后把亲人的照片混放在几张无关的人像照片中,让其辨认出亲人的照片。

2. **颜色失认训练** 可用各种颜色的图片和拼板,先让高龄老人进行辨认、学习,然后进行颜色匹配和拼出不同颜色的图案,反复训练。

3. **听觉失认训练** 让高龄老人闭上眼睛听从音响中传出的动物叫声或其他声响,然后在画有动物的图片或呈现有动物的图像中指出声音由哪种动物发出,如有误及时给予纠正。也可通过按门铃、拨打电话、看电视等进行听觉训练,训练时照护者在言语刺激的同时增加手势,能提高效果。

4. 触觉失认训练 让高龄老人用触觉辨认一种物体,照护者首先将此物体通过各个平面移动,让高龄老人注视,然后让高龄老人用健手持此物移动,再改为双手移动。移动几次后,让高龄老人闭目进行操作。

5. 身体失认训练 训练时可用人的轮廓图或小型人体模型让高龄老人学习认识人体的各个部分及名称。再用人体拼板让高龄老人自己拼装。也可以碰碰高龄老人身体的某一部分,让他说出这一部分的名称。

6. 单侧忽略训练 站在被其忽略的一侧与其谈话和训练。将颜色鲜艳的物品或急需用的物品放在忽略的一侧,要求其用另一侧手越过中线去拿取,可不断提醒高龄老人集中注意其忽略的一侧。对高龄老人忽略的一侧进行触摸、拍打、挤压、擦刷、冰刺激等感觉刺激,并让其说出刺激的部位和感觉。

● 照护问答

高龄老人为什么"翻脸不认人"?

答:高龄老人"翻脸不认人"可能是患上了面孔失认症,他无法辨识人的面孔,无法看明白电视剧、电影,弄不清里面的人物角色,他甚至可能看到家里的合照,也无法找出某个指定的人。病情比较轻的高龄患者可以通过训练记住有限的几张脸,病情严重时甚至连自己的家人也认不出,或无法从镜子里几个人的面孔中辨认出自己的面孔。

失 用 症

运用功能障碍即为失用症。是一种获得性障碍,是指由于不能正确地运用后天习得的技能运动,而在没有瘫痪的情况下不能执行有目的的运动的运用障碍。运用功能障碍的发生与肌力减退、感觉缺失、震颤、肌张力障碍、运动协调性障碍及视空间障碍、记忆、语言理解、注意障碍或不合作等无关。

● 典型表现

1. **结构性失用** 是以空间失认为基础的一种症状。高龄老年患者不能描述或拼搭简单的图形。

2. **穿衣失用** 是以视觉空间失认为基础的一种失用。患者表现为衣服各部位辨认不清,不能穿衣。

3. **意念性失用** 患者无法正确使用日常惯用的物品。其特点是对复杂精细的动作失去应有的正确观念,以至于各种基本动作的逻辑顺序紊乱,患者只能完成一套动作中的一些分解动作,但不能将这些分解动作按照一定顺序排列组合并串联在一起而成为连贯、协调的功能活动。例如,刷牙时有打开牙膏盖、将牙膏挤在牙刷上、刷牙三个步骤。意念性失用患者每一个步骤的动作都可以正确地完成,但顺序会出现错误,如会先挤牙膏而不是先打开牙膏盖。患者也不能描述一项复杂活动的实施步骤。

4. **运动性失用** 常见于上肢和舌。发生在上肢时,表现为不能洗脸、刷牙、梳头、倒茶等,有时并非完全不能,而是动作笨拙。发生在舌肌失用时,患者会张口但不能伸舌。

● 照护方法

面对患有失用症的高龄老人,照护者可采用如下几种方式对其进行训练。

1. **结构性失用训练** 让高龄老人临摹平面图形或用积木摆出立体构造的图形,照护者先做示范,再让其模仿练习,可以给予暗示和提醒,由易到难。

2. **穿衣失用训练** 高龄老人不是由于运动障碍或不理解指令而影响穿衣,而是对衣服的上下、里外、左右、前后认不清,从而不能穿衣,照护者可以一步一步地给予语言指示,并进行示范,可以在衣服的不同位置做出标记,以引起高龄老人的注意。

3. **意念性失用训练** 当高龄老人不能按顺序要求完成系列动作,照护者可将每一个动作分解开来,逐步演示给高龄老人看,然后再分步进行训练；上一个动作将要结束时,提示下一个动作,启发高龄老人有意识的活动,或者用手帮助高龄老人进行下一个运动,直到其功能有改善或基本正常为止。

4. 运动性失用训练 对于失去执行精巧、熟练动作能力的高龄老人,照护者可以教高龄老人扣衣服纽扣,拿笔书写,或用手指敲打做弹琴样动作。

● 照护问答

照护失用症高龄老人需要注意些什么?

答：高龄失用症患者大多对于要完成的动作能够理解,没有明显的感觉缺失等,也有要去做的欲望。但是由于运用不能,即使是简单的、很熟练的动作可能也不会做,不会使用物品或工具,高龄老人会产生很强烈的无用感。照护者要尊重高龄老人,态度和蔼,耐心地给予帮助、指导。训练以简易的游戏,如搭积木、填色、做简单的手操等作业活动为主,提高高龄老人参与活动的兴趣。对存在穿衣失用的高龄患者要尽量简化更衣动作,反复指导其穿脱顺序,树立信心。

第二节 照护者压力管理

压力与压力源

一个人只要活在这个世界上,就会感受到压力。简洁地说：压力就是对个体心理和身体承受力的一种要求。如果承受力能满足这种要求,并且我们又欣赏其中的刺激,让我们有成功感或振奋感,那么这种压力就是有益无害的、受人欢迎的。反之,如果承受力不能满足要求，使人感到无助、沮丧、失望、衰弱，那么这种压力就是有害无益的。

我们把能够让个体产生压力的各种因素称为压力源。压力源的一个特点是因人而异，同样一件事，有人觉得是挑战，并且觉得自己能控制局面，而另一些人则感到是威胁，并有一种失控感。所以，每个人都要忠实于自己的感觉，根据自己的感受和评估罗列出属于你的压力源。压力源的另一个特点是可以累加。也许我们生活中的压力源单独而言都是我们能应对的，但如果它们挤在一起出现，我们就可能承受不了。因此，你要把压力源做一个排序，根据重要性和紧急性排列一下，你一定会发现有些不重要的事完全可以不去理会它，把它过滤掉。你也会发现有些事情可以过一段时间再做，完全没必要挤在一起做。压力源还有一个特点是它的强度会随着时间的延长而增加。有些事原本不大，但如果长期得不到解决就会变成过度压力。而这种压力源是最容易被我们忽略的，表面上你已经适应了，而实际上它持续地伤害着你。

在家庭或养老院的高龄老人，其配偶、子女或护工都充当起了照护者的角色，由于他们长期与高龄老人密切接触，担负着照顾高龄老人生活起居乃至疾病护理等工作，都会加重照护者本身的心理压力。照护者的压力不仅来自于他们需要照护的高龄老人，更是他们不得不减少，甚至放弃休息、娱乐、运动时间和社交活动，而这些恰恰是保持心理健康的重要因素。因此，我们在关注高龄老人的心理问题的同时，千万不能忽视照护者所承受的巨大的心理压力。一个好的照顾者，不仅要有爱心、责任心，要拥有相关的知识和技能，更需要保持良好的生理和心理状况。

压力管理的目的不是将压力从我们的生活中完全清除，事实上这也是不可能的，并且我们也不愿意，我们每个人都需要承受适中的压力以帮助我们保持清醒并作出良好表现。我们要做的是把压力控制在适度的范围内。

● 照护问答

压力管理就是消除压力吗?

答:“压力管理”并不是试图将压力从我们的生活中清除。事实上我们每个人都需要承受适中的压力,以帮助我们保持清醒,作出良好表现,并由此产生生胜任感、成就感。“压力管理”是把压力控制在适度的范围内。压力管理必须从两方面着手,一是控制外界对我们的“要求”,即压力源;二是提高我们自身的“承受力”。

过度压力表现

照护者要管理压力,首先要觉察压力。当人处在过度压力的情况下会发生什么变化?过度压力对照护者的影响主要表现在身体、情绪和行为三个方面。

● 典型表现

1. **身体反应** 包括:头晕、头痛、耳鸣、乏力、失眠等;也可能出现胸闷、气急、胸部压迫感;有些则表现为腹胀、胃痛,食欲下降,便秘或腹泻;还可能表现为生理周期紊乱、性欲下降、阳痿等。如果压力持续存在,有可能进一步发展为某种疾病,比如冠心病、原发性高血压、糖尿病等。

2. **情绪反应** 常见的情绪反应有:

(1)焦虑:焦虑是面对预期发生危险或不良后果时的一种紧张情绪。过度焦虑会使人过分紧张,严重削弱人的判断力、反应能力。

(2)恐惧:恐惧是一种企图摆脱危险的逃避情绪,伴随着回避或逃避行为,有时还会伴有恶心、呕吐等生理反应。

(3)愤怒:愤怒是与挫折和威胁有关的情绪反应。愤怒时心率、呼吸加快,血压升高,常常伴有攻击行为。

(4)敌意:敌意是一种憎恨和不友好的情绪。陷入敌意情绪的人,常常会提出不合理的、过分的要求,挑剔、吹毛求疵,挑起争端。

（5）抑郁：抑郁是一组消极悲观的情绪。表现为自身感觉不良，对日常生活缺乏兴趣，自我评价低下，睡眠障碍，食欲不振，感到沮丧、无助、悲哀、绝望，甚至想到自杀。

3. 行为反应

（1）逃避与回避：逃避和回避都是为了远离令人感到压力的事件和境遇，摆脱压力，避免受到更大的伤害。“拖延”是其中最常见的表现。

（2）敌对与攻击：表现为不友好，不合作，冲动，伤人毁物，也可能表现为自伤自残。

（3）退化与依赖：表现为不成熟、幼稚，比如哭泣、蒙头大睡，夸大自己的困难或病痛，过分寻求他人帮助，任何小事都需要别人来拿主意。

（4）物质滥用：酗酒、大量吸烟、滥用药品等。

● 照护问答

1. 生活中哪些事件容易让人感到过度压力？

答：我们把能够引起个体产生压力的各种因素称为压力源。压力源通常可以分为：灾难、重大生活变故和日常冲突等三类。

（1）灾难：灾难是不可预测的、大规模爆发的事件，比如战争、自然灾害和大规模的传染病等。人们经历灾难之后，失眠、悲观、抑郁、焦虑、绝望等心理问题的发生率明显上升。

（2）重大生活变故：包括离开家庭、失去伴侣、被解雇、离婚、结婚、家庭中增添新成员等。所有这一切都会打乱我们原有的生活秩序和习惯，我们必须作出重大调整，以期重新适应。可以看到，并不只有一般意义上的“坏事”才会造成压力，结婚、生子这样的“好事”也可能造成压力。

（3）日常冲突：是指每天可能遇到的小麻烦，比如堵车、超市里长长的队伍、找不到东西、家人之间的口角、易怒的雇主、计划被打乱、过多的事情等待处理等。

2. 过度压力会影响身体健康吗?

答:是的,答案是肯定的。身与心是交互作用的,任何心理事件同时也是生理事件。在每一次压力反应中,我们的大脑和身体就被调动起来,身体内部就会发生一系列的变化,呼吸、心跳增快,肌肉绷紧。尽管我们的身体先天就能应对暂时的压力,但是长期的压力能引发机体的生理功能障碍。压力还会引起情绪和行为方式的改变,研究发现,愤怒、焦虑、悲观等消极情绪,以及吸烟多、睡眠少、酗酒等都会明显增加冠心病的发生率。

过度压力对身体健康的另一个重要影响是,会使机体的免疫力降低。我们知道,过度压力会引起战斗—逃跑反应,过度压力会使能量转移到肌肉和大脑,为个体采取行动做好准备。对抗疾病的免疫系统,也是需要能量的,免疫系统将能量用于抵抗感染、引起炎症反应和发热,压力会将能量从免疫系统中转移出来,使我们更容易受到疾病的侵害。因此,患病时我们的身体通过保持休息状态和增加睡眠来减少肌肉对能量的消耗。

自我减压方法

照护高龄老人的工作不仅责任重大,而且非常辛苦。因此,照护者必须提高自身应对过度压力的能力。

1. 照护好自己的身体 我们必须照顾好自己,才有可能长期照顾好别人,认识这一点非常重要。要保证营养的均衡,减少脂肪、糖和盐的摄入,多吃新鲜水果、蔬菜和优质蛋白,还要保证摄入足够的水。睡眠一定要充足,如果照护的老人睡眠不规律,要寻求医生帮助尽量调整他的睡眠,并且要训练自己,跟上老人的睡眠规律。

2. 坚持锻炼 有足够的证据显示,从事有规律体育锻炼的人具有更强的活力、更佳的心态、更不容易受与过度压力相关的疾病的侵害。照护者每周至少保证 3 次,每次 20 分钟的体育锻炼。

3. 娱乐和休闲 照护者每周保证有一天或两个半天的休息，与工作、与照护的老人短暂分离，有完全属于自己的时间和空间，对恢复体力和心力都是十分重要的。

4. 管理好自己的情绪 首先要注意觉察和识别自己的情绪，允许自己体验各种情绪，并选择适当的时间和场合释放情绪。如果哪天想放声大哭，就找个愿意去的地方好好哭一场；如果哪天感到愤怒，找个没人的地方，像气冲冲的孩子那样上蹦下跳地大喊大叫；如果有一天很高兴，很兴奋，那就去做一些快乐孩子可能做的事，跳绳、踢球、大笑。不要随时随地压抑情绪，对自己的情绪负责，并驾驭情绪，而不是被情绪驱使，牢牢记住这一点。我们常常会说某某人把我气死了，这句话的意思是我生气是因为某某人说了或做了什么，我对我的生气没有责任也没有办法。这样做看上去好像可以轻松些，可实际上是把自己情绪的控制权全盘交给了别人，想想这有多被动、多可怜啊。

● 照护问答

1. 怎样让自己拥有良好的情绪？

答：有些人天生积极、乐观，容易感到快乐和满足，有些人则相反。快乐确实是一个受遗传影响的特质。不过快乐也受个人的控制，就像坚持锻炼可以增强体质一样。心理学家研究发现，以下这些努力能够让人更快乐，能提高你对生活的满意度：①保证足够的睡眠。②参加运动。③重视亲密的人际关系。④合理安排时间。⑤表现得快乐。⑥认识到持久的快乐并不来自于获得财富。⑦找到能施展你才华的工作或娱乐方式。⑧帮助那些需要帮助的人。⑨心存感激。⑩参加社会组织或宗教团体。

2. 如何练习“放松”与“冥想”？

答：(1)放松：每天用20分钟，找一个安静的地方，让自己舒舒服服坐下或躺下，调整你的呼吸，使它逐渐变慢，变平稳。请轻轻地闭上眼睛，想象有一束阳光暖暖地照在你的头顶，你的额头感到暖暖的，眉头舒展开了，脸部的肌肉也放松了。这股暖流从你的头部流过你的颈部、双肩和整个上肢,你的手心暖暖的,你的颈、肩和手都放松下来了。这股暖流由上而下,流向你的躯干和内脏,你感到胸口暖暖的,很舒畅,胃很舒服,你的背部和腰部肌肉都放松下来了。现在这股暖流慢慢流过你的双腿,直到脚趾,你身体每个部分的肌肉都放松下来了,疲劳释放出去了,你感到非常的温暖、舒服和惬意。请你在这里停留一会儿,享受此时此刻的美好。好,慢慢地睁开双眼……

(2)冥想:假设你现在置身于美丽的海滩,阳光和煦、温暖,请深呼吸,放松你每一块肌肉。好,现在,闭上双眼,想一个你喜欢的词或短语。集中全部注意在这个词或短语上。当有其他思绪闯入时,请不要抵抗它,只是连续重复你选定的那个词或短语10~20分钟。

3. 什么是正念?

答:"正念"这个概念最初源于佛教禅修,是从坐禅、冥想、参悟等发展而来,是一种自我调节的方法。美国心理学家卡巴金博士赋予"正念"操作性定义:"以一种不加评判的态度,刻意地留心觉察当下此刻"。有时候,正念被定义为欣赏此刻所提供的任何微细喜悦:一粒葡萄干的滋味、一杯茶在手的感觉……"正念"对缓解压力,促进心理健康的效用,获得了从神经科学到临床心理方面的大量科学实证支持。正念练习的方式有多种,比如正念呼吸、正念进食、正念步行等。一种经常被推荐给初学者的简单练习方式,是正念吃葡萄干。放慢速度,带着好奇,用你所有的感官,去探索这颗葡萄干,并且不加评论地留意你当下的感受。

社会支持

同他人建立亲密、积极的关系,拥有较多社会支持,能提高人对过度压力的承受力,有利于健康。把你遇到的好事或者坏事告诉你的亲朋好友,和你的家人、好友分享你的内心感受,无论是积极的还是消极的。在别人需要帮助的时候伸出援手，在自己遇到困难、麻烦、压力的时候，寻求别人的帮助和支持。建立这样亲密的社会关系，不只是让我们在困难时得到财力、物力和人力上的支持，更重要的是可以让我们的情绪得到释放，让我们感到自己是不孤单的，是有人关心和爱护的，是有人理解的，是有归属的。这些感觉对每个人都是重要而宝贵的，我们会因此感到温暖、自信和强大。

社会支持的途径和方式：我们的社会支持除了家人、朋友以外，还包括我们照护的老人、雇主。事实上，和被照护者、雇主建立良好的人际关系，保持良好的沟通，对缓解来自工作的压力至关重要。如果我们认为照护老人的工作是崇高的，我们发现自己喜欢并擅长和老人相处，我们确认这份工作是我们自己选择的，那么我们不仅承受力会大大增强，我们的工作还会变得愉快并富有创造力。此外，还可以寻求专业机构、政府部门、社会组织的支持。搞清楚相关机构、组织的职能和联系方式，以备不时之需。

照护问答

1. 照护者常见压力源有哪些?

答：高龄老人照护者常见的压力源主要为以下几点：

(1)社会角色冲突：当工作的两个方面互不相容时，由角色冲突导致的压力就会产生。对居家照护者而言，既要服从高龄老人作为雇主的指令和意愿，又要遵照科学严格执行服药、安全措施等；对高龄老人的子女而言，既要保持两代人之间必要的距离和隐私，又要帮助高龄老人完成其无法自理的排泄、清洁等工作。

(2)缺少多样化：照护高龄老人的工作，往往繁琐、平常、重复。老人们和照护者的沟通内容，也常常是重复又重复的故事，说了又说的叮嘱，而人的头脑需要不断有新鲜的刺激来保持活力。

(3)日常冲突：是指每天可能遇到的小麻烦，比如堵车、超市里长长的队伍、找不到东西、家人之间的口角、计划被打乱、过多的事情等候处理等。而这一切对一位高龄老人照护者而言，不仅不可避免,还格外常见。

(4)丧失和挫折:每个照护者都希望老人能通过我们的工作和努力,身体能慢慢好起来,或者至少能减少痛苦,感到舒适。希望自己照护的老人能愉快,能感到满足和安宁。然而,对高龄老人照护者而言,这是不切实际的期望。高龄老人必然会逐渐衰弱,最终死亡。尽管人们在理智上明白这一点,但仍然可能因此遭受挫折和丧失带来的压力。

2. 成立“照护者互助”小组可行吗?

答:当然可以。在一个社区内组建照护者互助小组,不失为一个好办法。在这个小组中,大家不仅可以彼此提供心理支持,还可以相互交流照护失能老人的经验教训,切磋技能。

第六章 饮食照护

第一节 营养与营养素

营养，是指人类获得和利用食物维持生命活动的整个过程。食物中经过消化、吸收和代谢能够维持生命活动的物质称为营养素。我们每个人的成长过程中，都会经历不同的饮食模式，到成年的初期，我们的身体完成了生长发育的过程。这时，我们进食的目的将由健康地成长转变为保持健康的体魄。然而，进入老年期，特别是跨入高龄老年期以后，机体对营养的需求会随着年龄的增长而发生变化，这不仅仅是因为高龄老人机体组织和脏器已经老化，功能大大减弱，而且常常患有一种或多种疾病，因为慢性疾病需要长期用药物治疗也会在不同程度上影响到营养的需求和对食物的摄取。此外，高龄老人身体的营养状况还会受到身体以外因素，如经济状况和社会地位改变等的影响。因此，了解高龄老人的营养状况，根据他们自身的健康现状，科学地调整他们的饮食结构，满足机体的营养需求，这不仅能大大降低高龄老人的营养不良和非传染性慢性病的发病率，而且可以达到改善生活质量、预防疾病和延缓衰老的目的。

能量需求

由于老年生理的特点,老年人对营养的需求与年轻人不同。随着高龄老人机体的老化、体力活动减少和基础代谢降低,虽然营养需求可能保持不变,但是对能量需求却是随着年龄的增加而减少。一般来说,40~49 岁的成年人能量需要量会减少 5%;到了 50~59 岁,能量需要量为成年期的 90%;60~69 岁为 80%;70 岁以上一般只需成年期的 70%,而到了 80 岁以上则低于 70%。但是,高龄老人每天需要的总能量需要根据各人自身的特点来确定,不能一概而论。总体上取决于高龄老人的活动量、整体健康水平和可能患有的疾病等,如活动量大的能量要高些,活动量少的能量要低些。一些研究资料显示,适量限制能量有利于长寿。总体来说具体每个人的能量需要要以理想体重为目标。老年人长期摄入过高能量,可致肥胖和高脂血症,但长期能量摄入过少也易致营养性贫血和低蛋白血症等病症。根据中国居民营养参考摄入量,老年人能量推荐摄入如表 6-1 所示。

表 6-1 老年人能量推荐摄入量

年龄 / 岁	能量推荐摄入量 kJ/d(cal/d)	
	男	女
＞65 岁		
轻体力活动	8.58(2050)	7.11(1700)
中体力活动	9.83(2350)	8.16(1850)
＞80 岁		
轻体力活动	7.95(1900)	6.28(1500)
中体力活动	9.12(2200)	7.32(1750)

1. 理想体重 理想体重亦称适宜体重,老年人能量的需要量

的多少主要以体重来衡量,保持适宜体重的能量摄入就是合适的。适宜体重有多种计算方法。目前一般是以理想体重和体质指数两种方法来进行评价。

(1)理想体重计算方法:

① 老年男性理想体重(kg)= 身高(cm)-105

② 老年女性理想体重(kg)= 身高(cm)-100

如一个男性老年的身高为 170cm,他的理想体重应为 65kg。实际体重如在大于或小于理想体重的 10% 内即为正常,如小于理想体重 10%~20% 则表示能量轻度缺乏,如小于 20% 表示中度能量不足,可能会影响身体功能。如果小于 30% 则说明能量严重不足,属重度消瘦,如小于 40% 以上则可能危及生命。反之,如果实际体重大于理想体重 10%~20% 提示为超重。若大于 20% 为轻度肥胖,大于 30% 为中度肥胖,大于 40% 以上为重度肥胖。

2. 体质指数

体质指数 = 体重(kg)÷ 身高(m)^2 体质指数在 18.5~23.99 为正常,17~18.49 为轻度消瘦,16~16.9 中度消瘦,16 以下为重度消瘦,24~28 为超重,28 以上为肥胖。

我国民间有“千金难买老来瘦”的俗语,意思是老人以瘦一点为好,其实这种提法是一个误区,老年人应该合理饮食,该吃的要吃够,不该吃的就不吃或少吃。但这绝不意味着老人吃得越少、越瘦就越长寿。根据近年国内外的一些研究,寿命较长的是那些体重在理想体重上限的人群,而非消瘦人群。所以,高龄老人的能量摄入应以能保持理想体重及满足适当的体力活动和社会交往的需要为度。

营养素需求

1. 蛋白质 蛋白质是一种复杂的有机化合物,由几十种氨基酸组成,含有碳、氢、氧、氮、硫、磷等元素。成年人体内的蛋白质的总量约为体重16%~19%,而其中的45%为肌肉蛋白质。

蛋白质是由20种氨基酸组成的。各种不同食物的蛋白质都含有特种的和固定结构的各种氨基酸。对于各种不同食物,其蛋白质的氨基酸含量都是不同的。人进食后在体内能自行合成的称为非必需氨基酸,体内不能合成而必须从食物中取得的称为必需氨基酸。必需氨基酸的含量和比例最接近符合人体所需要的食物蛋白质,称为生理价值高的优质蛋白质。

蛋白质是构成人体组织细胞的基本材料,是形成体液、抗体、激素和酶的主要原料。蛋白质对人体组织的生长发育、组织更新、抵抗感染、疾病康复、伤口愈合、延缓衰老等都有重要的作用。它是维持生命的基础。同时,蛋白质也是三大产热营养素之一,每克蛋白质可提供热量16.74 kJ(4 kcal)。

通常老年人对蛋白质的需求与年轻人一样,甚至可能略微需要更多的蛋白质来弥补肌肉组织的丢失。我国老年人的蛋白质的推荐摄入量:男性为每日65g,女性为每日55g。蛋白质占总能量的百分比要高于青、壮年期,如轻体力劳动男性成年期每日需供给蛋白质65g、总能量9416 kJ(2250 kcal),蛋白质占总能量食物11.0%,而65岁时每日所需的总能量为8579 kJ(2050 kcal),需供给蛋白质65g,蛋白质占总能量的12.7%。由此可见,老年人的蛋白质供给量应不低于成年人。同时,由于老年人对蛋白质合成能力差,细胞衰亡和各种代谢过程中损失较多蛋白质,因此对食物蛋白质的质量要求要好一些,优质蛋白质应占供给量的一半或更多。多数老年人的消化吸收能力相对弱一些,食量也少一些,应多选择一些既富营养又易消化的食物,如奶、蛋、豆腐、瘦肉等是老年人蛋白质的良好来源。如果一位80岁左右的老人每日能食用一两杯牛奶、一只蛋和100g鱼、禽和瘦肉及适量的豆制品,其优质蛋白质基本可以满足需要。

2. 脂类 脂肪又称中性脂肪或真脂,是三大产热营养素中提供能量最高的营养素,每克脂肪可供给37.66 kJ(9 kcal)能量。是体内储存能量和供能的主要物质。

脂肪由一分子甘油和三分子脂肪酸构成。天然的脂肪酸已知有 50 多种。多数脂肪酸在人体内能够自行合成,而亚油酸、亚麻酸是体内不能合成或不能全部合成的,必须从食物中摄取,所以称为必需脂肪酸。必需脂肪酸对组织细胞的构成、正常的机体代谢、磷脂和激素的合成都十分重要。

脂肪酸根据其结构的不同,可分为饱和脂肪酸和不饱和脂肪酸。不饱和脂肪酸按照其双键的位置可分为 ω-3、ω-6 和 ω-9 等多种类型;按照其结构中双键的多少可分为单不饱和脂肪酸和多不饱和脂肪酸。亚油酸和亚麻酸都属于多不饱和脂肪酸。

脂肪是人体不可缺少的营养素。除了供给能量、供给必需氨基酸以维持正常的物质代谢外,脂肪还可以帮助脂溶性维生素和胡萝卜素的吸收。摄入含脂肪的食物后也不易感到饥饿。

膳食中的脂肪根据其来源不同可分为动物性脂肪和植物性脂肪。动物性脂肪如鱼、虾、海豹等的脂肪,其脂肪酸大部分为多不饱和脂肪酸中的 ω-3 脂肪酸,熔点低,易消化。猪、牛、羊等陆地动物的脂肪含饱和脂肪酸多。花生、大豆、芝麻等植物油含不饱和脂肪酸多,橄榄油、茶油含单不饱和脂肪酸多,而植物油中的椰子油和棕榈油其饱和脂肪酸含量较高。

脂类可以增加食物的风味与饱腹感,植物油还含有多种类型的维生素 E,并能帮助脂溶性维生素的吸收。因此,老年人的膳食中需含有一定量的脂肪,但不宜过多。老年人的膳食脂肪摄入量以占总能量的 20% 为妥。老年人,尤其是到了高龄阶段,体内胆汁酸减少,脂酶活性降低,对脂肪的消化能力下降,过多的摄入脂肪会增加消化系统的负担。此外,脂肪摄入过多容易引起肥胖。肥胖者易得动脉硬化、高血压、冠心病、高脂血症、糖尿病、胆石症和脂肪肝。调查资料显示:高脂肪膳食与肠癌、胰腺癌、乳腺癌的发病率有一定的关系。从老年人的预防保健和延年益寿方面来考虑,除了膳食脂肪的数量要适当外,其质量也应注意。由于饱和脂肪酸摄入太多容易引起动脉硬化等一系列疾病,而不饱和脂肪酸有软化血管、降低胆固醇和预防动脉硬化的作用。但是多不饱和脂肪酸也不能太多。如果过多,容易在体内产生过氧现象,影响细胞功能,促进衰老和降低免疫功能,对健康不利。所以,高龄老人日常脂肪的摄入应以含不饱和脂肪酸的植物油为主,而应少食富含饱和脂肪酸的猪油、乳油等动物性脂肪。

3. 碳水化合物 碳水化合物又称糖类,是三大产热营养素中供给能量的主要营养素,是每日膳食中摄入量最大、最经济、最易消化吸收的营养素。每克碳水化合物可供给能量 16.74 kJ(4 kcal),与蛋白质提供的能量基本相同。

糖类按其组成不同可分为:①单糖:如葡萄糖、半乳糖、果糖。②双糖:如乳糖、麦芽糖、蔗糖。③多糖:如淀粉、糊精食物纤维。除上面 3 种外,还有各种聚合糖、糖原、糖脂、糖蛋白等。

碳水化合物除了供给人体能量消耗,还构成体内肝糖原和肌糖原。如碳水化合物供给不足,则要动员蛋白质来补充能量,因此,适量的碳水化合物可以防止组织蛋白质的过多分解,从而起到节约蛋白质的作用。碳水化合物的摄入量与脂肪代谢的关系密切,因为脂肪氧化时需要碳水化合物参与。碳水化合物有抗生酮作用,如每日摄入的碳水化合物少于 100 g 而脂肪摄入量高,则脂肪氧化不全而可能产生酮体,从而发生酮症性酸中毒。糖类在体内还与其他营养素结合,以糖脂、糖蛋白、蛋白多糖等形式参与构成各种细胞和组织,传递信息,形成酶和激素等。

食物中的碳水化合物主要存在于植物性食物中。谷类、豆类、水果、坚果、薯类、蔬菜等都是碳水化合物含量丰富的食物。动物性食物中除了奶类含有乳糖外,一般动物肉类和鱼虾类不含碳水化合物。老年人的饮食中应有上述含有碳水化合物的各种食物,才能得到均衡的营养。

老年人每日碳水化合物的摄入量应占总能量的 50%~60%,在 200~300 g 之间。应提倡以淀粉等多糖为老年人饮食中碳水化合物的主要来源，减少食用单糖和双糖等简单碳水化合物。因为淀粉类碳水化合物存在于粮谷和根茎类食物中，在摄取这种多糖类食物的同时还能得到蛋白质、维生素、无机盐、食物纤维及植物化学物等多种营养物质。淀粉在体内经消化分解成单糖后才能被人体吸取，这使吸收变得比较缓慢而且均衡。蔗糖类碳水化合物结构比较简单，很易被吸收，结果有时可引起反馈性血糖升高，而且这类食物除含碳水化合物外，基本上不含其他营养素。

由于高龄老人体内的糖耐量降低，胰岛素分泌减少，对血糖的调节作用减弱，容易发生高血糖。此外，过多摄入的糖在体内可以转化为脂肪，使血脂升高，容易引起动脉硬化等心脑血管疾病，尤其是单糖的摄入，如蔗糖、葡萄糖更容易引起高脂血症。因此，高龄老人不宜摄入过多的糖类。新近的研究发现，果糖对高龄老人比较适宜，不仅容易吸收，而且能比较迅速地转化为氨基酸，且转化为脂肪的可能性比蔗糖、葡萄糖要少得多。故高龄老人宜适当地多吃水果、蜂蜜等含果糖的食品。

4. 维生素 维生素是一大类维持机体正常生命活动的营养物质的总称。维生素不提供能量，在人体内其量甚微，但是维生素在调节代谢和延缓衰老过程中具有十分重要的作用，长期摄入不足可影响人体健康和生命。绝大多数维生素，特别是水溶性维生素在人体内无法合成和储存，必须通过食物获取。个别的维生素可部分由肠道菌丛合成，但其量甚微。已知维生素可分为脂溶性和水溶性两大类。维生素 A、维生素 D、维生素 E、维生素 K 和胡萝卜素为脂溶性维生素，在食物中与脂类共同存在，在消化吸收中也与脂肪有密切关系，如对脂肪的吸收不良则脂溶性维生素的吸收也减少。B 族维生素和维生素 C 为水溶性，遇碱和光易被破坏。

一个健康的成人，如果饮食正常，食物品种和数量比较丰富，消化吸收也正常，则人们从膳食中的得到的维生素可以满足人体的需要。如食物单调、偏食、数量不足、烹调不当、消化吸收不良以及特殊生理病理需要而又未及时采取措施加以补充，就有可能产生维生素缺乏症,给健康带来危害。

研究发现,老年人,尤其是高龄老人,不仅从生理需要来看,维生素的需要量与成年人相同,有的甚至高于成年人,而且,随着年龄的增加,由于摄食量减少,胃肠道功能的减退,加上老年性疾病以及长期用药不良反应的影响,都会不同程度地影响维生素的摄入和体内的代谢,容易发生维生素的缺乏。因此,为保护老年人的健康,应注意老年人,尤其是高龄老年人的维生素缺乏问题。对于高龄老人来说,除了每天供给维生素丰富的食物以外,还应适当补充维生素制剂,保持良好的维生素供给水平,对延缓衰老、预防老年病有一定的帮助。

(1)维生素 A:为脂溶性维生素,存在于动物肝、肾、蛋、奶类等食物中。类胡萝卜素是一个大家族。其中的 β 胡萝卜素亦称维生素 A 元,可转化为维生素 A。类胡萝卜素存在于红、黄、绿色的蔬菜和水果中。食物中的胡萝卜素在小肠中被人体吸收,在有油脂参与下吸收最好。维生素 A 除了有防止皮肤角质化、预防和治疗夜盲症、保护上皮细胞等作用外,还被认为有防癌的作用。如果缺乏维生素 A 可增加人体一些组织对癌的敏感性。维生素 A 可抑制癌细胞分裂,类胡萝卜素具有捕捉体内自由基的能力。因此,有人认为充足的维生素 A 对于肺癌、皮肤癌、膀胱癌、胃癌、前列腺癌和由某些病毒引起的癌症有预防作用,对于手术、放疗、化疗后的肿瘤患者可减少其复发率。

高龄老人要得到充足的维生素 A 和胡萝卜素,应多选维生素 A 和胡萝卜素含量丰富的食物。需要指出的是,但是长期过量服用维生素制剂是不必要的,也是不妥当的,因为过量的维生素 A 也会产生毒性反应,影响健康。《中国居民膳食营养素参考摄入量》一书推荐的维生素 A 供给量为 50 岁以上人群男性每日 800 μg 视黄醇当量,女性每日 700 μg 视黄醇当量(1 μg 视黄醇当量 =6 μg β 胡萝卜素 =3.3 IU 的维生素 A)。

(2)维生素 E:是一种与老年营养有关的脂溶性维生素,其对老年人的重要意义主要是因为维生素 E 具有良好的抗氧化作用。维生素 E 为细胞膜的主要抗氧化剂,具有对抗自由基、保护细胞膜完整性的作用。维生素 E 缺乏时,脂类代谢的过氧化作用增强,补充维生素 E 后脂质代谢改善,脂褐素减少。有研究认为,维生素 E 可能减缓蛋白质分解代谢的速度,从而减缓衰老过程。维生素 E 还能增强人体对环境毒素所产生的自由基的抗击能力和阻断致癌物质亚硝胺的合成。因此,营养学家建议,无论是从延缓衰老还是从对抗自由基方面考虑,应该对老年人,尤其是高龄老人供给适量的维生素 E。

我国推荐的老年人维生素 E 的量,每人每日为 14 mg。如摄入的多不饱和脂肪酸增加,则维生素 E 的需要量也要相应增加。但也有学者认为大量(>400 mg)长期摄入维生素 E 可能对健康不利。

(3)B 族维生素:是水溶性维生素中的一个大家族,其成员维生素 B_1(硫胺素)、维生素 B_2(核黄素)、尼克酸(烟酸)、维生素 B_6(吡哆醇)、叶酸、维生素 B_{12}(钴胺素)、胆碱、泛酸、生物素等。人体所需的 B 族维生素大多来自食物,而维生素 B_{12} 可部分由肠道细菌合成,在动物肝、肾、瘦肉、谷类、蔬菜中含量都较丰富。高温和加碱易使其受到破坏。B 族维生素是构成体内各种酶和辅酶的重要物质。有的本身就是辅酶的一部分。维生素 B_1 与碳水化合物的代谢关系密切。B 族维生素缺乏除了易患有关营养缺乏症外(诸如维生素 B_1 缺乏易患脚气病、神经炎;维生素 B_2 缺乏易患口、舌炎;尼克酸缺乏易患癞皮病;叶酸、维生素 B_{12} 缺乏易患巨细胞性贫血等),还可使人的整体健康水平降低,免疫功能下降,对疾病的抵抗能力减弱。

高龄老人如饮食正常,不偏食,一般不会缺乏。但是调查发现,高龄老人群中 B 族维生素不足的现象还较常见。除膳食因素外,高龄老人中低酸性胃炎较多,胃酸缺乏,以及小肠吸收不良和常服某些对 B 族维生素有影响的药物等,这些原因皆可影响 B 族维生素的吸收和转化。如有的高龄老人食物单调，进食不多，蛋白质摄入低下，常会导致维生素 B_1、维生素 B_2 的不足；服用青霉胺可影响维生素 B_6 的吸收；长期素食会导致维生素 B_{12} 的不足；叶酸和维生素 B_{12} 的长期缺乏可能产生贫血。为了防止高龄老人 B 族维生素的不足，除了合理膳食外，可根据需要适当补充一些维生素 B 制剂。

我国推荐的老年人维生素 B_1 和维生素 B_2 摄入量为每日 1.2 mg 和 1.4 mg。有研究报道维生素 B_6、维生素 B_{12} 和叶酸可降低体内同性半胱氨酸，有利于预防冠心病。

（4）维生素 C：又名抗坏血酸，是延缓衰老的一种重要水溶性维生素。新鲜的植物性食物中含维生素 C 丰富，但它在储存和烹调过程中容易丢失，遇碱和过热也易受到破坏。新鲜蔬菜、水果是维生素 C 的良好来源。柑橘、山楂、草莓、芥菜、甘蓝、花椰菜都含有丰富的维生素 C。维生素 C 除了维持人的正常生理功能以及预防和治疗坏血病外，其对高龄老人的重要性还在于它的抗氧化作用。它与维生素 E 有协同关系，可防止脂类的过氧化，还可起到清除自由基的作用。维生素 C 在胃内可阻断亚硝酸盐合成亚硝酸铵，因而可减少亚硝酸盐和其他一些胺类化合物的致癌作用。维生素 C 还具有营养心肌的作用。

因此，维生素 C 是老年健康中不可忽视的营养素之一，应该充分供给。但长期食用大量维生素 C 制剂（每日大于 1~2 g）易患肾结石症，并会增加维生素 E 的需要量。中国营养学会推荐的我国老年人的供给量为每日 100 mg，最多为 1000 mg。经常合理食用新鲜水果和蔬菜可以得到所需的维生素 C，而疾病、创伤、不合理的膳食也会增加人体维生素 C 的需要量。

5. 钙与磷

（1）钙：钙是人体必需的元素之一，是人体中含量最大的无机盐，约占体重的 2%，是构成骨骼和牙齿的主要成分，起着支持和保护人体的作用。此外，钙可以调节心脏搏动以及神经细胞介质的传递速度和水平。钙与肌肉收缩有关,并为人体血液的凝血过程所必需。钙还能促进体内某些酶的活动,能激活包括脂肪酶在内的多种酶。

人体内99%的钙积聚在骨骼和牙齿内,1%在体液和软组织中。血液中的钙约占人体总钙量的0.1%以下。骨钙和体液中的循环钙不断地进行着骨生成和骨回收的缓慢交换。人体内钙的代谢过程中如以骨回收为主,那么骨骼的质量就会下降,而且女性比男性下降早。人体内所有的钙都来自食物,食物中的钙在酸性环境中较易溶解。胃酸可增加钙的溶解度,胆盐也能增加钙的溶解度和促进钙的吸收,钙吸收的部位主要是相对偏酸的接近胃的十二指肠和空肠。食物中的乳糖、蛋白质中的赖氨酸等一些氨基酸和维生素D都可增进钙的吸收。缺乏维生素D、钙磷比例失调、谷物中的植酸、蔬菜中的草酸、过多的食物纤维、过多的脂肪、腹泻、碱性环境以及神经紧张或运动太少,都可以影响钙的吸收。并且,在膳食中如果摄入高动物蛋白质和含磷丰富的食物也可促使钙的排出,使尿钙增加。所以,在进食高蛋白和高磷食物时,钙的摄入量也要相应提高。随着年龄的增加,组织器官的功能减退以及内分泌的改变,钙的吸收也会下降。所以,老年人,尤其是高龄老人的膳食中要注意供给充足的钙,并应在体力许可的情况下进行适当的活动,以预防骨质疏松。

我国老年人钙的推荐供给量比成年人高,每日为1000 mg。许多食物中钙的含量都很丰富。高龄老人应该注意选择易被吸收的食物钙。牛奶、乳制品的钙被人体吸收率高,在100 g的牛奶中含有200 mg以上的钙,是钙的优良来源。其次是虾皮、海带、干果、豆类及豆制品、芝麻等。绿叶蔬菜中虽含钙多,但吸收利用差,常常不能被人体所吸收利用。

(2)磷：磷是人体内含量仅次于钙的必需无机盐,约占人体重的1%,存在于人体的每个细胞中。磷与钙形成坚固的骨骼和牙齿。磷还是核酸、磷脂和一些辅酶的组成成分,对维持人体正常的生理机能、物质代谢、调节糖原分解、能量代谢、促进B族维生素的利用、细胞分裂、核蛋白的合成等方面都起着重要作用。

体内的磷近90%存在于骨骼和牙齿中，10%与蛋白质、脂肪、糖和其他有机物结合构成各种组织。人的大脑中约含有6g磷，肝脏中约有4g磷。

磷广泛存在于动植物中，食物中的磷70%可在小肠中吸收。过多的植酸会影响磷的吸收。适量的钠、钙离子和维生素D有助于磷的吸收。我国人民的膳食以谷物为主，磷的摄入一般都偏高，很少发现磷缺乏。只有在嗜酒的人中或长期应用肠外营养的患者中易发生磷供给不足。肉、鱼、蛋、奶、豆类、坚果都是含磷丰富的食品。我国磷的推荐摄入量老年人为每日700 mg，正常的膳食可供给充足的磷。老年人膳食中需要注意的是钙、磷比例。

6. 锌与铜

（1）锌：锌是人体内不可缺少的微量元素，其在人体内的总量为2~3 g，分布于全身的组织中。锌是体内200多种酶的组成成分，核酸、胰岛素的合成，正常的骨化，碳水化合物、脂肪、蛋白质的正常代谢，以及保持良好的味觉功能等都需要锌。锌参与前列腺素的分泌和调节功能，因此锌与前列腺健康有一定的关系。血液中的红细胞需要在锌的帮助下运送和消除CO_2。此外，在创伤和烧伤的创面愈合中也需要锌。所以，要维持正常的皮肤、骨骼、毛发和维持正常的生理代谢功能都需要锌的参与。如果锌的摄入不足，可引起食欲减退，皮肤粗糙、角质化，伤口愈合减慢，味觉的敏感性下降，蛋白质的合成、核糖核酸的代谢发生障碍。但是，过量的锌也会对人体产生危害。当摄入量大于每日2 g时，可发生呕吐、急性肠胃炎等急性中毒症状。如长期摄入过量会干扰铜、铁及其他微量元素的平衡而导致贫血、骨骼分解、食欲不振，严重的可危及生命。对老年人来说，长期摄入过多的锌有可能提高锌、铜比值。不少研究资料提示，锌、铜比值高的人群中冠心病的死亡率增高。因此，锌是人体既不可缺少又不可过量的一种重要的微量元素。按照中国营养学会的规定,老年人的推荐供给量,每人每日为11.5 mg。

锌广泛存在于各种食物中。如果膳食正常,一般不会缺乏。老年人如果饮食不正常或患有慢性肾病、长期给予缺锌的肠外营养、手术以及长期服用某些药物,都可能导致缺锌。动物性食物和植物性食物的锌在吸收利用方面有较大的差别,前者易被吸收利用而后者则吸收利用差。海产品牡蛎含锌最丰富,每 100 g 可达 70 mg 以上,且容易被人体吸收和利用。肝脏、肉类、蛋类、麦芽、坚果等都是锌的良好来源。

(2)铜:铜也是人体必需的微量元素之一,其在体内的总量为 100~150 mg,分布在肌肉、骨骼、脏器、血液和毛发中。铜能促进血红蛋白的形成,维护正常的造血功能,维持骨骼、血管和皮肤正常,维护中枢神经系统的健康,保护毛发的正常色素和结构,在合成细胞色素氧化酶、酪氨酸酶等各种铜酶和形成抗自由基的铜蛋白中都有重要的作用。老年人如长期铜摄入不足,可引起贫血、骨缺损、毛发色素减退及心血管病。已知轻度的缺铜可使血清胆固醇水平升高,铜、锌比值下降可使心血管病的发病率和死亡率增加。

很多食物中都含有铜。谷类、豆类、坚果、动物肝、肾和牡蛎等贝类都是食物铜的良好来源。高龄老人如膳食正常,每日可摄取 2~5 mg 的铜,所以一般不会缺乏。只有在整体营养较差,长期全肠外营养或服用某些特殊药物干扰铜的吸收利用时才会发生铜缺乏。我国老年人铜的适宜摄入量为每日 2 mg。

总之,锌和铜都是老年人必需的而且相互又有关系的重要微量元素。这两种元素的不足或过量及两者之间比例失调都会对健康造成危害。老年人尤其是高龄老人,有时由于进食较少或者偏食、食物单一以及吸收功能的减弱,比较容易发生锌、铜摄入不足和比值失调。因此,照护者应该关心高龄老人的饮食,首先注意膳食平衡,养成良好的饮食习惯,不要随便服用锌或铜的制剂,以免引起平衡失调，甚至产生严重后果。

7. 碘与硒

（1）碘：碘是必需营养素之一，但它的需要量甚微。碘在人体内的总量为25~36 mg，而其中的10~15 mg存在于甲状腺中。碘是合成甲状腺激素（甲状腺素和三碘甲状腺原氨酸）的主要原料。碘对人的营养价值也是通过甲状腺激素表现出来的。这些激素能促进生长，调节细胞内的氧化速率，促进维生素的吸收与利用（尼克酸的吸收利用、类胡萝卜素转化为维生素A、核黄素腺嘌呤二核苷酸的合成）。碘还与人体内的100多种酶有关。如缺乏碘可造成甲状腺肿大、头发粗糙、肥胖和血胆固醇升高，但是碘过多也可引起甲状腺肿大，并可诱发甲状腺功能亢进。

在高龄老人的营养中，碘被认为可防止脂类在动脉管壁的沉着，因此具有防止血管硬化和降低胆固醇的作用。我国规定老年人碘的推荐供给量为每日150 μg，最多为每日1000 μg。海藻、紫菜、海产品、富碘土壤中生长的蔬菜都是碘的良好来源。生活在沿海地区和经常吃海产品的人一般不会缺乏碘，如生活在缺碘的内陆地区则易发生碘的供给不足。

（2）硒：硒是人体所必需的微量元素之一，但发现较晚，直到20世纪50年代才被人们认识。它在体内的总量很少，为6~21 mg，分布在除脂肪以外的所有组织中。

硒具有抗氧化的作用，保护细胞膜和细胞壁的完整，保护心血管和心肌健康。已知如果硒的摄入量低，则心血管病和克山病的发病率增加。硒可与维生素E协同预防心绞痛，使患者的症状改善，增强工作能力，改善心功能。硒参与很多酶的合成，含硒的酶能破坏聚集在动脉壁管的胆固醇。如果缺乏硒和维生素E，则有加速动脉粥样硬化的可能。硒与重金属有很强的亲和力，具有解除重金属对人体的毒性作用。硒能对抗引起癌变的有毒物质，刺激免疫球蛋白和抗体产生，从而增加机体对疾病的抵抗能力，因此被认为具有一定的预防肿瘤作用。硒还能保护眼睛功能的健全和视力，防止白内障。如果食物中的硒供给不足，免疫能力就会下降，脂质过氧化反应增强，引起全身的生化紊乱。不少学者认为硒可能与预防癌症、肝病、白内障、心血管病、心肌病、大骨节病和抗衰老都有一定的关系。但是，如果硒摄入过量也会导致硒中毒，影响健康。

我国老年人硒的推荐摄入量为每日 50 μg，最多不超过每日 400 μg。人体硒的来源主要来自食物，而食物中的硒含量受产地的土壤和动物饲料中硒的含量影响很大。一般来说，海产品、动物肾、肝、谷物、蘑菇和含硒酵母是硒的良好来源。

8. **食盐**　食盐的主要成分是氯化钠。食盐在人类历史上占有重要的地位。在历史上甚至发生过为了盐而进行的战争，这说明了人的生存不能没有盐。

盐也是食物中不可缺少的成分和调味品。盐可以改变食物的味道和气味，增加食物的美味和香味。盐的主要成分是氯化钠，钠和氯是人体中最基本的电解质，能帮助维持体内酸、碱平衡，也是构成体液和各种消化酶的成分之一。但是，盐的摄入量不能太多。流行病学的调查显示，盐与高血压有着密切的关系。我国有些地区的人们平时吃盐较多，高血压的发病率也明显较高。对患有原发性高血压的患者严格限制食盐后，其血压往往会有不同程度的下降。最近几年的研究资料还显示，高盐可能与某些肿瘤有关，其原因可能是含盐多的食品中亚硝酸盐的含量较高，而亚硝酸盐在一定条件下可合成亚硝胺，亚硝胺是众所周知的致癌因素。过多的钠盐还会导致水潴留和浮肿。

老年人的饮食中应该减少盐的摄入量，以预防高血压等心血管疾病。另一方面，随着年龄的增长，肾脏的功能会有所减退，对水，钠的调节能力也有所减退，因此过量的盐势必增加肾脏的负担，对健康不利。高龄老人要少吃盐，养成"口轻"淡食的习惯，每天盐的摄入量应限制在 6g 以下。应该提倡基本不吃盐腌食物，因为盐腌食品中非但含盐多，而且产生较多亚硝酸盐的可能性也大。烹调食物时酱油的用量也应计算在食盐的总量内，一般市售酱油的含盐量为 20% 左右,每 4~5 ml(约半汤匙)的酱油就相当于 1 g 盐。

9. **水** “万物生长靠太阳”,离开水则任何生物都无法生存下去,称“生命之水”并不过分。水是一切生物生存的必要条件,在没有水的环境中,一切营养素代谢都不能进行。如果人能够保证水的摄入,即使不吃食物,生命也可维持 2~3 周,但是,彻底断水则几天就会死亡。水的生理功能主要有以下五个方面:

(1)构成人体组织:水是构成人体组织的重要成分。水分布在身体各种组织内,维持人体细胞的生理活动。血液、汗液和泪液中含水量均在 90% 以上。肌肉、心脏、肝脏、肾脏、肺脏和脾脏内含水量在 60%~80% 之间,即使最硬的骨头也含有 20% 左右的水。

(2)运送代谢和营养物质:血液运送氧气。白细胞在血管内巡逻,血小板在血管破裂时能及时帮助血液凝固以及生命代谢的其他所有营养素、激素和酶都依赖水输送。人体内的代谢产物,如尿素、尿酸等也要靠血液运送到肾脏,随尿排出体外,也有少数代谢废物通过汗液排出。可以说人体的代谢活动都离不开水。

(3)维持体温:体内各种细胞在水的帮助下,利用氧气代谢分解生热营养素,释放出能量,用部分能量维持体温,其余能量则从毛细血管排出,是人的体温保持在 37℃左右的正常范围。高龄老人在高热时多喝水,可以稀释细菌毒素和体内代谢产物;增加尿量可以加速细菌毒素和代谢产物的排出;血流量增加,通过出汗散热使体温恢复正常。

(4)溶解营养素和代谢物:水能溶解食物中水溶性营养素和各种代谢产物,也是体内进行各种生化反应的媒介。人体内、还原、合成和分解等反应都需要在溶液中进行,如果没有水,则一切生物化学反应都不能进行,物质代谢就会发生障碍。

(5)维持消化吸收功能:食物进入胃肠道后,必须依靠消化器官分泌消化液,包括胃液、胰液、肠液和胆汁等才能进行充分的消化吸收,而这些消化液的 90% 都是水。

随着年龄的增加,人体内的体液却是逐渐减少的。高龄老人体内的液体相对于 25 岁时要减少 30% 以上。因此。高龄老人对缺水的耐受性比较差,容易发生缺水,一旦受到腹泻、呕吐等病症的侵袭就容易出现脱水和电解质紊乱的症状。所以,照护者要重视高龄老人饮水情况,随时供给充足的水分,满足机体代谢的需要,保障高龄老人的身体健康。

10. **膳食纤维**　膳食纤维是由许多种不能被消化酶消化的碳水化合物组成的非淀粉多糖,存在于植物性食物中。从它的化学特性来分,可分为可溶性食物纤维和非溶性食物纤维两大类。果胶、藻胶、豆胶等皆为可溶性食物纤维,主要存在于水果、海藻、豆类的细胞间质中。粗纤维、半纤维素和木质素为非溶性纤维,主要存在于谷、麦、豆类、杂粮的表皮及蔬菜的叶和茎中。

膳食纤维不能被人体的消化酶所分解,因而也不能被人体所吸收。但是,它对人体的正常生理功能和物质代谢,特别是对高龄老人的健康有着重要的意义。其主要的作用如下:

(1)促进肠道蠕动,并在肠道中吸收和保持水分,增加粪便的体积和重量,缩短食物渣滓通过肠道的时间,降低结肠的压力,有助于防止高龄老人便秘和肠壁憩室病的发生。

(2)能稀释肠内致癌物质的浓度,减少肠内致癌物与肠壁的接触,有利于预防癌症。许多国家的调查资料显示,日常膳食中摄入膳食纤维多的人群中肠癌的发生率较低。

(3)可部分阻断胆汁酸在肠内的重吸收,使胆固醇在体内重新合成的数量减少,并增加胆固醇的排出,有助于降低胆汁酸和血清的胆固醇浓度,从而可以起到预防胆石症和降低血脂的作用。

(4)可延缓碳水化合物在小肠内的吸收速度,防止进餐后血糖水平的快速升高,因此有利于预防与治疗糖尿病。

(5)由于膳食纤维的体积较大,故可增加饱腹感,延缓胃排空时间而减少食物的摄入数量和能量,有利于减轻体重和避免肥胖病。

(6)木质素类膳食纤维可与食物中和肠腔中的有害物质结

合,有利于减少某些化学物质对人体的毒性作用,因此被认为有某些解毒作用。

(7)可溶性食物纤维在结肠中有益菌的参与下可降解为短键脂肪酸,有益于肠道健康和促进肠道益生菌增殖。

由于膳食纤维有上述这些重要作用,因此它虽然不被人体吸收,但被列为不可缺少的营养物质之一。但是,过多的食物纤维,特别是太多的粗纤维,可引起腹部胀气不适,并可影响无机盐和微量元素的吸收利用,导致某些无机盐、微量元素和维生素的不足。尤其是对于高龄老人,他们中多数食量不会太大,如果膳食纤维太多,可降低脂肪和蛋白质的消化能力,会把一些营养素也带入粪便排出体外。因此,高龄老人由于牙齿松动,咀嚼能力下降,可多选用一些藻胶、果胶类的可溶性食物纤维,有助于人体健康,起到延年益寿的作用。《中国居民膳食营养素参考摄入量(2013版)》中提出膳食纤维的特定建议值为25g/d。

第二节　营养与膳食

老年人,特别是80岁以上的高龄老人,常常由于同时患有多种慢性病、牙齿受损或缺失、自己缺乏制备餐食的能力或相关机构、家庭不能为老人制备和提供合适的膳食等因素,致使部分高龄老人未能摄入足够的食物和营养,导致营养状况欠佳,甚至发生营养不良。因此,供给合理而有效的营养膳食是保障高龄老人健康的基础。

膳食原则

1. 摄入足够的能量和蛋白质　一般男性老人每日需要摄入

的能量为7114~8579 kJ（1700~2050 kcal），女性为6277~7114 kJ（1500~1700 kcal）。蛋白质的摄入量为男性65 g左右，女性55 g左右，并应以易消化吸收的优质蛋白质为主。

2. **摄入能满足能量和各种营养物质所需的食物** 人的健康需要由各种食物来提供，老年人需要每天摄入12种以上、每周25种以上的各种食物，其中包括粮谷薯类，蔬菜水果类，鱼、蛋、禽、瘦肉类，奶豆类及少量食油盐等调味品。从营养需要看食物的品种越多越好，因为各种食物所含的营养素不同，品种越多得到的营养素越丰富。一般情况下，一位老人如能每天摄入200~300g谷物，50~100 g薯类，多品种蔬菜300g，鱼、禽、蛋、肉类125~200g，奶类200~300 ml以及少量油脂等食物，基本可以达到所需能量及蛋白质等需求。

3. **食物烹调要细软，易咀嚼易吞咽** 老年人由于牙齿缺损，咀嚼困难，消化液分泌减少，消化酶活性降低及胃肠道蠕动能力减慢等因素，容易发生食欲下降和吃很少食物就感到胃部饱满而致摄入太少和营养不足。所以高龄老人饮食要合理搭配，菜肴制作要松软，进餐时要细嚼慢咽，如每餐进食少，可少量多餐，除三餐主餐外，可在两餐之间加餐。对有进食障碍的患者，要根据个体情况制作合适的膳食；如软食、半流质、介护膳食、糊状膳食和管饲膳食等。对易发生误吸的患者，可在饮水及进食液体食物时添加增稠剂，以降低液体的流速，减少误吸风险。有条件的养老机构和社区，可由营养师对相关工作人员进行培训和督导。

4. **多选择富含支链氨基酸的优质蛋白质食物** 如牛奶、乳清蛋白、牛肉、大豆制品等。因老年人大多数都有不同程度的肌少症，特别是高龄老人，常常因此而致跌倒风险增加。充足能量的高支链氨基酸优质蛋白质膳食、适当的有氧和抗阻运动和充足的维生素D等是防治高龄老人肌少症、改善营养状况的基本要素。

5. **主动足量饮水** 老年人是比其他人群更易缺水的人群，老年人要养成少量多次饮水的习惯，每次50~100 ml，清晨和睡前

1~2 小时都应饮水,每人每天饮水量保持 1500~1700 ml,最少不能低于 1200 ml,平时膳食中也应多食含水丰富的食物,但一般不建议老年人喝含糖饮料。

食谱举例

1. 有正常进食能力的高龄老人食谱

早餐 1：低脂奶 1 杯、五谷杂粮粉 50 g、鸡蛋 1 个、面饼 1 份、西红柿(100~150 g);

早餐 2：红枣红豆杂粮粥、茶叶蛋、菜肉蒸饺;

早餐 3：低脂奶燕麦片粥(先用少量水加 30~50 g 燕麦片煮熟加奶 100~150 ml)、煮蛋 1 个、面包 1 片。

午餐 1：清蒸青鱼段、木耳烩丝瓜、荠菜肉末豆腐羹、二米软饭;

午餐 2：虾仁烩西蓝花、芝麻酱拌蒸茄子、西红柿土豆汤、葱油花卷;

午餐 3：芙蓉鸡片、生菜、萝卜山药肉排汤、红薯软米饭。

晚餐 1：鲜菇菜心荞麦面、酱鸭;

晚餐 2：三鲜水饺、奶酪蔬菜(花菜胡萝卜菌菇洋葱);

晚餐 3：芋艿瘦肉粥、烩三丝(青椒、胡萝卜、豆腐干)、小馒头。

加餐：各种水果、酸奶、牛奶、低脂低糖清蛋糕、核桃芝麻酪、花生酪、红枣红豆汤、百合绿豆汤、豆腐脑等可选择食用。

2. 进食存在轻度障碍高龄老人的食谱

早餐 1：牛奶麦片糊、蒸蛋;

早餐 2：牛奶米糊、猕猴桃泥 1 个;

早餐 3：牛奶蒸蛋、酸奶酪 1 小盒。

午餐 1：西蓝花肉泥烩龙须面、鱼滑烩豆腐;

午餐 2：花菜胡萝卜虾滑烩米面、茄汁肉蓉青瓜盅;

午餐 3：西红柿鸡蓉面、翡翠鱼滑冬瓜盅。

加餐：每日 2~3 次，每次 200 ml。如用牛奶、豆浆、果汁等水样食物需加适量增稠剂，以防误吸。如用奶酪南瓜粥、南瓜肉蓉粥、土豆胡萝卜泥奶糊、枣泥酪、芝麻核桃酪、豆蓉酪等一般可不添加。

3. 不能经口进食的患者，如肠道功能正常的，可应用管饲饮食。由医师和营养师按患者情况，经过营养评估确定其供给通路、配方选择及相关管理等后实施。

第三节 食物疗法

高脂血症饮食

高脂血症是由于脂肪代谢或运转异常致使血浆一种或多种脂质量和质的异常，通常指血浆中胆固醇和 / 或三酰甘油升高，也包括高密度脂蛋白胆固醇降低。近年来，随着中国人口老龄化结构日益明显，高龄老人高脂血症有明显上升的趋势，其原因与生活水平提高、饮食结构改变、家族史等有关。据报道，我国高龄老人中高脂血症患病率为 30%~50%。高脂血症是导致脑卒中、冠心病、心肌梗死、心源性猝死和糖尿病的重要危险因素。患高脂血症的高龄老人常伴头晕、耳鸣、嗜睡、乏力、心慌、气短、胸闷和指尖发麻等症状，严重影响患者的身心健康和生活质量。

● 照护方法

高龄老人患有高脂血症应从饮食治疗的角度入手，即控制总热量、坚持低脂、低胆固醇饮食，多食富含膳食纤维的食物。

1. 经常监测体重　高龄老人应经常监测自己的体重变化情况,首先要求每天的摄入量与消耗量应该保持相对平衡。怎样判断是否平衡,最简单的方法就是看其体重的变化,高龄老人如果体重减轻或消瘦,则意味着每天所摄入的热量难以抵消每天的消耗。相反,如果体重增加或肥胖,则意味着每天摄入的热能过多,此时应减少每天的进食量。高龄老人可根据自身的健康状况选择合适的运动,避免肥胖。

2. 控制高脂饮食　高龄老人应限制高脂饮食的食入。少食用胆固醇含量高的食物,如动物内脏、脑、鱼子、蛋类等,少食甜食品、奶油、巧克力等,少吃油炸、油煎食物。每天的主食中搭配部分粗粮,副食品以鱼类、瘦肉、豆类及豆制品,各种蔬菜水果为主。有条件可常吃海带、紫菜、黑木耳、金针菇、香菇、大蒜、洋葱等食物,有利于降低血脂和防止动脉硬化。

3. 注重低脂饮食　患有高脂血症高龄老人应食用低脂、低胆固醇食物,低脂、低胆固醇饮食有利于高脂血症的治疗。建议多食用的食物:如海蜇、酸奶、脱脂牛奶、海参、瘦牛肉、兔肉、带鱼、瘦猪肉、盐水鸭、草鱼、鲶鱼等;少食用花生,花生含有大量脂肪,高脂血症患者食用花生后,会使血液中的脂质水平升高。

4. 多吃膳食纤维　高龄老人和/或患有高脂血症者,应多吃富含膳食纤维食物,膳食纤维具有能够刺激肠蠕动,缩短食物通过小肠的时间,又能吸附食物中的胆固醇,使之不易被肠黏膜吸收,并有利于促进胆固醇的排泄,所以膳食纤维有降低血液中胆固醇的作用。因此,患高脂血症老人应多食用谷类、豆类、蔬菜、水果等富含膳食纤维,另外,荞麦、燕麦、玉米、黄豆、绿豆、赤小豆、大蒜、洋葱、葱、生姜、黄瓜、冬瓜、南瓜、茄子、萝卜、韭菜、芹菜、芦笋、山楂、草莓、核桃仁、海带、牡蛎、鸽子肉等具有降低血中胆固醇作用,可经常食用。同时也要注意多食用富含微量元素和各种维生素的食物。

● 照护问答

高脂血症对人体有哪些危害?

答:高脂血症对人体的主要危害是导致动脉粥样硬化,进而导致众多的相关疾病,其中最常见的一种致命性疾病就是冠心病,该病对身体的损害是隐匿,渐进性和全身性的。其主要的危害是加速全身动脉粥样硬化,因为全身的重要器官都要依靠动脉供血、供养,一旦动脉被粥样斑块堵塞,就会导致严重后果。大量研究资料表明,高脂血症是脑卒中、冠心病、心肌梗死、猝死独立而重要的危险因素。此外,高脂血症也是促进高血压、糖耐量异常、糖尿病的一个重要危险因素。高脂血症还可导致脂肪肝、肝硬化、胆石症、胰腺炎、眼底出血、失明、周围血管疾病、跛行、高尿酸血症等。

慢性胆囊炎饮食

慢性胆囊炎是最常见的肝胆疾病之一,是指胆囊壁的慢性炎症反应,发病多因饮食不节、胆道阻塞、情志郁闷导致气机壅塞而使胆汁不畅引发。据报道,约有 75% 的老年慢性胆囊炎患者都伴有胆囊结石。随着年龄的增长,高龄老人机体各项机能逐渐减退,免疫力降低,慢性胆囊炎患者常常出现右上腹隐痛,放射至肩背部,伴腹胀、恶心、嗳气、泛酸等消化不良症状。慢性胆囊炎反复发作,最终会造成胆囊萎缩、正常组织结构破坏、完全失去浓缩和排出胆汁的功能,直接影响脂肪的消化和吸收,严重危害高龄老人的身心健康和生活质量。

● 照护方法

由于高龄老人慢性胆囊炎发作与饮食有密切关系,因此,患有慢性胆囊炎的高龄老人在保证机体基本营养摄入的同时应重视饮食的调理。

1. 低脂肪和低胆固醇饮食 慢性胆囊炎时胆汁分泌障碍、脂肪消化吸收受到影响,进食脂肪和胆固醇多的食物会促使病变的胆囊收缩而引起剧烈疼痛,故需要限制脂肪和胆固醇的摄入量。脂肪每天的摄入量限制在 20 g,植物油脂有助于胆汁排泄,可以适量选用,但应该均匀分配在一日三餐中,避免一餐食用过多的脂肪。因此每日可少量多餐,这样反复刺激胆囊收缩,促进胆汁排出,达到引流目的。胆固醇每天限制在 300 mg,有高胆固醇血症的高龄老年患者应限制在 200 mg 以下。禁止食用肥肉、动物肝、肾、脑、鱼子和蟹黄等含高胆固醇食物。另外,建议少食用花生,花生里含的脂肪需要胆汁去消化,慢性胆囊炎患者如果胆囊切除后,储存胆汁的功能丧失,如果食用花生过多,没有大量的胆汁来帮助消化,常可引起消化不良。

2. **适量蛋白质和碳水化合物** 每天蛋白质的摄入量 500~700 g,过多的蛋白质摄入会增加胆汁的分泌,影响病变组织的修复,但过少不利于组织修复。蛋白质的选用以富含优质蛋白质的食物为佳,如鱼虾类、瘦肉和蛋清等。碳水化合物每日应保证 300~350 g,以米面等主食为宜。

3. **补充维生素和蔬菜水果** 维生素 A 有预防胆结石生成的作用,有助于胆管上皮生长和保持完整性,帮助病变的胆道组织修复,应大量补充。其他维生素,如维生素 C、维生素 E 以及 B 族维生素也应充分供给,有助于提高高龄老人机体的免疫力。每天蔬菜摄入量应该大于 500 g,水果至少 2 种。

4. **多食用高植物纤维食物** 植物纤维能增加胆盐排泄,抑制胆固醇吸收,降低血脂,有助于预防胆结石的形成。预防慢性胆囊炎发作可选用含膳食纤维高的食物,如绿叶蔬菜、水果、粗粮以及香菇、黑木耳等有助于降低胆固醇作用的食物。

5. **注意多饮水和少量多餐** 多喝水可以稀释胆汁,促进胆汁的排泄,预防胆汁淤积,减少胆汁对胆囊壁的刺激,从而起到预防和减轻胆囊疼痛的目的。有慢性胆囊炎的高龄老人应养成少量多餐的饮食习惯,因为少量进食可减少消化系统的负担,多餐能刺激胆道分泌胆汁,保持胆道通畅,有利于胆道内炎性物质的排出,促进胆囊慢性炎症的吸收、好转。

● 照护问答

患慢性胆囊炎的高龄老人饮食有哪些禁忌?

答：高龄老人患了慢性胆囊炎后饮食应该注意以下禁忌：

（1）忌食高脂肪、高胆固醇食物，如动物内脏、肥肉、蛋黄、鱼子、蟹黄、咸鸭蛋、松花蛋等食物。鸡蛋适宜吃蒸鸡蛋、茶叶蛋和鸡蛋汤等。

（2）不吃油腻、煎炸食品，因为此类食品可引起胆囊收缩，诱发胆绞痛。

（3）禁食刺激性食物和调味品，如辣椒、芥末和咖喱等。

（4）禁食易产生气体的食物，如马铃薯、甘薯、豆类、洋葱、汽水饮料等。

（5）禁食烟酒、浓茶和咖啡等食品。

缺铁性贫血饮食

缺铁性贫血是高龄老人的常见病和多发病，因患者体内贮存铁减少，血色素生成不足而导致血红蛋白合成减少所致。引起高龄老人缺铁性贫血原因主要有，慢性消化道失血：如消化性溃疡、肿瘤、痔疮、憩室病等；吸收障碍：如慢性胃炎、胃肠手术者，吸收不良综合征等；摄入不足：如消化功能紊乱、偏食以及牙齿脱落等。患缺铁性贫血的高龄老人主要表现为面色苍白、乏力、头昏、眼花、抵抗力低下，重者可出现晕厥、心悸、生活质量下降，严重时可危及生命。

● 照护方法

1. **寻找病因**　高龄老人患有缺铁性贫血，首先应积极寻找原因，并及时治疗原发疾病；同时，高龄老人由于消化功能减退，饮食安排上宜少量多餐；另外，注意膳食合理、多食含铁高且易吸收的食物，有助于改善高龄老人的缺铁性贫血状况，提高生活质量。

2. 合理膳食

(1)高蛋白饮食：蛋白质是合成血红蛋白的原料，每日的膳食中应保证有足够的动物性蛋白和豆类食品，每天蛋白的摄入量60~80 g为宜。高蛋白饮食不仅可以促进铁的吸收，同时也是人体合成血红蛋白所必需的物质。

(2)适量脂肪：适量食用脂肪有助于铁的吸收利用，缺铁性贫血时，由于胃肠道消化吸收功能受到影响，高龄老人脂肪摄入不宜过多，每日以50 g左右为宜。适量食用脂肪有助于铁的吸收利用，达到防治缺铁性贫血的目的。

(3)碳水化合物：碳水化合物的补充以大米、面粉等主食为宜。每日应保证300~350 g。

(4)补充维生素：维生素C可促进铁的吸收，新鲜蔬菜和水果，如刺梨、枣子、猕猴桃、西红柿、橘子、山楂、青菜、苦瓜等都含有维生素C。此外，维生素B_{12}、叶酸是红细胞代谢必需的物质，动物肝脏、肾、瘦肉以及绿叶蔬菜等食物均含有丰富的B族维生素。

3. 饮食补铁　患有缺铁性贫血高龄老人应多进食含铁丰富且易吸收利用的食物，达到防治缺铁性贫血的目的。含铁丰富且易吸收的动物性食物，如牛肉、猪肉、羊肉以及海带、紫菜、黑木耳、香菇、大豆等，特别是动物的肝、血不仅含铁量高，而且为血红素铁容易吸收。高龄老人可经常食用猪肝粥、肉糜粥、鸡鸭血汤以及豆腐血汤等。

● 照护问答

1. 缺铁性贫血高龄老人为何免疫功能低下?

答：缺铁性贫血对机体多脏器多系统有明显影响，不仅可诱发造血系统疾病，还可影响机体免疫防御系统的功能，导致免疫功能低下，特别是高龄老人患有缺铁性贫血可加重原有的基础疾病，诱发脑梗死或增加感染风险，严重影响患者的健康和生活质量。临床研究发现，缺铁性贫血患者免疫功能低下是由于在三羧酸循环过程中，超过50%的酶及因子需要铁元素或含有铁元素物质参与才能发挥作用，而缺铁将影响各类铁依赖酶或含铁酶活性受损，致使核糖核酸酶的活性降低及细胞色素含量较低，影响蛋白质和DNA的合成，诱发机体或细胞能量代谢障碍，导致机体细胞免疫功能降低。此外，NK细胞是一类不依赖抗原刺激而独立发挥细胞毒效应的淋巴细胞，缺铁可导致NK细胞活性降低，且缺铁程度与NK细胞活性呈正相关性。

2. 高龄老人为什么要重视预防营养不良和贫血?

答：据中国居民营养与健康状况调查报告表明，60岁以上老年人低体重的发生率为17.6%，是45~59岁的2倍；贫血患病率为25.6%，也远高于中年人群。高龄老人之所以多发营养不良和贫血，是因为随着年龄的增长，身体会出现不同程度的老化和衰退现象，很多老年人都有不同程度、不同类别的慢性疾病。另外，由于牙齿问题、精神状态等原因，可能会导致老年人食欲不振，摄入的食物减少，人体所需的营养元素的摄入量降低，从而造成营养不良和贫血。

慢性肾功能衰竭饮食

慢性肾功能衰竭，是指各种慢性肾脏疾病不能得到有效控制后引起的一组临床综合征，也可继发于糖尿病、系统性红斑狼疮、多发性骨髓病等全身疾病，引起肾脏的器质性病变，造成明显的肾功能损害，并可能同时有一系列的临床症状。慢性肾功能衰竭是高龄老人常见的一种危重病症，饮食治疗的重点是用低蛋白质、高糖类、多维生素、少盐的饮食。

● 照护方法

1. 优质低蛋白饮食 根据肾功能情况确定蛋白质的摄入量，以减轻肾脏负担，供给需要的营养为目的。由于慢性肾功能衰竭导致蛋白质代谢能力降低，所以应进食低蛋白饮食。饮食中蛋白质的量取决于患者的肾功能损害程度，蛋白质的质应以高生物价值的优质蛋白为好,如鸡蛋、牛奶、瘦肉等。烤麸等面筋制品及谷类蛋白质应尽量减少。

2. **充足的能量** 低蛋白饮食的同时,要供给足够的能量。因为能量摄取不足,会引起身体组织蛋白质的分解,增加含氮废物的产生;而能量摄取足够时,蛋白质的利用效率比较高。一般老人每日每千克体重需能量125.5~188.3J(30~45 cal),总能量应在6.27kJ(1500 cal)以上。

3. **适量脂肪** 脂肪可供给人体必需脂肪酸和能量,并帮助脂溶性维生素吸收,慢性肾功能衰竭患者饮食中脂肪可按正常量供给。

4. **适量维生素** 慢性肾功能衰竭的高龄老人要重视维生素的补充,特别是维生素D、维生素E和B族维生素的补充。

5. **高钙、低磷** 多选用含钙高的食物,如牛奶、淡虾皮、海带、芝麻酱等;少吃含磷高的食物,如动物内脏、杏仁和牛肉等。

● 照护问答

高龄老人慢性肾功能衰竭时饮食有禁忌吗?

答:患慢性肾功能衰竭的高龄老人饮食是有禁忌的。其基本原则是:患者每天饮水量要严格控制,以患者是否有水钠滞留情况而定,如有水肿,则应严格限制每天的进水量(包括静脉补液)。食盐也要控制,每天约2~4 g。忌含钠高的食物,如紫菜、海藻、腌制食品、高钠盐、调味品、加工肉类以及含盐味精。此外,要忌酒。

糖尿病饮食

糖尿病,是指一种由于胰岛功能减退而引起的胰岛素绝对或相对分泌不足,或胰岛素抵抗而引起的慢性、全身性营养代谢失常的疾病。其主要表现为高血糖及有尿糖,有些患者出现多饮、多食、多尿的“三多”症状和体重减轻的“一少”症状。高龄老人糖尿病绝大多数为2型糖尿病,长期的高血糖可以引起全身多系统多脏器的并发症，造成眼睛、肾脏、神经、心脑血管以及皮肤等严重损害，甚至危及生命。饮食治疗对任何类型的糖尿病都是行之有效的、最基本的治疗措施。即使是高龄老年中重度糖尿病，经饮食控制和调节后也可以达到减少用药、稳定病情、减轻和预防并发症的作用。

● 照护方法

1. 饮食治疗目的 饮食治疗是糖尿病最基本的治疗措施，其他的治疗方法均必要在饮食治疗的基础上实施。通过饮食治疗主要达到以下目的：

（1）保护胰岛功能，使受损的胰岛细胞减少损伤。

（2）控制血糖、血脂使之达到正常或接近正常。

（3）预防和延缓糖尿病并发症的发生和发展。

（4）供给合理营养，使糖尿病患者达到均衡营养，增强机体的免疫力。

2. 饮食治疗要点

（1）饮食要均衡、营养要合理、控制总能量、维持理想体重。

（2）减少单糖类或高糖的食物。

（3）适量选用粮谷类和含淀粉多的薯类，以选择血糖指数低的粮谷、薯类为好。

（4）多选用低碳水化合物的蔬菜和高纤维的食物。

（5）控制脂肪量，选用健康烹调油，避免含脂肪量高的食物和油炸食物。

（6）烹调食物要清淡，少用盐和过多的调味品。

（7）饮食要定时、定量。

（8）建议患者不要饮酒，如饮酒需把饮酒量计算在总的饮食计划中。

（9）根据医师和营养师的指导来规范自己的饮食行为。

3. 食物选择 高龄老年糖尿病患者每天膳食应包括下列多种食物组成：粮谷类、薯类，如米、面、玉米、荞麦、燕麦、山芋、芋艿等及其相应制品。蔬菜鲜果类,以蔬菜为主,水果优先选用低血糖指数的食物。低脂奶或奶制品、豆类、少量的坚果、蛋、鱼、瘦肉、盐及含盐调味品,烹调油适量。

糖尿病患者的食物选择可分三大类:可按需选用的食物、适量选用的食物和减少和避免选用的食物。

(1)可按需选用的食物:绿叶蔬菜、瓜茄类蔬菜,不含脂肪的清汤、淡茶、淡咖啡、胡椒粉、花椒、八角等调味品。

(2)适量选用的食物(每日可用的数量可由营养师按个人需要决定):①粮谷类:如大米、面粉及制品、燕麦、米仁、芡实、玉米、荞麦等。②芋薯类:如芋艿、莲藕、慈姑、红薯、山药、魔芋、土豆。③豆类及其制品:如大豆、赤豆、绿豆、芸豆、蚕豆、黑豆及相关制品。④鱼肉类:如鱼、虾、瘦肉、禽、蛋。⑤鲜果类:各种鲜果。⑥硬果类:如花生、核桃、瓜子、开心果等。⑦油脂类:各种油脂如豆油、橄榄油、菜籽油、玉米油等。⑧低脂奶类及制品:鲜奶、酸奶、奶粉、芝士。⑨盐、酱油和含盐的调味料。

(3)减少和避免选用的食物:①糖类:如蔗糖、冰糖、红糖、葡萄糖、麦芽糖、糖浆、蜂蜜等;糖果,如山楂糖、奶油糖、粽子糖等;蜜饯,如糖生姜、甜梅、陈皮梅、苹果脯、杏脯、茯苓饼等;糖水罐头,如各种糖水罐头水果。②甜饮品:如含糖汽水、含糖可乐、椰奶及各种甜饮料,含糖奶、甜炼乳。③高脂肪及油炸食品:如白脱油、起酥油、油炸鱼、肉、猪爪、薯条、虾片、春卷。④油酥点心:如千层酥、杏仁酥、蛋塔、眉毛酥等。⑤酒精类,如米酒、啤酒、黄酒、果酒及各种白酒等。⑥调味料:如蚝油、海鲜酱、色拉酱、番茄沙司、蛋黄酱等。⑦加工肉类:如香肠、腊肉、培根、腊禽、咸肉等。

● 照护问答

哪些食物容易使血糖升高?

答:因食物种类的不同,人体进食这些食物后血糖升高上升的情况不完全相同,具体可见表6–2。

表 6–2 常用食物血糖生成指数（GI）

食物名称	GI	食物名称	GI
葡萄糖	100	粉丝汤（豌豆）	31.6
绵白糖	83.8	黄豆（浸泡，煮）	18
蔗　糖	65	荞麦馒头	66.7
果　糖	23	马铃薯	62
乳　糖	46	马铃薯粉条	13.6
麦芽糖	105	藕　粉	32.6
蜂　蜜	73	豆腐（炖）	31.9
馒头（富强粉）	88.1	豆腐干	23.7
烙　饼	79.6	绿　豆	27.2
油　条	74.9	扁　豆	38
大米饭	83.2	胡萝卜	71
糯米饭	87	南　瓜	75
玉米面（粗粉，煮）	68	山　药	51
荞麦（黄）	54	雪魔芋	17
苹　果	36	香蕉（生）	30
梨	36	西　瓜	72
葡　萄	43	牛　奶	27.6
葡萄干	64	酸奶（加糖）	48
柑	43	白面包	87.9
桃	28	面包（全面粉）	69
樱　桃	22	黄豆挂面	66.6
荞麦面条	59.3	荞麦面馒头	66.7

痛风饮食

痛风，是指由于嘌呤代谢紊乱和/或尿酸排泄障碍所致的一组临床症候群。临床上以高尿酸血症为主要特征，表现为反复发作的关节炎、痛风石形成和关节畸形，严重者可导致骨关节病变、关节活动障碍与畸形，累及肾脏可引起慢性间质性肾炎和尿酸性肾结石。人体内的尿酸来自两个方面,主要是由体内嘌呤生物合成代谢而来称为内源性来源,占血中尿酸来源的大部分。另有约20% 是从富含嘌呤的食物中摄取,称外源性来源。饮食中摄入的嘌呤过高,可使血中尿酸升高,也可诱发痛风的发作。痛风是高龄老人的常见病症,合理饮食可减少食物性的尿酸来源,并促进尿酸排出体外,而饮食不当可诱发痛风急性发作。因此,通过饮食控制和药物治疗,完全可以控制痛风急性发作,阻止病情加重和发展,逐步改善体内嘌呤代谢,降低血中尿酸的浓度,减少其沉积,预防并发症的发生。

● 照护方法

1. **控制体重** 肥胖者容易患痛风,因此,即使是高龄老年患者也应使体重保持在正常的范围之内。照护者要关心患者的体重,经常为患者称体重,控制饮食,使他们每天摄入的食物既满足营养的需要,又不致体重超标。如果高龄老年患者身体健康允许的话,在照护者的协助下适当地运动,可以达到增强体质、防止肥胖的目的。

2. **少食油脂** 高脂肪饮食可影响尿酸排出体外,脂肪也是高能量的营养素,进食过多的油脂易使能量过高,导致肥胖。因此,饮食应避免食用猪、牛、羊肥肉和肥禽,烹调时应少用油。

3. **适量肉禽** 各种肉类、鱼虾、禽类是富含蛋白质的食物,也是嘌呤含量较高的食物,所以高尿酸血症和痛风患者不宜进食过多的肉禽食品。

4. **多饮水分** 水能帮助尿酸排出体外,日常饮食中可多选用含水分多而又有利尿作用的食物及增加饮水量,使之能保持每日摄入 8~10 杯、总量不少于 2000 ml 的水。

5. **限制嘌呤** 急性痛风患者每日食物中嘌呤的摄入量应低于150 mg,缓解期可适当放开。根据各种食物中的嘌呤含量,可将食物可分为四大类:第一类食物可按需要适量食用,急性痛风发作时多选用第一类食物;高尿酸血症和慢性痛风患者可适量食用第

二、第三类食物，每次以100g为限，最好先氽水后烹调食用以减少嘌呤摄入量；第四类食物以避免食用为宜。

6. **忌酒** 饮酒可引起体内乳酸累积而抑制尿酸的排出，增加体内尿酸盐的沉积，特别是啤酒可显著增加痛风风险，酗酒常常会诱发痛风的急性发作，因此痛风患者应忌酒。

7. **多食蔬菜** 蔬菜为碱性食物，有利于改善体内的酸碱平衡，有助于预防尿酸结石。水果虽好，但由于果糖过多可加速尿酸生成，增加痛风的风险，故不宜大量食用。

8. **合理烹调** 食物要合理烹调，以蒸、煮、焯拌、炖等方法为宜。不用或少用强烈、辛辣的调味品。食盐摄入量少于4 g /d为宜。避免油炸、高油、高糖的食物以及盐腌食品。

● 照护问答

高龄老年痛风患者的饮食如何选择？

答：根据食物中的嘌呤含量，可将食物可分为四大类，根据高龄老人身体和疾病的实际合理选择：

（1）嘌呤含量很少，可以根据需要适量选用的：① 谷类：大米、小米、小麦、荞麦、玉米、面粉等各类谷物中的淀粉。② 蛋类：各种蛋及蛋制品。但蛋黄中胆固醇较高，每日以1个为宜。③乳类：各种鲜奶、奶酪及其他奶制品，但以低脂不加糖为好。④蔬菜类：各种蔬菜如卷心菜、胡萝卜、青菜、黄瓜、茄子、莴笋、甘蓝、南瓜、倭瓜、西葫芦、冬瓜、西红柿、萝卜、土豆、黄芽菜、各种薯类、芋艿、果胶和豆胶等。⑤水果类：各种鲜果及无糖干果。⑥饮料：淡茶、苏打水、咖啡（无糖）。⑦其他：海参、海蜇、海藻、枸杞、海带、木耳、嫩豆腐等。⑧各种油脂和糖，本身不含嘌呤，但由于要控制热能，应适量选用。

（2）嘌呤含量较少的食物：四季豆、青豆、菜豆、菠菜、蘑菇、麦片、蟹、牡蛎、鸡肉和羊肉。

（3）嘌呤含量较多的食物：扁豆、干豆类、干豌豆、鲤鱼、鲈鱼、贝壳类、水产、猪肉、牛肉、牛舌、小牛肉、鸭、鹅、鸽子、鹌鹑、兔、鳝鱼、鳗鱼等。

(4)嘌呤含量最多的食物,应避免食用:胰脏、肝、肾、脑、肉汁、凤尾鱼、沙丁鱼和火锅汤等。

骨质疏松症饮食

骨骼构成了人体的支架,骨组织在代谢过程中,自40岁时开始出现骨丢失,骨破坏过程大于骨形成过程,单位体积内骨量减少,骨丢失将导致骨骼质量降低和骨微结构退化,骨微结构损坏导致骨脆性增加,极易发生骨折。据日本对400万例样本的流行病学调查显示,60岁以上的妇女骨质疏松症的发病率高达40%,在疾病的排序上列第7位,有些妇女年逾70岁时几乎丢失了全身骨重的1/3。随着社会老龄化趋势的日渐加剧,骨质疏松症在高龄老年人最普遍的骨骼疾病,患者可有腰背疼痛或全身各部位的骨骼疼痛。严重者出现身高缩短、驼背、脊柱畸形和伸展受限,甚至肢体失能残废等,威胁高龄老人身心健康和生活质量,成为社会公众健康问题引起了全社会的关注。

● 照护方法

高龄老人得了骨质疏松症应重视饮食调养,补给充足的钙和其他营养素,维持骨吸收与骨沉积的平衡,有助于预防和治疗骨质疏松症,提高生活质量。

1. 给足量蛋白质 蛋白质是组成骨基质的原料,可增加钙的吸收和储存,对防止和延缓骨质疏松有利。如奶中的乳白蛋白、骨头里的骨白蛋白、核桃中的核白蛋白、蛋类中的白蛋白,都含有弹性蛋白和胶原蛋白,对胶原合成有利,故高龄老人要重视优质蛋白质(鱼、瘦肉、牛奶和大豆等)的摄入。

2. 补钙磷和维生素 较多的食物中富含维生素D,如鱼类、动物肝脏、水果蔬菜,包括三文鱼、虾、牛奶、蛋黄、猪肝、蘑菇、橙汁等。饮食中钙、磷的比值要合适,最好为2∶1。多吃新鲜蔬菜、新鲜牛奶、蛋类、谷类、豆制品、虾皮等食物。尤其要指出的是,老年人每天喝 2 杯牛奶,能有效地预防骨质疏松症。牛奶中含有大量的钙、磷成分,是食物中最优质的钙磷来源,而且钙与磷比例合适。一般情况下,100 ml 的牛奶含钙 125 mg,2 杯牛奶约 400 ml,含钙 600 mg 左右,再从食物中摄取 400 mg 以上钙成分,老年人每天的钙摄入量就达到了 1000 mg 以上。

3. **合理膳食结构** 主食以米、面、杂粮为主,粗细搭配,副食以高蛋白质、低脂肪饮食为主,辅以富含钙和维生素的食物。

4. **注意烹调方法** 烹调方法也相当重要,一些蔬菜如菠菜、苋菜等,含有较多的草酸会影响钙的吸收。如果将这些菜在沸水中焯一下,滤去水再烹调,可减少部分草酸。再则谷类中含植酸酶,可分解植酸盐释放出游离钙和磷,增加利用率。植酸酶在 55℃环境下活性最高,为了增加植酸酶的活性,可以先将大米加适量的水浸泡后再洗,在面粉、玉米粉、豆粉中加发酵剂发酵并延长发酵时间,均可使植酸酶水解,使游离钙增加。

5. **改变不良习惯** 主要是减少盐、糖的摄入量,尽量少用含大量镁、磷的饮料和加工食品。同时,咖啡因、香烟、酗酒也造成钙流失,所以在日常生活当中应尽量避免。

6. **注重饮食疗法**

(1)黑豆猪骨头汤:猪骨头 1000 g,黑大豆 250 g。先将大豆加水浸泡,锅内加入洗净的猪骨和适量水,煮沸后改文火慢熬至烂熟,调味后食之。

(2)核桃补肾粥:核桃仁、粳米各 30 g,莲子、怀山药、黑眉豆各 15 g,巴戟天 10 g,锁阳 6 g。将黑眉豆泡软,莲子去芯,核桃仁捣碎,巴戟天与锁阳纱布包,同怀山药、粳米一起入沙锅中,加水煮至米烂粥成,捞出药包,调味咸甜不拘,酌量食用。

(3)怀山枸杞甲鱼汤:怀山药 10~15 g,枸杞 5~10 g,甲鱼 1 只,约 500 g。将甲鱼放入沸水烫死,剖开洗净,去肠脏,与怀山药、枸杞一起炖熟,加入姜、盐、酒少许调味即可食用。

照护问答

哪些饮食习惯可能导致老年人患骨质疏松症?

答：日常生活中一些不良的饮食习惯就可能导致骨质疏松，许多老年人都是因为平时不注意饮食而患上骨质疏松症。下面这些食物以及不良习惯就是老年人骨质疏松的“帮凶”。

(1)咖啡：美国加利福尼亚大学的研究者对980名50~98岁的老年妇女进行了调查研究，结果发现，每天饮2杯以上咖啡而不饮牛奶的老年妇女，不管年龄、肥胖程度如何，其髋骨、脊椎骨的骨密度都会降低，且降低的程度与饮用咖啡习惯延续的时间长短和饮用量的多少有关。这是因为咖啡因能与人体内的游离钙结合，并经尿液排出。游离钙的减少必然引起结合钙的分解，从而导致骨质疏松。

(2)含磷饮料：碳酸饮料，尤其是可乐，大都含有磷酸，大量磷酸的摄入就会影响钙的吸收，引起钙、磷比例失调。根据美国一项调查研究表明，常喝可乐的人无论他们年龄多大、每日摄取钙的多少或是否吸烟以及饮酒，髋部的骨骼密度都较其他人要低。

(3)盐：老年人长期食盐过量，不仅可导致高血压、脑卒中、冠心病等心脑血管疾病，也会导致骨质疏松症。食盐摄入过多导致骨质疏松症的原因是，人体对多余盐分的处理往往是排出体外，盐主要成分是钠，其排泄过程一定要“拉上同伴”钙一起排出。所以，高盐饮食的结果是导致钙流失加快，直接影响骨骼的质量。

(4)吸烟：吸烟之所以促进骨质疏松，原因可能是吸烟影响峰值骨密度的形成，因为绝大多数吸烟者是从青少年时开始吸烟的，此时正是峰值骨密度形成期间。调查显示与同龄人比较，吸烟者的股骨颈、肋骨和椎骨均有一定程度的骨丢失，而这种危害往往在中年后期及老年期才能表现出来。

(5)饮酒：酒的主要成分是乙醇，乙醇进入人体后，可以和其他无机物或某些有机物发生化学反应，产生一些新的物质。这些新物质都可能是常见的骨质疏松的原因。所以老年人长期过量饮酒，会影响骨骼的代谢，加快骨质的丢失。

肌少症饮食

肌少症原意是缺少肌肉，又称肌肉衰减症、肌肉减少症、骨骼肌减少症，是一种随年龄增加全身广泛性骨骼肌纤维体积、质量减少，骨骼肌力量和功能下降以及功能减退的退行性病症。肌肉的衰老和萎缩是人体衰老的重要标志，据有关研究资料报道，小于70岁的人群中，肌肉减少症的发生率还不到20%，到了70~80岁，发生率就已经达到了30%，而超过80岁，这一情况更是达到了近50%的比例。患有肌肉减少症的老年人站立困难、步履缓慢、容易跌倒骨折。肌肉减少症还会影响器官功能，可能会引发心脏和肺部衰竭，甚至死亡。因此，照护者要特别重视和关注患肌少症高龄老人的日常生活，保证膳食营养和适当运动，减缓和预防高龄老人肌少症的发生和发展，提高他们的生存质量。

● 照护方法

1. **保证能量供给**　足够能量摄入是保证肌肉质量和健康体重的基础，老年人尤其是高龄老人能否摄入合理的膳食而保证得到所需能量，蛋白质和其他营养素是其健康的重要因素，同时足够的优质蛋白质是肌肉合成的条件，要改变纯素食的不良饮食习惯。研究表明富含亮氨酸的优质蛋白质可以更好促进肌肉蛋白质合成，蛋白质的摄入量应达到每日每千克体重1~2 g。个体化的膳食干预是营养治疗的有效手段，科学营养配方可有效改善轻、中度高龄老年肌少症患者的预后。

2. **充足维生素**　维生素D是高龄老人普遍缺乏的营养素。有研究表明维生素D缺乏与骨骼肌纤维萎缩有关，维生素D重度缺乏可能导致衰弱、疼痛等肌肉疾病。血清维生素E低的老年人身体衰弱风险增加，血清维生素E量与握力、膝部力量正相关。摄入充足维生素C、类胡萝卜素、钙、硒、锌和适量的血红素铁及ω-3

多不饱和脂肪酸等都有利于肌少症的防治,应努力通过膳食和适量的营养制剂来补充。

3. 适当运动 研究证明,适当的运动与高蛋白质等营养补充的有机结合,对于肌肉整体机能的保持以及延缓衰老有着显著的作用。因此,照护者应该根据高龄老人的身体状况,尽可能地每天有一定时间带他们到户外活动或运动半小时,包括:有氧运动和抗阻运动等,有利于促进肌肉蛋白质的合成,提高高龄老人的肌肉力量,起到预防和减缓肌少症的发生和发展。

● 照护问答

高龄老人患肌少症的原因是什么?

答:高龄老人患肌少症的原因主要是:

(1)增龄因素:随着年龄的增加,身体内神经、激素、代谢、免疫因子以及骨骼肌本身的运动单位数量、肌纤维类型、肌纤维数量、兴奋收缩耦联、蛋白质合成和分解代谢、基因表达等的变化都会在不同水平和程度上影响人体肌肉的质量和肌力。

(2)疾病因素:有些高龄老人的饮食是纯素,很少吃荤,长此以往容易发生营养不良。此外,高龄老人多半患有一些慢性疾病,特别是恶性肿瘤等致使体内营养物质的消耗增加,更容易患肌少症。

(3)生活方式改变:随着年龄的增加,机体适应能力的下降,户外活动的逐渐减少也是高龄老人容易发生肌少症的原因之一。

第四节 进食困难者营养

随着社会人口老龄化的加快,高龄老人的比例凸显,相当一部分失能、失智、多病的高龄老人,他们除了需要长期生活照护,还有很多医疗需求。部分高龄老人由于吞咽困难、食管病变、意识障碍、严重厌食以及术后或创伤后代谢亢进等，胃肠道功能还未丧失却不能经口摄取足够营养，而为了维持生命，他们需要长期进行管饲等饮食。另外，有时患者虽能进食，但不能满足机体的营养需求也可以考虑用管饲法补充经口摄食的不足。然而，在管饲实际工作中，由于喂养不当、误吸等原因，导致的肺部感染等并发症频频出现，甚至危及生命。因此对高龄管饲老人的管理越来越受到重视。

老年人尤其是高龄老人因其解剖生理特点，消化道、呼吸道器官老化，组织退变萎缩，咀嚼、吞咽功能退化，会厌功能不全，咳嗽反射减弱，进食时容易导致误吸。特别是长期管饲喂养的高龄老人，由于胃肠管留置在鼻咽腔和食道及肠腔内，消化道原有的环境发生改变，口腔和呼吸道因异物刺激使分泌物增加。食道平滑肌收缩减弱，食道下括约肌松弛，防止胃食管返流的屏障作用减弱，特别容易发生胃食道返流、胃潴留、呛咳等，增加了管理难度。综合护理管理是在充分评估高龄管饲患者后采取的干预措施，可有效减少吸入性肺炎发生的概率，减少老年患者的住院频次。通过综合管理，可以让更多的高龄老人拔掉胃管，经口进食，尝到食物美味，提高他们的生活质量。

● 照护方法

1. 管饲的种类

（1）鼻饲管喂食：鼻饲管一般分为内径大的和内径小的导管。粗管可能损伤食管下端括约肌，引起返流及造成误吸的危险。因此，粗管只能短期使用，病情许可就应考虑换成内径小的导管。细管的优点是比粗管稍舒适些，鼻咽部刺激较轻，返流误吸的机会较小。缺点是置入不如粗管容易，可能出现错位，液体较黏稠时或压碎的药物不易通过等。

（2）胃、肠造口埋管喂食：胃造口术、经皮内镜胃造口术和空肠造口术进行埋管，缺点是必需做手术，有时甚至需全身麻醉，这对一些高龄老年患者就不一定适合。此外，手术有一定的并发症，如插管周围术创口不愈合而出现渗漏甚至腹膜炎。在全麻下置管,患者有可能发生肺不张,长期使用可能出现导管脱出、胃十二指肠阻塞、胃黏膜糜烂甚至穿孔等。

2. 管饲饮食的配制

(1)饮食营养均衡:高龄老人膳食必须均衡,一般老年人各种营养比例:粮食占 20% ~40%,蛋、肉、鱼占 8% ~16%,油脂食品占 12% ~18%,乳制品占 16% ~18%,糖和甜食占 10%,蔬菜和水果占 12% ~20%。各种主要营养素的热量分布为蛋白质占 12% ~14%,糖占 55% ~70%,脂肪占 17% ~20%。高龄老人管饲饮食的配制在上述膳食均衡基础上,适量增减调节配制成流质或匀浆样膳食进行喂食,这种匀浆膳食通常使用米、面作为碳水化合物的主要来源,再加上上述营养辅食进行制作。

(2)营养素比例适当:高龄老人膳食以低脂肪的植物脂肪及各类谷物为主,低盐,少用甜食和糖。膳食中所含的营养素必须做到种类齐全,数量充足,比例适当,富含维生素。各种维生素具有调节高龄老人生理功能,维持正常代谢,增强免疫力,可促进机体加速康复的作用。

(3)流质或匀浆膳食制备:流质或匀浆膳食是将优质食材粉碎后,配上浓的肉汁、过筛的牛肉汤、瘦猪肉汤、各类禽肉汤、鱼肉汤和 / 或嫩蛋羹等加工成液体状态,再加上各种蔬菜瓜果汁、乳类加工食品等调制。制备的流质或匀浆膳食适用于高热患者,病情严重不能进食和吞咽严重困难者。此种流质或匀浆膳食易消化,应少量多餐为宜。

3. 喂食方法 管饲饮食主要由营养室统一配制发放,每日现配现用。每次管饲前回抽胃内容物并记录,要求胃内残留液不超过 100 ml;管饲时患者的体位应该采取坐位或半卧位,卧床患者抬高床头 30~45°,餐后保持体位 30 分钟以上,有利于减少返流、加速食物消化和促进胃排空。管饲食物温度 38~40℃,每次管饲量不超过 400ml,间隔时间 3 小时左右。推注食物时速度不宜过快,以免引起急性胃扩张等不适。管饲后用温水 30 ml 冲洗导管,再将导管末端返折并用纱布包好,妥善固定放置。

4. 管饲管理及注意事项

(1)管饲管理:首先是对照护者进行相关管饲知识及操作培训,在老年护理院每个管饲时间段都应该有负责督查老人进食情况的护理人员巡视,发现问题及时处理。

(2)口腔护理:每日为患者做口腔护理,保持口腔清洁、湿润。通过对口腔护理,可以观察患者口腔黏膜的变化,发现有溃疡、口臭等及时处理。

(3)呼吸道管理:管饲患者如果呼吸道分泌物过多,在进行管饲前,先吸净痰液,避免管饲过程中因咳嗽引起误吸。管饲过程中若发生误吸,照护者应立即停止进食,使其侧卧位,鼓励患者咳嗽,轻叩背部,将食物咳出,必要时使用吸引器吸出。

5. 健康宣教 护理员、照护者应该通过培训,熟练掌握管饲的目的、注意事项、不良反应和可能引起误吸的危险因素等,以及一些简易的处理方法。意识清醒且能配合的高龄老人应在每一次喂食前对其进行告知,征得老人的配合,必要时及时通知医生或护士做进一步处置。

● 照护问答

高龄老人使用管饲时应注意什么?

答:(1)堵塞:常见原因,管饲液未调匀;药丸未经研碎即注入管饲管;管饲液浓度高、黏稠度大、流速缓慢,黏附于管壁造成堵管。护理方法,管饲前后定时冲洗导管。连续输注肠内营养制剂时,每 4~6 小时用温开水冲洗管道 1 次,防止营养物或食物沉淀于管腔内造成堵塞。使用高浓度肠内营养制剂时应适当增加冲洗次数或冲洗量。通常肠内营养制剂输注完毕后用温开水(30~50 ml)冲洗管道以减少管饲液附着管壁,保持管腔壁的光滑,以免造成堵塞。如果是自配管饲液,可用 2 层纱布过滤后再注入。若因管饲液黏厚堵管,应告知护士拔除胃管,更换新管插入。

(2)脱管：由于管饲时间较长、留置胃管会带来的不适或因病情加重、意识障碍等，可能会出现脱管或拔管等情况。照护者对意识清醒患者应该加强心理护理，采用语言和非语言沟通方式加强与患者的交流，使患者接受和配合管饲，防止自行拔除胃管。对有意识障碍不能配合的患者要给予戴棉布手套，必要时约束两上肢，但应定时观察局部血液循环情况，以防意外。

第七章 临 终 关 怀

“临终关怀”一词译自英文 Hospice Care，原是欧洲中世纪设立在修道院附近为朝圣者和旅行者提供休息和治疗照顾的地方。现代临终关怀则是一种人性化的关怀理念，为临终患者及其家属提供生理、心理和社会全面支持与照护的特殊医疗保健服务。临终关怀是由医疗、护理、心理等多学科的专业人员和志愿者组成一个团队，共同为当前医疗条件下没有治愈希望的临终患者（通常生存期在 3~6 个月内）及其家属提供全方位的舒缓治疗看护和心理关怀，使临终患者能够舒适平静地度过人生的最后阶段。患者家属则可通过关怀得到情感支持，维持和提升身心健康。本章从临终关怀的理念、生理关怀、心理关怀、人文关怀、家庭照护、姑息照护、善终照护等七方面进行介绍。

第一节 临终关怀的理念

1. 积极进行现代生死观教育，推进临终关怀新理念的生成 临终关怀不仅仅是对临终患者最终时光的医疗照护，其本质上应该是广义的对大众的死亡教育。让临终者明白死的意义和生命的意义，帮助他们克服对死亡的恐惧，学习“准备死亡，面对死亡，接受死亡”，培育一种积极地接受死亡的生死观念，从而推进临终关怀的新理念形成。

2. 建立新的家庭伦理观念,使临终患者积极地参与临终关怀,提高临终患者的生命品质 对待临终患者的伦理问题上,要以“善终”为价值,以“善终”行孝道,这样更能符合临终患者的意愿。患者家属把患者送进临终关怀医院之后,应当围绕患者在最后阶段的伦理要求,围绕如何提高临终患者的尊严和生命意义,积极帮助和鼓励临终患者参与临终关怀。

3. 改善伦理环境,营造良好临终关怀氛围,推动临终关怀的发展 一是要积极地培育适合我国现阶段的伦理道德体系,使临终关怀的大环境呈现良好的态势。二是要在临终患者与医护人员、社会之间,建立一种和谐关系。

4. 构建一种普适性的临终关怀伦理,避免道德和法律的冲突 要构建一种最低限度的临终关怀伦理共识,一方面连接法律,另一方面连接伦理道德,使这两种社会规范相融合,只有这样才能解决临终关怀法律和道德的冲突。这种普适性伦理以临终者的道德诉求为基本的出发点,同时兼顾家属对临终患者的道德义务;以和谐处理临终患者与医院、医护人员、社会的伦理关系为手段;以提高临终患者的生命质量,获得死亡尊严,最终获取善终为目的。

临终关怀追求以下四个方面目标的实现:

(1)医学目标:即通过医疗手段的介入,帮助临终患者满足各种基本生理需要,如:控制并减轻病痛、缓解症状。

(2)心理学目标:帮助患者正确面对死亡,消除对死亡的恐惧与不安,从容平静地度过生命的最后历程。

(3)伦理目标:尊重临终患者的生命、人格和权力,帮助他们保持个人尊严,使其获得友爱和关怀。

(4)社会学目标:为临终患者的家属提供关怀与照护,为他们提供心理抚慰和居丧服务。鼓励、支持并帮助临终者家人顺利度过沮丧期,重建生活。

在临终关怀中,其突出的特点是照护重于治疗,即重点不在于治疗,而是心理和社会等多方面的照护。

● 照护方法

临终关怀理念的有效推展，必须使以下四部分人获得深刻的死亡教育。

1. 患者　这是即将死亡的主体，是开展死亡教育最直接的对象，如何使之建立合理的死亡观和死亡态度，把痛苦、焦虑、恐惧降到最低程度，这是死亡教育最主要的工作之一。所以，这一工作必须由医务人员和心理咨询人员等共同参与此项艰巨的工作。

2. 患者亲属　哀伤处理同样是死亡教育极其困难的工作之一。一般而言，亲属哀伤的程度与逝者的血缘亲密程度成正比，越亲近者的去世，亲属的哀伤就越强烈。如何使患者亲属保持平缓的心态，积极配合对患者的治疗；又如何在患者去世之后，使亲属们能够把哀伤情感控制在一定程度和范围之内，使之不至于伤身害体；最后，如何使亲属尽快从痛苦和悲哀中超脱出来，步入正常的人生轨道，这三方面的问题都包括在死亡教育的哀伤处理之中。

3. 临终关怀小组的成员　要实现临终关怀的理念，使之达到预期的效果，从事这项工作的人员必须受到严格的生死教育，具备心理学、社会学、宗教学、哲学、生命科学等多方面的知识，才能完成死亡教育的工作。

4. 社会大众　每一个人从出生那一刻起，便开始了经历这一或长或短的生命迈向死亡的旅程，正是因为人能够清醒地认识到这一过程的有限性，因此才能够把更多的生命内容注入这一有限的过程之中。因此人死不过是肉体的死亡，所留下的丰富的生命内容可供更多在世的人分享，从这个意义上来说，临终关怀是通过个体的死亡教育从而实现对大众的死亡教育。

● 照护问答

临终关怀的理念是什么？

答：临终关怀的理念是：

（1）以治愈为主的治疗转变为以对症为主的照护。

(2)以延长患者的生存时间转变为提高患者的生命质量。

(3)尊重临终患者的尊严和权利。

(4)注重临终患者家属的心理支持。

第二节 生理关怀

临终患者的生理变化是一个渐进的过程,濒死期各器官功能均已进入衰竭状态,表现为循环衰竭、呼吸困难、胃肠道功能紊乱、肌张力丧失、感知觉、意识改变、疼痛以及临近死亡的各种体征。高龄老人常有缺血性心脏病、高血压、糖尿病、脑血管病和慢性阻塞性肺疾病,这些疾病可加速器官衰竭的发生。此外,临终患者会出现多方面的问题,常表现为营养、皮肤、排泄、疼痛、癌因性疲乏和静脉血栓等。

临终患者营养照护

临终患者由于疾病影响或药物不良反应,出现厌食、恶心、呕吐、口干等症状,从而引起食欲严重下降,进食减少,造成营养摄入不足,导致营养不良,消瘦。引起恶心、呕吐、厌食常见的原因有以下几种:

1. **疾病因素** 各种疾病导致的味觉敏感度降低,如疼痛、咳嗽和感染等。

2. **代谢因素** 癌症引起的代谢障碍,如晚期癌症便秘是常见引起患者呕吐的原因,见于肠梗阻等。

3. **治疗因素** 如药物不良反应、低血钾、低血钠等,均可引起患者食欲减退或缺失。

4. **心理因素** 临终患者身体虚弱,活动受限,以及由长期慢性疾病造成的疲倦感和绝望感，可能会影响中枢神经系统，造成食欲低下。

● 照护方法

对于能正常进食的临终患者，营养照护的方法有：

1. **适量营养** 食物必须新鲜，且易消化吸收，增加蛋白质含量丰富的食物。如牛奶、蛋、鱼、瘦肉、豆制品等。一般鼓励患者每天至少喝半杯牛奶或豆浆，食用两种以上新鲜蔬菜，多吃水果，每天适量饮水。

2. **按症选食** 临终患者宜按照不同症候吃相应的食物。如口干时，吃流质或湿的食物；食欲不佳者宜吃山楂、萝卜等健脾开胃食品。

3. **按"性"选食** 合理运用食物的性味功能来选食，临终患者一般不宜食用甲鱼，因为甲鱼性凉补血，性冷滋腻，且不易消化。生姜、花椒、大蒜等性热调料，食用后易生内火，热毒内蕴，也不宜食用。

4. **鼓励进食** 在病情允许的情况下，鼓励患者尽量多吃一些。在营养师的指导下，制定合理的饮食计划，保证膳食的色、香、味俱全，少量多餐，保证营养均衡摄入。

5. **避免吃不易消化的食物** 临终患者应多吃以煮、炖、蒸等烹饪方法制作的易消化食物，少吃油煎食物。临终患者忌口食物只是极少数，家属亲人要关心体贴患者，应尽一切可能满足临终患者的饮食要求，让患者心满意足地告别人生。

对进食困难的临终患者，营养照护的方法有：

对进食困难或不能进食的临终患者，为维持其机体必需的营养，需要肠外营养及肠内营养支持。常用方法为鼻饲及肠外营养。

1. **鼻饲** 是将鼻饲导管经鼻腔插入胃内，从管内输注食物、水分和药物，以维持患者营养的治疗技术。

（1）鼻饲灌注流食前应将床头抬高30~35°，以避免进食过程中及进食后发生呛咳、返流、呕吐等情况。

(2)鼻饲灌注时先回抽有胃液时,观察有无消化道出血或胃潴留(如血性、咖啡色胃液或空腹胃液大于1000 ml),如果有消化道出血或胃潴留,应停止鼻饲,待症状好转后再行鼻饲。如无异常,则可缓慢注入少量温开水,然后再灌注鼻饲流质或药物。灌注药物时,应将药片研碎,待其溶解后灌入。鼻饲速度应缓慢,并随时观察患者的反应。

(3)鼻饲患者需要一个适应过程,开始时鼻饲量应少而清淡,以后逐渐增多。鼻饲食物有米汤、混合奶、果汁、菜汁、温开水等,每次注入量不超过200 ml,间隔时间必须大于2小时,食物温度应在38~40℃为宜。

(4)鼻饲灌注后须用温开水20ml冲洗胃管,以避免食物残留在胃管内发酵或变质,引起患者胃肠炎或堵塞管腔。鼻饲完毕后,将胃管末端盖帽固定,并用纱布包好,用线绳扎紧,用安全别针固定于枕旁。让患者保持半卧位30~60分钟后再使其恢复仰卧位。

(5)鼻饲管的放置和更换须由医生或护士操作。

2. 肠外营养 肠外营养是指通过静脉途径供应患者所需要的营养要素,包括能量物质(碳水化合物、脂肪乳剂),必需和非必需氨基酸、维生素、电解质及微量元素。肠外营养分为完全肠外营养和部分补充肠外营养。肠外营养宜在医院或社区卫生服务中心进行,根据患者营养需求及代谢能力,制定营养制剂组成。要做好静脉导管护理、营养液的安全配置和输注护理等。

● 照护问答

1. 为什么临终患者有时需要鼻饲和肠外营养治疗?

答:主要是能提供维持生命的能量和营养。临终患者由于疾病原因、吞咽困难、口腔疾病等不能经口进食,可通过从鼻饲管注入营养丰富的流食来使其摄取足够的蛋白质、水、药物和热量。临终患者在无法进食或进食量完全满足不了营养需求时,需要肠外营养支持,维持其营养状况。但对于濒死期(通常为数天至数小时内)的临终患者,本着不以延长患者生存时间为主,而以提高临终患者临终阶段生存质量为照护宗旨，鼻饲和肠外营养治疗术的使用会增加患者的生理、心理痛苦，因此并不主张使用。

2. 癌症患者能吃鸡和鸡蛋吗？

答：进食鸡和鸡蛋与癌症发生、发展并没有直接关系，相反鸡肉和鸡蛋营养丰富，富含蛋白质，含有人体必需的多种氨基酸，且所含蛋白质极易被人体消化吸收，因此癌症患者完全可以吃些鸡肉和鸡蛋来补养身体，增强体质和提高抗癌能力。但是，伴有胆道阻塞、尿毒症、严重肝肾功能损害或胰腺肿瘤的癌症患者则不宜吃鸡蛋。

3. 临终患者口腔护理是否重要？

答：口腔护理很重要，临终患者由于疾病和全身体质的下降，以及一些治疗药物如抗生素、皮质激素等，可直接破坏口腔黏膜的生态平衡，引起口腔菌群失调，从而导致口腔感染。口腔感染引起的各种症状可直接影响临终患者食欲，产生厌食。因此，对待临终患者，应积极做好口腔护理，每日晨晚用软毛牙刷刷牙，中午用温开水含漱，及时处理口腔炎症。同时，避免辛辣刺激、质硬的食物，宜进食软化、流质食物。

临终患者皮肤照护

皮肤由表皮、真皮和皮下组织构成。皮肤具有保护机体、调节体温、吸收、分泌、排泄、感觉等功能，也是人体的一道天然屏障，可避免微生物的入侵。由于皮肤的新陈代谢迅速，排泄的废物及脱落的表皮碎屑容易与外界病原微生物及尘埃结合成脏物，黏附在皮肤表面，如不及时清洁皮肤，将会引起皮肤炎症，造成各种感染。

● 典型表现

1. 皮肤瘙痒　皮肤瘙痒是大部分皮肤病的表现，常与以下因素有关：

（1）环境因素：接触过敏原。

(2)与疾病有关：肾功能衰竭、胆汁瘀积性黄疸。

(3)与癌症相关：白血病、淋巴瘤、胰腺癌、皮肤转移癌等。

(4)与治疗相关：某些药物过敏。

(5)其他因素：皮肤干燥、甲状腺功能亢进、精神疾病、皮肤疾病等。

2. 干性皮肤 指不光滑的、或粗或细的鳞屑皮肤。由于皮肤表面脱落，真皮暴露，暴露的真皮红肿疼痛，搔抓使炎症加剧并形成恶性循环。

3. 湿性皮肤 指皮肤浸渍，常因水疱、渗出及由继发感染而发生脓液使病情加重，通常为真菌感染。常发生于皮肤重叠和皱褶的部位，如会阴部、臀部、腹股沟、下垂的乳房底部、溃疡周围和瘘管周围。

4. 皮肤水肿 临终患者常常由于器官功能衰竭、肿瘤压迫、低蛋白血症、淋巴回流受阻等原因发生皮肤水肿。水肿常发生在组织疏松和下垂的部位，如眼睑或颜面部、足踝部、腰背部、阴囊，严重时可以累及四肢及全身。根据水肿部位可分为轻、中、重三度。

5. 压疮 是皮肤或皮下组织由于压力、剪切力或摩擦力而导致的皮肤、肌肉和皮下组织的局限性损伤，常发生于骨隆突处。临终患者由于疾病影响往往长期卧床；有些患者有躯体移动障碍；有些患者由于疼痛或胸闷等被迫采取强迫体位；有些患者因大小便失禁造成局部皮肤潮湿，或受排泄物刺激；再加上患者往往全身营养状况差，皮肤抵抗力低下，更容易产生压疮。

● 照护方法

1. 保持皮肤清洁干燥，去除污垢，使患者感到舒适。每日晨晚刷牙、洗脸、梳头、洗脚、擦洗会阴部。大小便后及时擦洗，保持皮肤清洁、干燥和舒适。鼓励患者勤翻身，对于无法自行翻身的患者应该协助其翻身，并按摩受压部位。

2. 对于可以行动的患者，协助其用淋浴和盆浴来清洁皮肤，一般每周 2~3 次。定期清洁皮肤，可使患者肌肉放松，疼痛减轻，清洁舒适；同时促进皮肤血液循环，增强皮肤排泄功能，预防皮肤感染及压疮等并发症的发生。沐浴时室温保持在22~24℃，水温调节在41~46℃为宜。操作过程中要注意防止患者受凉、晕厥、烫伤、滑跌等意外情况发生。沐浴应在饭后1小时进行，以免影响胃肠道的消化功能。

3. 对于无法行动的临终患者，可以为患者进行温水擦浴和床上洗头，一般每周2~3次，室内温度在24℃以上，关闭门窗，必要时用屏风遮挡。温水擦浴水温控制在50~52℃，床上洗头水温控制在43~45℃或按患者习惯控制水温，注意预防烫伤。

4. 对于脱水和皮肤干燥瘙痒的患者，如有可能，每天努力让患者保持一定量的饮水；使用润肤脂使之渗入皮肤；也可在洗澡水里加入润肤油等起到保护皮肤的作用。

5. 对营养缺乏和消瘦的患者，使用预防性的特殊床垫和垫子，进行皮肤按摩，可以改善皮肤毛细血管的血液循环，减少局部组织缺血，还可促进淋巴回流，从而减少周围组织水肿，预防压疮。

6. 对于大小便失禁的患者，应该及时更换污染衣服，清洗皮肤、保持局部皮肤干燥，预防皮肤感染。

总之，临终患者的皮肤更易发生湿疹、压疮、感染等问题，所以在平时的生活照护中要更加细心，以足够的耐心和百分之百的用心尽量避免并发症的发生。

● 照护问答

1. 如何预防和护理压疮？

答：对压疮的最好治疗就是预防。对患者存在可能导致压疮因素进行评估后，应根据患者的活动能力、卧位和卫生情况采取如下措施：

（1）经常更换体位：这是预防压疮的有效办法。不过在临终阶段患者常常不愿意或拒绝活动，其原因是身体虚弱或由于活动会造成痛苦。因此，有时很难按所希望的频率让患者变换体位，这时护理人员应该将变换体位的重要性告知患者和家属，努力与他们达成一致。

(2)尽量不要采取半坐卧位,如有必要,时间尽可能缩短。

(3)保持适当的卧位,可以用一些辅助物品来减轻或分散压力,如气垫、胶垫、枕头、水垫等。

(4)使用特制褥子,有助于预防压疮发生,如电动预防压疮气垫等。

(5)当患者从卧位下滑时需要往床头方向移动患者时,应该使用专门的垫子,以避免上移过程中造成患者皮肤摩擦,导致局部皮肤损伤。

(6)按摩时如局部有红肿现象,应在红肿周围按摩,而不要触及那些原本已很脆弱的红肿皮肤。

(7)皮肤定期护理:应该定期对患者进行皮肤护理,保持良好的清洁卫生。患者出现大小便失禁,及时更换被污染的衣服。干净的床单位和衣服有助于减少外来侵蚀所导致的皮肤损害。

2. 临终患者皮肤出现水肿,应该如何护理?

答:当临终患者出现皮肤水肿时,应保持水肿皮肤清洁,避免皮肤受到损伤;采取卧位,鼓励患者多翻身,抬高水肿肢体,促进静脉回流;勤剪指甲,防止患者抓挠皮肤;出现水疱时避免摩擦,尽量保持完整,或无菌穿刺抽吸后包扎换药;面部及眼睑水肿者应适当抬高头部,保持清洁;同时要严密观察水肿患者的体重和尿量变化。

临终患者排泄照护

临终患者常见的排泄问题,主要是大小便失禁、便秘以及尿潴留。

1. 大便失禁 指患者的排便不能自主控制的状态。临终患者常常因全身衰弱、耻骨直肠肌或肛门括约肌张力减弱、长期卧床致直肠对粪便刺激的敏感性降低、直肠肿瘤压迫致直肠括约肌失去控制等因素,均可使患者不能自主控制粪便及气体从肛门排出,排便活动失去控制。

2. **小便失禁** 指尿液不能自我控制,从膀胱经尿道自行流出,在临终患者中比较常见。尤其服用阿片类药物镇痛的患者,致使逼尿肌的收缩力减弱,导致尿潴留和遗尿性失禁。此外,服用强作用的安定剂和胃肠道抗痉挛药及抗组织胺等药物也可引起尿失禁。

3. **便秘** 临终患者常发生便秘症状,主要原因是患者活动减少、食欲不振、长久缺乏纤维素食物或饮水不足等所致。此外,镇痛和镇静药物的作用、肿瘤压迫或阻塞均可发生便秘。

4. **尿潴留** 当膀胱内积有大量尿液而不能排出,即为尿潴留。原因可分为阻塞性和非阻塞性两类。尿潴留按病程可分为急性尿潴留和慢性尿潴留。不管是急性尿潴留还是慢性尿潴留,发生尿潴留时膀胱胀满而无法排尿,常伴随明显尿意而引起的疼痛和焦虑,严重影响患者的生活质量。

● 照护方法

1. 大便失禁照护方法

(1)每日提醒患者大便,并定时给予便盆鼓励患者排便。

(2)需要时使用成人纸尿片,但最好先和患者商量,征得同意,以减低患者心理上的不适应和反感。

(3)如有腹泻情况,应特别留意患者饮食,关注其有无脱水和电解质紊乱,严重时要及时告诉医生。避免太多纤维类的食物,如:生果、蔬菜,以减少肠蠕动,直至患者腹泻改善。

(4)使用胶单及横中单或纸尿片,可减少衣物清洗次数。

(5)使用空气清新剂,以降低患者心理上的不快及不安。

(6)对便秘或粪便嵌顿引起大便失禁的临终患者,可用手挖粪结石,每日灌肠 1~2 次,防止结肠排空困难所致粪便嵌塞。

2. 小便失禁照护方法

(1)定时给予便盆、小便壶,或提醒患者小便。

(2)需要时使用成人纸尿片。在使用纸尿片时要注意观察患者局部有无皮肤发红,湿疹,或尿片破损等情况,以防压疮形成。

(3)如失禁情况严重,可在床单下加上胶单以保持床褥清洁。

(4)鼓励患者适量进水,达到冲洗尿道、降低尿道感染发生的目的。

(5)如情况严重或有压疮形成,可能就需要导尿管,但是应该先请示医生,以便给予适当处理。

3. 便秘照护方法

(1)患者使用强效镇痛药物镇痛时可考虑服用通便药物。

(2)鼓励患者尽量活动,长期卧床者应进行主动或被动的肢体活动,以及腹式呼吸,增加腹肌张力,有助于排便。长期卧床的患者在身体状况允许条件下,可进行下列活动:仰卧起坐,保持膝部伸直做抬腿,顺肠蠕动方向做腹部按摩,按摩顺序是右下腹—右上腹—左上腹—左下腹,一日数次,可起到促进排便的作用。

(3)饮食中增加适量的纤维素食物和水分,鼓励患者饮用果汁等。通过改善食物种类的供给,起到促进排便的目的。

(4)暂时便秘的处理:①肥皂栓塞肛法:将普通肥皂削成圆锥形,底部直径为1~1.5 cm,长3~4 cm,用热水蘸湿变得润滑后塞入肛门,可以起到肥皂刺激肠壁蠕动引起排便的作用。②开塞露通便法:开塞露内装缓泻剂,有润肠和软化粪便的作用。

(5)长期便秘的处理:体积较大的硬结粪便堆积于直肠,在使用一般通便法无效时,可用手抠法。

4. 尿潴留照护方法

(1)心理护理及健康指导:如尿潴留是因情绪紧张或焦虑不安所致,则需消除患者紧张和焦虑,诱导患者放松心情,有助于缓解尿潴留。

(2)提供隐蔽的排尿环境:尽量提供单人病房,或用屏风遮挡患者,提供温暖便器,使患者感到舒适。

(3)调整排尿的体位和姿势:协助卧床患者抬高上身或坐

起，用手加压腹部以增加腹内压，尽可能使患者以习惯姿势排尿。

（4）诱导排尿：利用某些条件反射诱导排尿，如听细细的流水声，用温水冲洗会阴或温水坐浴。也可采取中医针刺等方法刺激排尿。

（5）热敷、按摩：热敷下腹部及用手按摩下腹部，可使肌肉放松，促进排尿。不可强力按压，以防膀胱破裂。

（6）药物治疗：积极配合原发病治疗，避免药物应用不当造成尿潴留。必要时根据医嘱使用药物治疗。

（7）上述处理仍不能解除尿潴留时，可采用导尿术，以缓解患者的不适和痛苦。

● 照护问答

1. 对留置导尿的临终患者要注意哪些问题？

答：（1）保持导尿管的通畅，集尿袋的位置必须低于膀胱的位置，导尿管不能扭曲打折。

（2）准确记录每小时的尿量，并观察尿液的颜色和性状。尿量突然减少应首先检查导尿管是否通畅。正常的尿液应为淡黄色，无浑浊，每 24 小时约 1500 ml，小于 400 ml 则为少尿。

（3）预防感染。保持会阴部的清洁，每日用清水冲洗外阴。每周 1~2 次更换引流袋，长期引流者每月更换一次引流袋。保持密闭式引流对预防尿路感染有重要的作用。

（4）鼓励患者多饮水，以减少尿路感染的发生概率。采用间歇性引流夹管方式，使膀胱定时充盈排空，促进膀胱功能恢复。定期开门窗通风换气，去除不良气味，保持室内空气清新。

2. 对于带有结肠永久性造口的患者该如何照护？

答：肠造瘘改变了患者原有的排便方式，给患者心理、生理和社会适应功能造成了极大的影响。具体照护措施包括：

（1）心理支持：开导患者接受结肠永久性造口事实，给予生活上的支持，鼓励多与人沟通、交流。

（2）造口管理：选择合适的造口袋并正确使用，可以降低造口周围炎症的发生率。

(3)合理膳食：饮食原则是从少到多、从稀到稠，从简单到多样逐步增加。

临终患者疼痛照护

疼痛是一种令人不快的感觉和情绪上的感受，它包括痛觉和痛反应两个方面。临终患者的疼痛主要发生在癌症患者人群中，50%~70% 的晚期癌症患者会遭受不同程度的疼痛。这类疼痛的发生主要与癌症疾病本身、诊断和治疗等因素有关。疼痛分级：WHO 将疼痛分为以下 4 级(四级三度分类法)：

1.0 **级(无痛)** 患者尚未感到任何疼痛。

2.1 **级(轻度疼痛)** 平卧时无疼痛，翻身咳嗽时有轻度疼痛，但可以忍受，睡眠不受影响。

3.2 **级(中度疼痛)** 静卧时痛，翻身咳嗽时加剧，不能忍受，睡眠受干扰，要求用镇痛药。

4.3 **级(重度疼痛)** 强迫体位，疼痛剧烈，不能忍受，睡眠严重受干扰，几乎彻夜难眠，甚至有自主神经紊乱，需要用镇痛药。

● 照护方法

目前临床上最常用的止痛方法是药物治疗。在服用药物止痛时要遵照世界卫生组织推荐的药物治疗癌痛的 5 个要点，即：口服、按时、按阶梯、个体化给药、注重具体细节，核心是“按时”给药和“按阶梯”给药，其中“按阶梯”给药是指 WHO 推荐的最经典的三阶梯止痛原则。

1. **第一阶梯** 轻度疼痛，给予非阿片类(非甾体类抗炎药)加减辅助止痛药。常用药物有对乙酰氨基酚(扑热息痛)、阿司匹林、双氯芬酸盐、布洛芬、消炎痛(吲哚美辛)等。

2. **第二阶梯** 中度疼痛，给予弱阿片类加减非甾体类抗炎药和辅助止痛药。常用药物有可待因、布桂嗪(强痛定)、曲马多、双克因(可待因控释片)等。

3. **第三阶梯** 重度疼痛,给予阿片类加减非甾体类抗炎药和辅助止痛药。此阶梯常用药物有吗啡片、美菲康(吗啡缓释片)、美施康定(吗啡控释片,可直肠给药)。

2000年,WHO提出"让每一个癌症患者无痛"。患者在癌症晚期,医护人员的主要任务不是治愈疾病,延长寿命,而是减轻痛苦,让患者舒适,提高生存质量。及时给予评估疼痛的指数,根据疼痛指数来描绘疼痛曲线图,找出疼痛的规律,在疼痛发作前给予止痛剂。绝对不能让患者强忍疼痛,违反医疗的人性化护理原则。护理上应注意吗啡类药物的效果及不良反应,防止呼吸抑制,当出现上述情况时,及时报告医生,并做出相应的处理。

● 照护问答

1. 可以采用中医中药的方法来控制疼痛吗?

答:对于晚期肿瘤患者比较推荐服用中药进行止痛。临床上常用的止痛方剂有葛根汤、小柴胡汤、五积散和桂枝加术附汤等。对于慢性疼痛,可以在服用止痛药物的同时,采用中医针灸、推拿、反射区按压等辅助治疗方法。需注意针灸治疗需要具备一定专业资质的人员操作。推拿、反射区按压等无创性操作方法,患者家属可以在专业医护人员的培训和指导下使用。

2. 患者都是遵医嘱使用止痛药,为什么疼痛还是存在呢?

答:(1)这种情况一方面与止痛药物种类和剂量不能有效镇痛有关,需调整止痛治疗方案。

(2)另一方面,早在1967年,姑息医学的先驱Cicely Saunders就提出了整体痛这个概念,他认为癌症患者的疼痛涵盖了生理(肉体不适)、心理(面临垂死与失落的压力)、灵性(罪恶感、存在的无意义)、社会(角色缺失、自我形象缺失、担心家庭和经济、感到被遗弃和孤独)四大方面。

(3)在现实生活中人们更多关注的是患者生理方面的疼痛,而忽略了长期的心理压抑、灵性折磨得不到解脱、社会角色和功能的缺失都可能会使患者的疼痛如影随形,加重患者的疼痛程度,甚至会使部分患者经常想到结束自己的生命。

临终患者癌因性疲乏照护

癌因性疲乏是由癌症及其相关治疗引起的患者因长期紧张和痛苦而产生的一系列如虚弱、耐力差、注意力不集中、动力或兴趣减少等主观感觉。主要表现为患者身体虚弱、异常疲乏、不能完成原先能完成的活动。对周围事物缺乏激情、情绪低落,注意力不集中、思维和反应迟钝,有些根本无法进行某些活动,比如移动椅子等。癌因性疲乏是癌症最具破坏性的症状之一,也是癌症治疗中最令患者痛苦的症状之一。

癌因性疲乏的表现发展快、程度重、能耗大、持续时间长,通常不能通过休息和睡眠来缓解。癌因性疲乏患者往往无法独自完成日常生活活动,如行走、简单的家务劳动等。

临终患者由于自身疾病的原因,经历疼痛、抑郁、恶心呕吐等不适症状的困扰,而癌因性疲乏会加重这些症状的严重程度,并且这些症状之间会相互作用,最终使得这些患者痛不欲生,有些患者甚至因此产生了自杀的念头。

● 照护方法

1. 目前治疗癌因性疲乏的方法有营养免疫调节、改善睡眠、运动、调整情绪、药物治疗等。其中药物治疗主要包括中枢神经兴奋剂和皮质类固醇这两类,药物作用迅速,但其不良反应可能引发疲乏加重。因此,鼓励患者适量参加一些以增强人体吸入、输送和使用氧气能力为目的的耐力性运动,如步行、跑步、游泳、骑自行车、登山、跳健身操等有氧运动。最常用有效的有氧运动方式就是“持之以恒”的步行,重在坚持。无法下床活动的患者可采用蹬床上自行车来进行运动。

2. 中医中药和中医适宜技术应用。中医认为癌因性疲乏是由积劳内伤、久病不复引起的阴阳失调，与脾肾关系密切，主张以虚论治。因此，中医治疗癌因性疲乏时重视扶正补虚，补益脾胃、补肾生髓、回复增强其化生气血的功能，使患者的阴阳气血调和。目前常用的中医疗法有服用中药（人参、生脉、参芪、复方阿胶浆、健脾消积汤、补中益气汤等）和艾灸、耳压贴穴等中医适宜技术应用。

● 照护问答

癌因性疲乏对于照护患者的人有没有影响?

答：答案是肯定的。

（1）由于癌因性疲乏的患者体力逐渐衰弱，思维和反应变得迟钝，情绪变得低落，甚至有时还会情绪失控，因此照护这些患者的人感到每天的劳动强度在不断加大，却没有收到“好的效果”。

（2）同时，由于情感上得不到被照护者的回应，照护者会觉得有挫败感、痛苦不堪。

（3）因此，作为其他亲属应该定时轮替照护患者，让长期照护患者的照护者能得到很好的休息，以保持足够的体力；同时要和照护者多沟通，帮助他们宣泄不良的情绪，保持心情舒畅。

临终患者活动照护

临终患者大多身体虚弱，但不应限制他们的活动。大多数家属认为临终患者的身体虚弱，不仅不允许他们下床活动，更时常帮助或替代他们完成日常生活的料理。其实，对于尚有活动能力的临终患者，家属不应代替他们完成所有的事，让临终患者消极地躺在床上等待最后时刻的来临，而应当积极鼓励他们完成适当的日常生活的料理并适当活动，让他们保持基本的活动状态，以维护患者的尊严及自我价值。

● 照护方法

鼓励适当活动　鼓励有活动能力的临终患者适当活动，如洗脸、刷牙、梳头、自己进餐、床边站立，室内行走、下床排便等。也可以让患者按照自己的意愿进行适当的活动,如听音乐、看电视。家属也可推轮椅陪着患者在阳台或院子里晒太阳,让患者暂时忘却痛苦,和家人共同度过最后的时光。

增强交流　在保证患者有充足的休息及睡眠情况下,只要病情允许,鼓励其与亲友通过电话、微信、信件等联系,增强心灵交流,勇于面对现实。

● 照护问答

对于没有任何活动能力的临终患者还需要帮助其进行活动吗?

答:是的。活动可以改善肢体的血液循环,维持肢体及关节的正常功能,预防肢体挛缩或发生静脉血栓。最基本的活动主要有翻身、拍背等。

临终患者静脉血栓照护

静脉血栓栓塞症是指血液在静脉内不正常地凝结,使血管完全或不完全阻塞,属静脉回流障碍性疾病。包括两种类型:深静脉血栓形成和肺动脉血栓栓塞症,即静脉血栓在不同部位和不同阶段的两种临床表现形式。

1. **深静脉血栓形成**　可发生于全身各部位静脉,以下肢深静脉多见。下肢近端(腘静脉及其近侧部位)深静脉血栓形成是肺栓塞血栓栓子的主要来源。

2. **肺动脉血栓栓塞症**　指来自静脉系统或右心的血栓阻塞肺动脉或其分支,导致的肺循环和呼吸功能障碍疾病。

此外,癌性栓塞,是指癌细胞在生长、繁殖、转移过程中,侵袭或堆集血管和淋巴系统,或引起血液的凝血异常,从而导致血管功能和血液运行障碍、异常凝血、血栓形成产生一系列病理生理改变的肿瘤并发症。

● 照护方法

对于静脉血栓栓塞症易发的高危患者,可从以下三方面来预防静脉血栓栓塞症。

1. **一般预防**　对静脉血栓栓塞症的高危患者应该采取主动或被动活动、深呼吸及咳嗽、避免损伤血管内膜、低脂饮食、多饮水、控制血糖和血脂等措施，预防发生静脉血栓栓塞症。

2. **物理预防**　可以采用梯度压力袜、间歇充气加压装置、足底静脉泵等，利用机械原理促使下肢静脉血流加速，减少血液潴留，降低下肢深静脉血栓形成的发生率。推荐与药物预防联合应用。

3. **药物预防**　普通肝素、低分子肝素、Xa 因子抑制剂（利伐沙班）、维生素 K 拮抗剂（华法林）等可有效预防静脉血栓栓塞症的发生。

● 照护问答

静脉血栓栓塞症的常见临床表现是什么？

答：静脉血栓栓塞症的临床表现主要是：

（1）下肢深静脉血栓：患肢有不同程度的疼痛、肿胀和沉重感，皮肤温度升高。活动后症状加重，有时伴有发热、心率加快等症状，双下肢相应平面的周径相差 0.5 cm 以上。

（2）肺栓塞：患者出现不明原因的呼吸困难、胸痛、晕厥、咯血、缺氧症状、心率加快等，临床症状重，病情发展迅速，常威胁患者生命。

第三节　心 理 关 怀

临终患者因疾病的折磨及对生的渴望、对死的恐惧，心理反应十分复杂。美国医学博士伊丽莎白·库布勒－罗斯在观察 400 位临终患者的基础上，将临终患者的心理活动分为五个发展阶段，即否认期、愤怒期、协议期、忧郁期及接受期。根据不同阶段的心理变化给予相应的心理关怀是临终患者照护的重点。

否 认 期

当患者间接或直接听到自己可能会面临死亡时,他第一个反应就是否认:“不可能”“他们一定是搞错了”,否认病情恶化的事实,希望出现奇迹。有的患者到临终前一刻仍乐观地谈论未来的计划及病愈后的设想。此期的持续时间因人而异,大部分患者能很快度过,也有部分患者会持续否认直至死亡。

● 照护方法

对此期患者,不可将病情全部揭穿。与患者交谈时,要认真倾听,表示关心、支持和理解。家属应该经常出现在患者的身边,让他感到没有被抛弃,而时刻受到人们的关怀。同时也要预防少数患者心理失衡,以扭曲方式对抗此期的负重感。

病情告知因人而异,需要灵活掌握,以下 5 点可供参考:

1. 何时告知? 此期患者可能已经知道自己的病情,但不愿从别人的口中加以证实,自己也对之回避。因此,医护人员应满足患者的心理需求,对患者可采取相应的柔性回避态度,不必急于将实情告诉患者,以达到不破坏患者的防御心理的目的,但也不要有意欺骗患者。根据患者的接受程度,应用不同的方法,可以试着让患者抱有一丝生存的希望,或可以用“渗透”的方法慢慢地告诉患者实情,必要时让患者回避到最后。

2. 何人告知? 病情告知可分为主动与被动,主动告知常是医护人员尊重患者的知情权而为之,被动告知则是因患者询问,医师和家属不得以为之。病情告知者必须具备两个条件,即信任和亲善。

3. 何地告知? 告知病情的地点,应选择具有隐蔽性、不被干扰、患者感觉舒适安全的环境。如四下无人的花园草地或单人病房是最理想的地点。告知者应用心布置四周环境,尽量营造温馨气氛,使得患者在与告知者沟通时能身心专注,畅所欲言,尽情表达内心想法。

4. 告知什么？病情告知并非宣判死刑，必须依照患者个性，留意患者的反应，适当告知。切忌将一堆实情简单地塞给患者，而要看患者的具体需要。告知者应仔细聆听患者的提问，针对他的问题进行必要解答。

5. 如何告知？告知病情时，应态度中肯、语气温和、神情自然，坐下来与患者保持大约一手臂的距离，在其身侧约 45° 位置，高度比他稍低，使他眼睛可轻微向下，不至于太疲累。当患者静默时，告知者不要急着找话讲，而应等他作出反应后，再接着下一个话题。在告知过程中要根据患者的反应适时采用肢体语言。

● 照护问答

说还是不说？

答：正如库布勒－罗斯博士的观察，大部分的患者都预感他们即将去世，他们从亲属的泪水、家人紧绷着的脸，意识到自己已日薄西山。然而，大部分临终者却依然希望自己信任的人（包括医生和亲属）来告诉他们真相，并帮助他们一起度过艰难的时刻。患者知道实情是很重要的，至少他有权知道。

愤 怒 期

当患者经过短暂的否认而确定无望时，一种愤怒、妒忌、怨恨的情绪油然而起“为什么是我？这太不公平了”，于是把不满情绪发泄在接近他的医护人员及亲属身上。

● 照护方法

1. 临终患者的这种“愤怒”是正常的适应性反应，是一种求生无望的表现。要谅解、宽容、安抚、疏导患者，让其倾诉内心的忧虑和恐惧，不要对患者采取任何个人攻击性或指责性行为。

2. 通过建立高度信任关系，使患者认同不论自己感觉如何，不论有什么挫折和愤怒，这都是正常的心理应激反应。当临终患者被压抑的情绪影响时，尽量提供发泄机会，帮助患者学会倾诉，表达及发泄其情感及焦虑。当痛苦和悲伤的波浪爆破时,要与他们共同承担。接受、耐心的了解和时间的推移,会让情绪反应慢慢退去,让临终患者回到真正属于他们的尊严、宁静和理智。

3. 应用治疗性的沟通技巧,适时地聆听、沉默、触摸,以缓解患者的怒气。

4. 对有过激行为的患者,应采取安全措施,保护患者免受伤害。

● 照护问答

临终患者的愤怒源于何处?

答:源自于临终患者的内心恐惧和悲伤,对即将失去的恐惧,对身心缺如的恐惧,对预期分离的恐惧,对未知世界的恐惧等。越亲近临终患者,他越会把照护者当作愤怒和责备的对象,但不要认为这些愤怒是真的针对你。

协　议　期

协议期是临终患者经历的一个特殊时期,是从否认到接受、从愤怒到平静的过渡时期。承认死亡的来临,为了延长生命,患者会提出种种“协议性”的要求,希望能缓解症状。有些患者认为许愿或做善事能扭转死亡的命运;有些患者则对所做过的错事表示悔恨。

● 照护方法

应看到这种情绪对患者是有益的,他能主动配合治疗,延缓死亡进程。因此,要尽可能地满足患者的需求,即使难以实现,也要做出积极努力的姿态,鼓励患者积极配合治疗,减轻病痛。

● 照护问答

是否会有奇迹出现?

答:已发生过很多这样的案例:有些人被诊断为绝症末期,通过规范临终关怀照护,在仅剩的几个月中,他们直面自己即将死亡的事实,改变原有的生活轨迹,重新制定人生目标,在不知不觉中延长了生命时限甚至痊愈。因此,奇迹是可能发生的。

忧 郁 期

此期患者已接受事实,哀伤其生命将走到终点,心情极度伤感,郁郁寡欢。此期患者很关心死后亲人的生活,同时急于交代后事。

● 照护方法

1. 对此期患者,创造一个安静的环境,鼓励患者及时表达自己的哀伤与抑郁,并耐心倾听,使患者能顺利度过自己的死亡心理适应期。

2. 家属应多探望和陪伴患者,让他们按自己的需要去表达感情,而不应加以非难和阻拦。不离不弃的陪伴本身就是一种强大的力量,相依相偎的倾听更是一种巨大的安慰。在患者情绪平复的间歇鼓励他们说出最终的愿望,并尽量满足患者的需要。

● 照护问答

学会倾听重要吗?

答:当临终患者敞开心扉诉说,释放心灵的时候,身为照护者包括亲友应学会倾听,因为倾听比诉说需要更漫长的时间积淀和更强大的内心历练。临终患者在诉说中整理人生,当他清醒认识到自己的生命中充满了感恩、真诚、尊重、信任、勇气、自由、富足并乐于分享时,即将离开,也将心安。

接 受 期

经历一段忧郁后,患者已经从心理及行为上完全接受了将要死亡的现实,心情得到了抒发,面临死亡已有准备,但患者极度疲劳衰弱,常处于嗜睡状态,表情淡漠,却很平静。

● 照护方法

1. 尊重患者的信仰,延长护理时间。在征得临终患者及亲属同意后,停止一切侵入性的治疗,避免任何附加的刺激及痛苦。因为让临终患者在死前尽可能保持宁静,是非常重要的。

2. 允许患者保持冷静、安静及孤立的态度,不要强求患者与其他人接触。照护者继续陪伴患者,并给予适当的支持,以维持患者安静、祥和的心境。

3. 帮助患者做好工作、家庭的安排,协助患者完成未了的心愿,使患者平静地度过生命的最后时光。

● 照护问答

1. 如何做好老年人临终照护的心理关怀?

答:鉴于临终患者的特殊心理状态,老年人临终照护应注意以下方面:

(1)触摸:临终者期待被看成正常人而非患者,只要触摸他的手,注视他的眼睛,轻轻替他按摩,就可以给他极大的安慰。

(2)耐心倾听和诚恳交谈:让临终患者把他真正想说的话说出来,温暖地鼓励他尽可能自由地表达对临终和死亡的想法,这种坦诚、不退缩地披露情绪是非常重要的,可以让临终者顺利转化心境,正确地面对死亡。

(3)允许家属陪护老年人,参与临终照护。

(4)帮助老年人保持社会联系。

(5)适时有度地宣传优死的意义。

(6)重视与弥留之际老年人的心灵沟通。

2. 临终患者为什么会有"回光返照"现象?

答:医学科学告诉我们,主要是肾上腺分泌的激素所致。

(1)人在濒临死亡的时候,在大脑皮质的应急控制下,肾上腺皮质和髓质一过性分泌糖皮质激素、肾上腺素和去甲肾上腺素等激素,起到兴奋心脏、收缩血管、升高血压及抗炎症、抗毒素、抗休克等作用,这就调动了全身的一切积极因素,帮助患者迅速短暂缓解症状,使患者由昏迷转为清醒。

(2)这时患者由不会说话转为能交谈数句或还交代后事,由不会进食转为要吃要喝等，这些病情“减轻”称“回光返照”的现象，只是一种假象，给人一种错觉，不要误认为患者转危为安，而是患者向亲人诀别的信号，这就是“回光返照”的原理，我们可以把它理解为人在临终之前迸发出的生命火花。

（3）这时亲友们应该做的，是让患者在这一火花的照耀下，安排好自己的后事，完成未了的心愿。

第四节 人文关怀

人文关怀，其核心在于肯定人性和人的价值，要求人的个性解放和自由平等，尊重人的理性思考，关怀人的精神生活，尊重人的主体地位和个性差异，关心人丰富多样的个体需求，激发人的主动性积极性创造性，促进人的自由全面发展。将人文关怀模式融入临终关怀模式中，使患者自始至终感受到人文关怀的医疗和照护服务。能满足临终患者的知情权，缓解紧张心理，使临终患者能无痛苦，安宁、舒适地走完人生的最后路程。

临终患者心理建设

心理建设是通过长期的学习，接受指导，建立一种健康、正确的心理状态。而对临终患者来说，要在其在濒临死亡的临终阶段，帮助和指导患者坦然面对死亡并珍惜身边的人和物。高龄老人临终患者的心理特点：

1. 高龄老人的生理功能逐渐衰退，心理感知反应迟钝，一旦患病，不仅病情严重发展，而且迅速恶化。

2. 高龄老人临终者面临死亡，已预感到了死亡不可抗拒性，心理特点以抑郁、绝望为主要特征，并且往往有自杀的念头。

● 照护方法

临终患者在生命最后时刻都会有一些特殊的要求和愿望,或许合理或许无理,或许物质或许精神。作为照护者包括亲属应细心地询问、尽力地揣摩、努力地满足,这是对临终患者最后,也是最好的礼物。

1. 向患者和家属提供积极、理性的信息,讲述在生命最后时刻要做的事,告知患者死亡时的注意事项,鼓励患者书写遗书,对活着的人提出希望。

2. 陪伴、教会临终患者勇敢、平静、坦然地面对死亡。让临终患者得到人间真诚、坦率与信任的爱,使其无痛苦无遗憾地离开世界。

3. 对患者家属进行人文关怀。最主要关怀对象是患者,但同时家属也是人文关怀的重要对象。多与家属进行沟通,了解家属的心理变化,并给予安慰,帮助家属认清现实,有效抚慰家属情绪。防止家属在患者治疗期间,增加较大的心理压力,缓解他们失去亲人的悲伤情绪。

● 照护问答

我该如何打发最后的日子?

答:人活着的时候很少会珍惜身边的事与物,往往等到身患严重疾患、亲人突然离去或遇到人生中最难度过的日子时,才会重新思考自己的人生。对于临终患者而言,可尝试以“生命纪念册”等影像、语言、文字形式来记录下临终患者生命尽头的点滴,尽量表达自我,并借文字、影像永远留存,让每一个爱你的人和你爱的人去解读你。

临终照护的“五感疗法”

“五感疗法”,即针对临终患者的视觉、听觉、嗅觉、味觉和触觉,通过对临终者给予各种感官刺激而引起生理和心理上的调整,使患者身心得以恢复协调,消除忧郁、焦虑、烦闷、愤怒等情绪和疲惫感，继而达到一种身、心、灵舒畅的感觉。

1. 视觉护理——色彩

颜色是人体外表和内心之间的桥梁。任何颜色对人的内心都会产生一定的影响。颜色能“渗入”人体组织，可使人的肌肉或松弛或紧张，对临终患者的部分症状有一定的缓解作用。色彩疗法在临终患者中的应用：

(1)白色光：具有安抚作用。由于它的纯净平和，可对临终患者起到很好的安抚作用。此外白色光还可以减轻疼痛。

(2)蓝色光：具有降温、冷却的作用。可以减轻患者痉挛症状，可明显化解临终患者烦躁、愤怒等情绪。由于蓝色有催眠作用，所以有震惊、镇痛、止血作用。

(3)红色光：具有激励兴奋作用。恰似一种强烈燃烧的能量，这是一个带来行动的颜色，它会引起心跳加快、血压升高，并促进食欲，增加对话交流。

(4)橙色光：具有与肾上腺素相关的作用。它是一种温暖的颜色，还有增加免疫力的功效。

(5)紫色光：是一种极佳的刺激色，由温暖的红色和冷静的蓝色融合而成，有一种神秘的观感，属冷色调。具有减轻疼痛、减缓僵硬感作用。

(6)绿色光：这是大自然中的一种最悦目的颜色，可以解除眼睛疲劳，给人一种宁静的感觉。同时它可以消除神经紧张，具有安定和谐的功效。

(7)黄色光：有轻泻和利尿作用，它能够刺激大脑、肝脏和脾脏，它会引起人们过度的兴奋。

(8)靛蓝色：可调和肌肉，减少或停止出血。能影响视觉、听觉和嗅觉，可减轻身体对疼痛的敏感性。

2. 味觉护理——调和

临终患者饮食护理的重点就是尽可能满足临终者的口腹之欲，让患者心满意足地告别人生。

(1)根据视、味、嗅的通感作用,为患者提供一个舒适、整洁、明亮的就餐环境。在烹调时,注意菜品色、香、味的调配,多采用蒸、煮、炖的烹饪方法,尽量少用油炸、煎的烹饪方法。存放食物的器皿色彩宜多用白色,以衬托食物色彩的本来面目。

(2)临终患者味蕾功能减退,食欲下降,口内常有酸苦的感觉,餐前应予清新的漱口水含漱,餐次也非固定,宜按需进餐,少量多餐。

(3)减少有害物质的摄入,多用天然和野生食材,少用人工合成与精加工的食品。避免酸渍、盐腌、霉变、烟熏食品以及色素、香料、烈性酒等的摄入。

(4)肿瘤患者还可以选择相应的食物,加速味觉的恢复。如化疗患者可以饮用陈皮熬水,多喝薏米粥,多吃山药、青萝卜、大枣,有助于恢复脾胃功能。放疗患者可多吃芦根,喝菊花茶、银耳茶和绿豆汤,以清热解毒。

3. 嗅觉护理——芳疗

芳香疗法起源于古埃及等古文明地区,近代盛行于欧洲,是使用芳香植物蒸馏萃取出的精油来舒缓精神压力与增进身体健康的一种疗法。

对于临终患者而言,或许在其生命尽头弥漫着医院里药物、消毒水、排泄物等的异味。因此通过芳香疗法,借助嗅觉中介,一起唤起临终患者貌似遗忘而非完全消失的那种深层的记忆,使临终患者在现实的香氛中带着美好的回忆告别人世就显得特别珍贵。

建议在专业人员指导下开展芳香护理。当临终患者疼痛和抑郁时,在药物治疗的基础上,可取香精油、桉油、薄荷油等芳香油剂中的一种或数种稀释后轻轻按摩患者足部的有关反射区,也可选用中草药、针灸、推拿、催眠等中医中药疗法。实验表明,把上述芳香油混合在一起按摩患者的反射区(人体各器官和部位在足部有着相对应的区域,可以反映相应脏腑器官的生理病理信息,这就是所谓的“足部反射区”如合谷穴、太冲穴等),既向患者表达了爱和温暖,也是最好的与其告别的方式,不仅可解除患者的紧张,也减少了用药。注意部分敏感肤质的患者可能会对精油过敏。

4. 肤觉护理——抚触

人体的肌肤和胃一样需要进食以消除饥饿感，而进食的方式便是接受抚爱和触摸。研究表明，照护者用双手对临终患者的肌肤进行科学的、有规则的、有秩序的传递温馨的爱抚，可提高临终患者的大脑神经功能，能起到一定的止痛及兴奋效应。因此，照护者可以通过接触和抚摸临终患者躯体、头部、四肢的皮肤，使其疼痛和焦虑激素水平下降，从而减轻临终患者的焦虑和恐惧，使他们的情绪趋于安宁。具体实施抚触的方法如下：

（1）保持适宜的房间温度（25℃左右）和抚触时间（5~15 分钟），确保舒适及抚触时不受干扰。

（2）保持病室安静及光线柔和，可根据患者的喜好播放一些轻柔的音乐。

（3）选择适当的时机进行抚触。以患者充分休息后及两餐之间为宜，皮肤清洁后抚触效果更佳。

（4）在抚触前按需准备好毛巾、替换的衣物、润肤油、精油等，操作者先倒一些精油或润肤油于掌心，并相互揉搓使双手温暖。

（5）要求抚触操作者心情愉悦，充满爱意，同时保持以亲切目光和温馨言语与患者交流。

（6）抚触按摩手法要轻柔，根据患者病情及需要抚触其头面部、腹部、四肢及背部。

（7）始终保持患者处于舒适体位，如果在抚触过程中患者有任何不适都应立即停止操作。

（8）对临终患者的抚触可由专业医护人员进行，也鼓励家属的积极参与。

5. 听觉护理——音乐

人在濒临死亡时，各种感觉都渐渐衰退，听觉却留到最后。而音乐是人类的灵魂，是人生不可缺少的一种抒情活动。音乐疗法可以让身体放轻松，纾解压力；可以敞开封闭的心灵，纾解忧郁苦闷的心情；可以刺激脑部，活化脑细胞，诱发其对过去的回忆。照护者如何为临终患者选择音乐呢？

（1）安定心绪 《春江花月夜》《第八交响乐》《平沙落雁》《塞上曲》等。

（2）减轻躁狂 《梅花三弄》《平沙落雁》《塞上曲》《空中鸟语》等。

（3）缓解忧郁 《三六》《步步高》《百鸟行》，现代京剧《蝶恋花》《喜洋洋》《江南好》等。

（4）安抚悲伤 柴可夫斯基的第六号交响曲《悲怆》、贝多芬的第五交响乐《命运》等。

（5）缓解疲劳 《假日的海滩》《锦上添花》《矫健的步伐》《十五的月亮》，京剧《八月十五月光明》等。

（6）舒缓压力：艾尔加《威风凛凛》、布拉姆斯的《匈牙利舞曲》等。

（7）改善食欲：《欢乐舞曲》《花好月圆》《嬉游曲》等。

（8）治疗失眠：《平湖秋月》《烛影摇红》、莫扎特的《催眠曲》《二泉映月》《军港之夜》等。

（9）精神寄托：与患者信仰相关的宗教音乐。

第五节 家庭照护

“落叶归根”的传统文化思想和家中熟悉的环境等因素，使得越来越多的老年临终患者选择居家临终。研究显示，良好的家庭环境，尤其是亲人间和睦的关系、彼此关爱的家庭氛围，能降低晚期临终患者对死亡的恐惧和不安，有利于家属陪伴患者走完人生最后的旅程。

在家庭实施临终关怀服务，患者可以获得最安全、温馨、舒适及经济、负担最轻的照护。在自己最熟悉的环境中，在亲人的陪伴和关注下离开人世，可实现患者真正意义上的有尊严的死亡，体现了生命价值与质量，是实现临终关怀服务内容的有效形式。

● 照护内容

1. 患者疼痛和症状的控制：如镇痛、镇静、抗惊厥、止吐、通便、利尿等。

2. 患者的基础护理。

3. 患者心理护理和社会精神支持。

4. 支持和关心家属，尊重患者的自主权，让患者和家属参与症状控制计划。

5. 非药物治疗和哀伤辅导。

6. 发挥中医药优势和特色，如中药内服、姑息治疗、经络疗法、中医外治法、食疗药膳等。

● 照护方法

1. 在家中为患者开展良好的支持服务。

2. 营造舒适安全的家庭环境，让患者在熟悉的环境中享受温馨的亲情。

3. 可以让患者接受朋友的探视。

4. 通过社区全科团队设置家庭病床的方式，医护人员根据患者的需要定期地巡诊，开展生命指征的观察；并发症的预防和指导；压疮的处置和预防；对患者实施有效镇痛；指导家属做好患者的饮食和皮肤护理等医疗护理服务；同时为患者及其家属提供心理支持。

5. 对失去亲人的家庭进行哀伤辅导。

● 照护问答

临终关怀有哪几种类型？

答：孟宪武先生在《优逝》一书中总结了我国 5 种临终关怀模式：家庭型临终关怀；社会型临终关怀；宗教型临终关怀；医院型临终关怀；反向型临终关怀。

(1)家庭型临终关怀:这是最古老、最主要的临终关怀形式。是有着血缘、婚姻关系的人们,出于感情、道德、礼仪、习俗等方面的因素,对临终者表示不同方式、不同程度、不同目的的关心和慰藉的关怀形式。

(2)社会型临终关怀:是指亲友、同仁、乡里近邻对临终患者的关心问候以及其去世后葬礼的参与与协助,是一种社会交际的涵义,更体现了群体之间的情感关系。

(3)宗教型临终关怀:古往今来,各种宗教活动的大都围绕着人的临终与死亡,对笃信宗教的临终患者而言,他们从中获得的安慰是巨大的,有时宗教活动的力量甚至超过了家庭亲人的关怀之情,也反映了宗教信仰在临终关怀中的重要作用。

(4)医院型临终关怀:是指设置专门的医疗场所,供临终患者专用。“救死扶伤”是医学界永恒的命题,“救死”实际上就包括临终关怀。但医院型临终关怀与传统的医院救治有着本质区别,临终关怀舍弃了对晚期患者无益而且无效的治疗,代之以符合人文关怀的照顾和宁养,以控制患者症状、提高生命质量,通过减轻病痛折磨及排解心理问题,令患者内心宁静地面对死亡。

(5)反向型临终关怀:是指临终患者的行为对生者的关怀影响,如临终之际的遗产划分、后事安排、遗嘱订立等,表明临终患者对生者的依恋和关心已进一步升华,也是临终患者对家庭、对社会的最后贡献。

这5种类型的临终关怀各有特点,亲属应根据临终者的意愿、个性、特点、实际条件等作出选择。

第六节 姑息照护

姑息照护是对所患疾病不能治愈、生存期受限、无救治希望的患者的一种积极的整体性的护理。由专业的医护人员为患者和家属提供身体、心理、社会和精神全方位的照顾和支持，其方法主要是控制疼痛和其他不适症状，帮助其尽可能地积极生活，提高其生存质量。姑息照护强调四全服务，即全人、全家、全程、全队。通过团队的方法提供整体照护，把患者、家属作为照护单元，不主张实施可能给患者增添痛苦和无意义的治疗或过度治疗。强调减轻各种痛苦，让患者平静、安然、有尊严地离开人世，即优化生命末端质量。

在姑息治疗中，这里我们着重介绍脑死亡和气管插管。

脑　死　亡

医学所指的脑死亡，是指包括脑干在内的全脑功能丧失的不可逆转的状态。患者一旦被确诊脑死亡，就意味着死亡之门已经打开，患者即将离世。

脑死亡的判断标准：

1. 不可逆昏迷和大脑无反应性　前者指不能逆转的意识丧失，后者指对外界刺激不发生任何反应。

2. 自主呼吸停止　进行 15 分钟人工呼吸后仍无自主呼吸。

3. 颅神经反射消失 如瞳孔散大或固定，对光反射、角膜反射、咳嗽反射、吞咽反射等脑干反射消失。

4. 无自主运动。

5. 脑电波消失，又称大脑电沉默。

6. 脑血液循环停止，必要时可经颅脑多普勒超声检查或脑血管造影，证明脑循环停止是确诊脑死亡的最可靠指征。

● 照护方法

脑死亡是不可逆的，生命从确诊脑死亡的这一刻起已经终止。脑一旦死亡（全脑机能不可逆性丧失），即便是使用人工呼吸机，心跳（血液循环）在一定时间内还能维持，但人的意识不可能恢复,更不可能维持正常的生活,并且这种强制性的心跳和呼吸也只能在短期(通常是一、二周)内存在。而在此期间所耗费的人力、物力、财力,会给家庭经济带来巨大负担,对整个社会医疗资源也是一定程度的浪费。从尊重生命的角度来说,面对脑死亡的患者,应当尊重其生命尊严,进行积极又明知无效的抢救,并不是最佳选择。

● 照护问答

能否为处于临终状态的患者实施安乐死?

答:安乐死是指对无法救治的患者停止治疗或使用药物,让患者无痛苦地死去。"安乐死"一词源于希腊,意思是"幸福"的死亡。它包括两层含义:一是安乐的无痛苦死亡;二是无痛致死术。现实生活中的安乐死专指对身患绝症、临近死亡、处于极度痛苦之中的患者实施促使其迅速无痛苦死亡的一种方式。在我国,目前安乐死是不合法的行为,而且被认为是一种剥夺他人人身权利的行为,为他人实施安乐死会被认为涉嫌故意杀人。

临终患者气管插管

气管插管是将一种特制的气管内导管经声门置入气管的技术,它能为维持气道通常、通气供氧、呼吸道吸引和防止误吸等提供保证。经口气管插管的使用快速而方便,在呼吸、心跳骤停抢救时较常使用,但经口气管插管固定困难,大多数患者在意识恢复初期,可因烦躁不安或难以耐受出现抵触,因此需要进行镇静治疗。经鼻气管插管有效方便,容易固定,但经鼻气管插管气道无效腔大,容易导致痰液引流不畅和痰栓形成,甚至阻塞管腔。做好气管插管的护理尤为重要。

● 照护方法

1. 维持呼吸道通畅,及时吸痰或除去异物。

2. 给予高浓度吸氧。

3. 妥善固定并记录插管深度。

4. 勿使用门齿为着力点。

5. 插管完成后应听诊腹部、胸部呼吸音，确定插管的正确位置。

6. 导管留置时间一般不超过 72 小时，避免压迫时间过久引起气管黏膜水肿、溃疡、坏死。

7. 气管插管气囊须定时检查压力。

8. 备齐气管插管用物以防脱落。

● 照护问答

临终状态的人是否需要紧急救护？

答：紧急救护的目的在于“防止非预期的突发性死亡”，措施主要包括使用心肺复苏、兴奋呼吸药物、血管活性药物、进行气管插管和电除颤等。在整个过程中可能会因为气管插管引起喉痉挛、呛咳，伤及喉气管黏膜；心脏按压可能会压断肋骨；电除颤可能会诱发各种心律失常和皮肤灼伤等，这个过程是相当痛苦的。处于临终状态的患者因器官功能已经发生不同程度的丧失，紧急救护的措施并不能真正挽救他们的生命。亲属在决定是否对处于临终状态的人采取紧急救护措施时，应多站在患者的角度审慎抉择，以免给临终者带来不必要的痛苦，给自己带来无法弥补的遗憾。

第七节 善终照护

善终照护，简单来说，就是对经医院判定已没有治疗价值、生存时间有限（一般生命成活期限在 6 个月内）的癌症晚期或慢性病终末期患者进行适当的医院或家庭式治疗及护理。其核心目的就是在患者人生走到最后一程时，让其得以无痛、无惧、无憾地度过生命最后的时光。

善终有三个层面的意思:

1. **身体平安** 即痛苦减至最低,临终过程不长,身体完整、清洁、能活动。

2. **心理平安** 即能接受死亡、放下、了无牵挂、不孤独,在欢喜的环境中离世。

3. **灵性平安** 即无太多杂念,觉得人生圆满或者渡过苦海即将上岸。

● 照护方法

临终患者时刻都应该有面对死亡的准备。死亡准备应包括:物质准备和心理准备。

1. **物质准备** 预立遗嘱、准备遗像和终老服等。

2. **心理准备** 接受死亡,活在当下。临终时要有3种态度,"谢谢你""对不起"和"再见",就会平安地走向善终。

根据患者年龄、民族、生活环境、所接受的教育、人生经历、信仰及社会背景等因素的不同,对患者及家属进行适时适当的死亡宣教十分必要。在适当的时间,以适当的方式,征得家属的同意,同家属一起向患者讲解一些死亡的相关知识,如死亡标准、死亡价值、死亡时间、地点的选择等,使患者树立正确的死亡观,更快地调整心理状态,做到"准备死,面对死,接受死,庄严死"。同时帮助家属适应患者的病情变化,缩短悲伤的时间,减轻痛苦的过程,更好地为患者做好最后的事情,共同努力,使患者高质量度过生命的最后一程。

● 照护问答

1. 临终患者还有最后一口气是否可以回家?

答:在以往,患者的临终通常会发生在家中。然而随着医学的发展,医院已成为患者临终的主要场所。但有时候医院的环境并不能满足临终患者的要求,因此,当患者面临临终状态时,通常会要求回家。此时,亲属应以患者的需求为重点。患者选择回家或许是他一生中最后一个心愿,如果亲属连患者的最后一个心愿都不能满足,患者将无法善终,而亲属也会留下遗憾。因此,从临终者和家属的角度考虑,应当尊重患者的想法,尽量满足患者回家的要求,而这也是对人性的尊重。

2. 临终患者听力最后消失吗?

答:听觉是临终患者最慢而且最后消失的感觉,患者常能听到周围的声音,但无力回应或表示。因此鼓励亲属将所要表达的情感告诉临终患者,不管是感激、祝福还是抱歉、愧疚。在与患者交谈时要注意语调柔和,语言清晰,也可以用手触摸患者,让他感受到在生命的最后时刻并不孤单。

附　录

附录一　常见实验室检查指标的参考区间及临床意义

（一）血细胞分析

检验项目	英文缩写	参考区间	临床意义
红细胞计数	RBC	男：（4.3~5.8）$\times 10^{12}$/L 女：（3.8~5.1）$\times 10^{12}$/L	RBC↑：见于真性红细胞增多症、严重脱水、烧伤、休克、肺源性心脏病、先天性心脏病、一氧化碳中毒、剧烈运动、高血压、高原居住等。 RBC↓：各种贫血、白血病、大出血或持续小出血、重症寄生虫病、妊娠等。
血红蛋白	Hb	男：94~122 g/L 女：87~112g/L （>70岁）	血红蛋白增减的临床意义与红细胞计数基本相同，但判断贫血程度优于红细胞计数。
红细胞压积	Hct	男：0.40~0.50 女：0.35~0.45	Hct↑：脱水浓缩、大面积烧伤、严重呕吐、腹泻、尿崩症等。 Hct↓：各种贫血、水中毒、妊娠。
红细胞平均体积	MCV	82~100fl	MCV、MCH、MCHC是3项诊断贫血的筛选指标。
平均红细胞血红蛋白含量	MCH	27~34pg	
平均红细胞血红蛋白浓度	MCHC	316~354g/L	
血小板计数	PLT	（100~300）$\times 10^{9}$/L	血小板减低是引起出血常见原因。
白细胞计数	WBC	（4.0~10.0）$\times 10^{12}$/L	WBC↑：(1)生理性增多：新生儿、妊娠期、分娩期、月经期、餐后剧烈运动后、冷水浴后、日光浴、紫外线照射、神经过度紧张、恐惧、恶心、呕吐。

续表

检验项目	英文缩写	参考区间	临床意义
白细胞计数	WBC	（4.0~10.0）$\times 10^{12}$/L	(2)病理性增多：若干种细菌感染所引起的炎症，以及大面积烧伤、尿毒症、传染性单核细胞增多症、传染性淋巴细胞增多症、百日咳、血吸虫病、肺吸虫病、白血病、类白血病、恶性肿瘤、组织坏死、各种过敏、手术后、尤以脾切除后为甚等。 WBC ↓：病毒性感冒、麻疹、伤寒、副伤寒、疟疾、斑疹伤寒、回归热、粟粒性结核、严重感染、败血症、恶性贫血、再生障碍性贫血、阵发性夜间血红蛋白尿症、脾功能亢进、急性粒细胞减少症、肿瘤化疗、射线照射、激素治疗以及多种药物如解热镇痛药、抗生素、抗肿瘤药、抗癫痫药、抗甲状腺药、抗疟药、抗结核药、抗糖尿病药等。
白细胞分类计数	DC	中性粒细胞 N：0.50~0.70	N ↑：急性化脓性感染（疖痈、脓肿、肺炎、阑尾炎、丹毒、败血症、内脏穿孔、猩红热等），各种中毒（酸中毒、尿毒症、铅中毒、汞中毒等）组织损伤、恶性肿瘤、急性大出血、急性溶血等。 N ↓：见于伤寒、副伤寒、麻疹、流感等传染病、化疗、放疗、某些血液病（再生障碍性贫血、粒细胞缺乏症、骨髓增殖异常综合征）、脾功能亢进、自身免疫性疾病等。
		淋巴细胞 L：0.20~0.40	L ↑：某些传染病（百日咳、传染性单核细胞增多症、传染性淋巴细胞增多症、水痘、麻疹、流行性腮腺炎、病毒性肝炎）、淋巴细胞性白血病和淋巴瘤等。 L ↓：见于传染病的急性期、放射病、免疫缺陷病等。
		单核细胞 M：0.3~0.8	M ↑：见于结核病、伤寒、感染性心内膜炎、疟疾、单核细胞白血病、黑热病及传染病的恢复期
		嗜酸性粒细胞 E：0.05~0.5	E ↑：见于过敏性疾病、皮肤病、寄生虫病、某些血液病、射线照射后、脾切除术后、传染病恢复期。
		嗜碱性粒细胞 B：0~0.1	B ↑：见于慢性粒细胞性白血病、嗜碱性粒细胞性白血病、霍奇金病、脾切除术后等。

(二)尿液分析

检验项目	英文缩写	参考区间	临床意义
尿比重	SG	1.003~1.030	SG ↑：见于心衰、高热、脱水及急性肾炎等,尿比重增高同时伴尿量增多常见于糖尿病。 SG ↓：见于过量饮水、慢性肾炎及尿崩症等。
酸碱度	pH	4.5~8.0	PH ↑：见于久置腐败尿或泌尿系感染、脓血尿等。 PH ↓：见于酸中毒及服用氯化铵等酸性药物。
亚硝酸盐	NIT	阴性	阳性表示尿路细菌性感染。
尿胆原	URO	阴性	阳性见于溶血性疾病及肝实质性病变如肝炎。
尿胆红素	BIL	阴性	阳性见于肝实质性及阻塞性黄疸。
尿酮体	KET	阴性	阳性见于妊娠剧吐、长期饥饿、营养不良、剧烈运动后。
尿蛋白	PRO	阴性	阳性见于肾炎、肾病综合征及泌尿系感染等。
尿糖	GLU	阴性	阳性见于糖尿病及肾性糖尿。
尿隐血	BU	阴性	阳性提示血尿、血红蛋白尿,见于肾炎、肾结核、肾结石、肾肿瘤、尿路损伤及溶血等。
尿白细胞酯酶	LEU	阴性	阳性提示尿路炎症,如肾炎或下尿道炎症。
白细胞	WBC	0~5/HPF（离心尿）	增多表示泌尿系统有化脓性炎症。
红细胞	RBC	0~3/HPF（离心尿）	增多见于肾小球肾炎、泌尿系结石、结核或恶性肿瘤。

(三)粪便检查

检验项目	英文缩写	参考区间	临床意义
隐血试验	OB	阴性	阳性提示消化道有出血,如溃疡病、恶性肿瘤、肠结核、伤寒、钩虫病等。消化道恶性肿瘤时,一般粪便隐血试验可持续阳性,溃疡病时呈间断性阳性。
白细胞	WBC	不见或偶见	结肠炎症如细菌性痢疾时,白细胞大量出现。
红细胞	RBC	无	下消化道炎症(如细菌性痢疾、阿米巴痢疾、溃疡性结肠炎)、外伤、肿瘤及其他出血性疾病时可见到多少不等的红细胞。

（四）凝血功能检查

检验项目	英文缩写	参考区间	临床意义
活化部分凝血活酶时间	APTT	男 31.5~43.5 秒 女 32~43 秒	延长：（1）凝血因子减少如血友病 A、B 等。（2）严重的凝血酶原等缺乏，见于严重肝病、阻塞性黄疸、口服抗凝药等。（3）纤溶活性增强，如继发性 DIC 等。（4）血液中有抗凝物质。 缩短：（1）高凝状态，如 DIC 的高凝期等。（2）血栓性疾病，如心肌梗死、不稳定性心绞痛、糖尿病伴血管病变、肺栓塞、深静脉血栓形成、肾病综合征以及严重灼伤等。
血浆凝血酶原时间	PT	男：11~13.7 秒 女：11~14.3 秒	延长见于先天性凝血因子缺乏症或低（无）纤维蛋白原血症，获得性见于 DIC、原发性纤溶症或口服抗凝剂等。缩短见于先天性因子Ⅴ增多症、高凝状态、血栓病等。
国际标准化比值	INR	1.0~2.0	监测口服抗凝剂，一般不超过 3.0.
凝血酶时间	TT	16~18 秒	在使用链激酶、尿激酶做溶栓治疗时，可用 TT 作为监护指标，以控制在正常值的 3~5 倍。
血浆纤维蛋白原含量测定	Fg	2~4 g/L	增高见于糖尿病和糖尿病酸中毒、动脉血栓栓塞（急性心肌梗死发作期）、急性传染病、急性肾炎和尿毒症、休克、老年人外科大手术后、败血症、急性感染和恶性肿瘤等。减少见于 DIC、重症肝炎和肝硬化等。
D 二聚体测定	D–D	0~0.256 mg/L	D–D 在深静脉血栓、肺栓塞、DIC、重症肝炎等疾病中升高。也可作为溶栓治疗有效的观察指标。

(五)肝功能检查

检验项目	英文缩写	参考区间	临床意义
丙氨酸氨基转移酶	ALT	1~42 U/L	显著增高见于各种肝炎急性期、药物引起的肝病、肝细胞坏死；中度增高见于肝癌、肝硬化、慢性肝炎及心肌梗死；轻度增高见于胆道阻塞性疾病如胆囊炎、胆管炎。
天门冬氨酸氨基转移酶	AST	0~37 U/L	急性肝损伤时,血清 AST 升高,但不如 ALT 升高明显,慢性肝炎、肝硬化、肝癌等情况时 AST 升高明显,可超过 ALT。心脏疾病、胆道疾病等及服用某些药物时也可见血清 AST 升高。
总胆红素	T-BIL	3.4~17.1 μmol/L	病毒性肝炎、中毒性肝炎或肝癌、肝内或肝外胆道阻塞、溶血性疾病、新生儿生理性黄疸等血清总胆红素都会增高。
直接胆红素	D-BIL	0~6.84 μmol/L	肝内或肝外胆道阻塞、肝细胞损害等都会增高。
总蛋白	TP	60~80 g/L	TP ↑:(1)脱水如水分摄入不足、腹泻、呕吐、休克等。(2)蛋白合成增加如多发性骨髓瘤。 TP ↓:(1)血浆中水分增加如各种原因的水钠潴留。(2)营养不良和消耗增加。(3)合成障碍主要是严重肝功能损伤。(4)蛋白质丢失如严重烫伤、大出血、肾病综合征等。
白蛋白	ALB	35~55 g/L	与总蛋白基本相同。
γ- 谷氨酰转肽酶	γ-GT	3~50 U/L	(1)明显增高见于原发 / 继发性肝癌、阻塞性黄疸、胆汁性肝硬化、胰头癌、肝外胆道癌等。(2)轻度或中度增高见于传染性肝炎、肝硬化、胰腺炎以及嗜酒和长期服用某些药物(如苯巴比妥)者。
碱性磷酸酶	ALP	53~141 U/L	(1)骨骼系统疾患如纤维骨炎、变形性骨炎、成骨不全症、骨质软化症、佝偻病、转移性骨瘤和骨折愈合期等可使 ALP 活性增高。肝胆疾患如阻塞性黄疸、急性或慢性黄疸型肝炎、肝癌和肝脓肿等,以及甲状腺功能亢进、妊娠后期等均可使 ALP 活性增高。(2)重症慢性肾炎、儿童甲状腺功能不全、贫血、恶病质等则使 ALP 活性下降。

续表

检验项目	英文缩写	参考区间	临床意义
前白蛋白	PA	220~400 mg/L	(1)评估患者营养状态,一旦营养不良,PA迅速下降。(2)评价肝功能不全,肝功能损伤时PA合成减少降低。(3)在急性炎症、恶性肿瘤、创伤等情况下下降。
胆碱酯酶	CHE	5000~12000 U/L	(1)脂肪肝患者除有三酰甘油明显增高及胆固醇和APO-B明显升高外,血清CHE也明显升高。(2)各种慢性肝脏疾病时多见血清CHE降低。有机磷等农药中毒时血清CHE明显降低。
总胆汁酸	TBA	<12 μmol/L	(1)急性肝炎:TBA显著增高。(2)慢性肝炎:慢性活动性肝炎者增高明显,慢性迁延性肝炎者增高幅度小、阳性率降低。(3)肝硬化:比慢性活动性肝炎增高幅度大,各期肝硬化均有增高。(4)胆汁瘀积:TBA增高有较高的灵敏度和特异性,在胆管阻塞的初期即显著增高。

(六)肾功能检查

检验项目	英文缩写	参考区间	临床意义
尿素	UREA	1.6~8.35 mmol/L	血清尿素升高:(1)肾功能损害引起的肾小球滤过率降低、肾衰、急性肾小球肾炎、慢性肾盂肾炎,失水、呕吐、结石、肿瘤、前列腺肥大等。(2)长期发烧、肾上腺皮质类固醇分泌的增加、使用皮质激素类药物、胃或十二指肠出血。
肌酐	CREA	34~103 μmol/L	肾功能不全、尿毒症、肾功能障碍引起血清肌酐浓度升高。
尿酸	UA	140~420 μmol/L	(1)血清中尿酸增高常见于痛风。(2)白血病、多发性骨髓瘤、红细胞增多症等患者血清中尿酸亦常见增高。(3)肾功能降低、铅中毒、酒精中毒、肿瘤化疗、放射治疗后和妊娠毒血症等均可使血清尿酸增高。
胱抑素C	CYSC	0.59~1.03 mg/L	血清CYSC升高提示肾小球滤过功能受损,临床可以用于抗生素导致肾小球滤过功能微小损伤、糖尿病肾病、高血压肾病以及其他肾小球早期损伤的诊断及预后判断。

（七）血脂检测

检验项目	英文缩写	参考区间	临床意义
三酰甘油	TG	0~2.25 mmol/L	（1）三酰甘油升高：是冠心病的诱因之一。可引起冠状动脉粥样硬化、心肌梗死、糖尿病、原发性高脂血症、肥胖症、急性胰腺炎、胆道梗阻、极度贫血等。（2）三酰甘油降低：有严重营养不良，脂肪消化吸收障碍，甲亢等。
总胆固醇	CHOL	0~5.2 mmol/L	（1）长期的高胆固醇、高饱和脂肪和高热量饮食，遗传因素、缺少运动、脑力劳动、精神紧张等可使胆固醇升高；遗传因素、甲亢、营养不良、慢性消耗性疾病等可使胆固醇降低。（2）高胆固醇血症是冠心病的主要危险因素之一。（3）低胆固醇血症也有原发与继发。
高密度脂蛋白胆固醇	HDL-C	0.83~1.96 mmol/L	血清中 HDL-C 水平与冠心病（CHD）发病率呈负相关，HDL-C 作为 CHD 的一个指标的重要性已被认可。
低密度脂蛋白胆固醇	LDL-C	2.07~3.10 mmol/L	LDL-C 导致胆固醇沉着而形成斑块即动脉粥样硬化。因此，在临床上 LDL-C 的浓度是所有诊断冠状动脉粥样硬化指标中最重要的预见性指标。
载脂蛋白 A-Ⅰ	APO A-Ⅰ	1~1.6 g/L	（1）增高：可直接反映 HDL-C 水平，可以预测和评价冠心病的危险性。（2）减低：家族性脂蛋白异常性疾病、糖尿病、慢性肝病等。
载脂蛋白 B	APO B	0.60~1.10 g/L	（1）增高：可直接反映 LDL-C 水平，用于评价冠心病的危险性和降脂治疗效果等；糖尿病、肾病综合征和肾衰等也增高。（2）减低：见于遗传性脂蛋白异常疾病、恶性肿瘤、甲亢、营养不良等。
脂蛋白（a）	LP（a）	0~300 mg/L	（1）增高：与冠心病术后再狭窄或脑卒中发生密切相关。 （2）减低：见于肝脏疾病。

（八）糖尿病检测

检验项目	英文缩写	参考区间	临床意义
葡萄糖	GLU	3.9~6.1 mmol/L（空腹）	（1）生理性血糖增高：餐后1~2小时、注射葡萄糖、情绪激动或剧烈运动后导致生理性血糖升高。（2）糖尿病：空腹血糖≥7.0 mmol/L，或口服糖耐量试验中2小时血糖≥11.1mmol/L，或随机血糖≥11.1mmol/L同时有糖尿病症状（其中任何一项有异常均应于另一日重复测定），3项中有一项超过即可诊断为糖尿病，血糖是糖尿病诊断的重要指标。 血糖降低：见于生理性低血糖和病理性低血糖。
糖化血清蛋白测定		1.6~2.15 mmol/L（果糖胺法）	测定糖化血清蛋白水平可以反映患者2~3个月前的血糖控制情况，是判断糖尿病患者在一定时间内血糖控制水平的一个较好指标。
糖化血红蛋白测定	HbA1C	3.6%~6.0%	（1）HbA1c与红细胞寿命和平均血糖水平相关，是评价糖尿病患者长期血糖控制较理想的指标，可反映过去2~3个月的平均血糖水平，不受每天血糖波动的影响。（2）HbA1c水平升高，糖尿病视网膜病变、肾脏病变、神经病变、心血管事件发生风险均相应增加。（3）HbA1c对于糖尿病发生有较好的预测能力。
血清胰岛素测定	INS	1.8~17.5 mIU/L（空腹）	（1）对空腹低血糖患者进行评估。（2）确认须进行胰岛素治疗的患者，并将他们与靠饮食控制的糖尿病患者分开。（3）预测2型糖尿病的发展并评估患者状况，预测糖尿病预感性。
血清C-肽测定	C-P	1.1~4.4 μg/L	比测定胰岛素有更多的优点。主要用途：（1）评估空腹低血糖。（2）评估胰岛素的分泌情况。（3）检测胰腺手术效果。

(九)心肌损伤标志物检测

检验项目	英文缩写	参考区间	临床意义
心肌肌钙蛋白 -I	cTnI	0.00~0.05 ng/ml	帮助诊断急性心肌梗死和确定急性冠状动脉综合征患者的死亡风险等级。心肌梗死发生后 4~8 小时,血清 / 浆中 cTnI 水平即可升高,12~14 小时达到峰值,升高持续时间较长,可达 6~10 天。连续监测有助于判断血栓溶解和心肌再灌注。
肌红蛋白	MYO	10~92 ng/ml	辅助诊断急性心肌梗死。MYO 分子量小入血快,在 AMI 发生 1~3 小时后便可升高,6~12 小时达到峰值,24~36 小时回到正常。还可以反映局部缺血心肌周期性自发的冠状动脉再梗塞和再灌注。
肌酸激酶同工酶质量	CK—MB mass	0~3.6 ng/ml	辅助诊断心肌梗死。胸痛发生后 4~8 小时内升高,12~24 小时中达到峰值,48 小时后回到正常。还用于评定 AMI 的程度以及后来的再梗塞。

(十)心力衰竭标志物检测

检验项目	英文缩写	参考区间	临床意义
血清氨基末端 -B 型利钠肽前体	NT-proBNP	<125 pg/ml(<75 岁) <450 pg/ml(≥75 岁)	辅助诊断和评估充血性心力衰竭患者严重程度,鉴别诊断心力衰竭和呼吸衰竭,还可进一步指示急性冠状动脉综合征和心力衰竭患者的风险级别。
血清 B 型利钠肽	BNP	<100 pg/ml	可用于心衰诊断、危险分级、疗效监测和预后评估。

(十一)其他心血管疾病风险标志物

检验项目	英文缩写	参考区间	临床意义
血清同型半胱氨酸测定	HCY	5.08~15.39 μmol/L	血清同型半胱氨酸水平升高会增加动脉粥样硬化、心肌梗死、脑卒中、中枢血管疾病、外周血管疾病、阿尔茨海默症发生的危险性。
超敏 C 反应蛋白	hsCRP	<2 mg/L	(1)各种急性和慢性感染、组织损伤(心肌梗死、严重创伤、烧伤等)、恶性肿瘤、放射线损伤等时,CRP 于病发后数小时迅速升高。(2)预测未来患心血管疾病和周围血管疾病危险的一个独立的预测指标。

（十二）电解质检测

血清钾测定	K	3.5~5.5 mmol/L	（1）增高：见于肾功能衰竭、肾上腺皮质机能减退症、休克、组织挤压伤、低醛固酮血症、重度溶血、口服或注射含钾液过多等。（2）减低：见于肾上腺皮质机能亢进、严重呕吐、腹泻、服用利尿剂和胰岛素、钡盐中毒、代谢性碱中毒、低钾饮食等。
血清钠测定	Na	135~145 mmol/L	（1）增高：见于垂体前叶肿瘤、肾上腺皮质机能亢进、严重脱水、中枢性尿崩症、过多输入含钠盐溶液、脑外伤、脑血管意外等。（2）减低：见于糖尿病、肾上腺皮质机能不全、消化液丢失过多（如呕吐、腹泻）、严重肾盂肾炎、肾小管严重损害、应用利尿剂大量出汗、大面积烧伤、尿毒症的多尿期等。
血清氯测定	Cl	96~108 mmol/L	（1）血氯增高：摄入过多：食入或输入大量盐水。排出减少：少尿期、尿道梗阻、心功能不全等。见于脱水、皮亢、呼吸性碱中毒、低蛋白血症。（2）血氯减低：摄入不足：营养不良、低盐治疗等。丢失过多：①严重呕吐、反复腹泻、胃肠引流等使氯丢失大于钠和 HCO_3^-。②多尿期、糖尿病及用利尿剂使氯由尿排出。③皮减时醛固酮不足，氯随钠丢失。④呼吸性酸中毒，血 HCO_3^- 增高，使氯重吸收减少。
血清二氧化碳测定	CO_2	22~29 mmol/L	用于诊断代谢性与呼吸性的酸中毒和碱中毒。（1）增高见于代谢性碱中毒，如幽门梗阻；呼吸性酸中毒，如呼吸中枢抑制、呼吸肌麻痹、肺气肿、支气管扩张和气胸等。（2）降低见于代谢性酸中毒，如严重腹泻、肾功能衰竭、糖尿病等；慢性呼吸性碱中毒时，由于长时间呼吸增速，肺泡中 CO_2 减低。

续表

血清总钙测定	Ca	2.2~2.7 mmol/L（成人）	（1）血清钙增高常见于下列疾病：甲状旁腺功能亢进症、维生素 D 过多症、多发性骨髓瘤、结节病引起肠道过量吸收而使血钙增高。（2）血清钙减低可引起神经肌肉应激性增强而使手足抽搐，可见于下列疾病：甲状旁腺功能减退、慢性肾炎尿毒症、佝偻病与软骨病、吸收不良性低血钙、大量输入柠檬酸盐抗凝血后，可引起低血钙的手足抽搐。
血清无机磷测定	P	0.8~1.51 mmol/L（成人）	增高：甲状旁腺功能减退、肾功能不全或衰竭、尿毒症或肾炎晚期、维生素 D 过多、多发性骨髓瘤、骨质疏松、骨转移瘤、骨折愈合期等。 降低：甲状旁腺功能亢进、佝偻病或软骨病伴有继发性甲状旁腺增生等。

（十三）甲状腺功能检测

检验项目	英文缩写	参考区间	临床意义
促甲状腺激素	TSH	0.34~5.6 mIU/L	TSH 测定配合甲状腺激素水平的测定，对甲状腺功能紊乱的诊断及病变部位的判断很有价值。（1）原发性甲状腺功能亢进时，T_3、T_4 增高，TSH 降低，主要病变在甲状腺；继发性甲状腺功能亢进时，T_3、T_4 增高，TSH 也增高，主要病变在垂体或下丘脑。（2）原发性甲状腺功能低下时，T_3、T_4 降低而 TSH 增高，主要病变在甲状腺；继发性甲状腺功能低下时，T_3、T_4 降低而 TSH 也降低，主要病变在垂体或下丘脑。
三碘甲状腺原氨酸	T_3	1.3~2.5 nmol/L	用于甲状腺功能紊乱的鉴别诊断。甲状腺功能亢进症如弥漫性甲状腺肿、毒性结节性甲状腺肿时，TT_3 水平显著升高，且早于 TT_4；TT_3 明显升高还见于亚急性甲状腺炎等。甲状腺功能减退症、黏液性水肿、慢性甲状腺炎等血中 TT_3 水平明显降低。
甲状腺素测定	T_4	66~181 nmol/L	同 T_3
游离三碘甲状腺原氨酸	FT_3	3.1~6.8 pmol/L	临床意义同 T_3，因只有游离型才具有生理活性，所以 FT_3、FT_4 的水平更能真实反映甲状腺功能状况和更重要的临床参考价值。
游离甲状腺素	FT_4	12~22 pmol/L	同 FT_3

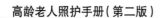

续表

检验项目	英文缩写	参考区间	临床意义
甲状腺结合球蛋白抗体测定	TGAb	<115 IU/L	TGAb 浓度升高常见于甲状腺功能紊乱患者。
甲状腺过氧化物酶抗体	TPOAb	<34 IU/L	TPOAb 浓度升高常见于甲状腺功能紊乱患者。患者体内 TPOAb 水平升高时诊断慢性自身免疫性甲状腺疾病诊断的金标准。

（十四）肿瘤标志物检测

检验项目	英文缩写	参考区间	临床意义
甲胎蛋白	AFP	0~15 ng/ml	AFP 原发性肝癌最敏感、最特异的指标，适用于大规模普查，如果成人血 AFP 值升高，则表示有患肝癌的可能 AFP 含量显著升高一般提示原发性肝细胞癌，但阴性并不能排除原发性肝癌。AFP 水平在一定程度上反应肿瘤的大小，其动态变化与病情有一定的关系，是显示治疗效果和预后判断的一项敏感指标。
癌胚抗原	CEA	<5 ng/ml	CEA 是一种重要的肿瘤相关抗原，70~90% 的结肠腺癌患者 CEA 高度阳性，在其他恶性肿瘤中的阳性率顺序为胃癌、胰腺癌、小肠腺癌、肺癌、肝癌、乳腺癌、泌尿系癌肿等。胃液（胃癌）、唾液（口腔癌、鼻咽癌）以及胸腹水（肺癌、肝癌）中 CEA 的阳性检测率更高。CEA 测定主要用于指导各种肿瘤的治疗及随访。CEA 的检测对肿瘤术后复发的敏感度极高，可达 80% 以上，往往早于临床、病理检查及 X 光检查。
癌抗原 125	CA125	0.1~35 U/ml	CA125 是卵巢癌和子宫内膜癌的首选标志物，如果以 65 U/ml 为阳性界限，Ⅲ-Ⅳ期癌变准确率可达 100%。CA125 迄今为止是用于卵巢癌的早期诊断、疗效观察、预后判断、监测复发及转移的最重要指标。CA125 水平的升高是女性生殖系肿瘤复发的信号
癌抗原 15-3	CA15-3	0.1~25 U/ml	CA15-3 是乳腺癌的最重要的特异性标志物。30%~50% 的乳腺癌患者的 CA15-3 明显升高，其含量的变化与治疗效果密切相关，是乳腺癌患者诊断和监测术后复发、观察疗效的最佳指标。

续表

检验项目	英文缩写	参考区间	临床意义
癌抗原 19–9	CA19–9	0.1~27 U/ml	CA19–9 是胰腺癌,胃癌,结、直肠癌、胆囊癌的相关标志物,特别是对胰腺癌敏感性最高,胰腺癌患者 85%~95% 为阳性,CA19–9 测定有助于胰腺癌的鉴别诊断和病情监测。
癌抗原 72–4	CA72–4	0.1~7 U/ml	CA72–4 是目前诊断胃癌的最佳肿瘤标志物之一,对胃癌具有较高的特异性,其敏感性可达 28%~80%,若与 CA19–9 及 CEA 联合检测可以监测 70% 以上的胃癌。CA72–4 对其他胃肠道癌、乳腺癌、肺癌、卵巢癌也有不同程度的检出率。
鳞状细胞癌抗原	SCC	＜1.5 mg/L	鳞状细胞癌抗原(SCC)是一种特异性很好而且是最早用于诊断鳞癌的肿瘤标志物。对子宫颈癌有较高的诊断价值。
总前列腺特异性抗原	TPSA	＜4.4 ng/ml (＞70 岁)	PSA 具有较强的器官特异性,虽在前列腺肥大及前列腺炎等良性前列腺疾病有升高,但在前列腺癌的筛查 / 辅助诊断、疗效监测及复发预测等方面仍发挥重要作用,可用于前列腺良恶性疾病的鉴别辅助诊断。当 FPSA/TPSA ＜15%,高度提示前列腺癌变,是前列腺良恶性疾病的鉴别点。
游离前列腺特异性抗原	FPSA	0.01~2.0 ng/ml FPSA/TPSA：＞25%	同 TPSA
非小细胞肺癌相关抗原	CYFRA 21–1	0.10~4 ng/ml	CYFRA 21–1 是非小细胞肺癌最有价值的血清肿瘤标志物,尤其对鳞状细胞癌患者的早期诊断、疗效观察、预后监测有重要意义。CYFRA 21–1 与良性肺部疾病(肺炎、结核、慢性支气管炎、支气管哮喘、肺气肿)的鉴别特异性比较好。
神经元特异性烯醇化酶	NSE	＜16 ng/ml	NSE 被认为是监测小细胞肺癌的首选标志物,60%~80% 的小细胞肺癌患者 NSE 升高。血清 NSE 水平的测定对于神经母细胞瘤的监测疗效和预报复发均具有重要参考价值。
铁蛋白	SF	男：30~400 μg/L 女：13~150 μg/L	铁蛋白升高可见于下列肿瘤：急性白血病、何杰金氏病、肺癌、结肠癌、肝癌和前列腺癌。检测铁蛋白对肝脏转移性肿瘤有诊断价值。
胃泌素释放肽前提	ProGRP	＜46 ng/ml	胃泌素前体释放肽是一种新的小细胞肺癌标志物。

注：仪器、方法、地区不同参考区间会略有差别。

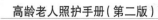

附录二 尿素[^{13}C]呼气试验

幽门螺杆菌(简称 Hp)与消化性溃疡及胃肠道癌的发生有关,是引起消化性溃疡的主要病因。尿素【 ^{13}C 】呼气试验是目前检测幽门螺杆菌感染的有效方法。原理是幽门螺杆菌富含高活性尿素酶,可将尿素分解为 CO_2,让被检者吞下一颗预先用同位素 ^{13}C 来标记尿素的药丸,当胃内幽门螺杆菌遇到吞下的 ^{13}C- 尿素,就会把它分解成 $^{13}CO_2$,$^{13}CO_2$ 经胃肠道入血液循环到达肺后随呼气排出。我们只要收集呼出的气体,测定其中的 ^{13}C 标记的 $^{13}CO_2$,就可准确证明胃内有没有 Hp 感染。

【适应证】

1. 诊断胃幽门螺杆菌感染或根除 Hp 效果跟踪。

2. 有下述慢性胃病可予检查:

(1)消化不良初诊者。

(2)胃十二指肠溃疡慢性活动溃疡、胃窦炎、胃黏膜相关性淋巴样组织恶性淋巴瘤等需根除 Hp 的患者。

(3)预防胃癌或有胃癌家族史者。

(4)长期使用非甾体抗炎药者等。

【禁忌证】

对本品成分过敏者。

【诊断标准】

幽门螺杆菌诊断阳性:DOB 值 >4.4

幽门螺杆菌诊断阴性:DOB 值 <3.6

【优点】

1. 诊断幽门螺杆菌感染具有准确、特异、灵敏的特点。
2. 安全,对人体无任何不良反应,对环境也无影响。
3. 无须抽血,无痛苦,无损伤,检测过程和操作方便。
4. 适合所有人群,可在短期内多次重复检查。
5. 可作为幽门螺杆菌治疗疗效考核的“金标准”。

【注意事项】

1. 检测当日,患者需要空腹或禁食 3 小时后才可检查。

2. 胶囊不能咬破,胶囊如有破损不能使用;吸收剂和闪烁液严禁内服,如有少量吸收剂吸入口中,请立即吐出,清水漱口;闪烁液如洒到眼睛等敏感部位,立即大量清水冲洗。

3. 近期使用抗生素、铋制剂、质子泵抑制剂等幽门螺杆菌敏感药物可能影响诊断结果,导致假阴性,检测前应停用此类药物。如有服药史,应向医生说明。

4. 上消化道急性出血,可致结果假阴性,应在停止出血一周后进行检测。

5. 胃部分切除者胃排空过快或缺乏胃酸,会影响幽门螺杆菌的检测效果。

附录三　动态心电图监测

动态心电图(dynamic electrocardiogram,DCG)又称长程心电图,俗称“背盒子”,是应用 Holter 技术随身携带记录仪连续监测患者 24 小时心电活动的全过程,包括休息、活动、进餐、工作、学习和睡眠等不同情况下的心电图资料,能够发现常规心电图不易发现的心律失常和心肌缺血,为各种心脏病的诊断提供精确可靠的依据。

【用途】

该项检查可以检出或发现受检者:

1. 有症状或无症状性心肌缺血。

2. 各种早搏、心动过速等快速性心律失常。

3. 各种停搏、逸博等缓慢性心律失常。

4. 各种程度的窦房结传导阻滞、房室传导阻滞、室内传导阻滞等。

5. 上述异常情况与日常活动之间有无关系。

6. 各种人工心脏起搏器的起搏与感知功能是否正常。

7. 昼夜心率变化是否符合生理规律。

【适应证】

1. 间断胸痛的患者,不论胸痛发生在活动中或静息时。

2. 间断心慌、心悸的患者。

3. 间断胸闷的患者,不论胸闷发生在活动中或静息时。

4. 间断头晕或眼前发黑的患者。

5. 间断发生晕倒的患者。

6. 经常失眠的患者。

7. 植入或安装过人工心脏起搏器的患者。

8. 常规心电图检查结果异常的患者。

9. 需要了解心肌缺血严重程度的冠心病患者。

10. 需要了解早搏、心动过速、逸博、传导阻滞等心律失常严重程度的患者。

11. 需要了解各种快、慢性心律失常治疗效果的患者。

12. 需要了解冠心病、心绞痛、心肌缺血治疗效果的患者。

13. 健康人昼夜心脏电活动的观察。

【注意事项】

1. 受检者最好穿宽松的衣服。

2. 与动态心电记录仪接触的皮肤部分没有局部感染,保持清洁卫生。

3. 佩带记录仪期间尽量避免手机、电器等电磁干扰。

4. 佩带记录仪当天不能洗澡、避免剧烈的体育运动,以免出汗引起仪器脱落。

5. 佩带记录仪期间应做好活动状态(工作、休息、活动、进餐、服药、激动事件、睡眠等及时间)和症状记录(症状起始、结束时间及感受)。无论有无症状均应填写,对不能填写的高龄老人,应嘱咐其照护者协助记录。

附录四　经颅多普勒超声检查

经颅多普勒超声(transcranial doppler,TCD)就是人们熟知的脑血流图检查,是利用多普勒效应来研究脑底大血管及其分支的血流动力学的超声波检查,由于它具有简便、快速、无创伤等特点,在高龄老人脑血管病方面有独特的诊断价值。

【应用范围】

1. 诊断脑血管狭窄和闭塞,判断病变范围和程度(包括颅内血管、颈内、颈外、颈总动脉和椎动脉)。

2. 诊断血管痉挛,判断病变的部位和程度(尤其对蛛网膜下腔出血的监测)。

3. 评判锁骨下动脉闭塞性病变和窃血综合征。

4. 探测颅内压增高。

5. 评判脑死亡。

6. 诊断非动脉粥样硬化性脑供血、动脉狭窄(如烟雾病、大动脉炎)。

【适应证】

1. 脑底动脉狭窄和闭塞　了解有无脑底大血管狭窄、闭塞,并可估计血管狭窄程度。

2. 脑血管痉挛　通过测量血流速度了解血管痉挛范围及程度。

3. 脑血管畸形　如动脉瘤、动静脉畸形和颅内动脉海绵窦瘘等。

4. 脑供血不足　脑动脉一过性供血不足检查多无异常,通过脑血流速度改变了解高龄老人慢性脑功能障碍、痴呆患者脑供血情况。

5. 脑微栓子监测。

6. 其他　用于脑卒中发生机制研究和药物疗效评价；用于颅内压监测,对判断脑死亡有一定价值。

【优点】

1. 经颅多普勒超声为无创伤性的检查。

2. 检查较全面,可综合反映颅内、外大部分血管分支的血流情况。

3. 可提供实时动态的血流动力学资料。

4. 检测能重复,可靠性强。

5. 危重患者可连续动态监护。

【注意事项】

高龄老人须能安静、平卧配合检查。

附录五 氧 疗

氧气是维持人生命最重要的物质,在患者缺氧或将要缺氧的时候,通过使用制氧机供养来增加吸入气体中的氧浓度,提高动脉中的氧含量,改善其组织细胞供氧状况的治疗方法即为氧气疗法,简称氧疗。

【适应证】

原则上适用于各种原因导致缺氧和呼吸衰竭患者。

1. 各种急性缺氧　高龄老人多见急性心肌梗死、急性心衰、哮喘发作、严重感染、脑血管意外、各种休克、各种急性中毒(如 CO 中毒)、创伤、大出血等各种疾病导致机体及其重要器官急性缺氧。高龄老人此时可以仅表现呼吸加快或呼吸节律异常,可根据高龄老人病情,PaO_2 尚未低于 80 mmHg,也应尽快给氧,以避免缺氧加重导致多器官功能损害。

2. 慢性低氧血症　$PaO_2 \leqslant 60$ mmHg,如慢性肺功能减退、慢性心衰、慢性重度贫血等,尤其在负荷急性加重时应给氧。

3. 慢性低氧血症并高碳酸血症者　多见于慢性阻塞性肺疾病者,一般 $PaO_2 < 6.6$ kPa(50 mmHg),作为氧疗指征,Ⅱ型呼吸衰竭以低浓度、低流量持续给氧为宜。

【氧疗方式】

1. 控制性氧疗　用于有 CO_2 潴留者。给氧浓度 26%~28%，最高不超过 35%。如吸氧后 PaO_2 >60 mmHg，$PaCO_2$ 升高值<20 mmHg,即基本达到要求。

2. 中浓度氧疗　给氧浓度 35%~50%,适用于无 CO_2 潴留、无气道阻塞的急性较重患者,如心绞痛、急性左心衰竭等,以尽快提高至 PaO_2 >60 mmHg 和 SaO_2 90% 以上。

3. 高浓度氧疗　给氧浓度 >50%,适用于无 CO_2 潴留、严重通气/血流比值失衡患者,如 ARDS、CO 中毒,危重症急性左心衰竭等。若给氧后仍 PaO_2<8.0 kPa(60 mmHg),应考虑尽早机械通气治疗,而不可仅提高给氧浓度。

4. 高压氧舱治疗　患者于 1.3~3 个大气压氧舱内给纯氧,每次 30~60 分钟(<1 小时)。老年患者高压氧舱治疗。

(1)适应证：①脑血管功能不全伴有神经障碍。②轻度至重度思维紊乱(痴呆)、血管功能不全。③周围血管疾病如下肢溃疡。④慢性心肌缺血性疾病。

(2)禁忌证：未经治疗的气胸。

(3)相对禁忌证：上呼吸道感染、惊厥性疾病、COPD、胸或耳手术史者、未控制高热、病毒感染、恶性疾病、妊娠、视神经炎等。

5. 家庭氧疗　可提高慢性低氧血症患者生存率。目前主要用于：

(1)出院患者在家中继续间歇吸氧。

(2)睡眠性低氧血症或呼吸暂停综合征者,如睡眠时 SaO_2 在 75% 以下者应给夜间氧疗。

(3)家庭氧疗要特别注意防火和安全。

【注意事项】

1. 使用器具应按规定检查、消毒和更换。每日检查氧流量表。

2. 高龄老人用氧应格外重视防气道干燥损伤,湿化氧疗,并可适当补水。

3. 氧疗中密切观察供氧效果，观察缺氧是否得到改善，如效果不佳应查找原因，如：装置是否通畅，是否存在通气、换气障碍。

4. 氧疗中应观察患者病情变化，酌情行血氧饱和度（SaO_2）监测。有效指标：缺氧改善，如发绀减轻、意识障碍好转等，血气分析 $PaO_2 \geqslant 60$ mmHg。

5. 撤氧：根据病情持续给氧可改间断给氧，观察数日，病情仍平稳可停止给氧。

6. 避免不必要高浓度吸氧，确需高浓度氧疗应尽早逐步降低吸氧浓度。高浓度氧、纯氧可致肺不张、氧中毒等并发症。